praxis für klassische homöopathie
justine stäheli, dipl. hom. shi hfnh
monbijoustrasse 20, 3011 bern
www.praxis-staeheli.ch

D1748196

Haug

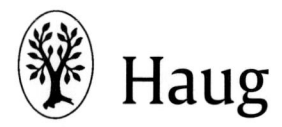

Bewährte Anwendung der homöopathischen Arznei

Band 1: Diagnosen und Beschwerden

Norbert Enders

5., überarbeitete Auflage

Karl F. Haug Verlag · Stuttgart

Bibliografische Information der Deutschen Nationalbibliothek

Die Deutsche Nationalbibliothek verzeichnet diese Publikation in der Deutschen Nationalbibliografie; detaillierte bibliografische Daten sind im Internet über http://dnb.d-nb.de abrufbar

Anschrift des Autors:
Norbert Enders
4, Rue Centrale
06300 Nizza
Frankreich

Wichtiger Hinweis: Wie jede Wissenschaft ist die Medizin ständigen Entwicklungen unterworfen. Forschung und klinische Erfahrung erweitern unsere Erkenntnisse, insbesondere was Behandlung und medikamentöse Therapie anbelangt. Soweit in diesem Werk eine Dosierung oder eine Applikation erwähnt wird, darf der Leser zwar darauf vertrauen, dass Autoren, Herausgeber und Verlag große Sorgfalt darauf verwandt haben, dass diese Angabe **dem Wissensstand bei Fertigstellung des Werkes** entspricht.
Für Angaben über Dosierungsanweisungen und Applikationsformen kann vom Verlag jedoch keine Gewähr übernommen werden. **Jeder Benutzer ist angehalten**, durch sorgfältige Prüfung der Beipackzettel der verwendeten Präparate und gegebenenfalls nach Konsultation eines Spezialisten festzustellen, ob die dort gegebene Empfehlung für Dosierungen oder die Beachtung von Kontraindikationen gegenüber der Angabe in diesem Buch abweicht. Eine solche Prüfung ist besonders wichtig bei selten verwendeten Präparaten oder solchen, die neu auf den Markt gebracht worden sind. **Jede Dosierung oder Applikation erfolgt auf eigene Gefahr des Benutzers.** Autoren und Verlag appellieren an jeden Benutzer, ihm etwa auffallende Ungenauigkeiten dem Verlag mitzuteilen.

1. Auflage 1992
2. Auflage 1996
3. Auflage 1998
4. Auflage 2004

© 2011 Karl F. Haug Verlag in
MVS Medizinverlage Stuttgart GmbH & Co. KG
Oswald-Hesse-Str. 50, 70469 Stuttgart

Unsere Homepage: www.haug-verlag.de

Printed in Germany

Umschlaggestaltung: Thieme Verlagsgruppe
Umschlagfotos: Fotolia, Patrizia Tilly; Thieme Verlagsgruppe, Michael Zimmermann
Satz: Satzpunkt Ursula Ewert GmbH, Bayreuth
Satzsystem: AppleMacintosh, Framemaker
Druck: Grafisches Centrum Cuno, Calbe

Geschützte Warennamen (Warenzeichen) werden **nicht** besonders kenntlich gemacht. Aus dem Fehlen eines solchen Hinweises kann also nicht geschlossen werden, dass es sich um einen freien Warennamen handelt. Das Werk, einschließlich aller seiner Teile, ist urheberrechtlich geschützt. Jede Verwertung außerhalb der engen Grenzen des Urheberrechtsgesetzes ist ohne Zustimmung des Verlages unzulässig und strafbar. Das gilt insbesondere für Vervielfältigungen, Übersetzungen, Mikroverfilmungen und die Einspeicherung und Verarbeitung in elektronischen Systemen.

ISBN 978-3-8304-7390-9   1 2 3 4 5 6

Inhalt

Vorwort XVII

Einführung.. 1
Zur Arbeit mit dem Buch 4

Teil 1: Von Kopf zu Fuß

Kopf

Alterswarzen	17	Kissenbohren	20
Durchblutungsstörung	17	Kopfrollen	20
Ekzem	17	Schuppen	21
Embolie	17	Milchschorf	21
Gehirnerschütterung	17	Kopfschmerz – Auslösung	21
Hirnentzündung	17	Kopfschmerz – Empfindung	27
Hirnhautentzündung	18	Kopfschmerz – Modalität	30
Hirnhautreizung	19	Kopfschmerz – Sitz	33
Hirnhauttumor	19	Schwindel – Auslösung	34
Hirnschaden	19	Schwindel – Empfindung	37
Juckreiz	20	Schwindel – Modalität	38
Kiefergelenkarthrose	20	Verkalkung	39
Kiefersperre	20	Wasserkopf	39

Augen

Aderhautentzündung	41	Halbsichtigkeit	46
Aderinnenhautentzündung	41	Hornhautentzündung	46
Astigmatismus	41	Hornhautgeschwüre	46
Augenflimmern – Auslösung	41	Hornhautherpes	47
Bindehautentzündung	41	Hornhautkrümmung	47
Blindheit	43	Hornhauttrübung	47
Boxerauge	43	Krebs	47
Doppeltsehen	43	Lideinstülpung	47
Ekzem	43	Lidkrampf	47
Entzündungen	43	Lidlähmung	48
Flügelfell	44	Lidrandentzündung	48
Gerstenkorn	44	Lidschwellung	49
Grauer Star – Auslösung	44	Lidzucken	49
Grüner Star – Auslösung	45	Linsenschlottern	49
Haarausfall	45	Nervenschmerz	49
Hagelkorn	45	Netzhautablösung	50

V

Netzhautblutung 50
Netzhautdegeneration 50
Netzhautentartung 51
Netzhautentzündung 51
Operationen am Auge 51
Phlegmone 52
Regenbogenhautentzündung –
  Auslösung 52
Regenbogenhaut-Ziliarkörper-
  Entzündung 53
Schielen 53
Schrunden, Einrisse 53
Sehnervdegeneration 53
Sehnerventzündung 54
Sehschwäche 54
Tränensackentzündung 54
Tränensackfistel 55
Überanstrengung 55

Ohr

Außenohrentzündung 56
Frostbeulen 56
Furunkel 56
Gehörgangekzem 56
Hörsturz 56
Innenohrschwindel 57
Mittelohrentzündung 57
Ohrgeräusche 59
Ohrenschmalz 59
Ohrspeicheldrüsenentzündung 59
Ohrtrompetenkatarrh 60
Schrunden, Einrisse 60
Schwerhörigkeit 60
Warzenfortsatzentzündung 61

Nase

Geruchsverlust 62
Haarbalgentzündung 62
Heuschnupfen – Vorbeugung 62
Heuschnupfen – Absonderung 62
Heuschnupfen – Lokalisation 64
Heuschnupfen – Modalität 65
Heuschnupfen – Begleit-
  beschwerden 67
Knollennase 71
Nasenbluten 71
Nasenbohren 72
Nasengeschwüre 72
Nasenpolypen 72
Nasenschuppen 73
Nebenhöhlenentzündung 73
Schnupfen – Vorbeugung 74
Schnupfen – Auslösung 74
Schnupfen – Absonderung 76
Schnupfen – Modalität 78
Schnupfen – Begleitbeschwerden .. 79

Mund

Hoher Gaumenbogen 81
Blaue Lippen 81
Mundfäule 81
Mundgeruch 81
Nervenschmerz 81
Soor 81
Schrunden, Einrisse 81

Zähne

Zähneknirschen 83
Zahnfistel 83
Zahnfleischentzündung 83
Zahnfleischschwund 83
Zahnkaries 83
Zahnschmerzen 84

Inhalt

Zahnziehen 85
Zahntaschenabszess 85
Zahnung 85
Zahnwurzelvereiterung 85

Rachen

Halsschmerzen 87
Hals – Empfindungen 89
Mandelabszess 90
Mandelentzündung 90
Mandelpfröpfe 91

Kehlkopf

Glottisödem 92
Heiserkeit 92
Kehlkopfentzündung 93
Kehlkopflähmung 94
Krupp 94
Pseudokrupp 95
Räuspern, Räusperzwang 95
Stimmbandpapillome 96
Stimmverlust 96

Speiseröhre

Blutung 97
Krampf 97
Krampfadern 97
Sodbrennen 97
Verengung 97

Hals

Basedow 98
Kropf 98
Schilddrüsenüberfunktion 98
Schilddrüsenunterfunktion 99
Tetanie 99
Verschlucken 99

Brustkorb

Rheuma 100
Rippenneuralgie 100
Rippenprellung 100
Schwächegefühl 100

Brustdrüse

Brüste 101
Brustknoten 101
Brustschmerzen 101
Entzündung 101
Juckreiz 102
Nervenschmerz (Neuralgie) 102
Verletzung 102

VII

Inhalt

Herz

Aortaschwäche	103
Herzbeschwerden – Auslösung	103
Herzbeschwerden – Empfindung	104
Herzbeschwerden – Modalität	105
Herzenge	106
Herzentzündung	106
Herzinfarkt	107
Herzklappenfehler	107
Herzklopfen	107
Herzlähmung	109
Herzmuskelentzündung	109
Herzmuskelschwäche	109
Herzrasen	109
Herzrhythmusstörungen	110
Herzschwäche	110
Sportlerherz	112

Lunge

Adams-Stokes-Syndrom	113
Asthma der Kinder	113
Asthma – Auslösung	114
Asthma – Modalität	115
Asthma – Begleitbeschwerden	116
Atemnot	117
Bronchitis – Entzündungsart	117
Bronchitis – Begleitbeschwerden	119
Bronchitis – Absonderung	119
Heuasthma	120
Husten – Lokalisation	120
Husten – Art	121
Husten – Modalität	124
Husten – Begleitbeschwerden	126
Hyperventilation	126
Lungenembolie	126
Lungenemphysem	127
Lungenentzündung	127
Lungenwasser	130
Mukoviszidose	130
Rippenfellentzündung	131
Schwächegefühl	131

Bauch

Blähbauch	132
Magenoperation	132
Nabelkoliken	132
Nervenschmerz	133
Oberbauchsyndrom	133
Schluckauf	133
Zwerchfellbruch	133

Magen

Empfindungen	134
Erbrechen	135
Luftschlucken	137
Magenbeschwerden	137
Magengeschwür	138
Magenkolik – Auslösung	138
Magenschleimhautentzündung	139
Milchunverträglichkeit	139
Pförtnerkrampf	140
Schleimhautpolypen	140
Sodbrennen	140
Übelkeit	140

Darm

Afterfissuren	142	Durchfall – Auslösung	148
Afterfistel	142	Durchfall – Entleerung	150
Afterekzem	142	Durchfall – Modalität	151
Afterjucken	143	Durchfall – Begleitbeschwerden	152
Afterkrampf	143	Hämorrhoiden	153
Aftervorfall	143	Reizdarm	154
Abführmittel	143	Schrunden, Einrisse	154
Arzneimissbrauch	143	Soor	154
Blinddarmentzündung	144	Sprue	154
Blinddarmreiz	144	Stuhlinkontinenz	155
Brechdurchfall	144	Verstopfung – Auslösung	155
Darmentzündung	145	Verstopfung – Entleerung	156
Darmlähmung	146	Verstopfung – Begleitbeschwerden	157
Darmpolypen	146		
Dickdarmdivertikel	147	Verstopfungsdurchfall	158
Dickdarmentzündung	147	Würmer	158
Dünndarmentzündung	147	Zwölffingerdarmgeschwür	158

Leber

Aszites	159	Leberentzündung, chronisch-aggressive Hepatitis	161
Gelbsucht	159		
Hyperbilirubinämie	160	Leberschrumpfung	162
Leberbeschwerden	160	Leberschwellung	162
Leberentzündung	161	Leberzirrhose	162

Galle

Gallenkolik – Auslösung	163	Gallestau	164
Gallensteine	163		

Bauchspeicheldrüse

Diabetes	165	Pankreatitis	167

Milz

Milzschwellung	168	Milzversagen	168

Inhalt

Niere

Beschwerden 169	Harnwegsinfekte 171
Bluten 169	Schrumpfung 171
Crush-Niere 169	Steine 172
Entzündung, akut 169	Urämie 173
Entzündung, chronisch 170	Verkalkung...................... 173
Grieß 171	Zyste 173
Harnleiterkolik 171	

Blase

Beschwerden 174	Harnverhaltung 176
Blutharnen 174	Lähmung 177
Entzündung 174	Polypen 177
Harnentleerungsstörung 175	Porphyrinurie 177
Harnröhrenentzündung 175	Reizblase 177
Harnträufeln 176	Steine 178

Männliches Genitale

Bruch 179	Nebenhodenentzündung 181
Ekzem 179	Penis 181
Harnröhrenentzündung 179	Prostataadenom 181
Herpes 179	Prostataentzündung 182
Hodenentzündung 180	Samenstrangneuralgie 182
Hodenhochstand 180	Schrunden, Einrisse 183
Hodentumor 181	Schweiß 183
Hypogonadismus 181	Unfruchtbarkeit 183

Weibliches Genitale

Ausfluss – Auslösung 184	Endometritis 191
Ausfluss – Absonderung 185	Gebärmutterblutung 192
Ausfluss – Modalität 187	Gebärmuttermyom 192
Ausfluss – Begleitbeschwerden ... 188	Gebärmuttersenkung 193
Ausschabung (Abrasio) 188	Gebärmutter, Sonstiges 193
Bartholinitis 188	Gebärmutterverlagerung 193
Eierstockentzündung – Art 188	Gebärmutterhalsentzündung 194
Eierstockentzündung – Schmerz .. 190	Geschlechtsdrüsen 194
Eierstockschmerzen 190	Erste Periode 194
Eierstocktumor 191	Periode, ausbleibend 195
Eierstockzyste 191	Periode, Blutfluss 195
Ekzem 191	Periode – Begleitbeschwerden 196
Endometriose 191	Periode – Schmerz 199

Schamlippen 200
Scheide 201
Schweiß 202
Unfruchtbarkeit 202

Vaginismus 203
Wechseljahre, Hitzewallungen 203
Wechseljahre, Sonstiges 204
Wechseljahre, danach 205

Schwangerschaft

Vorbereitung 206
Beschwerden, allgemein 206
Erbrechen 210
Fehlgeburt, allgemein 211
Fehlgeburt, drohend – Auslösung . . 211
Fehlgeburt, habituell 212
Geburt, Vorbereitung 213
Geburt, allgemein 213

Geburt, danach 214
Nachwehen 214
Neugeborenes 215
Stillen 216
Wochenbett, allgemein 217
Wochenbett, Psychose 218
Wochenfluss 218

Haut

Abszess 219
Äderchenerweiterung 219
Afterjucken 219
Akne 219
Allergie 221
Ausschlag 221
Beingeschwür 222
Bindegewebsschwäche 223
Bläschen 223
Blasensucht 223
Blutschwamm 224
Blutvergiftung 224
Brand 224
Ekzem – allgemein 224
Ekzem – Auslösung 225
Ekzem – Ort 225
Elephantiasis 228
Erythrasma 228
Fettgeschwulst 228
Fischschuppenkrankheit 228
Fistel 228
Frostbeulen 228
Furunkel 229
Fußpilz 229
Gesichtsrose 229
Granulom, ringförmig 229
Grützbeutel 230
Gürtelrose 230

Haarbalgentzündung 230
Hautkrebs 230
Herpes 231
Hühneraugen 231
Impetigo 231
Insektenstiche 232
Juckreiz 232
Karbunkel 233
Knotenrose 233
Krätze 233
Leberflecke 234
Lichtdermatose 234
Milchschorf 234
Missempfindungen der Haut 234
Narben 236
Phlegmone 236
Recklinghausen 236
Schleimbeutelentzündung 237
Schrunden, Einrisse 237
Schuppen 239
Schuppenflechte 239
Schwarzfärbung 240
Schweiß – Art 241
Schweiß – Ort 241
Schweiß – Modalität 243
Sklerodermie 243
Sonnenallergie 243
Sonnenbrand 243

Inhalt

Spritzenabszess	244	Vitiligo	245
Tuberkulose	244	Warzen	246
Umlauf	244	Wunden	246
Unterhautblutungen	244	Wundliegen	247
Verbrennung	244	Wundrose	247
Verletzung	245		

Haare

Behaarung	249	Haarausfall	249

Nägel

Nägelkauen	251	Niednagel	251

Muskeln

Dupuytren-Kontraktur	252	Muskelschwund, progressiv	253
Ganglion	252	Rheuma	254
Krampfanfälle	252	Schleimbeutelentzündung	254
Krampfneigung	252	Sehnenriss	254
Lähmung, unvollständig	253	Sehnenscheidenentzündung	254
Muskelfibrillieren	253	Überanstrengung	255
Muskelkater	253	Wadenkrämpfe	255

Gelenke

Gelenkauskugelung	256	Perthes	259
Gelenk-, Harnröhren- und Bindehautentzündung	256	Reiter-Syndrom	259
		Rheuma – Auslösung	259
Gelenkknacken	256	Rheuma – Schmerz	261
Gicht	256	Rheuma – Modalität	261
Hüftgelenke	257	Rheuma – Ort	262
Kiefer	257	Rheuma – Begleitbeschwerden	263
Kniegelenke	258	Schlatter	264
Kreuzarthrose	258	Tennisarm (Epicondylitis)	264
Meniskus	258	Umknicken	264
PCP (progrediente chronische Polyarthritis)	259	Verstauchung (Distorsion)	265

Knochen

Bruch	266	Rheuma	267
Eiterung (Osteomyelitis)	266	Sudeck-Syndrom	268
Knochenhaut	266	Überbein	268
Osteoporose	267	Wachstumsstörung	268
Perthes	267		

Inhalt

Wirbelsäule

Bandscheibenteilvorfall 269
Bechterew 269
Hängeschultern 269
Hexenschuss 269
Ischias – Auslösung 270
Ischias – Modalität 270
Ischias – Ort 271
Ischias – Begleitbeschwerden 271
Kreuz 271
Nacken 272
Querschnittsverletzung 272
Rückenschmerzen 272
Scheuermann 273
Schiefhals (Torticollis) 273
Skoliose 273
Steißbeinschmerz 273
Verletzung 273
Wurzelneuritis 273

Arme

Durchblutungsstörung 274
Gelenkentzündung 274
Gichtknoten 274
Nervenschmerz 274
Phlegmone 275
Rheuma 275
Schrunden, Einrisse 275
Schweiß 275

Beine

Amputationsneuralgie 276
Beingeschwür 276
Brand 277
Durchblutungsstörungen 277
Fersenschmerz 277
Frostbeulen 278
Fußpilz 278
Hinken 278
Hühneraugen 278
Krämpfe 278
Oberschenkelhaut 279
Rheuma 279
Schrunden, Einrisse 279
Schweiß 279
Umknicken 279
Warzen 280
Wassersucht 280

Blut

Agranulozytose 281
Blutarmut 281
Bluterkrankheit 281
Blutvergiftung 281
Leukämie 281
Perniciosa 282
Polyzythämie 282
Porphyrie 283
Sepsis 283
Thrombozytopenie 283
Unterhautblutungen 284
Werlhof 284

Drüsen

Addison 285
Boeck'sches Sarkoid 285
Geschlechtsdrüsen 285
Lymphdrüsenentzündung 285
Lymphdrüsenschwellung 286
Unfruchtbarkeit 286

XIII

Inhalt

Gefäße

Äderchenerweiterung 287	Durchblutungsstörungen 289
Aneurysma 287	Embolie 290
Arterienentzündung 287	Hinken 290
Blutdruck, hoch 287	Krampfadern 290
Blutdruckkrise 288	Wassersucht 292
Blutdruck, niedrig 288	

Nerven

Epilepsie 293	Nervenentzündung 301
Fazialisparese 294	Nervenschmerz 302
Gangunsicherheit 294	Nervenverletzung 304
Hirnhautentzündung 294	Neurofibromatose 305
Hirnhautreizung 295	Parkinson 305
Hirnhauttumor 295	Rippenneuralgie................. 305
Hirnschaden 296	Säuferdelir..................... 305
Kissenbohren 296	Schlaganfall.................... 306
Kopfrollen 297	Syringomyelie 306
Krampfneigung 297	Tetanie 306
Lähmung, krampfartig 297	Tick 307
Lähmung, unvollständig 298	Trigeminusneuralgie 307
Lateralsklerose, amyotrophe 298	Veitstanz, großer 307
Missempfindungen der Haut 299	Veitstanz, kleiner 307
Multiple Sklerose 300	Wasserkopf 308
Muskelschwund, progressiv 301	Zittern 308

Teil 2: Auslösung, Verfassung, Anlage, Geist, Gemüt

Auslösung (Ätiologie)

Alkoholmissbrauch............... 311	Infektionen 341
Angst 314	Insektenstiche/Parasiten 355
Ärger........................... 323	Kummer........................ 356
Arzneimissbrauch 325	Nahrung 357
Blutverlust 327	Narkose 368
Drogensucht 328	Nikotin 369
Entzündungen 329	Ohnmacht 370
Fernsehen, Computer 332	Operation 371
Geburtsschaden................. 333	Reise 374
Grippe 334	Röntgenbestrahlung 392
Heimweh....................... 338	Schlaganfall.................... 393
Impfungen 339	Schreck, Schock 395

Inhalt

Schule	396	Vergiftung	404
Sonne	399	Verletzung	407
Überanstrengung	400	Wetter	411
Unfall	401	Würmer	421
Verbrennung	403	Zahnen	422

Verfassung (Konstitution)

Aussehen, Erscheinung	423	Schlaf	451
Appetit	433	Sprache	458
Bettnässen, Einkoten	436	Verhalten, Benehmen	460
Entwicklung	438	Verhalten des Kindes	484
Essen, Trinken	440	Verhalten in der Jugend	494
Missempfindungen	446	Verhalten im Alter	498
Nabelkolik	449	Sexuelles Verhalten	499
Nervosität	450		

Anlage

Chronische Krankheiten	506	Krebs	515
Diathese	508	Porphyrie, Schweiß, Zysten	522

Geist

Gedächtnis	523	Schule	525

Gemüt

Depression	527	Psychose	539
Einbildungen, Halluzinationen	531	Selbstmord, Neigung	545
Kummer	537	Zwangsneurose	546

Teil 3: Listen

Arzneinamen	551
Glossar	555
Diagnose	560
Literatur	571
Stichwortverzeichnis	575

Vorwort

Viele Jahre habe ich emsig notiert, was mir die Großen unter den Homöopathen vermittelt haben. Jeder hatte ein „Goldkörnchen" darzureichen, eine „heilende Botschaft", ein „Mosaiksteinchen" aus dem Reich der Arzneibilder. Mit Liebe zum Patientenalltag und mit liebevoller Sorgfalt wurden sie für uns gesammelt, geschöpft aus einem reichen Schatz jahrzehntelanger homöopathischer Praxis. Ihnen allen, und jedem Einzelnen unter den Großen bin ich dafür dankbar – besonders Mathias Dorcsi, der im Jahr 2001 verstorben ist, und seinen Wiener Schülern.

Schließlich war es an der Zeit, die gesichteten Notizen, die Botschaften, die Steinchen als zusammengefügtes Mosaik an Sie weiterzugeben, denn das Lesen und Erarbeiten von Arzneibildern allein hinterlässt meist einen bitteren Nachgeschmack. Wer – ganz so wie es mir anfangs erging und auch heute noch ergeht – über dem augenscheinlichen Kränkeln unseres menschlichen Daseins verzweifelt, den wird die „Bewährte Anwendung der Arznei" wieder erfrischen. Denn sie ist klar, durch zwei Jahrhunderte hindurch erprobt und zu hohem Prozentsatz erfolgreich.

Das gilt natürlich auch heute noch. Zwölf Jahre nach der Erstauflage liegt bereits die 4. Auflage vor. Zwölf Jahre sind eine lange Zeit erweiterter Erfahrung, die mir die Notwendigkeit auferlegte, Ihnen eine komplette Revision, Ergänzungen und eine neue übersichtliche Ordnung der Präsentation innerhalb der großen Abschnitte darzubieten. Nach einem Jahr intensiver Überarbeitung fühle ich mich geehrt, dass nun diese neue Auflage den Markt und die Herzen der Anwender erobern darf.

Die „Bewährte Anwendung" ist für den Allgemeinpraktiker und den homöopathischen Anfänger eine willkommene Hilfe. Einerseits als eine Therapiemöglichkeit angesichts des häufigen Therapienotstandes in der täglichen Praxis, andererseits ist sie eine Lernhilfe zum Verstehen der Arznei und zum Verständnis des Menschen in seiner Krankheit.

Auch für uns Fortgeschrittene ist sie unentbehrlich, zur Vertiefung unseres bisherigen Verständnisses um die Arznei sowie unseres Verstehens um die Krankheitsprozesse im Menschen.

Für uns alle stellt sie eine unschätzbare Hilfe für den Praxisalltag dar. Manche Ärzte bedienen sich ausschließlich dieser bewährten Arzneien und verzeichnen gute Erfolge.

Unentbehrlich wird sie ganz gewiss, wenn unser Geist nach langer Tagesarbeit unfähig wird, schöpferisch nachzuvollziehen, was in unserem Gegenüber im Eigentlichen vorgeht. Dann können wir aus der Kiste der Bewährtheit schöpfen, die wir immer neben uns stehen haben, deren Inhalt wir gut erlernen und stets gegenwärtig haben sollten.

Zu gegebener, weniger müden Tageszeit finden wir dann die bessere, tiefer greifende Arznei.
Trotzdem sollten wir die „Bewährte Arznei" nicht gering achten. Eine oberflächliche, körperliche, leibliche oder gar nur funktionelle Schicht des Erkrankten erreicht sie

allemal. Und manchmal haben wir das Glück, wenn wir gut geleitet sind, „zufällig" besser gewählt und tiefer geheilt zu haben, als wir es ahnten.

Wenn wir von einem solchen Heilerfolg erfahren, dann müssen wir die Arzneilehren zur Hand nehmen und nicht nur die Prüfsymptome, sondern mehr noch die biochemischen, pharmakologischen und toxikologischen Daten der erfolgreichen Arznei studieren. Nur so haben wir eine Chance, noch erfahrener zu werden.

Im Hinblick auf die Erfahrung, und auch die Lebendigkeit der Homöopathie, möchte ich Ihnen allen, liebe Anwender, zum Schluss noch etwas ans Homöopathen-Herz legen: Auch wir gehören oft zu jenen kranken Menschen, von denen wir immer reden. Dabei stellen wir uns dann häufig außerhalb des Bedarfs einer Arznei – und bringen uns damit um die Chance, sie in uns zu erleben, sie in uns zu verinnerlichen. Wagen wir es, unsere Unvollkommenheit einzugestehen und kosten selbst die Heilwirkung der Arznei, dann werden wir zusammen mit unseren Patienten gesünder, verständiger für uns und verständlicher für andere ...

Mein Dank gebührt all jenen Verlagsfreunden, die mich bei dieser Arbeit betreut, begleitet und angespornt haben, insbesondere Frau Gabriele Müller, Frau Silvia Mensing, Frau Anneliese Schäffner und deren (geschäfts-)führender Hand, Herrn Dr. Thomas Scherb. Ihnen allen bin ich herzlich verpflichtet, dankbar zugeneigt und achtungsvoll ergeben.

Frühjahr 2004 *Dr. med. Norbert Enders*

Einführung

Dieses Buch erhebt keinen Anspruch auf Vollständigkeit. Es ist ein Nachschlagebuch für Studierende der Homöopathie, denen hierdurch Mut gemacht werden soll, umgehend ihre Patienten mit homöopathischen Arzneien zu versorgen sowie für Laien, die sich der Homöopathie verschreiben. Die empfohlenen Anwendungen sind bewährter Natur. Jede offenbare und äußerliche Erscheinung ist jedoch nur eine Spur zur Tiefe der Person. Bei jedem Zweifel in der Entscheidung bei einer Selbstbehandlung sollten Sie einen bereits erfahrenen Homöopathen zu Rate ziehen.

Warum eine „Bewährte Anwendung" in der Homöopathie?

Dieses Nachschlagebuch füllt eine Lücke auf dem ohnedies spärlichen Markt der „Bewährten Anwendungen". Die wenigen zugänglichen Werke nährten meine Anfänger-Verzweiflung dahingehend, dass sie nur Arzneien aufführen und nur gelegentlich eingestreute Hinweise enthalten, die sich selten auf die Beschwerden beziehen. Vor die endgültige Verzweiflung setzte ich die Tat und fügte zu jeder Arznei einen möglichst zur Diagnose und zur Beschwerde bezogenen Hinweis. Er soll unsere Arzneiwahl klar umreißen. Das ist neu! So ist dieses Buch entstanden.

Was bedeutet Auslösung (Ätiologie)?

Durch das Anschauen und Anhören eines Menschen erfahren wir das, was er uns verschweigt, aber nicht verbergen kann. Denn seine Wirklichkeit liegt in dem, was er uns nicht mit Worten offenbart. Kummer, Sorge, Ärger, Kränkung, Demütigung, Angst, Heimweh, Nöte und Zwänge stehen häufig am Beginn nicht nur seelischgeistiger, sondern auch schwerer organischer Erkrankungen wie Herzinsuffizienz, Hochdruck, Diabetes, Rheuma usw. Es ist uns leicht verständlich, dass sich dieser Beginn eines Krankheitsprozesses in unserer Arzneiwahl hochwertig widerspiegeln muss. Denn die Auslösung ist ja nichts anderes als das äußere Ereignis auf eine innere Vorgegebenheit. Das heißt, ein Mensch, der sich häufig und leicht äußerlich verletzt, ist innerlich oft und leicht verletzbar.

Was bedeutet Verfassung (Konstitution)?

Aussehen, Haltung und Verhalten, Ausstrahlung oder Fahlheit, Mimik und Gestik, Sprache und Stimme, Weinen und Lachen sind keine kontrollierbaren Willensäußerungen, sondern spontane Spiegelungen der inneren Verfassung. Sie formen die „Körpersprache" als Instrumentarium der Seele. Sie formen den Habitus, das Temperament und die Diathese als den Ausgangspunkt und die Ursachen für die Krankheitsbereitschaft. Die Voraussage über einen Krankheitsprozess wird dadurch erst möglich.

Denn jedes Lebewesen ist eine Ganzheit, ein Individuum. Es hat seine ihm eigene Erscheinungsform und Reaktionsart, seine subjektive seelisch-geistige Verfassung, die wir Konstitution nennen. Sie setzt sich aus angeborenen und erworbenen Strukturen zusammen und begegnet uns in der Anpassung des Individuums an seine Umwelt und in seiner Reaktion auf diese Anpassung.

Was bedeutet Anlage (Diathese)?

Geist und Gemüt sind Teile der Konstitution. Sie sind nur aus Gründen der darstellenden Vermittlungsweise getrennte Hauptabschnitte. Noch tiefere Einsichten gewährt uns die Diathese in das Angeborensein unserer Minderwertigkeit, unserer Unvollkommenheit, unserer Organ- und Systemschwäche. Sie erklärt unsere Bereitschaft zu bestimmten Krankheitsgruppen, die sich je nach erlebter milder oder mächtiger Umweltbedingungen als Krankhaftigkeit Ausdruck verleihen. Sie bestimmt im Wesentlichen unsere kränkelnde Verfassung, denn sie ist die eigentliche Auslösung unserer Konstitution.

Die toxikologischen und pharmakologischen Daten der Arznei entscheiden den krankmachenden Grad der Diathese. Das heißt, sie bestimmen, inwieweit unsere vorgegebene Krankhaftigkeit, unsere angeborene Minderwertigkeit leiblich als Kranksein offenbar wird. Denn sie verdeutlichen uns den Angriffspunkt der Arzneiwirkung als örtlichen Schmerz und begründen durch ihren Angriff die Entstehung der Schmerzen, der Empfindungen und der Beschwerden.

Die Zuordnung des kranken Menschen zu einer der Diathesen *tuberkulinisch, sykotisch, destruktiv* (siehe Glossar) verspricht durch die bessere Arzneiwahl einen besseren Heilerfolg.

Was bedeutet Modalität?

Nachdem wir den Ort der Schmerzen, das **Wo**, erfahren haben, beschreiben die Modalitäten einerseits die *Art der Schmerzen*, die Einflüsse aus der *Umwelt*, das **Wie**. Zum anderen verdeutlichen sie die äußeren oder inneren Umstände, die unsere Leiden *verbessern*, lindern, besänftigen oder verstärken, *verschlimmern*, das **Wann**. Hier lernen wir auf einfache Weise, uns selbst zu begegnen. Indem wir nichts anderes tun, als hinschauen und hinhorchen auf das uns Umgebende, wie Wetter, Zeiten und Gezeiten, wie Kühle und Wärme, Lage und Bewegung, Licht und Dunkel, Drinnen und Draußen, Gebirge und Meer, um nur einige zu nennen. Indem wir dann in uns hineinschauen, in uns hineinhorchen auf das, was die Einflüsse und

Umstände in uns verändern. Um aber wesentlich zu sein, müssen die Modalitäten unser leidendes Wesen *zutiefst* schmerzlich oder *höchst* erfrischend verändern. Ein „Ja, eigentlich schon" kann man vergessen; ein „Ja, genau das ist es!" verdient höchste Beachtung. Die Modalitäten begriffen zu haben, sie verinnerlicht zu haben, bedeutet die erste wahrhaftige Begegnung mit unserem Selbst und mit dem Selbst der anderen. Dabei lernen wir, die Dinge so anzunehmen, wie sie für uns und für den anderen nun mal sind. Sie müssen ja nicht ewig so bleiben.

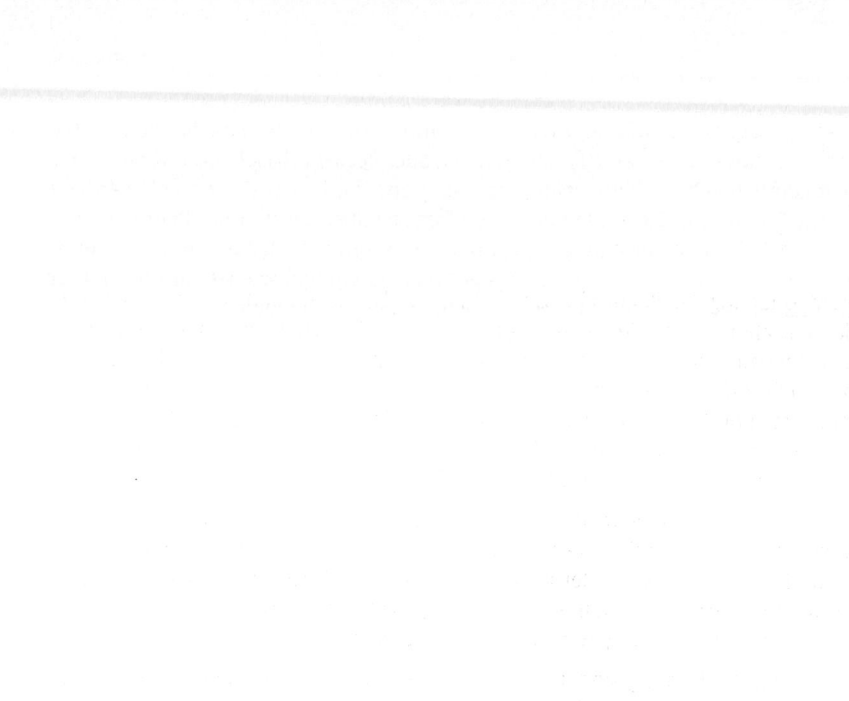

Zur Arbeit mit dem Buch

Klinische Diagnose

Die Handhabung des Buches ist nach klinischen Diagnosen und nach seltenen, auffallenden, aber uns aus dem Umgang mit kranken Menschen geläufigen Beschwerden aufgebaut; Beschwerden, von denen manche behaupten, sie seien nervös, funktionell oder eingebildet, eben nicht nachweisbar. Der homöopathische Beobachter und Behandler hat lernen müssen, derlei Beschwerden ernst zu nehmen und sie einer Arznei zuzuordnen. Und ich behaupte, dass er über deren Wirkung im kranken Menschen nicht unglücklich ist.

Die Zuordnung der Bewährtheit der Arznei zur klinischen Diagnose entspricht jedoch eher unserer kulturellen Gesundheits- oder Krankheitserziehung, und es fällt uns leichter zu lesen, zu lernen und anzuwenden. Die mutige Anwendung wiederum erleichtert dem Anfänger den Zugang zur Homöopathie, untermauert sein Vertrauen in ihre Wirkung und macht uns Fortgeschrittene gelehriger.

Zur besseren Auffindung sind die Diagnosen alphabetisch geordnet. Sie sind in allgemeinverständlicher deutscher Sprache gehalten, um das übliche Durcheinander von Latein und Deutsch zu vermeiden. Vom Verdeutschen ausgenommen sind solche Diagnosen wie Ekzem, Rheuma, Diabetes, Bronchitis, die inzwischen allgemein verständlich sind. In Klammerzusatz findet man die lateinische Bezeichnung.

Beschwerden

Diagnose und Beschwerde bilden eine Einheit. Die Auflistung der Beschwerden erfolgt in erster Linie nach sinngemäßem Zusammenhang, dann nach dem Kopf-zu-Fuß-Schema, zuletzt erst alphabetisch und/oder nach Begleitbeschwerden. Die praktische Anwendung wird Ihnen den Sinn dieser Ordnung klarmachen.

Hinweistext

Der Hinweis unter der Arznei stellt eine Erweiterung der Beschwerden dar. Er hebt das Charakteristische, das Besondere, das Wesentliche einer Beschwerde (das Wo, Wie, Wann) hervor, die sich vorwiegend auf die Diagnose beziehen. Bei ähnlichen Erscheinungen stützt sich der Hinweis auf personenbezogene Merkmale wie „rot" oder „blass", auf Aussehen und Verhalten der Person oder auf Begleitbeschwerden und Begleiterscheinungen. Sie sind durch einen Strichpunkt (Semikolon) voneinander getrennt.

Häufig begegnet Ihnen im Text die Folge von „unterdrückter Behandlung". Das ist so zu verstehen, dass die natürlichen Beschwerden und Erscheinungen einer Störung durch eine chemische, chemotherapeutische, antibiotische oder auch pflanzliche Behandlung unterdrückt wurden.

Die Unterdrückung erschwert zunächst die homöopathische Behandlung, da sich die Arzneiwahl nur auf die offen hervorgebrachten Erscheinungen stützen kann.

Der Beschwerde-Zusatz „kurativ" weist auf ein beliebtes „Kochrezept" hin, mit der eine Behandlung nach bewährter Weise beginnt. Meist ist sie erfolgreich und kann nach Belieben wiederholt werden. Bleibt der Erfolg aus, so bedeutet dies, dass es sich um eine personenbezogene Beschwerde handelt und sie einer personenbezogenen Arznei bedarf.

Arznei

Wenn möglich, ist die bewährteste aller Arzneien zu Beginn aufgeführt. Bei ähnlichen Erscheinungen und Eigenarten muss der Hinweistext die Entscheidung fällen. Bei den metallischen Arzneien habe ich den Zusatz „metallicum" in der Regel fallen lassen (z. B. Aurum, Platinum). Bei Unklarheiten mit Ihrem Apotheker, der statt dessen gern „aceticum" ausgibt, fügen Sie den Zusatz mündlich bei.

Einige Arzneinamen haben sich seit einiger Zeit „verändert". Angeblich sollen sie jetzt wissenschaftlicher klingen. Obwohl diese Änderung für die Herstellerfirmen Gültigkeit besitzt, habe ich sie vorsorglich in einer Liste am Ende des Buches aufgeführt (⇨ *Listen/Arzneinamen, S. 549*). Denn wir können uns nur stufenweise daran gewöhnen, dass unsere bildhafte Vorstellung, die uns mit dem bisherigen Namen verbindet, eine andere Dimension erfahren muss. Der Umgewöhnungsprozess ist hier so ähnlich wie bei einem Menschen, dessen bei Geburt gegebener Rufname man ändern würde. Jeder Name – gleich wofür, gleich für wen – ist so wichtig wie die Vorstellungen und Empfindungen, die wir mit ihm verknüpfen.

Die Arzneien **Coca** und **Cannabis indica** sind in Deutschland wegen des „Rauschmittelgesetzes" und **Radium bromatum** wegen des „Strahlenschutzgesetzes" verboten. **Opium** ist nur auf „Betäubungsmittelrezept" erhältlich. Welch ein Widerspruch und Unsinn! Alle drei Arzneien – sowie alle Korsakoff-Potenzen (= M) – können jedoch im toleranteren Ausland besorgt werden; zum Beispiel bei folgender Adresse:

    Homöopathisches Labor
    D. Schmidt-Nagel
    27, rue pré-bouvier
    CH-1217 Meyrin/Genf
    Tel.: 0041/22/7191919
    Fax: 0041/22/7191920
    Info@schmidt-nagel.ch

Sicherheit der Verordnung

Die voraussagbare Sicherheit der praktischen Anwendung einer Arznei, ihre organbezogene und klinische Bewährtheit, erlesen wir aus dem Wissen um ihren Angriffspunkt, um ihre Wirkungsrichtung, die wir aus den Daten der Biochemie, der Pathophysiologie, der Pharmakologie und der Toxikologie ableiten – einem höchst wissenschaftlichen Unterfangen also!

Verarbeitung der Daten

Dieser erste Band der „Bewährten Anwendungen" gliedert sich in zwei Teile. Teil I ist – wie im Inhaltsverzeichnis aufgelistet – dem bewährten „Kopf-zu-Fuß-Schema" entlehnt, als höchstem objektivem Ordnungskriterium. Teil II wird von einer noch höherwertigen subjektiven Ordnung angeführt, die wir die „subjektiven Daten der Person" nennen. Diese Daten sind nur durch Anschauen und Anhören des kranken Menschen im Gespräch mit uns ermessbar. Somit vervollständigt Teil II als Lernhilfe unser Verständnis für die Arznei und unser Verstehen um den kranken Menschen. Die Daten formen gewissermaßen das Elixier des Fortgeschrittenen und füllen die Hauptabschnitte: Auslösung, Konstitution, Diathese, Geist und Gemüt. Ergänzt wird dieser erste Band durch den zweiten Band „Die Arznei und ihre Anwendung" (⇨ *Listen/Literatur, S. 569).* Hier erfolgt die Zuordnung der bewährten Indikationen unter die einzelnen der insgesamt 429 Arzneimittel.

Weitere wichtige Hinweise

Was ist eine personenbezogene Arznei?

Das ist jene Arznei, die Sie als Homöopath für die gesamten Beschwerden und Befindlichkeitsstörungen Ihres Patienten aussuchen. Sie ist also der Inbegriff einer gesamtheitlichen homöopathischen Betrachtungsweise und Behandlung. Diese personenbezogene Behandlung sollte dem Laien gleichzeitig die Grenze der Eigenbehandlung bewusst machen. Sein Behandlungsradius bewegt sich im Bereich der bewährten Anwendungen einer Arznei, wie sie in diesem Buch verwendet werden.

> Sie finden immer wieder Hinweise zur Person, die zur Unterscheidung in der Arzneiwahl dienen sollen. Dabei beschreibe ich Menschen in ihrem Sosein, benutze deshalb mit wenigen Ausnahmen „*er*", der Mensch, was Sie bitte mit Hilfe Ihrer bildlichen Vorstellungskraft auf alle Menschen, jung oder alt, männlich oder weiblich ausdehnen mögen.

Was ist ein „roter Mensch"?

Es ist unumgänglich, dass bei der Unterscheidung der Arzneien für dieselbe Beschwerde zur Person des Leidenden Bezug genommen wird. Entsprechend werden Sie im Text von einem „roten" oder „blassen Menschen" lesen. „Rot" bedeutet nun nicht, dass sich ein Mensch immer mit rot angelaufenem Gesicht präsentieren muss, sondern es ist vielmehr eine synonyme Bezeichnung für eine *warme, feuchte, kräftige* Verfassung im Gegensatz zum „blassen Menschen".

Was ist ein „blasser Mensch"?

Wenn Patientinnen um Mitbehandlung ihres mir unbekannten Ehemannes bitten und ich meine obligatorische Frage nach „eher rot" oder „eher blass" stelle, antworten sie gelegentlich mit „so blass ist er nicht; er ist im Sommer immer schön braun gebrannt". Das mag zwar stimmen, ist aber für die Erfassung der Person unerheblich. Also „blass" steht synonym für eher *kalte, trockene, schlanke, schwächliche, leicht erschöpfbare* Menschen.

Was ist eine „Bewährte Anwendung"?

Es ist das Ziel einer homöopathischen Begegnung, das Besondere, Auffallende, Eigenartige eines Persönlichkeitsprozesses aufzudecken. Diese Begegnung gilt es zu erforschen, um eine *Arzneidiagnose* durchführen zu können. Trotz dieses Wissens sind Sie im Alltag aufgefordert, sich an Diagnosen, Beschwerden und Befindlichkeitsstörungen zu orientieren, um für rasche Hilfe zu sorgen. Zu solchem Belang hat uns die Homöopathie im Laufe ihrer 200 Jahre *bewährte Anwendungen der Arznei* geschenkt, die wir unbedenklich einsetzen dürfen. Eine gut gewählte Arznei *erlöst* Ihre Patienten immer auf bestimmte Weise von einer Belastung, einem Leid, einer inneren Not, was sich in ihrer *Überwindung* kundtut. Früher oder später!

Wie wirkt die Arznei?

Arzneien enthalten in sich diejenigen Informationen, Schwingungen und Impulse, die im kranken Menschen einen Reiz in Gang setzen, der ihn zur *Selbstheilung* befähigt. Heilung ist also ein seelisch-geistiger Prozess (genauso wie letztlich Krankheit) und wirkt über die Lebensenergie, die Widerstandskraft, über die *ganze* Person. Sie ist deshalb verstandesmäßig gar nicht und wissenschaftlich nur unzulänglich erklärbar. Die Hauptsache ist jedoch, dass die Arznei wirkt! Die Erfahrung steht *über* der Erklärbarkeit.

Welche Potenz verwende ich?

Die Wahl der Potenzhöhe ist grundsätzlich eine Frage des persönlichen Vermögens des Behandlers. Ich empfehle Ihnen, sich durchweg mit Potenzhöhen im Bereich bis D12 zu bedienen, bei Benutzung dieses Buches situativ D30 oder D200 als Bedarfsgabe, wie im Text angegeben. Dabei kann nichts „schief" laufen, und – gut gewählt – wird sie immer (!) erfolgreich wirken. Mit zunehmender Sicherheit, die uns das Vertrauen in die Arznei und in ihre Wirkung schenkt, greifen wir zu höheren und zu Höchstpotenzen. Ihre Verabreichung ist elegant und ihre Reaktion eklatant. Selbst oder gerade bei akuten Störungen scheue ich nicht, eine D200 täglich einmal oder mehrmals bis zur subjektiv empfundenen Besserung zu verordnen. Den Anfängern und Puristen werden, wie folgt, allgemeine Regeln zur Verfügung gestellt:

Tiefpotenzen ($\varnothing$ bis D4)

Ihr Einsatz gilt den organischen und *gewebsbezogenen* Störungen, besonders beim akuten Bedarf. Urtinkturen (= $\varnothing$) und Arzneien bis D3 werden nur bei ungiftigen Wirkstoffen benutzt wie zum Beispiel Camphora bei Erkältung oder Kollaps, Crataegus bei beginnender Herzinsuffizienz usw. Jede Arznei besitzt eine ihr eigene Grenze der Giftigkeit. Das ist jene Potenzhöhe, bei der die Giftwirkung in eine Heilwirkung umschlägt. So ist Arsenicum album erst ab D6 handelsüblich. Lachesis und Phosphor sollten wir wegen Blutungsgefahr nicht unter D12 verordnen.

Mittelpotenzen (D6 bis D12)

Sie decken das Reich der *funktionellen* Störungen ab. Das sind jene Beschwerden, bei denen wir oder die Klinik noch keine sichtbare Veränderung an Organen, Systemen und Geweben feststellen können: die Vielfalt der „psychosomatischen Syndrome" oder der klinischen „Simulanten". So oder so sind sie gerechtfertigte Hilferufe eines Leidenden, da die Verstofflichung der Störung noch nicht eingetreten ist. Damit bietet sich uns eine größere Chance, therapeutisch einzugreifen. Sie sind auch die Potenzen der Wahl, wenn die Reaktionskraft eines Patienten, sein Vermögen, einem Reiz zu antworten, durch Schwäche, Erschöpfung oder therapeutische medikamentöse Überschüttung vermindert ist.

Hochpotenzen (D30 bis XM)

Eine D30 oder C30 darf bei bestimmten Auslösungen wie Fieber, akute Sorgen, Koliken usw. ohne Bedenken einmalig oder 1 × täglich bis zur Besserung gegeben werden. Ab D200/C200 – das ist die nächste übliche Potenz – sind Hochpotenzen im Allgemeinen für Störungen im seelisch-geistigen Bereich der Person reserviert, was bei einer konstitutionellen, einer personenbezogenen Behandlung des Patienten immer der Fall ist. Auch dann, wenn er nicht unmittelbar davon berichtet, sondern mittelbar durch unmerkliche Zeichen und unbetonte Hinweise aus seiner

Erzählung. Mit fortschreitender Erfahrung lernen wir, die Hochpotenz auch bei *hoch akuten* Prozessen einzusetzen, wo sie, wenn sie zur Situation passt, sehr rasch und tief greifend wirkt.

Wo erwerbe ich die Arzneien?

Alle Arzneien sind nur in der Apotheke erhältlich. Sie brauchen jedoch nicht von Ihnen verschrieben zu werden, sind also jederzeit ohne Rezept frei käuflich (siehe hierzu den Hinweis auf Seite 5). Selbstverständlich können sich selbst behandelnde Patienten die Arzneien auch von ihrem Hausarzt verschreiben lassen und über die Krankenkasse abrechnen oder ihrer Versicherung zur Kostenerstattung einreichen.

Wie und wo bewahre ich die Arznei auf?

Die Arzneien sollten in dunklen Behältern oder im Dunkeln aufbewahrt werden, damit kräftige Lichteinwirkung keinen zerstörenden Effekt zeitigen kann. Patienten sollten also Kügelchen, die sie von ihrem Behandler oder von ihrer Nachbarin bekommen, im Dunkeln aufbewahren, am besten in einer Schublade, die eigens für Arzneien bestimmt ist. Beachten Sie bitte auch, dass *Camphora* D1 eine starke Strahlung aussendet, welche die Wirkung anderer homöopathischer Arzneien vermindern kann (ähnlich wie *Minze, Menthol* und *Kamille*). Schon Kent empfiehlt, diese Arznei „in einem entlegenen Winkel des Hauses" aufzubewahren.

Wie wähle ich die richtige Arznei?

Suchen Sie bei Beschwerden nicht nach Erklärungen ihrer möglichen Ursache, also nicht nach dem *Warum*, sondern wählen Sie aus vorgegebenen Arzneien die den Störungen ähnlichste Arznei aus. Fragen Sie Ihren Patienten nach dem:

- **Wo** *tut es weh?* (Ort, Ausdehnung, Aussehen der Störung)
- **Wie** *tut es weh?* (Empfindung, Ausscheidung der Störung)
- **Wann** *tut es weh?* (Beginn, Auslösung und verändernde Umstände der Störung)

Das bedarf natürlich Ihrer genauen Beobachtung, denn nicht alle Menschen sind anfangs fähig, sich hilfreich auszudrücken. Aber durch ständige Übung mit Hilfe dieser drei Fragen werden Sie sich besser kennen lernen, werden sich Ihrer leidenden Situation bewusster und können sie besser annehmen, um sie letztlich mit einer sorgfältig gewählten Arznei loszuwerden. Versuchen Sie es, Sie und Ihre Patienten werden mit Wohlbefinden belohnt!

Welche Arzneiform soll ich wählen?

Die meisten Arzneien werden in drei Darreichungen angeboten: Kügelchen (Globuli), Tabletten und Tropfen. Einige Arzneien, vor allem Säuren (Acidum ...), Phosphorus, Bromum und Petroleum sind nur flüssig haltbar. Die metallischen Arzneien sind erst ab D8 flüssig oder in Kügelchen vorhanden, bis D8 nur in Tablettenform. Für Notfälle erwerben Sie verständlicherweise eher Tropfen, die Sie hinter die Zunge träufeln, von wo sie rasch in die Blutbahn aufgenommen werden. Für weniger notfällige Beschwerden ziehen Sie Kügelchen vor. Die Tablettenform ist eine reine Geschmackssache.

Einnahmemodus

Was heißt „1 Gabe"?

Bis zur Potenz D3 entspricht eine Gabe 20 Tropfen oder 20 Kügelchen oder 2 Tabletten. Ab der Potenz D4 entspricht eine Gabe 5 Tropfen oder 5 Kügelchen oder einer Tablette. Kinder ziehen verständlicherweise die süß schmeckenden Kügelchen vor. Eine Gabe geben Sie 10 Minuten vor oder nach dem Essen oder Trinken ohne Wasser auf die Zunge, Säuglingen legen Sie die Kügelchen einfach zwischen die Lippen. Es braucht nicht lange, bis sie auf den Geschmack kommen und bereitwillig lutschen.

Was heißt „alle 10 Minuten"?

Wiederholen Sie die Arznei so lange, bis sich spürbare Besserung einstellt. Dann unterlassen Sie eine weitere Gabe so lange, bis die Beschwerden sich wieder verschlimmern sollten. So verfahren Sie mit jeder Arzneigabe!

Was heißt „bei Bedarf"?

Wenn durch eine Gabe D30 die Heilung angeregt ist, sollten Sie keinen weiteren Arzneireiz setzen, sondern zuwarten, bis das Geschehen sich wieder verschlechtert. Das erst weist Sie darauf hin, dass Sie einer erneuten Gabe bedürfen und diese zuführen dürfen. Es gibt demgemäß keine Regel für die Wiederholung einer D30-Potenz. Menschen sind wie die Arzneien sehr verschieden voneinander, das heißt, sie reagieren auf individuelle, nicht voraussagbare Weise. Es liegt also am Miteinander mit dem kranken Menschen, die Gabenwiederholung zu ermessen.

Was heißt „in Wasser"?

Bei hoch akuten Umständen lösen Sie 10–20 Kügelchen oder Tropfen in einem gewöhnlichen Trinkglas voller Wasser (ca. einem Viertelliter), verkleppern die Lösung mit einem Plastiklöffel und lassen hiervon alle 5 Minuten einen gewöhnlichen Schluck trinken. So verfahren Sie beispielsweise bei einem Asthmaanfall mit *Arse-*

nicum album D30 oder bei einem Panikanfall mit *Aconitum D30* usw. Natürlich nur, wenn Glas und Wasser in Reichweite verfügbar sind. Die Arznei sollte es auf alle Fälle sein.

Wie und wann verabreiche ich eine Arznei?

Bei akuten Störungen

Bei akuten Störungen wiederholen Sie
- eine Gabe bis zur D12 *stündlich* oder
- eine Gabe der D30 *täglich*.

Bei Nachlassen der Beschwerden geben Sie die Gabe weniger häufig. Das heißt, Sie handeln nach der Intensität der Beschwerde.

Im Notfall

Im Notfall können Sie jede Arznei in einem Viertelliter Wasser mit einem Plastiklöffel „verkleppern", davon alle 5 Minuten einen gewöhnlichen Schluck trinken lassen oder mit demselben Plastiklöffel eingeben. Der Betroffene behält das Wasser vor dem Schlucken einen Augenblick im Mund, damit die Arznei über die Schleimhäute rascher in die Blutbahn eindringen kann.

> Während der akuten Störungen oder der Notfallsituation setzen Sie eine eventuelle Basisbehandlung (Behandlung der Person!) vorübergehend ab. Ist die Störung behoben, dann nehmen Sie dieselbe wieder auf.

Bei Besserung der Beschwerden

Wenn nach einer Arzneigabe eine Besserung der Beschwerden eintritt, so warten Sie mit ihrer Wiederholung, bis Sie den Eindruck haben, dass die Wirkung der Arznei nachlässt.

Nach akuten Störungen

Nach Besänftigung der akuten Störungen werden die verschiedenen Potenzierungen bis zur Ausheilung mit folgender Regelmäßigkeit eingenommen:
- bis D3 – dreimal täglich eine Gabe
- D6 – dreimal täglich eine Gabe
- D12 – zweimal täglich eine Gabe
- D30 – einmal wöchentlich eine Gabe oder nach Bedarf
- D200 – einmal monatlich eine Gabe oder nach Bedarf
- M – einmal 6- bis 8-wöchentlich eine Gabe

Wann darf ich die Gabe wiederholen?

Wenn nach einer Arzneigabe eine Besserung der Beschwerden eintritt, so warten Sie mit ihrer Wiederholung bis Sie den Eindruck haben, dass die Wirkung der Arznei nachlässt. Eine Steigerung der Arzneiwirkung durch qualitative Erhöhung der Einzelgabe oder durch vermehrte Wiederholung der Gabe ist nicht zu erwarten. Der Arzneireiz benötigt einen gewissen Zeitraum und einen bestimmten Zeitablauf, bis er anspricht. Dieser Arzneireiz wird durch ein Kügelchen oder einen Tropfen genauso erreicht wie durch zwanzig oder hundert. Die *Qualität* einer Arznei steht in keinem Bezug zur *Quantität*: Menge macht nicht Gesundheit. Menge ist messbar, Gesundheit ist eine Ermessensfrage. Aus diesem Grund ist es auch nicht besorgniserregend, wenn Kinder – wie so gern – ein ganzes Fläschchen mit Kügelchen auf einmal aufessen. Dies entspricht im Grunde einer Gabe.

Arzneien in D200 oder in Korsakoff 1000 (= M) für chronische Erkrankungen sind erst dann zu wiederholen, wenn die Besserung der Beschwerden nachlässt, in der Regel alle 4-8 Wochen.

Hat die Arznei Nebenwirkungen?

(⇨ Enders: *„Homöopathie – eine Einführung in Bildern"*, ⇨ Listen/Literatur, S. 569)

Die homöopathische Arznei hat *keine Nebenwirkungen* und verträgt sich mit chemischen Medikamenten wie Insulin- oder Schilddrüsentabletten. Das beweist die Erfahrung. In über 200 Jahren angewandter Arznei hat sie nie einen Schaden hinterlassen. Wenn Sie also eine falsch gewählte Arznei geben oder einnehmen (wie das Kinder gern heimlich tun!), wie etwa Cantharis für blasige Verbrennung oder für Blasenentzündung, dann heißt das nicht, dass Sie dadurch von einer der beiden Beschwerden geplagt werden. Bei allerdings sehr empfindsamen Menschen und bei zu häufiger Wiederholung der Arzneigabe kann es zu überschießenden Reaktionen kommen. In obigem Beispiel etwa zu heftigem Brennen an Haut und Schleimhäuten. Diese Reaktion ist jedoch nicht als schädliche Arzneiwirkung zu betrachten, sondern als Zeichen der richtigen Arzneiwahl. Nach Absetzen der Arznei verschwindet diese so genannte *Erstverschlimmerung* umgehend.

Nebenwirkungen mit Medikamenten der Schulmedizin, sogenannte *Interaktion*, sind gleichfalls nicht bekannt. Ich pflege zu behaupten: „Die Homöopathie siegt immer im Bemühen um die Heilung". Weshalb ich einem Diabetiker niemals die Spritzen verböte. Das spräche für arrogante Monomanie meiner Person! Und einem Patienten unter antibiotischer Behandlung verordne ich immer eine Arznei.

Auch Überlagerung der Wirkungen bei „homöopathischen Kombiarzneien", die ja meist aus tiefsten Potenzen zusammengemischt werden (deshalb „Mischopathie" und nicht „Homöopathie" genannt!), stören meine Arzneiverordnung nicht. Ich sehe es nur lieber, wenn beide *nicht gleichzeitig* eingenommen werden. Demgegenüber ist ein Zusammenspiel mit altbekannten Hausmitteln immer gern erwünscht.

Darf ich die Arznei als Vorsorgearznei verwenden?

Die Homöopathie ist im Grunde keine Heilmethode, die vorbeugend eingesetzt wird bzw. wirkt. Obwohl sie eigentlich immer Schlimmerem vorbeugt. Der Körper reagiert nicht auf Informationen, zu denen in ihm keine Resonanz besteht, das heißt, die er gar nicht braucht, die er also nicht verwerten kann und die ihn eventuell nur belasten würden. Doch auch hierbei machen wir Ausnahmen, denn die Homöopathie ist ja eine menschliche Medizin: zum Beispiel Staphisagria zur Vorbeugung von Insektenstichen, Arnica für Sportler, die sich leicht verletzen oder Dulcamara für Metzger, die sich durch ihre Kühlhausgänge wiederholt unterkühlen.

Grenzen der Selbstbehandlung

Die eigentliche Grenze wird durch das individuelle Vermögen des Anwenders gesetzt, die rechte homöopathische Arznei für sein Leid oder dasjenige seiner Lieben auswählen zu können. Auch wenn ein Patient in der Selbstbehandlung sehr „fortgeschritten" in der Erfahrung ist, sollte er die personenbezogene Behandlung immer einem Fachmann überlassen. Ergo: Akutbehandlung *ja*, Konstitutionsbehandlung *nein*.

Teil 1

Von Kopf zu Fuß

Kopf

Alterswarzen
▶ hornig, im Gesicht und am Kopf

Beryllium D12 2 × tägl.
auch knotig entzündetes Kopfhaarekzem

Durchblutungsstörung (Basilaris-Insuffizienz-Syndrom)

Cocculus D4 3 × tägl.
Leeregefühl, wie „Brett vor dem Kopf", Schraubstockgefühl, Schwindel

Ekzem
▶ am behaarten Kopf

Acidum nitricum D6 3 × tägl.
nässend, übel riechend; eher an den Haargrenzen

Graphites D12 2 × tägl.
feucht, borkig; mäßiger Juckreiz

Hepar sulfuris D30 1 × tägl.
nässend, eitrig; riecht nach altem Käse

Sarsaparilla D6 3 × tägl.
nässend; heftiger Juckreiz

Staphisagria D12 2 × tägl.
trocken oder übel riechende nässende Krusten

Viola tricolor D4 3 × tägl.
feucht, borkig; bei Kindern; Einrisse der Ohrläppchen

Embolie
▶ des Gehirns

Lachesis D12 3-stündl.
plötzlicher zerreißender Schmerz; blass, kaltschweißig, Ohnmacht

Gehirnerschütterung
▶ frisch

Arnica D30 2 × tägl.
„alles ist zu hart", möchte weich liegen, Erschütterung schmerzt

Opium D30 2 × tägl.
„alles ist zu weich", will hart liegen, Erschütterung macht schmerzlos

Cicuta D12 stündl.
epileptiforme Krämpfe sofort nach dem Unfall

Hirnentzündung (Enzephalitis)
▶ akut

Apis D6 stündl.
rotes Fieber ohne Durst; stechender Schmerz, Kopf zurückgezogen, schrille Schreie (Cri encéphalique)

Bryonia D4 stündl.
rotes Fieber mit viel Durst; stechender Schmerz, Schwindel, Erbrechen bei geringster Bewegung

Helleborus D4 stündl.
blass; gerunzelte Stirn, Kopfrollen, Kissenbohren, Kauen, Zupfen

Lachesis D12 3-stündl.
rotes Fieber, trocken; viel Durst, Frost, Kopf heiß, Körper kalt

▶ Folge: verblödet

Tuberculinum bovinum D200 1 × monatl.
schlägt sich mit der Hand an den Kopf, Kopfrollen; *zusätzlich:*

Helleborus D4 3 × tägl.
verstört, dümmlich, gedunsen, wortkarg, ablehnend, schläft sitzend ein

17

▶ sonstige Folgen

Cocculus D4 3 × tägl.
starkes Linsenschlottern

Gelsemium D6 3 × tägl.
Augen- und Lidschwäche, Lidlähmung

Argentum nitricum D6 3 × tägl.
Lahmheit

Lathyrus D6 3 × tägl.
krampfartige Lähmung

Kreosotum D4 3 × tägl.
Blase

Hirnhautentzündung (Meningitis)

▶ akut

Apis D6 stündl.
rotes Fieber ohne Durst; Stiche, Kopf zurückgezogen, schrille Schreie (Cri encéphalique)

Bryonia D4 stündl.
rotes Fieber mit viel Durst; Stiche, Schwindel, Erbrechen bei geringster Bewegung

Helleborus D4 stündl.
blass, gerunzelte Stirn, Kopfrollen, Kissenbohren, Kauen, Zupfen

Lachesis D12 3-stündl.
rotes Fieber, trocken, viel Durst, Frost, Kopf heiß, Körper kalt

▶ Folgen: rot

Tuberculinum bovinum D200 einmalig
schlägt sich mit der Hand an den Kopf, Kopfrollen; *zusätzlich:*

Arnica D6 3 × tägl.
kräftig; Geburtstrauma?

Phosphorus D12 2 × tägl.
kraftlos; Hirnstoffwechsel?

▶ Folgen: blass

Tuberculinum bovinum D200 einmalig
schlägt sich mit der Hand an den Kopf, Kopfrollen; *zusätzlich:*

Helleborus D4 3 × tägl.
verstört, dümmlich, gedunsen, wortkarg, ablehnend, schläft sitzend ein

Cuprum metallicum D6 3 × tägl.
blass-bläulich, krampfig, drückt den Krämpfen mit der Hand entgegen

Plumbum metallicum D6 3 × tägl.
wie bei Cuprum, nur die Muskeln schwinden schon

▶ Folgen: böse

Hyoscyamus D12 2 × tägl.
blass; Tobsucht, grimassenhaft, Veitstanz; beim Anblick glänzender Oberflächen, bei Wasserfließen

Stramonium D12 2 × tägl.
rot; roter Bruder der blassen Hyoscyamus

Zincum metallicum D12 2 × tägl.
Folgetherapie, wenn sich die Kinder beruhigt haben

▶ Folgen: Krampfanfälle

Cuprum metallicum D30 1 × wöchentl.
zusätzlich zur Basisarznei bei Krämpfen überall *oder:*

Zincum metallicum D30 1 × wöchentl.
bei Folgen einer unterdrückenden Behandlung

▶ sonstige Folgen

Cocculus D4 3 × tägl.
starkes Linsenschlottern

Gelsemium D6 3 × tägl.
Augen- und Lidschwäche, Lidlähmung

Argentum nitricum D6   3 × tägl.
Lahmheit

Lathyrus D6   3 × tägl.
krampfartige Lähmung

Kreosotum D4   3 × tägl.
plötzlicher imperativer Harndrang

▶ **unbeeinflussbare Folgen**

Mercurius solubilis D30   1 × tägl.
zusätzlich:

Luesinum D200   1 × monatl.
3 × insgesamt

Hirnhautreizung (Meningismus)

▶ **akut**

Apis D6   stündl.
zurückgezogener Kopf, trockenes Fieber, durstlos, benommen, schreit schrill (Cri encéphalique), heiß, deckt sich ab

▶ **Folgen**

Calcium phosphoricum D12   2 × tägl.
überaktiv, laut, hampelig

Berberis D3   3 × tägl.
müde, matt, schläfrig

Hirnhauttumor (Meningeom)

▶ **mit Hirnschwellung**

Helleborus D4   3 × tägl.
dösig, starr, bewusstlos, gerunzelte Stirn, Kaubewegungen, gieriger Durst

Cantharis D6   3 × tägl.
Blutandrang, klopfend, reißend; todesängstliche Unruhe; Harnverhaltung, Brennen

Apis D6   3 × tägl.
Kissenbohren, Kopfrollen, schriller Schrei; eine Hälfte gelähmt, andere verkrampft

▶ **mit Lähmungen und Ausfallserscheinungen**

Argentum nitricum D6   3 × tägl.
krampfartig, veitstanzähnliche Bewegungen, steif, stolpert

Causticum D6   3 × tägl.
allmählich, eine Hälfte krampft, stimmlos, unwillkürlicher Harnverlust

Lathyrus D6   3 × tägl.
plötzlich, krampfartig, Lähmung aller Glieder, kein Muskelschwund

▶ **sich verhärtend**

Acidum hydrofluoricum D6   3 × tägl.
4 Wochen lang; *danach:*

Calcium fluoratum D4   3 × tägl.
4 Wochen lang; *danach:*

Silicea D12   2 × tägl.
4 Wochen lang; *danach personenbezogen:*

Aurum D6   3 × tägl.
roter, machtstrebender Mensch

Platinum D6   3 × tägl.
blasser, besitzstrebender Mensch

Natrium muriaticum D200   1 × wöchentl.
edler, adliger, kummervoller Mensch

Hirnschaden

▶ **entzündlich oder traumatisch, Folge**

Helleborus D4   3 × tägl.
fortlaufend; *zusätzlich:*

Tuberculinum bovinum D200   1 × halbjährl.
danach:

Medorrhinum D200   1 × halbjährl.
danach:

Luesinum D200   1 × halbjährl.

▶ **will aus dem Bett fliehen**

Stramonium D30 bei Bedarf
rot

Hyoscyamus D30 bei Bedarf
blass

Juckreiz

▶ **am behaarten Kopf**

Natrium muriaticum D200 1 × monatl.
mäßig aber anhaltend; ganzer Kopf, viele kleine Schuppen

Berberis D3 3 × tägl.
zusätzlich bei fressendem Hinterkopf- und Stirnjucken

Alumina D12 2 × tägl.
in der Bettwärme unerträglich, kleine Schuppen, dünne trockene Haare

Arsenicum album D12 2 × tägl.
eher in der Kälte, brennt nach Kratzen, Kleieschuppen auf rotem Grund

Calcium carbonicum D12 2 × tägl.
kratzt sich beim Erwachen; Kleieschuppen auf hellem Grund

Thuja D12 2 × tägl.
juckt, brennt, Wärme lindert; größere Schuppen, glanzloses, ausfallendes Haar

Kiefergelenkarthrose

▶ **Knarren, Schaben**

Petroleum D12 2 × tägl.
auch Luxation des Kiefergelenkes

Acidum nitricum D6 3 × tägl.
Gelenkzerfall

Kiefersperre

▶ **durch Muskelverkrampfung**

Magnesium phosphoricum D4 stündl.
beim Kauen

Zincum metallicum D30 bei Bedarf
beim Gähnen

Kissenbohren

▶ **Kind gefährdet!**

Tuberculinum bovinum D200 2 × jährlich
besänftigt die Anlage

Apis D6 3 × tägl.
Hirndruck gesteigert, Wasserkopf, Entzündung; ist schon blass, durstlos

Belladonna D6 3 × tägl.
heißer Kopf, kalte Füße, Entzündung, Hirnkrämpfe, Schielen, Starre

Helleborus D4 3 × tägl.
blass, dösig; Stirnrunzeln, Kopfrollen, Wasserkopf, Entzündungsfolge

Stramonium D12 2 × tägl.
rot, heftig, Entzündung, Hirndruck, Delir, Krämpfe, Schwindel

Zincum metallicum D12 2 × tägl.
sehr blass, Krämpfe, Hirnerweichung, Entzündung, Blutleere

Kopfrollen (Jactatio capitis)

▶ **durch Hirnreizung**

Calcium phosphoricum D12 2 × tägl.
„Suppenkaspar", überbeweglich

Agaricus D4 3 × tägl.
„Hampelmann", überbeweglich

Hyoscyamus D12 2 × tägl.
„Schimpfhahn"; Geburtstrauma, nach Hirnhaut- oder Hirnentzündung

Stramonium D12 2 × tägl.
„Draufhauer", Spielverderber; roter Bruder von Hyoscyamus

Zincum metallicum D12 2 × tägl.
„Kümmerling"; Hirnschaden, Epilepsie, zum Beispiel infolge Impfungen!

▶ **durch Hirndruck**

Apis D6 3 × tägl.
rot, unruhig, erregt; Auslösung beachten: Sonne, Impfung, Infekt usw.

Helleborus D4 3 × tägl.
blass, dösig, stirnrunzelnd; zum Beispiel Geburtsschaden, nach Hirnentzündung

▶ **durch sexuelle Erregung**

Tuberculinum bovinum D200 einmalig
Therapiebeginn zur Terrainsäuberung

Cina D6 3 × tägl.
bei Wurmkindern

Staphisagria D12 2 × tägl.
mit geilen Phantasien

Tarantula hispanica D12 2 × tägl.
onaniert bei rhythmusstarker Musik

Millefolium D4 3 × tägl.
ganzer Oberkörper beteiligt; Erektion

Schuppen

▶ **am behaarten Kopf**

Natrium muriaticum D200 1 × monatl.
mäßiges anhaltendes Jucken

Arsenicum album D12 2 × tägl.
brennendes Jucken, blutendes Kratzen

Lycopodium D12 2 × tägl.
Leberjucken, blutendes Kratzen

Staphisagria D12 2 × tägl.
beißendes Fressen am Hinterkopf

Sulfur D12 2 × tägl.
brennendes Jucken nachts

Thuja D12 2 × tägl.
brennendes Jucken tagsüber

Milchschorf

▶ **bei Säuglingen**

Calcium carbonicum D12 2 × tägl.
kreideartige oder dick-eitrige Abschilferung; Haarausfall

Vinca minor D6 3 × tägl.
feucht, übel riechend, heftig juckend; Haar verfilzt wie Rastalocken

Viola tricolor D4 3 × tägl.
eitrig, krustig; Haar verfilzt, strähnig; Harn stinkt nach Katzenurin

▶ **bei Kleinkindern**

Oleander D12 2 × tägl.
Ausschlag wie Impetigo (Eitergrind); Haargrenzen, hinter den Ohren

Magnesium carbonicum D12 2 × tägl.
braune große Schuppen; Milchunverträglichkeit

Luesinum D200 einmalig
dunkelbraune Schuppen, riechen nach Maggiwürze

Cicuta D12 2 × tägl.
zitronengelbe Schuppen, meist trocken, selten impetigenös

Kopfschmerz – Auslösung

▶ **Augenstörungen**

Gelsemium D6 3 × tägl.
dumpfer, empfindlicher Augapfelschmerz, fortschreitende Sehschwäche

Causticum D6 3 × tägl.
Sehschwäche, Lider und Muskeln wie gelähmt

Sepia D6 3 × tägl.
Sehschwäche bei Gebärmutterleiden, trockene Augen; morgens und abends

Onosmodium D4 3 × tägl.
Sehschwäche von überanstrengten Augen; Akkomodation schwach, Spannung

Calcium sulfuricum D6 3 × tägl.
Kappengefühl

andere Calciumsalze D6 3 × tägl.
Calcium carbonicum lässt sich gehen, Calcium phosphoricum hält sich zurück, Calcium fluoratum ist stolz

▶ **durch Autofahren, Fliegen**

Cocculus D12 2 × tägl.
erbricht im Schwall

Petroleum D12 2 × tägl.
würgt das Erbrochene hervor

Hyoscyamus D12 2 × tägl.
mit seelisch-geistiger Verstimmtheit

▶ **durch Blutdruckkrise**

Aconitum D30 stündl.
hochrot; panische Angst, Schädeldecke hebt sich ab; bei Ärger, bei Aufregung

Belladonna D30 stündl.
kirschrot, eher rundlich, schwitzt; bei Schwüle; Wärme lindert

Glonoinum D30 stündl.
blaurot, verwirrt; bei Gefäßverkalkung, bei Schlaganfall; kalte Auflagen lindern

▶ **durch zu viel Essen**

Nux moschata D12 2 × tägl.
schon nach geringen Mengen; schnell satt, gebläht

▶ **durch Föhnwetter**

Tuberculinum bovinum D200 1 × monatl.
tuberkulinische Diathese

Crataegus D2 3 × tägl.
Stirn, Schwindel, Herzbeklemmung

Gelsemium D30 bei Bedarf
wie ein Band, Schwindel, müde, matt

▶ **bei Frauenleiden**

Sepia D12 2 × tägl.
chronischer reichlicher Ausfluss; eher links, nach rückwärts ziehend

Crocus D12 2 × tägl.
Scheinschwangerschaft; Hitze, Blutandrang, Schweiß, Nasenbluten

Platinum D12 2 × tägl.
Eierstocktumor, Myom; Taubheit am Kopf, wie in einem Schraubstock

Cimicifuga D12 2 × tägl.
Unterleibsneuralgien; als sei das Gehirn zu groß, drückt nach außen

▶ **durch frische Gehirnerschütterung**

Arnica D30 1 × tägl.
rot

Hyoscyamus D30 1 × tägl.
blass

▶ **durch alte Gehirnerschütterung**

Arnica D12 2 × tägl.
Therapiebeginn, auch wenn Ereignis lange zurückliegt; *danach:*

Natrium carbonicum D12 2 × tägl.
2 bis 3 Monate lang; *bei Nichterfolg mit:*

Natrium sulfuricum D12 2 × tägl.
versuchen; ebenso lange geben

▶ in der Genesungszeit

Natrium muriaticum D200 einmalig
zusätzlich entweder:

China D4 3 × tägl.
rot; *oder:*

Abrotanum D4 3 × tägl.
blass

▶ mit Anfällen von Heißhunger, Essen bessert

Ignatia D12 2 × tägl.
kummervoll, seufzt elegisch, weiß nicht, was sie essen soll

Anacardium D12 2 × tägl.
bösartig, schlägt zu, spuckt aufs Trottoir; nachts schlimmer

Mandragora D6 3 × tägl.
stechender Hungerschmerz vom Magen bis zum Schulterblatt; streckt sich

Jodum D12 2 × tägl.
frisst sich durch den Tag, setzt sich vor den Eisschrank und leert ihn

Hedera D4 3 × tägl.
ähnlich Jodum, aber weniger dramatisch, weniger hitzig

▶ bei Hitze, Sonne, Überwärmung; rot

Aconitum D30 2-stündl.
hochrot; panische Angst; Schädeldecke hebt sich ab

Belladonna D30 2-stündl.
kirschrot, eher rundlich; schwitzt; pulsierend

Glonoinum D30 2-stündl.
blaurot; verwirrt; pochend

Lachesis D30 2-stündl.
tiefrot; benommen; klopfend

▶ bei Hitze, Sonne, Überwärmung; blass

Apis D30 2-stündl.
motorische Unruhe

Helleborus D30 2-stündl.
döst vor sich hin oder läuft unmotiviert auf und ab

Zincum valerianicum D12 stündl.
findet keine Ruhe im Bett, muss Beine bewegen

▶ bei Kälte und Erkältlichkeit

Aconitum D30 bei Bedarf
trockene, kalte Winde, Sturm, Zugluft

Belladonna D30 bei Bedarf
Entblößen des Kopfes, nach Haarewaschen

Hepar sulfuris D30 1 × tägl.
geringste Zugluft an schönen, trockenen, windigen Tagen

Silicea D12 2 × tägl.
geringste Zugluft an feuchten, kalten Tagen

▶ kindliche Migräne

Digitalis D3 3 × tägl.
blass, gedunsen; Schwindel beim Aufrichten und Stehen

▶ bei Jugendlichen nach Koitus

Acidum phosphoricum D6 3 × tägl.
zart; Herzklopfen

Acidum picrinicum D6 3 × tägl.
eckig; Rückenweh

▶ durch Kränkung

Ambra D30 bei Bedarf
akute Probleme

Natrium muriaticum D200 1 × monatl.
alte Kränkung; falls dabei blutarm: D30 jeden 2. Tag

Ignatia D30 bei Bedarf
frische Kränkung; seufzt und frisst

Sepia D200 1 × monatl.
in ihrer Weiblichkeit gekränkte Frauen

▸ **bei Lebererkrankungen**

Carduus D3 3 × tägl.
liebenswert, rot, rund, gutmütig

Chelidonium D3 3 × tägl.
beklagenswert, blass, schlank

Taraxacum D3 3 × tägl.
bedauernswert, ausgemergelt, chronische Leberentzündung

▸ **bei Leber-, Galle-, Bauchspeicheldrüsen-Beschwerden**

Chelidonium D3 3 × tägl.
gelbe breiige Stühle

Lycopodium D6 3 × tägl.
kleinknoddelig verstopft

Bryonia D4 3 × tägl.
großkalibrig verstopft

Iris D6 3 × tägl.
saures Erbrechen, saure Stühle

Mandragora D6 3 × tägl.
saures Aufschwulken von Speisen

▸ **bei chronischen Magenbeschwerden**

Nux vomica D12 2 × tägl.
Übersäuerung, saures Erbrechen

Iris D6 3 × tägl.
Übersäuerung, galliges Erbrechen

Pulsatilla D6 3 × tägl.
Untersäuerung, Speiseerbrechen

Bryonia D4 3 × tägl.
Stein im Magen, bitteres Erbrechen

Antimonium crudum D4 3 × tägl.
überfüllter Magen, saures Erbrechen, Zunge weiß

▸ **bei Medikamentenmissbrauch**

Nux vomica D30 jeden 2. Tag
viele Medikamente durcheinander

Sulfur D30 jeden 2. Tag
Antibiotika

Opium D30 jeden 2. Tag
Psychopharmaka

Chamomilla D30 jeden 2. Tag
Tees, Pflanzen, Homöopathika durcheinander

▸ **bei Nierenerkrankungen**

Berberis D3 3 × tägl.
Reizblase, Entzündung, Grieß, Steine

Helleborus D4 3 × tägl.
Wasserniere; müde, matt, dösig

Apis D6 3 × tägl.
Wassersucht; kein Durst

Apocynum D2 3 × tägl.
Wassersucht; unstillbarer Durst

▸ **bei schweren Nierenerkrankungen**

Cuprum arsenicosum D6 3 × tägl.
kaltschweißig, schreckhaft, verkrampft

Phosphorus D12 2 × tägl.
Schwindel, Stirnkopfschmerz, der Magen drückt, brennt; Urin: fettiger Film

Plumbum metallicum D6 3 × tägl.
ausgezehrt, gequollen, schmutziges Gesicht; Muskeln krampfen, schwinden

Arsenicum album D6 3 × tägl.
abgemagert, ängstlich, wächsern gequollen; viel Eiweiß im Urin; Durst brennt, aber er trinkt nur winzige Schlucke

▶ um die Periode, allgemein

Pulsatilla D12   2 × tägl.
bei unterdrückter Regel

Aristolochia D12   2 × tägl.
bei unterdrückter Regel und vor Regel

Cimicifuga D3   3 × tägl.
bei Regel; hysterisch

Sepia D12   2 × tägl.
bei Regel; melancholisch

Lachesis D12   2 × tägl.
vor Regel; alles besser, wenn die Säfte fließen

▶ vor Periode

Cimicifuga D3   stündl.
Nackenkrampf, als ob das Hirn zu groß sei; nach außen drückend

Calcium carbonicum D12   2 × tägl.
halbseitig mit Völle und Blutwallung zum Kopf

Pulsatilla D12   2 × tägl.
als ob Stirn und Schläfe zersprängen; bindet den Kopf fest ein, braucht frische Luft

Xanthoxylum D4   3 × tägl.
über linkem Auge ein Tag vorher

▶ vor und bei Periode

Gelsemium D6   2- bis 3-stündl.
Nackenkrampf; übel, erbricht, sehr apathisch; reichlich heller Urin

Asarum D6   2- bis 3-stündl.
Stirn und Hinterkopf klopfen beim Bücken; Kaltwaschen lindert

Ammonium carbonicum D4   2- bis 3-stündl.
nach dem Erwachen mit erhitztem Gesicht, oft Durchfall

▶ vor, bei und nach Periode

Natrium muriaticum D200   1 × monatl.
berstend am ganzen Kopf mit Gesichtsröte, Übelkeit und Erbrechen

▶ bei Periode

Belladonna D30   in Wasser
rot; plötzlich klopfend, wellenartig, bei Erschütterung, beim Bücken

Sanguinaria D6   stündl.
rot; pulsiert vom Hinterkopf zum rechten Auge, Sonnenverlauf

Veratrum viride D30   bei Bedarf
rot; pulsiert vom Nacken aufwärts; heißes gedunsenes Gesicht

Cyclamen D12   2-stündl.
blass; rasend mit Flimmern vor den Augen

Caulophyllum D4   3 × tägl.
blass; spannend im Hinterkopf; Magen-, Blasen-, und Darmkrämpfe

Graphites D12   2 × tägl.
blass; pressend nach dem Erwachen mit Hitzegefühl; erbricht

▶ bei und nach Periode

Sepia D12   2 × tägl.
berstend am Hinterkopf mit Blutwallung, Übelkeit und Erbrechen, heiße Umschläge lindern; Leeregefühl im Magen!

▶ nach Periode

Crocus D12   2 × tägl.
dumpf, heftiger Schlag gegen die Schläfe, Blutwallungen

Lachesis D12   2 × tägl.
links hämmernd, beim Erwachen; tiefrotes Gesicht

Lilium D12 2 × tägl.
links, Stirn, Schläfe, Auge mit Blutandrang; schwarz vor den Augen

▶ **nach schlafloser Nacht**

Cocculus D12 stündl.
durchzechte Nacht, Nachtwachen; kann nicht auf dem Hinterkopf liegen

▶ **Schulkopfschmerz**

Calcium phosphoricum D12 2 × tägl.
geistige Anstrengung; die Knochennähte schmerzen; stützt Kopf, appetitlos

Phosphorus D12 2 × tägl.
geistig erschöpft; Hinterkopfweh; hungrig, Essen bessert

Cocculus D12 2 × tägl.
übernächtigt, zu viel Fernsehen; Kopfweh mit Leere im Hirn

Pulsatilla D12 2 × tägl.
wegen muffiger Luft im Klassenzimmer; braucht Frischluft

Natrium muriaticum D200 1 × monatl.
geistig erschöpft; zu viel Kummer zu Hause

▶ **bei Schulmädchen während der Periode**

Calcium phosphoricum D12 2 × tägl.
geistige Anstrengung; die Knochennähte schmerzen; stützt ihren Kopf auf

Natrium muriaticum D200 bei Bedarf
Periode verunsichert Gemüt; tausend kleine Hämmer schlagen gegen Schädeldecke

▶ **durch Süßigkeiten**

Iris D6 stündl.
im Hinterkopf; erbricht so sauer, dass die Zähne stumpf werden

▶ **bei Taxifahrern, LKW-Fahrern**

Zincum metallicum D12 2 × tägl.
Nacken krampft

▶ **bei Trinkern**

Nux vomica D30 bei Bedarf
Krampfkopfschmerz

Acidum sulfuricum D30 bei Bedarf
Stauungskopfschmerz

▶ **durch Überanstrengung im Alter**

Conium D12 2 × tägl.
bei alten Männern

Hyoscyamus D12 2 × tägl.
bei alten Frauen

▶ **durch Überanstrengung der Augen**

Gelsemium D30 bei Bedarf
dumpf vom Nacken durch das Gehirn zu einem Auge

Onosmodium D4 3 × tägl.
dumpf vom Rücken zum Nacken oder nur links zum Auge; steif, gespannt

Acidum phosphoricum D6 3 × tägl.
dumpf, schwach, müde; schwindelig im Hinterkopf; lichtempfindliche Augen

▶ **durch geistige Überanstrengung**

Acidum phosphoricum D6 3 × tägl.
zarte erschöpfte Menschen mit Liebeskummer

Phosphorus D30 bei Bedarf
zarte erschöpfte, aber rasch erholte Menschen, die stets verliebt sind

Silicea D12 2 × tägl.
zarte, stille, erschöpfte Menschen; erholen sich schlecht

Cocculus D12 2 × tägl.
hampelige, leistungsschwache Personen; erholen sich bei Wärme und Ruhe

Cimicifuga D3 3 × tägl.
hysterische, geschwätzige Menschen; erholen sich schlecht

▶ **bei chronischen Unterleibsentzündungen**

Aurum D6 3 × tägl.
rot, kräftig

Platinum D12 2 × tägl.
blass, stolz

▶ **bei Hitzewallungen in den Wechseljahren**

Acidum sulfuricum D12 2 × tägl.
wie mit Wasser übergossen

Sanguinaria D6 3 × tägl.
wie ein rotes Gemälde, trocken

Lachesis D12 2 × tägl.
kräftig, hitzig, schwitzig, dann blass, frostig, trocken

Glonoinum D30 in Wasser
am heftigsten von allen; trocken, klopft im ganzen Körper

▶ **in den Wechseljahren ohne Hitzewallungen**

Sepia D12 2 × tägl.
Demütigungen schmerzen im Hinterkopf

Crocus D12 2 × tägl.
Albernheiten schmerzen im ganzen Kopf

Platinum D12 2 × tägl.
Hochmut schmerzt an der Kopfbasis

▶ **durch Wein**

Zincum metallicum D30 in Wasser
selbst von wenigen Schlucken

▶ **im Wochenbett**

China D4 3 × tägl.
nach erheblichem Blutverlust bei der Geburt

▶ **Wochenendmigräne**

Iris D6 stündl.
bei blassen Geistesarbeitern in der Entspannung; saures Erbrechen

Sulfur D6 3 × tägl.
bei roten aktiven Unternehmern, sobald sie zur Ruhe kommen; ganzer Kopf

▶ **bei Zahnschmerz und Kieferneuralgie**

Colocynthis D4 stündl.
stechend

Chamomilla D30 in Wasser
schreiend

Plantago major D6 stündl.
hin und her schießend

Kopfschmerz – Empfindung

▶ **Augen wie aus ihrer Höhle gepresst**

Usnea D4 3 × tägl.
hinter den Augen sitzt eine Faust

Prunus D4 3 × tägl.
rechts; als ob der innere Teil des Auges nach außen gezogen würde

Bryonia D4 3 × tägl.
morgens nach dem Aufstehen, berstend bei jeder Bewegung

▸ Augen wie an einer Schnur zurückgezogen

Paris quadrifolia D4　　　3 × tägl.
zur Mitte des Gehirns

▸ wie ein Band um den Kopf

Gelsemium D30　　　in Wasser
genau über den Ohren; bei Föhn, bei schwülem Wetter

Glonoinum D30　　　in Wasser
über der Stirn; bei Hitzewallungen in den Wechseljahren

Anacardium D12　　　2-stündl.
wie ein Pflock im Hirn; bei geistiger Arbeit, bei leerem Magen

Theridion D12　　　2-stündl.
krampfartig umklammert; bei Lärm

▸ mit vorangehender Blindheit

Gelsemium D30　　　in Wasser
Nebelsehen, Schielen, Doppelbilder bleiben während Kopfschmerz

Natrium muriaticum D200　　　in Wasser
teilweise; Trübsehen dauert an

Iris D6　　　stündl.
teilweise oder verschwommenes Sehen; verschwindet bei Schmerzbeginn

Kalium bichromicum D12　　　2 × tägl.
völlige Verdunklung; verschwindet, sobald sich ein kleiner intensiver Schmerz am Kopf festsetzt

Digitalis D3　　　3 × tägl.
alles weiß oder buntfarben, Übelkeit; bevor der Schmerz beginnt

▸ mit Blutandrang zum Kopf

Aconitum D30　　　bei Bedarf
hellrot; Ärger, Wetterwechsel, Zugluft, plötzlich, Unruhe, will Kühle

Belladonna D30　　　bei Bedarf
rot wie angemalt; Zugluft, plötzlich; hüllt sich warm ein

Arnica D30　　　bei Bedarf
kräftig rot; Folge von Unfall; verlangt Kühle

Sanguinaria D6　　　stündl.
chronische Belladonna, wie Gemälde; Sonne, allmählich, rechts, pulsiert

Gelsemium D30　　　bei Bedarf
dunkelrot; Wetterwechsel, bei Schwüle; schlapp, müde; Hinterkopf, wie Band

Glonoinum D30　　　bei Bedarf
blaurot; Sonne, Bluthochdruck, pulsierend, ganzer Kopf

▸ Brett vor dem Kopf

Cocculus D12　　　stündl.
Leeregefühl in der Stirn

▸ Kopf wie eingeschnürt, zusammengepresst

Apis D30　　　in Wasser
erst rot, dann blass; wie zum Platzen; Hirndruck vermehrt

Bryonia D4　　　stündl.
rot; wie zum Bersten; Hirndruck vermehrt

Spigelia D4　　　stündl.
blass; neuralgisch stechend linker Scheitel, linkes Auge

Silicea D12　　　2 × tägl.
erst blass, dann rot; nervös, erschöpft, friert

▸ mit Flimmern vor den Augen

Gelsemium D30　　　2 × tägl.
Schwindel, Kopf wie in einem Eisenring, dunkelrotes Gesicht, Mattheit

Cyclamen D12 2 × tägl.
eher Frauen, Hysterie, bei Heuschnupfen, durch künstliches Licht

Natrium muriaticum D200 1 × monatl.
durch Feinarbeit, viel Lesen, viel Grübeln

▸ **Gehirn wie locker, schwappt**

Belladonna D30 in Wasser
nach Unterkühlung und Entblößen des Kopfes; sitzt aufrecht im Bett

Hyoscyamus D30 in Wasser
nach enttäuschter Liebe; verkriecht sich, zieht die Decke über den Kopf

Rhus toxicodendron D30 in Wasser
nach Anstrengung; bewegt sich gemächlich auf und ab

▸ **kann die Haare nicht berühren**

Silicea D12 2 × tägl.
bei Kummer, Schwäche, Kälte

Natrium muriaticum D200 1 × monatl.
bei Kummer, Sorgen, Demütigung

China D4 3 × tägl.
in der Genesungszeit, bei Blutarmut, nach Säfteverlust

▸ **hämmernd**

Natrium muriaticum D200 in Wasser
tausend kleine Hämmer schlagen von innen gegen Schädeldecke; übel

Psorinum D200 in Wasser
Empfindung wie bei Natrium; hungrig, Essen erleichtert

▸ **wie eine Kugel im Gehirn**

Staphisagria D12 2 × tägl.
als ob eine Kugel in der Stirn festsäße

Platinum D12 2 × tägl.
beim Gehen schlägt eine Kugel von innen gegen den Schädel

▸ **als ob ein Nagel eingehauen würde**

Ignatia D12 2 × tägl.
in den Schläfen; durch Angst, Sorgen, Streitereien

Thuja D12 2 × tägl.
linker Scheitel, linker Stirnhöcker

Coffea D12 stündl.
einseitig; bei Erregung, bei Freude

▸ **neuralgisch**

Spigelia D4 stündl.
vom Hinterkopf über den linken Scheitel zum linken Auge

Cimicifuga D3 stündl.
von den Augen zum Scheitel, vom Hinterkopf die Wirbelsäule hinunter

Stannum metallicum D12 2 × tägl.
an verschiedenen Stellen, allmählich zunehmend, allmählich abnehmend

▸ **pochend**

Belladonna D30 in Wasser
kirschrot; heftig schießende Schmerzen, zum Wildwerden

Glonoinum D30 in Wasser
tiefrot, gestaut; pocht unerträglich im ganzen Kopf

China D4 stündl.
blass, blutarm; Ohrenklingen

▸ **von einem Punkt des Kopfes ausgehend**

Acidum oxalicum D4 3 × tägl.
Sitz überall

Kalium bichromicum D12 2 × tägl.
Sitz über dem linken Auge, nach allen Seiten ausstrahlend

▶ **als ob die Schädeldecke bersten wolle**

Belladonna D30 in Wasser
pochend in Stirn und Schläfen; sitzt aufrecht!

Melilotus D4 stündl.
klopfend, pressend in der Stirn

Glonoinum D30 in Wasser
pochend, drückend im Nacken, Schädeldecke

Sanguinaria D6 stündl.
pulsierend vom Hinterkopf zum rechten Auge; erbricht, legt sich flach!

Nux vomica D30 in Wasser
plump, dumpf; vom Hinterkopf eher zum linken Auge; ganzer Kopf

Bryonia D4 stündl.
bei geringster Bewegung; ganzer Kopf, Augen

▶ **als hebe sich die Schädeldecke ab**

Rhus toxicodendron D30 in Wasser
Gehirn schwappt hin und her

Cimicifuga D3 stündl.
als flöge sie davon

▶ **Schädeldecke öffnet und schließt sich**

Cimicifuga D3 stündl.
schießend; als ob der Schädel wegfliegen wolle

Cocculus D12 stündl.
betäubt, leer, dumpf; Schwindel, Übelkeit

Cannabis sativa D4 stündl.
heftig; Kopf wie enorm vergrößert

▶ **als ob der Kopf am Scheitel offen stünde**

Spigelia D4 stündl.
links

▶ **mit Sehstörungen**

Gelsemium D30 in Wasser
verschwommen, blind, Schielen, Doppelbilder; müde, schwindelig

Cyclamen D12 stündl.
Flimmern vor den Augen, morgens beim Aufstehen; verwirrt, schwindelig

Belladonna D30 in Wasser
plötzlicher Sehverlust oder Flimmern und Schwindel

▶ **Kopf wie verlängert**

Hypericum D4 3 × tägl.
nach Verletzung

▶ **wandernd**

Pulsatilla D6 3 × tägl.
niemals am gleichen Ort wieder

Ignatia D12 2 × tägl.
kommt immer wieder zum gleichen Ort zurück

Lac caninum D6 3 × tägl.
mal links, mal rechts

▶ **wellenartiges Gefühl im Hirn**

Cimicifuga D3 stündl.
Gehirn scheint sich in Wellen zu bewegen, vom Hinterkopf zur Stirn

Melilotus D4 stündl.
Gehirn scheint durch die Stirn gepresst zu werden; Nasenbluten bessert Kopfweh

Kopfschmerz – Modalität

▶ **Augenbewegung schlimmer**

Belladonna D30 in Wasser
Augen rot, glänzend, pulsierend

Bryonia D4 stündl.
Stiche bei Bewegung, beim Öffnen der Lider

Natrium muriaticum D200 in Wasser
Augen fahl, dumpf; hält sie geschlossen

Gelsemium D30 in Wasser
Augen müde, steif, spannend

Nux vomica D30 in Wasser
Augen wie der Kopf verkatert, kann sie kaum öffnen

▸ **Blähungsabgang bessert**

Cicuta D12 2 × tägl.
löst das überreizte Hirn

Agaricus D12 2 × tägl.
löst die Hampeleien im Kopf

▸ **festes Einbinden des Kopfes bessert**

Silicea D12 2 × tägl.
gibt Halt und Wärme

Argentum nitricum D12 2 × tägl.
gibt Halt

Pulsatilla D6 3 × tägl.
gibt Gegendruck

Menyanthes D4 3 × tägl.
gibt Druck

▸ **Erbrechen erleichtert**

Iris D6 stündl.
Schmerz kommt wieder

Sanguinaria D6 stündl.
Schmerz nimmt ab

▸ **nach dem Erwachen**

Nux vomica D30 bei Bedarf
im Hinterkopf oder über linkem Auge; Schwindel, Übelkeit, Würgen

Lachesis D12 2 × tägl.
links pulsierend; Blutandrang, Hitze, Frostschauer

Phosphorus D12 2 × tägl.
im Hinterkopf nach zu langem Schlaf; Schwindel, wäscht sich kalt ab

▸ **mit Harnflut, die Besserung anzeigt**

Aconitum D30 bei Bedarf
nach Spaziergang in kaltem trockenem Wind

Gelsemium D30 bei Bedarf
bei schwülem Wetter

Ignatia D12 2 × tägl.
bei akuten Sorgen, Plagen und Kümmernissen

Silicea D12 2 × tägl.
bei geistiger Anstrengung

▸ **mit Harnflut, die nicht bessert**

Lac defloratum D12 2 × tägl.
Körper eiskalt, wird selbst an der Heizung nicht warm

▸ **morgens**

Sulfur D12 2 × tägl.
10 Uhr; isst fettes Schmalzbrot

Natrium muriaticum D200 1 × monatl.
11 Uhr; isst Salzstangen

Magnesium carbonicum D12 2 × tägl.
12 Uhr; isst trockenes Schwarzbrot

▸ **eher nachmittags**

Belladonna D30 in Wasser
rot, gedunsen; pochend, schießend, berstend; Stirn, rechts

Melilotus D4 stündl.
rot, blutunterlaufene Augen; berstend, klopfend, wellenartig; Stirn

Lycopodium D12 2 × tägl.
gelblich blass; klopfend, reißend, berstend; ganzer Kopf

Arsenicum album D12 2 × tägl.
blass, gedunsen; neuralgisch: wärmebedürftig, mit Hitze: kältebedürftig

Luesinum D200 bei Bedarf
aschfahl; bohrend: tief in den Knochen, Schädelbasis

▶ **mit Nasenbluten infolge Blutandrang**

Sanguinaria D6 alle 10 Min.
hellrot, klumpig, übel riechend; Gesicht wie rot angemalt; rechtsseitig

Glonoinum D30 bei Bedarf
dunkel, wogend; dunkelrotes Gesicht; Schmerz pochend, zerspringend

Bellis D3 alle 10 Min.
hell, aktiv; nach Anstrengung, beim Erwachen; Schmerz ziehend, beim Bücken, beim Bewegen

▶ **Nasenbluten bessert**

Ferrum phosphoricum D12 alle 10 Min.
hellrot, gussweise, Röte schießt zum Gesicht; hellhäutig, blutarm

Bryonia D4 alle 10 Min.
dunkel, passiv; Schmerz stechend bei geringster Bewegung, bei Ärger

Rhus toxicodendron D6 alle 10 Min.
dunkel; nachts, beim Bücken; Schmerz wie zum Platzen

Melilotus D4 alle 10 Min.
rot; plötzlich abends; Schmerz wogend, drückend, berstend; Hitzewallungen, übel, erbricht

▶ **Nasenbluten bessert nicht**

Crocus D12 alle 10 Min.
teerartig, zäh, wie Perlen an einer Schnur; dunkelrotes Gesicht

Erigeron D6 alle 10 Min.
heftig, hell, gussweise, stoßweise, morgens, beim Bewegen

▶ **Rückwärtsbeugen verschlimmert**

Gelsemium D30 in Wasser
Nackenmuskeln wie gelähmt

Cimicifuga D3 stündl.
Nackenmuskeln verkrampft

Glonoinum D30 in Wasser
berstendes Gefühl im Hirn

▶ **im Verlauf der Sonne zu- und abnehmend**

Spigelia D4 stündl.
neuralgisch; links

Stannum metallicum D12 2 × tägl.
neuralgisch; am ganzen Kopf

Sanguinaria D6 stündl.
blutvoll pulsierend; rechts

Natrium muriaticum D200 in Wasser
blutarm pulsierend; im Hinterkopf

Strontium carbonicum D12 2 × tägl.
nimmt pausenlos bis zum Höhepunkt zu; hüllt Kopf ein

▶ **Vorwärtsbeugen verschlimmert**

Belladonna D30 in Wasser
Blutandrang, Schwindel; fällt

Cocculus D12 stündl.
Leeregefühl, Schwindel; taumelt

▶ **warmes Zudecken bessert**

Belladonna D30 bei Bedarf
trotz Fiebrigkeit; rundlicher Mensch

Hepar sulfuris D30 2 × tägl.
zieht die Decke über den Kopf; untersetzter Mensch

Calcium phosphoricum D12 2 × tägl.
zieht die Decke bis zum Hals; zarter Mensch

Silicea D12 2 × tägl.
verschwindet unter der Decke; dürrer Mensch

Strontium carbonicum D12 2 × tägl.
trotz innerer Hitze; kräftiger Mensch

Kopfschmerz – Sitz

▶ **eher rechts**

Sanguinaria D6 stündl.
pulsierend vom Hinterkopf zum Auge; Kälte bessert

Silicea D12 2 × tägl.
bohrend vom Hinterkopf zum Stirnhöcker; Wärme bessert

Chelidonium D3 stündl.
ziehend vom Nacken zum Auge; Essen und Wärme bessern

▶ **eher links**

Argentum nitricum D12 2 × tägl.
als sei der Kopf vergrößert, Bohren im Stirnhöcker

Spigelia D4 stündl.
als stünde der Scheitel offen, Stechen über dem Auge

Thuja D12 2 × tägl.
als würde auf dem Scheitel ein Nagel eingehämmert

Lachesis D12 2 × tägl.
als würde das Auge nach hinten gezogen, Pochen ganze Seite

▶ **in der Stirn**

Belladonna D30 in Wasser
pochend, berstend

Nux vomica D30 in Wasser
drückend, berstend

Sanguinaria D6 stündl.
rechter Höcker; klopfend

Argentum metallicum D12 2 × tägl.
rechter Höcker; bohrend

Thuja D12 2 × tägl.
linker Höcker; bohrend

Spigelia D4 stündl.
linker Höcker; stechend

▶ **in der Stirn, unbeeinflussbar**

Ptelea D6 3 × tägl.
wenn andere Arzneien versagt haben

▶ **in den Schläfen**

Ignatia D12 2 × tägl.
nervös, sorgenvoll; zum Hinterkopf, zum Scheitel

Natrium muriaticum D200 in Wasser
still, kummervoll; pulsiert

Cyclamen D12 stündl.
nervös, hysterisch; pulsiert

China D4 3 × tägl.
schwach, erschöpft; pocht

▶ **auf dem Scheitel**

Natrium carbonicum D12 2 × tägl.
Hitze

Bryonia D4 3 × tägl.
Stechen

Sulfur D12 2 × tägl.
Brennen!

Silicea D12 2 × tägl.
Nagel einhämmern

▶ **im Hinterkopf**

Gelsemium D30 in Wasser
durchs Gehirn zu einem Auge; fröstelt, schläft

Nux vomica D30 in Wasser
zu einem Auge ziehend, meist links; schaudernd

Cocculus D12 stündl.
zum linken Stirnhöcker, zur linken Augenhöhle; fröstelt

Sanguinaria D6 stündl.
setzt sich über dem rechten Auge fest; hitzig

Silicea D12 2 × tägl.
setzt sich über dem rechten Auge fest; friert

Iris D6 stündl.
setzt sich über beiden Augen fest, meist rechts; erbricht

▶ **im Hinterkopf, eher bei Frauen**

Cimicifuga D3 stündl.
krampfend; Gehirn nach außen drückend, besser durch Gegendruck

Pulsatilla D6 3 × tägl.
drückend, klopfend; bindet ein kühles Tuch fest um den Kopf

Sepia D12 2 × tägl.
heftige Stöße und Schläge zur linken Schläfe, zum linken Auge hin

▶ **im Nacken, unbeeinflussbar**

Menyanthes D4 3 × tägl.
ein schweres Gewicht steigt vom Rücken auf, vor allem treppauf, bergan

▶ **an der Nasenwurzel**

Zincum metallicum D12 2 × tägl.
nervös, Brillenträger

Nux vomica D30 1 × tägl.
blutarm, erkältlich

Kalium bichromicum D12 2 × tägl.
akute Nebenhöhlenentzündung

Cinnabaris D4 3 × tägl.
chronische Nebenhöhlenentzündung

Schwindel – Auslösung

▶ **alte Leute**

Conium D12 2 × tägl.
blass; beim Aufstehen, treppab, im Liegen, beim Umdrehen im Bett, alles dreht sich

Ambra D3 3 × tägl.
blass; sorgenvoll

Rhus toxicodendron D6 3 × tägl.
blass; beim Erheben vom Sitz, schwere Glieder, Hirnerweichung

Viscum album D12 2 × tägl.
rot; mit Hochdruck, beim Zu-Bett-Gehen, bei Änderung der Lage

Bellis D3 3 × tägl.
rot; herzlich, warmherzig, übel, erbricht

Jodum D12 2 × tägl.
rot; ständiger Blutandrang

▶ **in der Dunkelheit**

Calcium carbonicum D12 2 × tägl.
versteckt sich

Causticum D12 2 × tägl.
fällt

Phosphorus D12 2 × tägl.
zittert

Argentum nitricum D12 2 × tägl.
stolpert

▶ **bei Föhnwetter**

Tuberculinum bovinum D200 1 × monatl.
tuberkulinische Diathese

Crataegus D2 3 × tägl.
Stirnkopfschmerz, Herzbeklemmung

Gelsemium D30 bei Bedarf
Bandkopfschmerz, müde, matt

Schwindel   Teil I   Von Kopf zu Fuß

▶ bei Gehirnerschütterung

Arnica D12   2 × tägl.
rot

Hyoscyamus D12   2 × tägl.
blass

Natrium carbonicum D12   2 × tägl.
noch nach vielen Jahren; *oder:*

Natrium sulfuricum D12   2 × tägl.
4 Wochen lang; *danach:*

Cicuta D12   2 × tägl.
4 Wochen lang; Kur bedarfsweise wiederholen

▶ durch Geräusche

Lolium D12   2 × tägl.
und Unsicherheit

Theridion D12   2 × tägl.
und Übelkeit

Arnica D12   2 × tägl.
und Benommenheit; auffallend rotes Gesicht

▶ bei organischen Hirnerkrankungen

Causticum D12   2 × tägl.
Fallschwindel; fällt plötzlich auf der Straße in Ohnmacht

Argentum nitricum D12   2 × tägl.
zittert beim Überqueren einer Straße, eines Platzes, in engen Gassen

▶ bei rotem Hochdruck

Aconitum D30   bei Bedarf
plötzlich, Blutdruckkrise; als hebe sich die Schädeldecke ab

Glonoinum D30   bei Bedarf
plötzlich dunkelrot; warmes krankes Gefühl am Herz, im Magen; verwirrt

Arnica D6   3 × tägl.
Verkalkung der großen Gefäße, Herzvergrößerung

Aurum D6   3 × tägl.
destruktiv; Gefäßwandverhärtung, Leberverfettung, Nierenverfettung

Viscum album D12   2 × tägl.
funktionell; alte Menschen; bei Lageänderung, beim Zu-Bett-Gehen

Sanguinaria D6   3 × tägl.
wie rot angemalt; Gefäßerregung

▶ bei blassem Hochdruck

Barium carbonicum D6   3 × tägl.
dick; Gefäßverkalkung

Cuprum metallicum D6   3 × tägl.
dünn; Gefäßkrämpfe

▶ bei niedrigem Blutdruck

Gelsemium D6   3 × tägl.
zittert; MS, Parkinson

Veratrum album D6   3 × tägl.
blass, kaltschweißig

Tabacum D6   3 × tägl.
blass, kaltschweißig; Brechdurchfall, Diabetes

Kalium carbonicum D6   3 × tägl.
blass, schwach; bei jeder Anstrengung, beim Kopfdrehen

▶ bei Brechdurchfall

Veratrum album D6   alle 10 Min.
heftig, reichlich, grün; trinkt viel

Arsenicum album D6   alle 10 Min.
Nahrung, Säure, Galle, ohne Erleichterung; 0 bis 3 Uhr; trinkt wenig

Cuprum metallicum D6   alle 10 Min.
Magen krampft, blaues Gesicht; vergebliche Würgeversuche

Secale D4 alle 10 Min.
Galle, Blut; verfällt rasch, runzelig, großer Durst, kein Schweiß

▸ **nach Koitus mit Übelsein**

Acidum phosphoricum D6 3 × tägl.
erschöpft, enttäuscht

Agnus castus D12 2 × tägl.
nervenzerrüttet, hypochondrisch

Selenium D12 2 × tägl.
jung, geil, exzessiv, erschöpft, kann nicht mehr

▸ **nach dem Lesen**

Argentum nitricum D12 2 × tägl.
Kopf verwirrt, wie zu groß

Cocculus D12 2 × tägl.
Kopf wie leer, hat nichts behalten

Phosphorus D12 2 × tägl.
erschöpft; Buchstaben verschwimmen

Ruta D3 3 × tägl.
durch überanstrengte Augen

Zincum metallicum D12 2 × tägl.
Gesicht verdunkelt sich

▸ **im Lift**

Argentum nitricum D30 bei Bedarf
Magen hebt sich oder senkt sich

Borax D30 bei Bedarf
Magen hebt sich ängstlich beim Abwärtsfahren

▸ **bei Magenstörungen**

Bryonia D4 3 × tägl.
erbricht, wird ohnmächtig, sobald er Kopf vom Kissen hebt

China D4 3 × tägl.
Schwäche, Blutarmut, Säfteverlust

Nux vomica D6 3 × tägl.
überfressen, übersäuert

Pulsatilla D6 3 × tägl.
gebläht, benommen

Phosphorus D12 2 × tägl.
morgens bei leerem Magen zittert er ohnmachtsnah

Cocculus D12 2 × tägl.
rot, heiß, übel; nach dem Essen

▸ **Menière (Innenohrschwindel), kurativ**

Lachesis D200 einmalig
sofort geben, solange akut; *danach:*

Tabacum D30 1 × tägl. morgens
und

Phosphorus D12 2 × tägl.
zur Nachbehandlung eventuell:

Cocculus D4 3 × tägl.
6 Wochen lang; *danach:*

Conium D4 3 × tägl.
6 Wochen lang

▸ **Menière, sonstige**

Arnica D6 3 × tägl.
rot; beim Gehen, bei Erschütterung, Ohrknorpel schmerzt wie zerbrochen

Bryonia D4 3 × tägl.
rot; bei plötzlicher Bewegung, beim Erheben vom Stuhl

Melilotus D4 3 × tägl.
rot; mit Blutstau, Nasenbluten erleichtert

Veratrum album D6 3 × tägl.
blass, kreislaufschwach; als bliese ein kalter Wind durch den Kopf

Theridion D12 2 × tägl.
blass; bei Geräuschen, beim Augenschließen

Schwindel   Teil I   Von Kopf zu Fuß

Arsenicum album D12   2 × tägl.
blass; bei Geräuschen, Flimmern vor den Augen; letzte Wahl!

▶ **bei Nervosität**

Phosphorus D12   2 × tägl.
erschöpft; beim Gehen mit Klopfen im Hinterkopf, zittert, morgens

Theridion D12   2 × tägl.
übel, beim Schließen der Augen, bei Geräuschen

Ambra D3   3 × tägl.
alte Leute mit Sorgen

Acidum phosphoricum D6   3 × tägl.
übel, nach Koitus, Enttäuschung

Zincum metallicum D12   2 × tägl.
neigt zum Fallen

Cocculus D12   2 × tägl.
leerer heißer Kopf; Hinterkopfweh, Rückenweh

▶ **bei Nikotinmissbrauch**

Conium D12   2 × tägl.
Gegenstände drehen sich beim fixierten Schauen

▶ **beim Reisen**

Cocculus D12   stündl.
übel, erbricht im Schwall

Petroleum D12   stündl.
übel, würgt elendig

Arsenicum album D30   bei Bedarf
übel, würgt sterbenselend

Hyoscyamus D30   bei Bedarf
übel, aufgeregt, geschwätzig, verstimmt, beleidigt

Tabacum D30   bei Bedarf
sehr übel, erbricht, kalter Schweiß; Schiff und Flugzeug

Theridion D12   2 × tägl.
todkrank; nervöse Frauen schließen angewidert die Augen

Schwindel – Empfindung

▶ **mit Doppeltsehen**

Gelsemium D30   bei Bedarf
im Hinterkopf, bei Föhn, Schwüle, Rückenmarkerkrankungen, MS

Oleander D12   2 × tägl.
schwache Akkomodation; beim Hinuntersehen, alles dreht sich

Calabar D2   3 × tägl.
schwache Akkomodation, als schwanke das Gehirn

▶ **mit zerebralem Erbrechen**

Belladonna D30   bei Bedarf
durch Blutandrang im Kopf

Camphora D1   alle 10 Min.
anhaltend bei Kindern mit Gehirnerkrankungen

Apomorphinum D3   alle 10 Min.
plötzlich, reichlich; ohne Übelkeit

Cocculus D12   alle 10 Min.
in hohem Bogen; kaum Übelkeit

▶ **geht wie auf Watte**

Secale D4   3 × tägl.
Gefäßstörung

▶ **geht wie auf Wolken**

Asarum D6   3 × tägl.
schwebend

Cocculus D12   2 × tägl.
schwerelos

Nux moschata D12   2 × tägl.
taumelnd

37

Cannabis sativa D4 3 × tägl.
fliegend

Argentum nitricum D12 2 × tägl.
stolpernd

Valeriana D12 2 × tägl.
körperlos

Schwindel – Modalität

▸ **anfallsartig, plötzlich**

Borax D30 bei Bedarf
alte Frauen, Kinder, Schwangere

Argentum nitricum D30 bei Bedarf
beim Überqueren der Straße, im Dunkeln

Belladonna D30 bei Bedarf
mit Blutandrang, Übelkeit, Erbrechen

Iris D6 3 × tägl.
mit Übelkeit, saurem Erbrechen

Secale D4 3 × tägl.
gefäßgestört; geht wie auf Watte

▸ **beim Abwärtssehen**

Argentum nitricum D30 bei Bedarf
Hochhausschwindel, Karussellschwindel

▸ **beim Augenschließen**

Calcium carbonicum D12 2 × tägl.
Angst steigt aus der Seele, ist verlassen

Arnica D12 2 × tägl.
Angst, jemand könnte ihn berühren, ihn vergiften

Lachesis D12 2 × tägl.
verliert die intellektuelle Sicht, Angst vor unbewussten Impulsen

Argentum nitricum D12 2 × tägl.
Angst zu stolpern, macht große Schritte

Theridion D12 2 × tägl.
Angst vor Geräuschen

▸ **beim Gehen über Brücken, über Wasser**

Ferrum metallicum D12 2 × tägl.
auch bei stehenden, ruhigen Gewässern

Bromum D6 3 × tägl.
beim Schauen auf strömende Gewässer

▸ **beim Erheben, Aufrichten**

Cocculus D12 2 × tägl.
leere Stirn, Brett vor dem Kopf

Ferrum metallicum D12 2 × tägl.
bei Blutarmut; errötet

Rhus toxicodendron D6 3 × tägl.
mit schweren Gliedern

Conium D4 3 × tägl.
Kopf wie betäubt, Schwäche

Aconitum D30 bei Bedarf
wird rot beim Erheben des Kopfes, wenn er gebückt war

Bryonia D30 bei Bedarf
sobald er liegend den Kopf hebt

▸ **beim Hinaufschauen**

Phosphorus D12 2 × tägl.
zuviel zu überwinden

Pulsatilla D12 2 × tägl.
mag keine Vorhänge aufhängen

Silicea D12 2 × tägl.
ist schon geknickt, kann nicht mehr

▸ **beim Hinunterschauen**

Oleander D12 2 × tägl.
sieht den Boden doppelt

Ferrum metallicum D12 2 × tägl.
auf Brücken, wie betrunken

Sulfur D12 2 × tägl.
beim Bewegen, Bücken, morgens

▶ **beim Treppab-, Bergabgehen**

Conium D12 2 × tägl.
alte Leute, Treppe scheint zu schwanken

Ferrum metallicum D12 2 × tägl.
Blutarmut

Borax D30 bei Bedarf
ängstlich

▶ **beim Treppauf-, Bergangehen**

Calcium carbonicum D12 2 × tägl.
zieht untere Ebenen vor!

Coca D2 3 × tägl.
höhentrunken, Höhenkoller!

Phosphorus D12 2 × tägl.
liebt schwindelnde Höhen, aber nur im Flug

Verkalkung

▶ **des Gehirns**

Arnica D6 3 × tägl.
rot, starr, kräftig; lehnt Arzt ab, glaubt, er vergifte ihn

Aurum D6 3 × tägl.
rot, untersetzt, schwermütig; sehnt sich nach dem Tod, suizidgefährdet

Strontium carbonicum D12 2 × tägl.
rot, cholerisch, starr, mürrisch, streitsüchtig; hüllt seinen Kopf ein

Barium carbonicum D6 3 × tägl.
blass, kindisch, verlangsamt, schwerfällig, verblödet; friert

Helleborus D4 3 × tägl.
blass, geschwollen, döst vor sich hin, dümmlich; gerunzelte Stirn

Hyoscyamus D12 2 × tägl.
blass, abgemagert, erregt; führt sexuelle Reden, fühlt sich verfolgt, vergiftet

Wasserkopf

▶ **akut**

Belladonna D6 3 × tägl.
feuchtes Fieber, Aufschreien, Zähneknirschen, klopfender Kopfschmerz

Apis D6 3 × tägl.
trockenes Fieber, Kissenbohren, Kopfrollen, Aufschrei, Stiche; durstlos

Calcium carbonicum D12 2 × tägl.
frühe Stadien; Bauch aufgetrieben, Glieder ungeschickt, Kopfschweiß nachts, häufiges Schreien ohne Grund

▶ **personenbezogen**

Calcium carbonicum D12 2 × tägl.
blass, munter, altklug; großköpfig, dicker Bauch, Kopfschweiß, Durchfall

Calcium phosphoricum D12 2 × tägl.
bleich, kalt, unruhig; verlangt ständig Brust, auch Kartoffeln, Salz

Barium carbonicum D6 3 × tägl.
großköpfig, ausgezehrt, dürrer Nacken mit Drüsen; möchte nicht spielen

Silicea D12 2 × tägl.
rotes Gesicht, kalte Glieder, großer schweißbedeckter Kopf; schreckt nachts auf

Zincum metallicum D12 2 × tägl.
starrer Blick, Beinunruhe, Kopfrollen und Kissenbohren; hinten heiß, vorne kalt

Sulfur D12 2 × tägl.
starr, zuckt, Augen halboffen, Kopf fällt nach hinten, Großzehkrämpfe

▶ **seröse Ausschwitzung (Exsudation)**

Helleborus D4 3 × tägl.
dösig, gerunzelte Stirn, Kaubewegungen, gieriger Durst, Cri encéphalique

Cantharis D6 3 × tägl.
Blutandrang, klopfend, reißend, todesängstliche Unruhe, Harnverhaltung, Brennen

Apocynum D2 3 × tägl.
Stirnhöcker, offene Fontanellen, schielt; stete unwillkürliche einseitige Bewegungen der Glieder, kein schrilles Schreien!

▶ **mangelhafte Auflösung (Resorption)**

Apis D6 3 × tägl.
am Beginn und am Ende

Augen

Aderhautentzündung (Chorioiditis)

Belladonna D6 stündl.
heftig krampfender Augapfelschmerz, große Lichtempfindlichkeit

Bryonia D4 stündl.
stechender Augapfelschmerz

Gelsemium D6 stündl.
dumpfer Augapfelschmerz, Doppelbilder, Schwindel, schwere Lider

> **Beachte:**
> Frische Entzündung = Hintergrund verschwommen;
> alte Entzündung = scharf begrenzte Herde;
> ein solcher Herd in der Mitte der Netzhaut = Toxoplasmose.

Aderinnenhautentzündung (Uveitis)

▸ **des dunklen Anteils (Uvea)**

Lachesis D12 2 × tägl.
Rheuma?; *beachte:* Netzhautblutung!

Crotalus D12 2 × tägl.
Herzinfarkt?; *beachte:* Blutung ins Augeninnere!

Phosphorus D12 2 × tägl.
Tuberkulose, Grüner Star, Grauer Star?

Arsenicum album D6 3 × tägl.
Netzhauterkrankung?; *beachte:* Erblindung!

Astigmatismus

Tuberculinum bovinum D200 1 × monatl.
tuberkulinische Diathese

Gelsemium D6 3 × tägl.
zunehmende Sehschwäche, müde Augen

Augenflimmern (Flimmerskotom) – Auslösung

Gelsemium D6 3 × tägl.
kann nicht rasch akkomodieren; Schwindel, Kopfweh, dunkelrotes Gesicht

Euphrasia D12 2 × tägl.
durch künstliches Licht

Natrium muriaticum D200 1 × monatl.
Feinarbeit, viel Lesen; Kopfschmerz

Bindehautentzündung

▸ **akut**

Belladonna D6 stündl.
trocken, heftig, rot; keine Tränen

Ferrum phosphoricum D12 3 × tägl.
trocken, brennend bei Bewegung; besser als Aconit

Apis D6 stündl.
wässrige rote Schwellung, stechende Schmerzen

Hepar sulfuris D30 2 × tägl.
eitrig, mild; nach Belladonna

Sulfur D6 3 × tägl.
rot, brennt, Splitterschmerz; nach Aconit, nach Ferrum phosphoricum

▸ **chronisch**

Argentum nitricum D12 2 × tägl.
dünn eitrig; Lider durch reichlichen Eiter geschwollen

41

Petroleum D12   2 × tägl.
brennend, trocken; Augenwinkel blutig rissig

Graphites D12   2 × tägl.
brennend, Tränenfluss; Augenwinkel nässend rissig

Alumina D12   2 × tägl.
alt, ausgetrocknet; Augenwinkel trocken rissig

Arsenicum album D12   2 × tägl.
brennt wie Feuer, nachts, aber Wärme lindert

▶ **chronische Rötung mit Jucken**

Pulsatilla D6   3 × tägl.
rundlich, schwächlich; reibt sich ständig die Augen

Silicea D12   2 × tägl.
schlank, zäh; chronische Pulsatilla

▶ **allergisch**

Euphrasia D12   2 × tägl.
mild

Euphorbium D6   3 × tägl.
juckt

Arsenicum album D6   3 × tägl.
brennt

▶ **traumatisch**

Aconitum D30   3-stündl.
durch Fremdkörper, Wunden, Verbrennung, Verätzung

Euphrasia D12   2 × tägl.
durch künstliches Licht; rote Augen, wunde Tränen, verschleierte Sicht

Sulfur D6   stündl.
durch Fremdkörper; ätzende heiße Tränen, muss die Augen schließen

▶ **im Frühling**

Sepia D6   3 × tägl.
morgens und abends schlimmer!

▶ **mit Gelenk- und Harnleiterentzündung (Morbus Reiter)**

Acidum benzoicum D3   3 × tägl.
blass, kaltschweißig; kleine Gelenke, Kniegelenke, Gicht; 4 Wochen lang, *dann:*

Acidum oxalicum D4   3 × tägl.
rot, warmschweißig; Finger- und Zehengelenke; 4 Wochen lang, *dann:*

Acidum nitricum D6   3 × tägl.
blass, trocken; große Gelenke, Schienbein; 4 Wochen lang

▶ **durch Arbeiten am Feuer, Hochofen**

Glonoinum D30   1 × tägl.
durch helles Licht, Verblitzen; Schweißer, Hochofenarbeiter; dunkelrot injiziert

Mercurius solubilis D30   1 × tägl.
Schmiede; dünner, schleimiger Eiter, Lider verdickt; nachts Schmerzen

▶ **durch Kälte, Durchnässen**

Aconitum D30   3-stündl.
Zugluft; Sandgefühl, lichtscheu

Pulsatilla D12   2 × tägl.
Erkältung; morgens verklebt, abends fließen Tränen und milder Schleim

Calcium carbonicum D12   2 × tägl.
Durchnässen; lichtscheu, Tränen fließen stetig

Rhus toxicodendron D30   3-stündl.
Unterkühlung; lichtscheu, heiße beißende Tränen; verkrampfter Lidschluss

Mercurius solubilis D30   1 × tägl.
Kälte; unerträglich brennende, beißende Tränen; vor allem nachts

▶ **durch künstliches Licht**

Mercurius solubilis D30　　　1 × tägl.
gelbe Augenbutter

Euphrasia D12　　　2 × tägl.
scharfe, eitrige Augenbutter

▶ **durch Masern**

Graphites D12　　　2 × tägl.
verklebt, lichtscheu; juckt

Pulsatilla D6　　　3 × tägl.
verklebt, mild

Argentum nitricum D6　　　3 × tägl.
verklebt, eitrig, wund

Blindheit (Amaurosis)

▶ **toxisch**

Tabacum D6　　　3 × tägl.
Sehnervlähmung, degeneriert

Phosphorus D12　　　2 × tägl.
bei Diabetes; sieht kreisrunde Wellen

Boxerauge

▶ **Brillenhämatom**

Acidum sulfuricum D3　　　2-stündl.
Rand wie ausgefranst, glasige Schwellung

Ledum D4　　　2-stündl.
Rand glatt, wie gemalt; möchte kalte Auflage

Doppeltsehen

▶ **bei Schwindel**

Gelsemium D30　　　bei Bedarf
im Hinterkopf, bei Föhn, Schwüle, Rückenmarkerkrankungen, MS

Oleander D12　　　2 × tägl.
schwache Akkomodation, beim Hinuntersehen, alles dreht sich

Calabar D2　　　3 × tägl.
schwache Akkomodation, als schwanke das Gehirn

Ekzem

▶ **um die Augenbrauen**

Causticum D12　　　2 × tägl.
eher trocken; eher im Sommer

Graphites D12　　　2 × tägl.
eher nässend; eher im Sommer

Petroleum D12　　　2 × tägl.
trocken und nässend; eher im Winter in der Kälte

Hepar sulfuris D30　　　1 × tägl.
eitrig; eher im Winter beim Einbruch sonniger, trockener, kühler Tage

Entzündungen

▶ **mit Tränenfluss, muss die Augen schließen**

Sulfur D6　　　3 × tägl.
heiße Tränen beim Öffnen; verträgt keine Hitze; Bindehaut, Hornhaut

Rhus toxicodendron D6　　　3 × tägl.
Schwall von heißen, brennenden, hautreizenden Tränen beim Öffnen

Conium D4　　　3 × tägl.
Tränen spritzen heraus beim Öffnen; geringe Entzündung: ohne Rötung

Clematis D6　　　3 × tägl.
heiße Tränen beim Öffnen; verträgt keine kalte Luft

Calcium carbonicum D12　　　2 × tägl.
ständiger Tränenfluss; deckt Augen fest zu; Bindehaut, Hornhauttrübung

▶ **ohne Rötung**

Spigelia D4　　　3 × tägl.
neuralgisch; Lidkrampf

Conium D4 3 × tägl.
neuralgisch; große Lichtscheu wegen empfindlicher Augennerven

Medorrhinum D200 einmalig
morgens beim Erwachen; sykotische rheumatische Anlage

Kalium bichromicum D12 2 × tägl.
Hornhautgeschwüre, chronische Bindehautentzündung

Kalium chloratum D4 3 × tägl.
nicht gefäßbedingt; langwierig; keinerlei Reizung!

Flügelfell (Pterygium)

▸ **am inneren Augenwinkel**

Tuberculinum GT D200 einmalig
Bindegewebshaut; degenerativer Prozess; 4 Wochen warten; *dann:*

Mercurius solubilis D30 1 × tägl.
dünne, wunde Absonderung

Argentum nitricum D6 3 × tägl.
schleimige Absonderung

Aethiops antimonialis D4 3 × tägl.
sahnige, eitrige Absonderung

Zincum metallicum D12 2 × tägl.
heftiges Stechen am inneren Augenwinkel

Ratanhia D4 3 × tägl.
Gefühl, als ob eine Haut über das Auge wächst!

Gerstenkorn (Hordeolum)

▸ **akut**

Apis D30 einmalig
mit umgebender Schwellung

Staphisagria D30 einmalig
eher Unterlid

Pulsatilla D30 einmalig
eher Oberlid; vor Eiterbildung

Hepar sulfuris D30 2 × tägl.
bei Eiterbildung, Splitterschmerz bei Berührung

Grauer Star (Katarakt) – Auslösung

Conium D4 3 × tägl.
nach Verletzung der Linse

▸ **akut**

Causticum D6 3 × tägl.
Flimmern, Funken; trübe, teilblind

Conium D4 3 × tägl.
lichtscheu, Nerven gereizt, keine Rötung; nach Verletzung der Linse

Tellurium metallicum D4 3 × tägl.
nach Verletzung des Auges

▸ **chronisch, nach Anstrengung**

Agaricus D12 2 × tägl.
Lider zucken, Augenmuskeln zucken

Phosphorus D12 2 × tägl.
feine Arbeiten, viel Lesen, Erschöpfung

▸ **kurativ**

Naphthalinum D3 3 × tägl.
Folge von Körpersprays, bei Damen vor allem Haarsprays; 3 Monate lang; *dann:*

Causticum D12 2 × tägl.
6 Wochen lang; *danach:*

Calcium fluoratum D12 2 × tägl.
6 Wochen lang; *danach:*

Magnesium fluoratum D12 2 × tägl.
6 Wochen lang; *zusätzlich:*

Cineraria maritima D2   3 × tägl.
äußerlich (!), ins Auge tropfen; Kur bedarfsweise wiederholen

▶ **mit teilweiser Blindheit**

Calcium fluoratum D12   2 × tägl.
schwarze Punkte flimmern vor den Augen

▶ **rheumatisch, sykotisch**

Colchicum D4   3 × tägl.
Herbstrheuma

Grüner Star (Glaukom) – Auslösung

Glonoinum D30   1 × tägl.
helles Licht, Hitze, Verblitzen; vorstehende, dunkelrote Augen

Mephitis D6   3 × tägl.
Anstrengung; heiße, rote Augen; kann Buchstaben nicht unterscheiden

▶ **akut bis chronisch**

Aconitum D30   3-stündl.
Augen wie voller Sand; verträgt keine Zugluft

Belladonna D30   3-stündl.
kann nicht ins Licht sehen; kein Tränenfluss; heftig krampfend

Bryonia D4   3 × tägl.
Augapfel wie vergrößert, als würde er aus der Höhle hinausgedrückt

Opium D30   3-stündl.
tiefrot gestaute, glänzende, starre Augen; Augapfel wie zu groß

Aurum D6   3 × tägl.
sehr gerötete, empfindliche Augen, Tränenfluss

▶ **schmerzlindernd**

Gelsemium D6   3 × tägl.
weitet Pupillen; dunkelrotes Gesicht

Phosphorus D12   2 × tägl.
wiederholte neuralgische Anfälle im Beginn; verhindert Degeneration

Spigelia D4   3 × tägl.
scharfe, schneidende Schmerzen; keine Rötung

Paris quadrifolia D4   3 × tägl.
scharf schießende Schmerzen; als ob ein Faden das Auge in den Kopf zöge

Arsenicum album D6   3 × tägl.
periodische Schmerzen, nachts, brennend wie Feuer; Wärme lindert!

Haarausfall

▶ **der Augenbrauen**

Sulfur D12   2 × tägl.
Ekzem, trocken, nässend, juckend

Natrium muriaticum D200   1 × monatl.
Schuppen, juckend

Arsenicum album D12   2 × tägl.
Schuppen, brennend

Selenium D12   2 × tägl.
nach hormoneller und sexueller Überlastung

Alumina D12   2 × tägl.
Ausfall der äußeren Hälfte bei frostigen, ausgezehrten Frauen

Thallium metallicum D6   3 × tägl.
Ausfall überall, auch an anderen Körperteilen; Vergiftung

Hagelkorn (Chalazion)

▶ **immer chronisch!**

Calcium fluoratum D12   2 × tägl.
derb, zystisch, reizlos

Lycopodium D12   2 × tägl.
hart; Lider nachts verklebt, tagsüber fließen Tränen

Halbsichtigkeit (Hemianopsie)

Asa foetida D4 3 × tägl.
waagrecht; untere Hälfte blind; Entzündungen

Aurum D6 3 × tägl.
waagrecht; obere Hälfte blind; Entzündungen

Acidum muriaticum D4 3 × tägl.
senkrecht; rechts oder links; Schwäche

Lithium carbonicum D4 3 × tägl.
senkrecht; rechte Seite blind; Gicht, Rheuma, Niere

Lycopodium D6 3 × tägl.
senkrecht; rechte Seite blind; Gicht

Hornhautentzündung (Keratitis)

▶ **Anlage beachten!**

Acidum nitricum D6 3 × tägl.
dünne, ätzende Absonderung, Splitterschmerz

Hepar sulfuris D30 2 × tägl.
dicke, eitrige, milde Absonderung; sichtbarer Eiterspiegel in vorderer Augenkammer

Sulfur D6 3 × tägl.
dicke, ätzende Absonderung, chronisch

Hornhautgeschwüre (Ulcus corneae)

▶ **beginnend**

Acidum nitricum D6 3 × tägl.
oberflächlich; dünne, ätzende Absonderung, Splitterschmerz

Hepar sulfuris D30 2 × tägl.
dicke, eitrige, milde Absonderung; sichtbarer Eiterspiegel in vorderer Augenkammer

Mercurius jodatus flavus D30 1 × tägl.
als ob ein Stück mit dem Fingernagel herausgegraben sei; dünn, eitrig

Aethiops antimonialis D4 3 × tägl.
falls die Schleimhaut mehr entzündet ist als die Hornhaut

Aurum D6 3 × tägl.
stark gerötete, empfindliche Augen, Tränen fließen

Arsenicum album D6 3 × tägl.
Brennen der Augen wie Feuer, muss warme Kompressen auflegen!

▶ **reizlos, schmerzlos**

Kalium bichromicum D12 2 × tägl.
Ränder wie ausgestanzt, Lider morgens geschwollen und verklebt

Silicea D12 2 × tägl.
träge Heilungstendenz; dünne Absonderung

Kalium chloratum D4 3 × tägl.
langwierig; keinerlei Reizung; schwächliche Menschen

▶ **Lider verklebt**

Calcium carbonicum D12 2 × tägl.
immer verklebt, pustulöse Geschwüre

Lycopodium D12 2 × tägl.
nachts verklebt, tagsüber fließen Tränen

Natrium muriaticum D200 2 × wöchentl.
morgens verklebt, tagsüber fließen scharfe Tränen, krampfiger Augenschluss

Kalium bichromicum D12 2 × tägl.
morgens verklebt und geschwollen; keine Rötung

▶ **mit Narben**

Graphites D12 2 × tägl.
weich, krallenartig

Calcium fluoratum D12	2 × tägl.
härter	
Silicea D12	2 × tägl.
kieselhart	

▸ **mit rissigen, blutigen Rändern**

Graphites D12 2 × tägl.
brennende Tränen

▸ **neigen zum Durchbruch**

Mercurius corrosivus D30 1 × tägl.
rasche Ausbreitung der Geschwüre

Kalium bichromicum D12 2 × tägl.
tief ausgestanzt

Hornhautherpes (Herpes corneae)

▸ **akut**

Graphites D12 2 × tägl.
heftiges Brennen, Tränenfluss, Augenwinkel rissig und blutig

▸ **wiederkehrend**

Borax D3 3 × tägl.
frisch; juckt, reibt; Lid nach innen gestülpt (Entropium)

Mezereum D6 3 × tägl.
frisch; brennt, nachts

Acidum nitricum D6 3 × tägl.
chronisch; brennt, sieht Funken, Absonderungen scharf, wundmachend

Kalium chloratum D4 3 × tägl.
chronisch; dazu Bindehautentzündung mit weißem, schaumigem Sekret

Hornhautkrümmung (Keratokonus)

Argentum nitricum D6 3 × tägl.
angeboren; Pubertät, Aufregung

Aethiops antimonialis D4 3 × tägl.
angeboren; Entzündungen

Pulsatilla D6 3 × tägl.
Pubertät, Hemmung

Euphrasia D12 2 × tägl.
Pubertät, Sehstörungen, Entzündungen

Hornhauttrübung

▸ **durch abgelaufene Entzündungen**

Calcium carbonicum D12 2 × tägl.
milde Absonderung, Lider verdickt

Aurum D6 3 × tägl.
Augen gerötet, empfindlich; Tränen fließen

Zincum metallicum D12 2 × tägl.
stechende Schmerzen ohne Absonderung

Krebs (Melanom)

Crotalus D12 2 × tägl.
schwarzer Fleck im Augenweiß

Lideinstülpung (Entropium)

▸ **bei chronischer Lidrandentzündung**

Graphites D12 2 × tägl.
brennen; Augenwinkel rissig, blutig

Borax D3 3 × tägl.
jucken; Reiben lindert

Lidkrampf (Blepharospasmus)

▸ **akut**

Belladonna D30 bei Bedarf
bei Entzündungen, höchste Empfindlichkeit gegen Licht

chronisch, klonisch

Agaricus D12   2 × tägl.
heftig; Augen und Geist überanstrengt

Cuprum metallicum D6   3 × tägl.
und Krämpfe der unteren Gliedmaßen; fasst sich an die Lider

Zincum metallicum D12   2 × tägl.
lichtscheu, Flimmern und Farben vor den Augen

Magnesium phosphoricum D4   3 × tägl.
Wadenkrämpfe

Lycopodium D6   3 × tägl.
eher rechts, ganze Gesichtshälfte

Hyoscyamus D12   2 × tägl.
weite Pupillen, Funken und Blitze vor den Augen

Lidlähmung (Ptose)

chronisch

Causticum D6   3 × tägl.
angeboren; sehr lange geben

Gelsemium D6   3 × tägl.
erworben; schlaff und halb geöffnet über dem Auge; nach Polio, nach Diphtherie

Rhus toxicodendron D6   3 × tägl.
rheumatisch; Unterkühlung

Variolinum D200   1 × monatl.
Folge von Impfungen

aus Schwäche

Sepia D6   3 × tägl.
vorübergehend; schlimmer morgens, abends, bei Hitze; trockene Augen

Kalium carbonicum D6   3 × tägl.
bei hirn- und herzschwachen Menschen

Arnica D6   3 × tägl.
nach Überanstrengung

Nux vomica D6   3 × tägl.
bei Managern mit unregelmäßigem, verkrampftem Lebensstil

Alumina D6   3 × tägl.
bei alten Menschen mit allgemeiner Schwäche und Trockenheit

nach Verletzung des Oberlides

Ledum D4   3 × tägl.
meist durch spitze Gegenstände

Lidrandentzündung (Blepharitis)

frisch

Euphrasia D12   2 × tägl.
rot, heftig, wund, geschwürig

Hepar sulfuris D30   2 × tägl.
Wimpernwurzeln vereitert

Graphites D12   2 × tägl.
rissig, blutig; Wimpern wachsen nach innen

chronisch (Blepharitis chronica)

Petroleum D12   2 × tägl.
rot, rau, nässend

Silicea D12   2 × tägl.
blass, rau, trocken

Alumina D12   2 × tägl.
ausgetrocknet; bei alten Menschen

chronisch; verstopfte Meibom'sche Drüsen

Pulsatilla D6   3 × tägl.
Lider verklebt durch vermehrte Absonderung der Meibom'schen Drüsen

Aurum D6   3 × tägl.
viele Drüsen entzündet (trachomatös); tief greifender als Pulsatilla

**Mercurius bijodatus
rubrum D30** 1 × tägl.
durch Kälte, durch Arbeiten am Feuer; dünn, eitrig, nachts

▸ **nach Baden in chloriertem Wasser**

Argentum nitricum D6 2-stündl.
wund, dick, geschwollen

Lidschwellung

▸ **Ödeme**

Kalium carbonicum D6 3 × tägl.
Oberlid

Apis D6 3 × tägl.
Unterlid

Phosphorus D12 2 × tägl.
Ober- und Unterlid

Arsenicum album D6 3 × tägl.
zarte Schwellung des ganzen Gesichts

▸ **allergisch (Quincke-Ödem)**

Apis D30 bei Bedarf
sticht, juckt, brennt, kältebedürftig

Lidzucken

▸ **nervös**

Agaricus D12 2 × tägl.
heftig; Hampelmänner

Cuprum metallicum D6 3 × tägl.
Waden-, Fuß-, Zehenkrämpfe

Pulsatilla D12 2 × tägl.
durch geblendetes Sehen

Linsenschlottern (Nystagmus)

Agaricus D4 3 × tägl.
kurzsichtig, Nebelsehen, kann Farben und Größen nicht einschätzen

Cocculus D4 3 × tägl.
Leeregefühl im Kopf, enge Pupillen, trübsichtig, Mouches volantes

Hyoscyamus D12 2 × tägl.
Glänzen und Funkeln der Augen, weite Pupillen, sieht farbige Umrandungen, Funken und Blitze

Conium D4 3 × tägl.
bei Rückenmarkerkrankungen; Akkomodation gestört, Drehschwindel

Gelsemium D6 3 × tägl.
mangelhafte Akkomodation, Doppeltsehen, Schwindel, schwere Lider

Nervenschmerz (Neuralgie)

▸ **der Wimpern**

Prunus D4 3 × tägl.
Auge wie von hinten nach außen gepresst

Cimicifuga D3 3 × tägl.
schießend, reißend, Gefühl wie geschwollen

Secale D4 3 × tägl.
krampfig

Natrium muriaticum D200 einmalig
an der See; gegen Mittag

Mezereum D6 3 × tägl.
brennt nachts; kaltes Gefühl im Auge

▸ **über dem Auge (supraorbital)**

Stannum metallicum D12 2 × tägl.
tagsüber; beginnt langsam, hört langsam auf

Cimicifuga D3 3 × tägl.
jeden Nachmittag bis Abend; Gebärmutterreflex!

Cedron D4 3 × tägl.
jeden Abend auf die Minute wieder; links; Augen brennen

Spigelia D4 3 × tägl.
zuckend, ziehend, stechend; bei Berührung läuft Schauder über Körper

▶ **unter dem Auge (infraorbital)**

Belladonna D6 3 × tägl.
abends bis Mitternacht; schneidend; Tränen, Speichelfluss; Wärme heilt

Calcium carbonicum D12 2 × tägl.
rechts, über Jochbein zum Ohr; häufiges Wasserlassen; Wärme lindert

Netzhautablösung

▶ **frisch**

Apis D6 stündl.
plötzlicher Stich, Schwellung

Phosphorus D12 stündl.
plötzliche Blutung, Gefäßdurchlässigkeit

Arsenicum album D6 stündl.
entzündlich, Diabetes, blasser Hochdruck

Arnica D6 stündl.
nach Verletzung, Verkalkung

Crotalus D12 2-stündl.
Blutung, schlimmer durch feuchte Hitze

Lachesis D12 2-stündl.
Blutung, schlimmer durch jede Art von Hitze

▶ **Nachbehandlung**

Gelsemium D6 stündl.
empfindliche Augäpfel mit dumpfem Schmerz, Schwindel, schwache Lider

Aurum D6 stündl.
chronische, destruktive Gefäßentzündung, Gefäßverkalkung

Luesinum D200 1 × monatl.
zugehörige Nosode für degenerative Prozesse

Netzhautblutung

▶ **akut**

Phosphorus D30 alle 10 Min.
plötzliche Verdunklung

▶ **Nachbehandlung**

Crotalus D12 2 × tägl.
sofort beginnen, nachdem die Blutung steht

Netzhautdegeneration

▶ **bei Bluthochdruck**

Plumbum metallicum D6 3 × tägl.
Gefäßstarre, verkalkt

Phosphorus D12 2 × tägl.
Gefäßverfettung, brüchig, Blutung; überarbeitete Augen

Arsenicum album D6 3 × tägl.
Gefäßverfettung; blass

Secale D4 3 × tägl.
Gefäßkrämpfe

▶ **bei Diabetes**

Phosphorus D12 2 × tägl.
sieht Blitze und farbige Kreise, lichtempfindlich

Arsenicum album D6 3 × tägl.
sehr lichtscheu, Flimmern vor den Augen

Tabacum D6 3 × tägl.
Augenmuskellähmung, Sehnervlähmung, Schielen, Doppeltsehen

▶ **infolge Durchblutungsstörungen**

Phosphorus D12 2 × tägl.
sieht Blitze und farbige Kreise, lichtempfindlich

Arsenicum album D6 3 × tägl.
sehr lichtscheu, Flimmern vor den Augen

Tabacum D6 3 × tägl.
Augenmuskellähmung, Sehnervlähmung, Schielen, Doppeltsehen

Nux vomica D6 3 × tägl.
Sehschwäche der Raucher

Aurum D6 3 × tägl.
Gefäßverkalkung alter Menschen; Hochdruck, Herzdruck; Gemütsdruck

▸ **bei chronischen Nierenerkrankungen**

Cuprum metallicum D6 3 × tägl.
Gefäßkrämpfe; schreckhafter, verkrampfter Mensch

Plumbum metallicum D6 3 × tägl.
Gefäßstarre; ausgezehrter Mensch mit gequollenem, schmutzigem Gesicht

Phosphorus D12 2 × tägl.
Gefäßverfettung; ängstlicher Mensch mit gequollenen Lidern, Schwindel

Arsenicum album D6 3 × tägl.
Gefäßverfettung; abgemagerter, ängstlicher, wächsern gequollener Mensch

Netzhautentartung (Makuladegeneration)

▸ **einfache trockene Form**

Plumbum metallicum D6 3 × tägl.
Gefäße starr

Phosphorus D12 2 × tägl.
Gefäße verfettet

Arsenicum album D6 3 × tägl.
Gefäße degeneriert

Netzhautentzündung (Retinitis)

▸ **akut, mit Blutstau**

Belladonna D30 3-stündl.
plötzlich, heftig, krampfig; keine Tränen!

Glonoinum D30 3-stündl.
durch Verblitzen; vorstehende Augen

Asa foetida D4 3 × tägl.
klopfend, brennend, bohrend; Druck und Bewegen erleichtert

▸ **mit Blutaustritt (R. haemorrhagica)**

Lachesis D12 2 × tägl.
Gefäße sind bei Blutvergiftung durchlässig

Operationen am Auge

▸ **Störungen nach**

Aconitum D30 bei Bedarf
Hauptarznei! Augen wie voll von feinem Sand

Asarum D6 3 × tägl.
Zucken im Auge, Erbrechen, Durchfall

Crocus D12 2 × tägl.
Hämmern und Zucken im Auge

Rhus toxicodendron D6 3 × tägl.
Regenbogenhaut entzündet oder sonstige eitrige Entzündung

Senega D2 3 × tägl.
löst Linsentrümmer auf

Strontium carbonicum D12 2 × tägl.
Gegenstände sind blutig gefärbt

▸ **Schläfenschmerz danach**

Ignatia D12 2 × tägl.
heftig drückend

Thuja D12 2 × tägl.
stechend

▸ **Kopfschmerz danach**

Rhus toxicodendron D6 3 × tägl.
Schmerzen vom Auge zum Kopf ziehend

Bryonia D4 3 × tägl.
stechend mit Erbrechen

Phlegmone

▶ **der Augenhöhle**

Rhus toxicodendron D6 3-stündl.
große Lichtempfindlichkeit, hält Augen geschlossen; heißer Tränenguss, sobald er die Lider öffnet

Regenbogenhautentzündung (Iritis) – Auslösung

Aconitum D30 bei Bedarf
Fremdkörper, Verätzung

Belladonna D30 bei Bedarf
entzündlich

Rhus toxicodendron D30 bei Bedarf
rheumatisch

Mercurius corrosivus D30 1 × tägl.
destruktiv

Clematis D6 3 × tägl.
rheumatisch, durch Kälte; nach Mercurius

▶ **akut, 1. Stadium**

Aconitum D30 bei Bedarf
plötzlich, trocken, brennend; keine Lichtscheu

Belladonna D30 bei Bedarf
plötzlich, trocken, krampfend; größte Lichtscheu

Ferrum phosphoricum D12 2 × tägl.
trocken, brennend beim Bewegen des Auges

▶ **akut, 2. Stadium**

Bryonia D4 3 × tägl.
scharfe, schießende Schmerzen zum Hinterkopf, zum Scheitel beim Bewegen der Augen

Rhus toxicodendron D30 3 × tägl.
verkrampfter Augenschluss, heiße Tränen; Einschießen in den Kopf, nachts

Spigelia D4 3 × tägl.
scharfe, schneidende Schmerzen; keine Rötung, Augapfel wie zu groß

Jaborandi D12 2 × tägl.
mildert Entzündung, verhindert Krampf, löst Verwachsungen auf

Gelsemium D6 3 × tägl.
dumpfe Schmerzen, sieht Doppelbilder, Schwindel, schwere Lider

Euphrasia D12 2 × tägl.
brennend, stechend, schießend, nachts; verwischtes Sehen

▶ **traumatisch**

Aconitum D30 bei Bedarf
durch Fremdkörper, Wunden, Verbrennungen, ätzende Substanzen

Arnica D30 bei Bedarf
durch Schlag

Hamamelis D4 stündl.
bei Blutungen in die Regenbogenhaut und in die vordere Kammer

▶ **mit Knochenschmerz der Augenhöhle**

Asa foetida D4 3 × tägl.
klopfend, brennend, oberhalb der Augenbrauen; Gegendruck lindert!

Mercurius corrosivus D30 1 × tägl.
unerträglich brennend, rasend überall

Cinnabaris D4 3 × tägl.
brennend, von einem Augenwinkel rund um die Augenbraue zum anderen

Aurum D6 3 × tägl.
bohrend, kreisend, überall

Regenbogenhaut-Ziliarkörper-Entzündung (Iridozyklitis)

▶ akut

Asa foetida D4 3 × tägl.
heftigster, unerträglichster brennender Schmerz

Spigelia D4 3 × tägl.
scharfe schneidende Schmerzen, Augapfel wie zu groß; keine Rötung!

Cedron D4 3 × tägl.
scharfer, schießender Schmerz; täglich zur gleichen Minute

Gelsemium D6 3 × tägl.
heftig, dumpf bei Bewegung; Doppelbilder, Schwindel

Erbnosoden D200 1 × monatl.
danach Luesinum D200, 1 × monatlich
und:

Calcium carbonicum D12 2 × tägl.
personenbezogen

Schielen

▶ durch Muskellähmung

Belladonna D6 3 × tägl.
akut

Causticum D6 3 × tägl.
nach Kinderlähmung oder Polio-Impfung

Gelsemium D6 3 × tägl.
nach Diphtherie oder DTP-Impfung

▶ nervöser Art, ohne Muskellähmungen

Cina D6 3 × tägl.
2 Monate lang; *danach:*

Agaricus D4 3 × tägl.
2 Monate lang; *danach:*

Spigelia D4 3 × tägl.
2 Monate lang; Kur bedarfsweise wiederholen

Schrunden, Einrisse (Rhagaden)

▶ an den Lidern

Alumina D12 2 × tägl.
Jucken, Brennen, trockene Lidrandentzündung, Wimpernausfall

Antimonium crudum D12 2 × tägl.
Lidwinkel rissig, chronische trockene Lidentzündung

Petroleum D12 2 × tägl.
eitrig, jeden Winter wiederkehrend

Silicea D12 2 × tägl.
trocken, jeden Winter Lidrandentzündung; zuglufttempfindlich

Graphites D12 2 × tägl.
eitrig, rissig, Lider nach innen oder außen gestülpt (Entropium, Ektropium)

Sulfur D12 2 × tägl.
eitrig, wund, verklebt

Sehnervdegeneration (Optikusatrophie)

▶ entzündlich

Crotalus D12 2 × tägl.
mit Netzhautblutung

Lachesis D12 2 × tägl.
eher funktionell

▶ toxisch

Nux vomica D6 3 × tägl.
Gefäße krampfen; bei Alkoholikern, Rauchern, übermäßigen Genießern

Cuprum metallicum D6 3 × tägl.
Nerven schwinden, Gefäße krampfen

Plumbum metallicum D6 3 × tägl.
Nerven und Muskeln schwinden, Gefäße krampfen

Arsenicum album D6 3 × tägl.
Gefäße verkalkt, Nerv schwindet

Phosphorus D12 2 × tägl.
Gefäße verkalkt; sieht Blitze und Kreise; Diabetes, Drüsen

Tabacum D6 3 × tägl.
Gefäße krampfen

Sehnerventzündung (retrobulbäre Neuritis)

Phosphorus D12 2 × tägl.
zentrale Gesichtsfeldausfälle (Skotom), bis zur Blindheit

Sehschwäche

▶ Kurzsichtigkeit

Phosphorus D12 2 × tägl.
schlank

Pulsatilla D12 2 × tägl.
dick

▶ Weitsichtigkeit

Sepia D12 2 × tägl.
bei Gebärmuttererkrankungen, bei Samenverlust; verschwindet plötzlich

Natrium muriaticum D200 1 × monatl.
Augen wie steif bei Bewegung, Buchstaben laufen zusammen

Argentum nitricum D12 2 × tägl.
durch schlechte Akkomodation

Silicea D12 2 × tägl.
durch Gewebsschwäche

▶ jugendliche Weitsichtigkeit

Conium D4 3 × tägl.
wirkt nicht bei Erwachsenen

▶ Schwäche infolge schlechter Akkomodation

Argentum nitricum D12 2 × tägl.
sieht graue Linien und schlangenartige Gebilde

Artemisia vulgaris D12 2 × tägl.
Buchstaben verschwimmen, sieht Wolken

Paris quadrifolia D4 3 × tägl.
Augen können nicht fest fixieren; als ob der Sehnerv zu kurz sei

▶ Schwäche ohne krankhaften Befund (Amblyopie)

Phosphorus D12 2 × tägl.
anlagebedingt, nicht durch Linsen korrigierbar

Tränensackentzündung (Dakryozystitis)

▶ akut

Belladonna D6 2-stündl.
plötzlich, heftig; Wärme lindert

Apis D6 2-stündl.
Schwellung; Kälte lindert

Bryonia D4 2-stündl.
Schwellung; mäßige Wärme lindert

▶ chronisch

Mercurius solubilis D30 1 × tägl.
dünn, eitrig

Hepar sulfuris D30 2 × tägl.
dick, eitrig

Calcium fluoratum D4 2-stündl.
narbig

Silicea D12 3 × tägl.
trocken

Tränensackfistel

▶ chronisch; personenbezogen

Calcium carbonicum D12　　2 × tägl.
rund, phlegmatisch

Natrium muriaticum D200　　1 × monatl.
dünn, melancholisch

Silicea D12　　2 × tägl.
dürr, fühlt sich minderwertig

Überanstrengung

▶ der Augen

Ruta D3　　stündl.
Augen brennen wie Feuerbälle, jede Faser wie gereizt

Onosmodium D4　　stündl.
Augen dumpf, schwer, wund, ohne Rötung; Hinterkopfweh, Schwäche

Agaricus D4　　3 × tägl.
heftiges Lidzucken, Sehschwäche, Grauer Star

Asarum D6　　3 × tägl.
Augen steif, brennen oder werden kalt empfunden, schlimmer bei Sonne; kalte Auflage lindert

Ohr

Außenohrentzündung (Otitis externa)

▸ **akut**

Aconitum D30 bei Bedarf
stechend, schneidend, nachts, bei Wärme; Ohr dunkelrot

Belladonna D30 bei Bedarf
bohrend, grabend, in wellenartigen Anfällen; Ohr kräftig rot

▸ **bläschenartig**

Apis D6 3 × tägl.
wässrige Schwellung

Croton D4 3 × tägl.
eitrige Bläschen

Cantharis D6 3 × tägl.
helle, große, wässrige Bläschen

Mezereum D6 3 × tägl.
viele winzige Bläschen

Petroleum D12 2 × tägl.
nässende, verkrustende Bläschen

▸ **mit Zerstörung der Knorpel**

Calcium fluoratum D12 2 × tägl.
4 Wochen lang; *danach:*

Silicea D12 2 × tägl.
4 Wochen lang; *danach:*

Strontium carbonicum D12 2 × tägl.
4 Wochen lang; *danach:*

Thallium metallicum D6 3 × tägl.
4 Wochen lang

Frostbeulen

▸ **an den Ohrmuscheln**

Petroleum D12 2 × tägl.
sehr schmerzhaft, übel aussehend

Agaricus D4 3 × tägl.
juckt wie von tausend Eisnadeln

Furunkel

▸ **im Gehörgang**

Aconitum D30 bei Bedarf
nur bei Schmerzbeginn wirksam; *danach:*

Belladonna D30 bei Bedarf
hart, berührungsempfindlich; *danach:*

Hepar sulfuris D30 2 × tägl.
bei beginnender eitriger Erweichung

Gehörgangekzem

▸ **juckend**

Alumina D12 2 × tägl.
sehr lange geben

Hörsturz

▸ **akut**

Arnica D30 2 × tägl.
plötzlich wie ein Schlag; Gefäße verkalkt, Blutung?

Lachesis D12 2 × tägl.
merkt es irgendwann; entzündlich-allergisch, Blutung?

Tabacum D30 2 × tägl.
plötzlich mit heftigem Schwindel und kaltem Schweiß; Gefäßprozess

▶ **später**

Causticum D6 3 × tägl.
seine eigene Stimme hallt im Kopf wider

Kalium chloratum D4 3 × tägl.
sehr bewährt; Tube geschlossen?

Innenohrschwindel (Menière)

▶ **kurativ**

Lachesis D200 einmalig
sofort geben, solange akut; *danach:*

Tabacum D30 1 × tägl. morgens
und

Phosphorus D12 2 × tägl.
zur Nachbehandlung eventuell:

Cocculus D4 3 × tägl.
6 Wochen lang; *danach:*

Conium D4 3 × tägl.
6 Wochen lang

▶ **Sonstige**

Arnica D6 3 × tägl.
rot; beim Gehen, bei Erschütterung; Ohrknorpel schmerzt wie zerbrochen

Bryonia D4 3 × tägl.
rot; bei plötzlicher Bewegung, beim Erheben vom Stuhl

Melilotus D4 3 × tägl.
rot; mit Blutstau, Nasenbluten erleichtert

Veratrum album D6 3 × tägl.
blass, kreislaufschwach; als bliese ein kalter Wind durch den Kopf

Theridion D12 2 × tägl.
blass; bei Geräuschen, beim Augenschließen

Arsenicum album D6 3 × tägl.
blass; bei Geräuschen; Flimmern vor den Augen; letzte Wahl!

Mittelohrentzündung (Otitis media)

▶ **Diathese**

Scarlatinum D200 einmalig
oft schlecht ausgeheilter Scharlach in der Vorgeschichte

▶ **Auslösung**

Aconitum D30 einmalig
plötzlicher Temperaturabfall, Zugluft, kalter Wind

Dulcamara D30 bei Bedarf
jeder Wetterwechsel; nachts schlimmer, trockene Wärme lindert

Ferrum phosphoricum D12 2 × tägl.
nasskaltes Wetter

▶ **akute Schmerzen**

Aconitum D30 einmalig
plötzlich, stechend, schneidend, wahnsinnig; nachts, verlangt Kälte

Belladonna D30 einmalig
plötzlich, wellenartig grabend, bohrend, rasend; nachts, mag Wärme

Chamomilla D30 einmalig
heftig; nachts, mag Kälte; höchst empfindliche, unleidliche, rote Kinder

Ferrum phosphoricum D12 2 × tägl.
anfallsartig, klopfend, stechend; blasse Kinder

▶ **akut, Trommelfell**

Aconitum D30 einmalig
dunkelrot

Belladonna D30 einmalig
tiefrot

Chamomilla D30 einmalig
kräftig rot

Ferrum phosphoricum D12 2 × tägl.
blutrot

▶ **schwelend (subakut)**

Pulsatilla D6 3 × tägl.
Ohr heiß, rot; Schmerz schießt, rast, pulsiert, eher nachts; Absonderung mild, dick, gelbgrün

Kalium sulfuricum D6 3 × tägl.
wie bei Pulsatilla, nur orangegelbe Absonderung

Hepar sulfuris D30 2 × tägl.
drohende Eiterung; wundes Gefühl, zugluftempfindlich; Schmerzen nehmen mit beginnender dicker, sahniger, stinkender Absonderung zu; eitrig nach Scharlach

▶ **nervöser Schmerz**

Magnesium phosphoricum D4 3 × tägl.
in kalter Luft; Wärme bessert

Sanguinaria D6 3 × tägl.
in den Wechseljahren; Brausen, Summen, geräuschempfindlich

▶ **chronische Schmerzen**

Calcium carbonicum D12 2 × tägl.
Trommelfell juckt, Summen, Brausen; hört schlecht; Polypen!

Sulfur D6 3 × tägl.
Ohren hochrot, rau

Psorinum D200 einmalig
Ohren hochrot, rau; heruntergekommene Verfassung; ergänzt Sulfur

Mercurius solubilis D30 1 × tägl.
Ohren wie verstopft, wunde Rauheit, Rauschen; Knochenschmerzen nachts

Kalium phosphoricum D12 2 × tägl.
morgens, bei Kälte

Tellurium metallicum D6 3 × tägl.
Gehörgang äußerst berührungsempfindlich

▶ **chronisch, eitrig stinkender Ohrfluss**

Calcium carbonicum D12 2 × tägl.
mild

Sulfur D6 3 × tägl.
übel, wundmachend

Psorinum D200 einmalig
faulig, wundmachend; ergänzt Sulfur

Mercurius solubilis D30 1 × tägl.
dünn, scharf

Kalium phosphoricum D12 2 × tägl.
dick, dreckig oder bräunlich, wässrig

Tellurium metallicum D6 3 × tägl.
dünn, scharf, reichlich

▶ **Karies der Hörknöchelchen**

Silicea D12 2 × tägl.
dünne, stinkende, ätzende Absonderung mit Knochenteilchen

Aurum D6 3 × tägl.
anhaltendes Bohren, Rauschen, Stinken

Tellurium metallicum D6 3 × tägl.
Gehörgang sehr empfindlich; reichlich dünne, scharfe Absonderung

Mater perlarum D4 3 × tägl.
„verschlampter" Zustand

▶ **Trommelfell geschwürig**

Kalium bichromicum D12 2 × tägl.
scharfe, stechende Schmerzen; zähe fadenziehende, eitrige Absonderung

▶ **Trommelfell perforiert (Loch)**

Calcium carbonicum D12 2 × tägl.
milder Eiter; Trommelfell juckt, Summen; Polypen!

Capsicum D6 3 × tägl.
gelber Eiter; höchst empfindlich; eher tagsüber

Aurum D6 3 × tägl.
dicker, stinkender Eiter; bohrende Schmerzen; nachts

Silicea D12 2 × tägl.
dünner, wunder, stinkender Eiter

Ohrgeräusche (Tinnitus aurium)

▸ **kurativ**

Chininum sulfuricum D4 3 × tägl.
6 Wochen lang; *danach:*

Lachesis D12 2 × tägl.
8 Wochen lang; *danach:*

Phosphorus D12 2 × tägl.
8 Wochen lang; Kur bedarfsweise wiederholen

▸ **personenbezogen**

Pulsatilla D12 2 × tägl.
dicker, schüchterner Mensch, der seine Hemmungen zu verstecken sucht

Silicea D12 2 × tägl.
geknickter, schüchterner Mensch, der seine Hemmungen zeigt

Lycopodium D12 2 × tägl.
schlanker, würdevoller Mensch, der seine Hemmungen versteckt

Theridion D12 2 × tägl.
höchst geräusch- und lärmempfindlich; Ohrgeräusche nur tagsüber

Petroleum D12 2 × tägl.
es klingelt und klopft im Ohr

Lachesis D12 2 × tägl.
es brüllt und singt im Ohr, er schüttelt und rüttelt es mit dem Finger, dann atmet er erleichtert auf

Carbo animalis D4 3 × tägl.
ziemlich am Ende; kann nicht sagen, woher Geräusche kommen

▸ **hört Glocken läuten**

Plumbum metallicum D6 3 × tägl.
Gefäße verkalkt, verkrampft; ängstlich, niedergeschlagen

Kresolum D12 2 × tägl.
Rückenmarkerkrankung; ist aber recht heiter

Ledum D4 3 × tägl.
bei rheumatischer Erkrankung

Coffea D12 2 × tägl.
bei nervlicher Belastung; höchst euphorisch mit überreizten Sinnen

Ohrenschmalz

▸ **Beschaffenheit**

Conium D4 3 × tägl.
rot, vermehrt

Causticum D6 3 × tägl.
gelb, vermehrt

Pulsatilla D6 3 × tägl.
schwarz, verhärtet

Lachesis D12 2 × tägl.
weiß

Ohrspeicheldrüsenentzündung (Parotitis)

▸ **anfangs**

Belladonna D30 bei Bedarf
bei anfänglichem Fieber; verlangt nach einem warmen Schal

Mercurius solubilis D30 1 × tägl.
weiche Schwellung, Speichelfluss; verlangt Kühle; *beachte:* Keimdrüsen!

Barium carbonicum D6 3 × tägl.
harte Schwellung; bis zur Auflösung der Entzündung geben

▸ **Komplikationen**

Pulsatilla D6 3 × tägl.
Brustdrüse, Eierstock, Hoden

Clematis D6 3 × tägl.
Hoden, Samenstrang

Ohrtrompetenkatarrh (Tubenkatarrh)

▸ **Tube „wie zu"**

Pulsatilla D6 3 × tägl.
milde Absonderung

Kalium sulfuricum D6 3 × tägl.
weiß-klare Absonderung

Kalium chloratum D4 3 × tägl.
weiß-zähe Absonderung; Trommelfell zurückgezogen mit weißen Auflagerungen

Hydrastis D4 3 × tägl.
dick-zähe Absonderung; Ohrgeräusche

▸ **schwelend (subakut)**

Capsicum D6 3 × tägl.
brennend; Rachen heiß und trocken

Kalium bichromicum D12 2 × tägl.
scharf stechend; Rachen zäh-schleimig

▸ **chronisch**

Mercurius dulcis D12 2 × tägl.
Trommelfell dick, zurückgezogen, unbeweglich; tief tönende Geräusche

Graphites D12 2 × tägl.
klebriger Ausfluss; schwerhörig, besser beim Autofahren

Schrunden, Einrisse

▸ **am Ohransatz**

Petroleum D12 2 × tägl.
in jedem Winter; Fingerkuppen, Genitale, After

Viola tricolor D4 3 × tägl.
Milchschorf, Kopfhaarekzem der Kinder

Graphites D12 2 × tägl.
eitrige Ekzeme, Ohrmuschel, Gehörgang

Schwerhörigkeit

▸ **im Alter**

Conium D12 2 × tägl.
eher Männer

Crocus D12 2 × tägl.
eher Frauen

▸ **anhaltend nach Entzündung**

Kalium chloratum D4 3 × tägl.
sehr bewährt!

▸ **anhaltend nach Entzündungen; personenbezogen**

Calcium carbonicum D12 2 × tägl.
rundlich, unbeholfen

Barium carbonicum D6 3 × tägl.
rundlich, dümmlich

Barium jodatum D4 3 × tägl.
schlank, dümmlich

Calcium fluoratum D12 2 × tägl.
eckig, wild

Silicea D12 2 × tägl.
dürr, schwach

▸ **durch Lärmbelastung**

Arnica D6 3 × tägl.
als Folge von Verletzung verstanden

▶ **infolge geschwollener Mandeln**

Barium carbonicum D6 3 × tägl.
taub, verkalkt, Geräusche

Mercurius solubilis D30 1 × tägl.
stinkender Atem, dicke schmutzige Zunge

▶ **durch Verkalkung mit Ohrensausen**

Chininum sulfuricum D4 3 × tägl.
6 Wochen lang; *danach:*

Lachesis D12 2 × tägl.
8 Wochen lang; *danach:*

Phosphorus D12 2 × tägl.
8 Wochen lang; Kur bedarfsweise wiederholen

▶ **ohne krankhaften Befund**

Phosphorus D12 2 × tägl.
für die menschliche Stimme, aber hört Geräusche überlaut

Causticum D12 2 × tägl.
hört die eigene Stimme im Kopf widerhallen

Chenopodium D4 3 × tägl.
für tiefe Töne, hört hohe Töne deutlich; Hörnervschaden

Warzenfortsatzentzündung (Mastoiditis)

▶ **bei chronischer Mittelohrentzündung**

Capsicum D6 3 × tägl.
drückend, berstend; Ohren heiß, empfindlich; Kopfschmerz, fröstelt

Lachesis D12 2 × tägl.
links beginnend, schwelend (subseptisch)

Aurum D6 3 × tägl.
bohrend; stinkendes Sekret; Rauschen, geräuschempfindlich

Acidum nitricum D6 3 × tägl.
Abszess im Warzenfortsatz

Nase

Geruchsverlust
▶ **bei Erkältung**

Natrium muriaticum D200 einmalig
zusätzlich:

Luffa D6 3 × tägl.
verstopfte Nase

Haarbalgentzündung (Follikulitis)
▶ **auf der Nase**

Arnica D2 3 × tägl.
ganze Nase, besonders Nasenspitze, eher dunkelrot

Heuschnupfen – Vorbeugung
(⇨ LUNGE, Heuasthma; NASE, Schnupfen)

Acidum formicicum D200 1 × monatl.
ab Januar bis April unter die Haut spritzen; *zusätzlich:*

Galphimia glauca D4 3 × tägl.
bis zum Beginn des Heuschnupfens; wirkt gegen allergischen Prozess

Pollen D12 2 × tägl.
sobald der Pollenflug beginnt

> **Beachte:** Die beste Vorbeugung ist die personenbezogene Behandlung!

Heuschnupfen – Absonderung
▶ **fließend**

Allium cepa D3 stündl.
drinnen schlimmer; wundmachender Nasenfluss, milde Tränen

Arsenicum album D6 2- bis 3-stündl.
draußen schlimmer; brennender Nasenfluss, brennende Tränen

Euphrasia D12 2 × tägl.
milder Nasenfluss, reichlich wundmachende Tränen

Natrium muriaticum D30 bei Bedarf
wässriger, durchsichtiger, schaumiger Nasenfluss; Erkältungsbläschen an Nase und Lippen

Jodum D12 2 × tägl.
im Frühjahr und im Herbst schlimmer; alles brennt, vor allem drinnen

Badiaga D12 2 × tägl.
plötzlich fließender Nasenfluss, wundmachende Tränen; Wundgefühl der berührungsempfindlichen Haut

▶ **schwer auszuschnäuzender Schleim**

Sticta D6 3 × tägl.
Völlegefühl in der Nasenwurzel; schnäuzt sich zwanghaft, aber erfolglos die Nase

Sanguinarium nitricum D4 3 × tägl.
Völlegefühl in den hinteren Nasenlöchern, Schnäuzen öffnet nicht

Marum verum D6 3 × tägl.
Völlegefühl in der ganzen Nase, Schnäuzen öffnet nicht

▶ **krustige Nasenschleimhaut**

Sticta D6 3 × tägl.
schwer ablösbare Krusten

Arum triphyllum D6 3 × tägl.
haftende, blutende Krusten

Luffa D6 3 × tägl.
trockene Krusten; drinnen schlimmer

Kalium carbonicum D6   3 × tägl.
trockene Krusten, wunde, geschwollene Schleimhaut; eher drinnen schlimmer

▶ ohne Nasenfluss

Aconitum D30   einmalig
Augen und Nase trocken, heiß, dick geschwollen

Euphorbium D6   3 × tägl.
Augen und Nase heiß, jucken heftig oder Nase fließt schleimig

Histaminum hydrochloricum D6   3 × tägl.
Augen und Nase schmerzhaft trocken; Nasenlöcher wie weit geöffnet

Sinapis nigra D4   3 × tägl.
Nase heiß, geschwollen; nachmittags und abends

Naphthalinum D3   3 × tägl.
Nase wund, brennt, geschwollen; eher links

Sanguinaria D6   3 × tägl.
Nase brennt; eher rechts

Arundo D6   3 × tägl.
vordere Nasenlöcher, äußerer Gehörgang und Gaumen jucken heftig

Wyethia D6   3 × tägl.
hintere Nasenlöcher und Gaumen jucken heftig

▶ ohne Tränenfluss

Aconitum D30   einmalig
Augen und Nase dick, heiß, geschwollen; fröstelt, unruhig

Euphorbium D6   3 × tägl.
Augen und Nase trocken, heiß, jucken stark

Histaminum hydrochloricum D6   3 × tägl.
Nase schmerzhaft trocken; Nasenlöcher wie weit geöffnet

Cyclamen D12   2 × tägl.
Augen trocken, heiß; Nase wässrig

▶ milder Nasenfluss

Euphrasia D12   2 × tägl.
Augen schwimmen in brennenden Tränen; blinzelt wegen Lichtscheue

Dulcamara D30   bei Bedarf
drinnen schlimmer, draußen und nachts verstopft; Augen draußen reichlich wässrig fließend

Alumen chromicum D2   3 × tägl.
reichlicher Nasenfluss; Augen rot, wässrig, wund, geschwollen

▶ milder Tränenfluss

Allium cepa D3   3 × tägl.
Augenwinkel bitzeln; scharfer, tränenreicher Nasenfluss

▶ verstopfte Nase

Arsenicum album D6   3 × tägl.
draußen schlimmer; drinnen alles besser

Kalium jodatum D4   3 × tägl.
drinnen schlimmer; wunde Nase läuft draußen

Luffa D6   3 × tägl.
drinnen in der Wärme schlimmer; akut trocken verstopft

Nux vomica D6   3 × tägl.
drinnen schlimmer; Tränen und Niesen im Freien

Allium cepa D3   3 × tägl.
drinnen und draußen schlimmer; heftig juckende, wässrig fließende Nase, milde Tränen

Marum verum D6   3 × tägl.
drinnen schlimmer; Nase vorn und hinten verstopft, unbeeinflusst durch Niesen und Schnäuzen

Arum triphyllum D6 3 × tägl.
drinnen und draußen schlimmer; reichlich gelber, scharfer Nasen- und Tränenfluss

Sticta D6 3 × tägl.
Völlegefühl in der trockenen Nasenwurzel, schnäuzt sich ständig erfolglos

▸ **verstopfte und gleichzeitig fließende Nase**

Marum verum D6 3 × tägl.
total verstopfte Nase, fließt aber draußen

Acidum succinicum D12 2 × tägl.
Nase fließt zunächst, erst später zusätzlich verstopft

Sanguinarium nitricum D4 3 × tägl.
drinnen und draußen schlimmer; hintere Nasenlöcher brennen bis zur Luftröhre

▸ **eine verstopfte Nasenhälfte**

Aconitum D30 einmalig
wechselhafte Seiten; Arznei nur zu Beginn verwenden!

Sabadilla D6 3 × tägl.
anhaltend verstopft, mal diese, mal jene Seite, besser im Warmen

Nux vomica D6 3 × tägl.
nachts schlimmer, mal diese, mal jene Seite

Histaminum hydrochloricum D6 3 × tägl.
schmerzhaft trockene Hitze in der Nase, Kugel im Hals; besser draußen, Kälte und kalt abwaschen

Sinapis nigra D4 3 × tägl.
eher linke Seite; schlimmer nachmittags und abends

▸ **akut stockender Nasenfluss**

Luffa D6 3 × tägl.
besonders drinnen in der Wärme

Kalium jodatum D4 3 × tägl.
nur drinnen; fließt in der frischen Luft

Kalium carbonicum D6 3 × tägl.
nur drinnen; draußen Nase offen

Nux vomica D30 1 × tägl.
besonders drinnen und nachts

Dulcamara D30 1 × tägl.
besonders draußen und nachts

▸ **chronisch stockender Nasenfluss**

Arum triphyllum D6 3 × tägl.
besonders nachts, mit scharfem Sekret; Nase geschwürig, rissig, verklebt

Sulfur D12 2 × tägl.
besonders morgens und drinnen; Nase wund, geschwürig, dick, brennt

Heuschnupfen – Lokalisation

▸ **eher links**

Naphthalinum D3 3 × tägl.
wunde, trockene, geschwollene Nase

Badiaga D12 2 × tägl.
brennende, plötzlich fließende Nase

Lachesis D30 bei Bedarf
verstopfte Nase; schlimmer drinnen, nachts gegen Morgen und nach dem Schlafen

Sinapis nigra D4 3 × tägl.
trockene heiße, empfindlich geschwollene, juckende Nase, beißt bis zu den Augen

▸ **eher rechts**

Sanguinaria D6 3 × tägl.
trockene, brennende Schleimhäute, periodisches Auftreten

▶ **beginnt im Rachen**

Phosphorus D12 2 × tägl.
Jucken, Kitzel, feuriges Brennen, als ob mit Baumwolle verstopft

Wyethia D6 3 × tägl.
Jucken am Gaumen und in den hinteren Nasenlöchern

▶ **steigt in den Rachen ab**

Sabadilla D6 3 × tägl.
Kloß im Hals, trockenes Kratzen, Räusperzwang

Sanguinarium nitricum D4 3 × tägl.
heiser; muss sich vor dem Sprechen räuspern

Euphrasia D12 2 × tägl.
Taghusten durch Kehlkopfkitzel; Schleimräuspern, Schleim schwer löslich

Allium cepa D3 3 × tägl.
berstender Kehlkopfhusten, frische Luft lindert

▶ **steigt in die Bronchien ab**

Arsenicum jodatum D6 3 × tägl.
feucht brennende Schleimhäute, schlimmer im Zimmer, bei feuchtwarmem Wetter

Sticta D6 3 × tägl.
trocken brennende Schleimhäute; Kitzel hinter unterem Brustbein, Husten nachts

Euphorbium D6 3 × tägl.
trocken brennende Schleimhäute, anhaltender Hackhusten von Kitzel in der Brustmitte

Phosphorus D12 2 × tägl.
trocken brennende Schleimhäute, heiser, schlimmer beim Reden und draußen

Naphthalinum D3 3 × tägl.
trocken brennende Schleimhäute, Lider stark geschwollen; eher links

Ranunculus bulbosus D4 3 × tägl.
trocken kitzelnde Schleimhäute, heiser, Kehlkopfhusten; Muskeln schmerzen

Alumen chromicum D2 3 × tägl.
trocken kitzelnde, kratzende Schleimhäute; Husten morgens mit reichlich klarem Schleim

Heuschnupfen – Modalität

▶ **epidemisch**

Arsenicum album D6 3 × tägl.
je kühler und feuchter das Wetter

Sabadilla D6 3 × tägl.
je kühler und frischer die Luft

Gelsemium D30 1 × tägl.
je wärmer und feuchter das Wetter

Jodum D12 2 × tägl.
je heißer und schwüler das Wetter

Lachesis D12 2 × tägl.
beim ersten warmen Sonnenstrahl; Kopfschmerz, Halsenge

▶ **eher bei Frauen**

Cyclamen D12 2 × tägl.
hysterisches Wesen

Pulsatilla D12 2 × tägl.
widersprüchliches, wechselhaftes Wesen

▶ **eher bei Männern**

Naphthalinum D3 3 × tägl.
wunde, geschwollene Nase und Augen; Asthma

▶ **besonders an schönen, trockenen Tagen**

Sarsaparilla D6 3 × tägl.
fließend oder schleimig mit verstopfter Nase; rauer Kitzelhusten im Kehlkopf

▸ im Frühjahr und August

Allium cepa D3 stündl.
Nase fließt drinnen

Gelsemium D30 1 × tägl.
bei Einbruch warmer, schwüler, föhniger Tage; Nase fließt morgens und drinnen

Dulcamara D30 1 × tägl.
bei Wetterwechsel zu feucht, kühle Abende; Nase stockt drinnen

Naja D12 2 × tägl.
Heuasthma mit Herzbeschwerden; verlangt nach Wärme

▸ nur tagsüber, Schlaf ungestört

Sinapis nigra D4 3 × tägl.
schlimmer nachmittags, 19 bis 21 Uhr

Ranunculus bulbosus D4 3 × tägl.
schlimmer früh morgens, abends, bei Wechsel von Lage, Temperatur, Wetter, Zeiten

Euphrasia D12 2 × tägl.
schlimmer morgens, abends, bei Wärme, bei Südwind

▸ besser draußen trotz innerem Frost und Frieren

Aconitum D30 einmalig
trotz anfänglichem Frösteln; Augen und Nase trocken

Allium cepa D3 stündl.
trotz berstendem Husten beim Einatmen kalter Luft; Nase draußen frei

Nux vomica D30 1 × tägl.
trotz Kältescheu; Nase fließt draußen frei, ist drinnen und nachts verstopft

Pulsatilla D12 2 × tägl.
trotz allgemeiner Frostigkeit; Nasenfluss stockt drinnen

Kalium jodatum D4 3 × tägl.
auch wärmeempfindlich; Nase läuft draußen, drinnen verstopft

Mercurius solubilis D30 1 × tägl.
trotz Kälteempfindlichkeit; Nase läuft dünn, ätzend, stinkend; Zunge schmutzig grau belegt

Mercurius jodatus flavus D30 1 × tägl.
wie bei Mercurius solubilis, aber Zunge hinten schmutzig gelb belegt

Acidum succinicum D12 2 × tägl.
trotz starkem Wärmebedürfnis; Nase läuft plötzlich wässrig, wundmachend, später verstopft, aber rinnt weiter

Marum verum D6 3 × tägl.
trotz Frostigkeit; Nase läuft draußen, obwohl total verstopft

▸ besser draußen, aber kann nicht raus

Natrium muriaticum D30 bei Bedarf
wegen heftigem Kitzelhusten beim Übergang von draußen nach drinnen

Phosphorus D12 2 × tägl.
wegen kitzelndem Bellhusten beim Übergang von drinnen nach draußen

Sanguinaria D6 3 × tägl.
wegen Abscheu vor Zugluft, Kälte und Hitze

Sanguinarium nitricum D4 3 × tägl.
wegen Abscheu vor Zugluft und frischer Luft

Euphorbium D6 3 × tägl.
wegen Fieber

▸ schlimmer draußen, geht aber trotzdem raus

Pulsatilla D12 2 × tägl.
weil kühle, frische Luft allgemein bessert, trotz mehr Nasenfluss und Niesen

Cinnabaris D4 3 × tägl.
weil frische Luft die Nebenhöhlen belüftet

▶ **besser drinnen im Zimmer, in der Wärme**

Arsenicum album D6 3 × tägl.
liebt Hitze jeder Art; Nase fließt vermehrt draußen, wundmachend

Gelsemium D30 1 × tägl.
liebt trocken-warmes Wetter; Nase fließt vermehrt draußen, wundmachend oder mild

Natrium muriaticum D30 bei Bedarf
verträgt keine Hitze; Nase fließt draußen dünn, schaumig

Alumen chromicum D2 3 × tägl.
Nase fließt vermehrt draußen und in der frischen Luft

Badiaga D12 2 × tägl.
Nase fließt plötzlich draußen in frischer Luft

Dulcamara D30 1 × tägl.
liebt trocken-warmes Wetter; Nasenfluss stockt draußen

Cyclamen D12 2 × tägl.
bewegt sich in warmen Räumen; niest draußen krampfhaft

Silicea D12 2 × tägl.
hüllt sogar seinen Kopf warm ein; niest bei geringstem Luftzug

▶ **besser beim Niederlegen**

Sinapis nigra D4 3 × tägl.
vor allem der heisere Hackhusten

Heuschnupfen – Begleitbeschwerden

▶ **Beteiligung der Choanen**

Cinnabaris D4 3 × tägl.
strähniger Schleim

Natrium muriaticum D30 bei Bedarf
Schleim tropft morgens in den Rachen

Sinapis nigra D4 3 × tägl.
kalt empfundener Schleim

Sticta D6 3 × tägl.
zäher Schleim

▶ **ohne Durst**

Pulsatilla D12 2 × tägl.
sehr widersprüchliche Symptome

Nux vomica D30 1 × tägl.
sehr verfroren

Gelsemium D30 1 × tägl.
trotz Fieber mit Frost

Sarsaparilla D6 3 × tägl.
trotz innerer Hitze

▶ **mit Fieber**

Arsenicum jodatum D6 3 × tägl.
heftiges Niesen, heftiger Nasenfluss; schlimmer bei feuchter Wärme

Sabadilla D6 3 × tägl.
Fieber immer zur gleichen Stunde, trotzdem Frost

Euphorbium D6 3 × tägl.
Augen und Nase trocken, hitzig, brennend

Arum triphyllum D6 3 × tägl.
geschwürige, rissige, verklebte Nase; liebt es, darin zu bohren

▶ **Flimmern vor den Augen**

Gelsemium D30 bei Bedarf
rote, geschwollene Bindehaut

Cyclamen D12 2 × tägl.
trockene, heiße Bindehaut

▶ **Frösteln**

Aconitum D30 einmalig
geht trotzdem nach draußen

Mercurius solubilis D30   1 × tägl.
braucht kühle Luft

Gelsemium D30   1 × tägl.
sitzt an der Heizung

Arsenicum album D6   3 × tägl.
sitzt auf der Heizung

Sabadilla D6   3 × tägl.
liegt in der heißen Badewanne, trotz Fieber zur gleichen Stunde

Silicea D12   2 × tägl.
liegt im warmen Bett und zieht die Decke über den Kopf

Acidum succinicum D12   2 × tägl.
hüllt sich warm ein und öffnet die Fenster

Phosphorus D12   2 × tägl.
möchte gern raus, aber kann nicht wegen Hustenanfall beim Hinausgehen

▸ Frösteln, geht aber trotzdem raus

Pulsatilla D12   2 × tägl.
langsame Bewegung in kühler Frischluft bessert allgemein

Mercurius solubilis D30   1 × tägl.
kühle Frischluft bessert Brennen

Marum verum D6   3 × tägl.
Frischluft regt die verstopfte Nase zum gleichzeitigen Fließen an

▸ heftig juckender Gaumen

Arundo D6   3 × tägl.
und Jucken der vorderen Nasenlöcher und des äußeren Gehörgangs

Wyethia D6   3 × tägl.
und Jucken der hinteren Nasenlöcher

Nux vomica D30   bei Bedarf
Jucken dehnt sich in den Kehlkopf und die Luftröhre aus

▸ Geruchsverlust

Natrium muriaticum D30   einmalig
zusätzlich:

Luffa D6   3 × tägl.
verstopfte Nase; *oder:*

Arundo D6   3 × tägl.
fließende Nase

Cyclamen D12   2 × tägl.
fließende Nase, krampfhaftes Niesen, Stirnkopfschmerz, Augenflimmern

Sanguinarium nitricum D4   3 × tägl.
fließende und gleichzeitig hinten verstopfte Nase

▸ Geruchs- und Geschmacksverlust

Natrium muriaticum D30   einmalig
während und nach Heuschnupfen anhaltend; alles taub

Pulsatilla D12   2 × tägl.
während des Heuschnupfens; alles mild

Sanguinaria D6   3 × tägl.
während des Heuschnupfens; alles brennt

▸ Lichtscheue

Arsenicum album D6   3 × tägl.
bleibt drinnen, trägt einfache, dunkle Augengläser

Phosphorus D12   2 × tägl.
geht raus, trägt auffallend modische Sonnenbrille

Euphrasia D12   2 × tägl.
blinzelt draußen, verdunkelt drinnen das Zimmer

Mercurius solubilis D30   bei Bedarf
muss raus; meidet Ofenhitze, Kaminfeuer und künstliches Licht

Lachesis D30   bei Bedarf
am schlimmsten morgens, nach dem Erwachen aus dem Schlaf, auch nach Schläfchen tagsüber

▸ **schmerzende Nasenwurzel**

Sabadilla D6 3 × tägl.
krampfender Schmerz; zieht die Stirn zusammen

Sanguinarium nitricum D4 3 × tägl.
brennender, juckender Schmerz

Kalium jodatum D4 3 × tägl.
drückender Schmerz; im Warmen, beim Bücken; um 3 Uhr schlimmer

Silicea D12 2 × tägl.
drückender, juckender Schmerz, auch Eingang der Ohrtube

Ranunculus bulbosus D4 3 × tägl.
drückender, juckender Schmerz; auch in der hinteren Nase

Arum triphyllum D6 3 × tägl.
bohrender Schmerz

Sticta D6 3 × tägl.
drückender Schmerz bei Völlegefühl

Cinnabaris D4 3 × tägl.
drückender, juckender Schmerz, auch in den Nebenhöhlen

Euphorbium D6 3 × tägl.
juckender Schmerz

▸ **morgendliches Niesen**

Natrium muriaticum D30 3 × wöchentl.
ununterbrochen nach dem Aufstehen

Nux vomica D30 1 × tägl.
beim ersten Luftzug; reißt das Fenster auf

Silicea D12 2 × tägl.
beim ersten Luftzug; schließt Fenster und Türen

Lachesis D30 bei Bedarf
nach dem Erwachen, den ganzen Morgen, nach jedem Schlaf; liebt Kälte

Naja D12 2 × tägl.
wie bei Lachesis, mit Herzbeschwerden; liebt Wärme

▸ **anhaltendes Niesen**

Allium cepa D3 3 × tägl.
drinnen; milde Tränen, wunde Nase

Kalium jodatum D4 3 × tägl.
drinnen; wunde, schorfige Nase

Arsenicum jodatum D6 3 × tägl.
drinnen; dünner, scharfer, tränenreicher Nasenfluss

Natrium muriaticum D30 3 × wöchentl.
morgens nach dem Aufstehen; dünner, schaumiger Nasenfluss

Sanguinaria D6 3 × tägl.
draußen; Schleimhäute brennen, eher rechts, wenig Nasenfluss

Sanguinarium nitricum D4 3 × tägl.
draußen; zugluftempfindlich, viel Nasenfluss

▸ **krampfhaftes Niesen**

Sabadilla D6 3 × tägl.
drinnen; erschüttert den ganzen Körper, Nase und Augen laufen über

Pulsatilla D12 2 × tägl.
draußen; Kind geht trotzdem in die frische Luft

Cyclamen D12 2 × tägl.
draußen; Augen flimmern, rasendes Hämmern in der Stirn

Natrium muriaticum D30 3 × wöchentl.
morgens; wässriges, scharfes, schaumiges Nasefließen; Herpesbläschen

Phosphorus D12 2 × tägl.
draußen; Brennen mit wenig Nasenfluss

Cinnabaris D4 3 × tägl.
draußen; Niesen und Husten zum Platzen; Heuschnupfen sitzt in Nase und Nebenhöhlen; Nasenwurzel drückt und klopft

Naphthalinum D3 3 × tägl.
eher drinnen; Nase ohne Ausfluss; eher links

▶ **versagendes Niesen**

Natrium muriaticum D30 3 × wöchentl.
morgens

Phosphorus D12 2 × tägl.
drinnen

Silicea D12 2 × tägl.
draußen

Euphorbium D6 3 × tägl.
überall; heftiger Niesreiz, juckende Stirnhöhle

▶ **Niesen draußen, in der frischen Luft**

Arsenicum album D6 3 × tägl.
Niesen mit scharfem, tränenarmem Nasenfluss

Cyclamen D12 2 × tägl.
krampfhaftes Niesen; Sehstörungen, Stirnkopfschmerz

Phosphorus D12 2 × tägl.
brennendes Niesen; muss nach draußen, kann aber nicht

Sabadilla D6 3 × tägl.
Niesen mit wässrigem, tränenreichem Nasenfluss

Sanguinaria D6 3 × tägl.
Niesen mit brennendem, tränenarmem Nasenfluss

Sanguinarium nitricum D4 3 × tägl.
Niesen mit brennendem, tränenreichem Nasenfluss

Badiaga D12 2 × tägl.
Auge und Nase mit brennendem, plötzlichem Nasenfluss

▶ **Niesen drinnen, in der Wärme, im Zimmer**

Allium cepa D3 3 × tägl.
juckender Nasenfluss; Augenwinkel bitzeln

Jodum D12 2 × tägl.
viel ätzender Nasenfluss

Kalium jodatum D4 3 × tägl.
brennender Nasenfluss; draußen schleimiger, scharfer, tränenreicher Nasenfluss

Arsenicum jodatum D6 3 × tägl.
brennender, dünner, scharfer, tränenreicher Nasenfluss

Histaminum hydrochloricum D6 3 × tägl.
wenig brennender Nasenfluss

▶ **Niesen erleichtert nicht, öffnet Nase nicht**

Aconitum D30 bei Bedarf
öffnet die anfänglich wechselhaft verstopfte Nase nicht

Arsenicum album D6 3 × tägl.
öffnet die drinnen verstopfte Nase nicht; nur Wärme erleichtert

Sticta D6 3 × tägl.
öffnet das Völlegefühl in der Nasenwurzel nicht

Marum verum D6 3 × tägl.
öffnet das Völlegefühl in den vorderen Nasenlöchern nicht

▶ **Stirnkopfschmerz**

Aconitum D30 bei Bedarf
pulsierend im Beginn

Sabadilla D6 2 × tägl.
bei erschütterndem Niesen; legt die Stirn in Falten

Nux vomica D30 1 × tägl.
wie verkatert von oben bis unten

Sticta D6 3 × tägl.
bei Völle in der Nase und bei unstillbarem Quälhusten

Cyclamen D12 2 × tägl.
hämmernd, rasend

Luffa D6 3 × tägl.
drückend; Nebenhöhlen beteilig

Knollennase (Rhinophym)

Abrotanum D4 3 × tägl.
sommers rot, winters blau

Acidum hydrofluoricum D6 3 × tägl.
nur sommers schlimm

Petroleum D12 2 × tägl.
nur winters schlimm

Pulsatilla D6 3 × tägl.
Gefäßzeichnung; große Hemmung

Aurum D6 3 × tägl.
Säufernase, dunkelrot

Nasenbluten

▶ **bei Fieber mit ängstlicher Unruhe**

Aconitum D30 alle 10 Min.
hellrot, plötzlich, reichlich

▶ **gewohnheitsmäßig (habituell)**

China D4 3 × tägl.
stark, dunkel, klumpig; Ohrenklingen; will frische Luft zugefächelt haben; schwach

Arsenicum album D6 3 × tägl.
anhaltend mit Brennen; ausgezehrte Menschen

▶ **infolge Blutandrang mit Kopfschmerz**

Sanguinaria D6 alle 10 Min.
hellrot, klumpig, übel riechend; Gesicht wie rot angemalt; rechtsseitig

Glonoinum D30 alle 10 Min.
dunkel, wogend; dunkelrotes Gesicht; Kopfweh pochend, zerspringend

Bellis D3 alle 10 Min.
aktiv (blutet stark), nach Anstrengung, beim Erwachen; Kopfweh ziehend, beim Bücken, beim Bewegen

▶ **bei Kindern**

Ferrum phosphoricum D12 alle 10 Min.
hellrot, gussweise; blutarme, blasse Kinder mit leichtem Erröten

Phosphorus D30 alle 10 Min.
hellrot, ohne Anlass wiederkehrend; blasse, zarte, hübsche Kinder

Belladonna D30 alle 10 Min.
rot, pulsierend; rundliche rote Kinder

Arnica D30 alle 10 Min.
rot, kräftig; nach Anstrengung, nach Verletzung, nach Popeln, kräftige rote Kinder

Hamamelis D4 alle 10 Min.
dunkel; Spannung und Druck in der Stirn

▶ **bei Heranwachsenden**

Arnica D30 alle 10 Min.
hellrot, kräftig; Neigung zu Verletzungen (zum Beispiel beim Sport); Nasebohren

Phosphorus D30 alle 10 Min.
hellrot, ohne Anlass; blasse, hochgeschossene, hübsche Jugendliche

Trillium D6 alle 10 Min.
hell oder dunkel, klumpig; allgemeine Kälte, schwacher Puls, Ohnmacht

Bryonia D4 alle 10 Min.
dunkel, passiv (blutet sickernd); Kopfschmerz, anstatt Periode

Pulsatilla D12 alle 10 Min.
dick, klumpig; liebe Mädchen mit wechselhafter Periode

Crocus D12 alle 10 Min.
schwarz, zäh wie Teer; hysterische Mädchen und klimakterische Frauen

▶ **anstelle der Periode**

Pulsatilla D12 stündl.
massiv, dunkel

Bryonia D4 stündl.
passiv, dunkel; bessert Kopfweh

▶ **bessert Kopfschmerz**

Ferrum phosphoricum D12 alle 10 Min.
hellrot, gussweise; Röte schießt zum Gesicht; hellhäutig, blutarm

Bryonia D4 alle 10 Min.
dunkel, passiv; Kopfschmerz stechend bei geringster Bewegung, bei Ärger

Rhus toxicodendron D6 alle 10 Min.
dunkel; nachts; beim Bücken; Kopfschmerz wie zum Platzen

Melilotus D4 alle 10 Min.
Blut kräftig rot; plötzlich abends; Kopfschmerz wogt, drückt berstend; übel, erbricht; Hitzewallungen

▶ **bessert Kopfschmerz nicht**

Crocus D12 alle 10 Min.
teerartig, zäh, wie Perlen an einer Schnur; dunkelrotes Gesicht

Erigeron D6 alle 10 Min.
heftig, hell, gussweise, stoßweise; morgens, beim Bewegen

Nasenbohren

▶ **bei Kindern (und Erwachsenen)**

Cina D6 3 × tägl.
nervöse Wurmkinder

Arum triphyllum D6 3 × tägl.
beißt sich die Lippen auf

Sulfur D12 2 × tägl.
bohrt und zupft sich überall

Nasengeschwüre

▶ **der Schleimhäute**

Acidum nitricum D6 3 × tägl.
oberflächlich; übel riechender Belag, dünne ätzende Absonderung

Argentum nitricum D6 3 × tägl.
Blut haftet am Finger beim Nasebohren

Aurum D6 3 × tägl.
tief greifend; zerstört Knorpel und Knochen

Hydrastis D4 3 × tägl.
oberflächlich; dicke, zähe, scharfe Absonderung

Kreosotum D4 3 × tägl.
leicht schwärzlich blutend; übel riechende Absonderung

Borax D3 3 × tägl.
Soorbelag

▶ **an der Scheidewand (Septum)**

Kalium bichromicum D12 2 × tägl.
Geschwür wie ausgestanzt; trockene, schorfige Nase

Nasenpolypen

▶ **tuberkulinisch**

Calcium carbonicum D12 2 × tägl.
Nase geschwollen, verstopft; übler Geruch wie faule Eier

Kalium carbonicum D6   3 × tägl.
Nase verstopft, trocken, gelb-grüner Schleim; höchst kälteempfindlich

Sanguinaria D6   3 × tägl.
Nase trocken, brennt, Fließschnupfen wund, Niesen

Cistus D6   3 × tägl.
eingeatmete kalte Luft verursacht quälende Schmerzen; höchst erkältlich

Bacillinum D200   einmalig
zugehörige Nosode

▶ **sykotisch**

Calcium phosphoricum D12   2 × tägl.
draußen fließt die Nase, drinnen verstopft; Nase blutet; schwerhörig

Marum verum D6   3 × tägl.
wie bei Calcium phosphoricum; Schnäuzen bessert nicht; abends, Niederlegen, Herbst

Thuja D12   2 × tägl.
wie bei Calcium phosphoricum; dick-grüner Schleim, Geschwüre; nasskalt, feucht, 16 Uhr bis 4 Uhr

Medorrhinum D200   einmalig
zugehörige Nosode

▶ **destruktiv**

Hydrastis D4   3 × tägl.
Nase verstopft; dicker, gelber Schleim

Kalium bichromicum D12   2 × tägl.
Nase trocken, verstopft, krustig; zäher, fadenziehender Schleim

Phosphorus D12   2 × tägl.
Nase fließt oder ist trocken, brennend; Ausschnäuzen kleiner Blutungen

Luesinum D200   einmalig
zugehörige Nosode

Nasenschuppen

▶ **äußerlich, fettig**

Sulfur D6   3 × tägl.
ganze Nase, großschuppig

Selenium D12   2 × tägl.
ganze Nase, kleinschuppig

Natrium muriaticum D200   1 × monatl.
Nase-Mundwinkel-Falte (Nasolabialfalte)

Nebenhöhlenentzündung (Sinusitis)

▶ **akut, fiebrig**

Camphora D1   stündl.
nur allererstes Stadium; Klopfschmerz hinter den Augen; verstopfte Nase

Aconitum D30   bei Bedarf
nur erstes Stadium; Kribbeln, Niesen, geschwollen, heiß, trocken

Belladonna D30   bei Bedarf
Völle, Druck, Hitze, Klopfen

Eupatorium perfoliatum D30   bei Bedarf
viel Niesen, reichliche Absonderung; Fieber morgens höher

Cinnabaris D4   3 × tägl.
Druck und Schmerz beim Bücken; trockene Nase, zäher Schleim im Rachen

▶ **chronisch**

Thuja D12   2 × tägl.
dicke, grüne, milde Absonderung

Silicea D12   2 × tägl.
dünne, ätzende Absonderung

▶ **verschleppt**

Hydrastis D4   3 × tägl.
dick, zäh, gelb, wundmachend

Kalium bichromicum D12   2 × tägl.
trocken, schorfig, geschwürig; Stirnkopfschmerz

Causticum D6   3 × tägl.
trocken verstopfte, wunde, krustige Nase; heiser; Feuchtigkeit lindert

▶ **ohne Ausscheidung**

Cinnabaris D4   3 × tägl.
Schleim sitzt in der hinteren Nase

Kalium bichromicum D12   2 × tägl.
Schleim läuft den Rachen runter

Sulfur D6   3 × tägl.
Schleim verstopft alle Ausgänge; Nase rot, brennt

▶ **mit Ausscheidung**

Hydrastis D4   3 × tägl.
dick, zäh, gelb, wundmachend

Kalium sulfuricum D6   3 × tägl.
dick, weiß, schleimig, mild

▶ **bei Nasenpolypen**

Thuja D12   2 × tägl.
dicke, grüne, milde Absonderung

Hydrastis D4   3 × tägl.
dicke, zähe, wundmachende Absonderung

Sanguinaria D6   3 × tägl.
wässrige, wunde, brennende Absonderung, Niesen

Marum verum D6   3 × tägl.
Gefühl, als seien die Nasenlöcher verstopft

▶ **Sattelnase**

Aurum D6   3 × tägl.
regelmäßig und lange nehmen; *zusätzlich:*

Luesinum D200   1 × monatl.
angeborenes syphilitisches Zeichen

Schnupfen – Vorbeugung

Camphora D1   1 × tägl. morgens
einen Tropfen; an kaltfeuchten Tagen vor Verlassen des Hauses

Influencinum D200   1 × monatl.
ab Oktober unter die Haut spritzen

Influencinum D30   1 × wöchentl.
bei beginnender Erkältung

Tuberculinum bovinum D200   1 × monatl.
3 × insgesamt; bei jährlichen Rückfällen

Schnupfen – Auslösung

▶ **allgemein**

Aconitum D30   einmalig
kalter, trockener Wind; trockenes, unruhiges Fieber, Frösteln, Niesen

Nux vomica D30   1 × tägl.
trockene Kälte; Halskratzen; Nase fließt tagsüber, nachts verstopft

Mercurius solubilis D30   1 × tägl.
feuchte Kälte; rohe, wunde Nase; Hitze wechselt mit Frost

Gelsemium D30   1 × tägl.
feuchtwarme Tage folgen auf Kälte; Hitze und Frost

Arsenicum album D30   1 × tägl.
winterliche Kälte; fröstelt; Nase verstopft, fließt draußen

Lachesis D12   2 × tägl.
Frühjahr; äußerst empfindlicher Hals

▶ **epidemisch**

Lachesis D12   2 × tägl.
im Frühjahr oder bei frühlingsartigem Wetter

Gelsemium D30   1 × tägl.
im Sommer oder bei sommerlichem Wetter

Dulcamara D30	1 × tägl.

im Frühherbst oder bei frühherbstlichem Wetter

Nux vomica D30 1 × tägl.
im Herbst oder bei herbstlich kaltem Wetter

Arsenicum album D30 1 × tägl.
im Monat November oder bei novemberlichem Wetter

Rhus toxicodendron D30 bei Bedarf
im Winter oder bei winterlichem Wetter

▶ **an schönen, trockenen Tagen**

Hepar sulfuris D30 1 × tägl.
liebt feuchte Wärme

Causticum D30 1 × tägl.
liebt Trübwetter

Bryonia D30 1 × tägl.
liebt lauwarmen Regen

▶ **an kühlen Abenden nach heißen Tagen**

Dulcamara D30 1 × tägl.
Stockschnupfen

▶ **beim Einbruch warmer Tage nach Kälte**

Gelsemium D30 1 × tägl.
schlapp, kraftlos, fröstelnd, niest; benommener Kopf

▶ **nach Kaltbaden an heißen Tagen**

Antimonium crudum D12 2 × tägl.
Zunge dick weiß belegt; Halsweh, Husten, Durchfall

▶ **bei jedem Wetterwechsel**

Camphora D1 stündl.
Nase sofort verstopft; Augendruck, Stirnhöhlendruck, Kopfweh

Calcium carbonicum D12 2 × tägl.
plötzlich läuft klares Wasser aus der Nase

Thuja D12 2 × tägl.
Schleimhäute geschwollen, Polypen

Mercurius solubilis D30 1 × tägl.
Nase verstopft, dünnes Sekret ätzt die Oberlippe

Sanguinaria D6 3 × tägl.
Nase wund, wässriger Fluss mit viel Niesen; Nasenwurzel schmerzt

▶ **im Frühjahr**

Lachesis D12 2 × tägl.
mit Kopfschmerzen und äußerst berührungsempfindlichem Hals

▶ **im Sommer**

Gelsemium D30 1 × tägl.
an feuchtwarmen, schwülen, föhnigen Tagen

Dulcamara D30 1 × tägl.
beim abendlichen Draußensitzen, wenn die Tage empfindlich abkühlen

Antimonium crudum D12 2 × tägl.
nach Aufenthalt im kühlen Freibad

▶ **im Herbst**

Dulcamara D30 1 × tägl.
bei Nässe, Kälte, Unterkühlung am Abend; Stockschnupfen

Nux vomica D30 1 × tägl.
bei trockener Kälte, Zugluft, Durcheinander; nachts Nase zu; gestörter Schlaf

Rhus toxicodendron D30 1 × tägl.
bei trockener oder feuchter Kälte; nächtliche Unruhe

Natrium sulfuricum D12 2 × tägl.
bei Feuchtigkeit, Nebel; jeden Herbst aufs Neue

Thuja D12 2 × tägl.
bei Nässe, Kälte; nachts Nase zu bis 4 Uhr, schläft erst danach ein

▶ **im Winter**

Silicea D12 2 × tägl.
jeden Winter; fröstelt den ganzen Winter über; trägt warme Wollmützen

Arsenicum album D6 3 × tägl.
immer im November; trägt viel Wolle, aber nicht am Kopf

Psorinum D200 einmalig
den ganzen Winter über; trägt am liebsten Pelze, auch im Sommer

Schnupfen – Absonderung

▶ **Schniefen der Säuglinge**

Medorrhinum D200 bei Bedarf
grünes, sämiges Sekret in der Nase, das beim Atmen auf und ab läuft; sykotische Diathese

Luesinum D200 bei Bedarf
lockeres Sekret in der Nase; luetische Diathese; Lues connata ausschließen!

▶ **Säuglingsschnupfen**

Sambucus D4 3 × tägl.
weißlich zähes Sekret; auch Husten, Fieber

Sabadilla D6 3 × tägl.
dünnes, dickes, weiß-klares Sekret; Kinder frösteln

Hydrastis D4 3 × tägl.
gelb-zähes, wundmachendes Sekret

Kalium bichromicum D12 2 × tägl.
fadenziehendes, gummiartiges Sekret

Ammonium carbonicum D4 3 × tägl.
anhaltend verstopfte Nase

▶ **„Rotzkinder"**

Kalium sulfuricum D6 3 × tägl.
weiß-schleimige Sekretglocke

Hepar sulfuris D30 1 × tägl.
grün-schleimige Sekretglocke

▶ **Stinknase (Ozäna)**

Acidum nitricum D6 3 × tägl.
mit stinkenden Geschwüren

Asa foetida D4 3 × tägl.
mit aashaften Absonderungen; Knochenkaries

Nux moschata D6 3 × tägl.
bei trockener, verstopfter Nase; schlimmer bei Herbstwetter

Mephitis D6 3 × tägl.
flüssiges Sekret; stinkt wie bei Asa foetida

▶ **Fließschnupfen**

Allium cepa D3 stündl.
drinnen schlimmer; wundmachender Nasenfluss, milde Tränen

Arsenicum album D6 stündl.
draußen schlimmer; brennender Nasenfluss, brennende Tränen, Niesen

Euphrasia D12 2 × tägl.
milder Nasenfluss, reichlich wunde Tränen (erscheint oft vor Masern!)

Kalium jodatum D4 3 × tägl.
wunde, schorfige Nase, wunde geschwollene Augen

Jodum D12 2 × tägl.
im Frühjahr und im Herbst schlimmer; alles brennt, v. a. drinnen

Natrium muriaticum D30 bei Bedarf
wässriger, durchsichtiger, schaumiger Nasenfluss; Erkältungsbläschen an Nase und Lippen

▶ **wenn Fließschnupfen schleimig wird**

Kalium sulfuricum D6   3 × tägl.
weißliches Sekret

▶ **Stockschnupfen, akut**

Luffa D6   3 × tägl.
besonders drinnen in der Wärme; Nebenhöhlen beteiligt

Kalium jodatum D4   3 × tägl.
stockt drinnen; fließt in der frischen Luft

Nux vomica D30   1 × tägl.
besonders drinnen; nachts schlimmer

Dulcamara D30   1 × tägl.
besonders draußen

▶ **Stockschnupfen, chronisch**

Arum triphyllum D6   3 × tägl.
besonders nachts mit gleichzeitig scharfem Sekret; Nase geschwürig, rissig, verklebt

Kalium bichromicum D12   2 × tägl.
besonders morgens und draußen; Nase wund, geschwollen

Sulfur D6   3 × tägl.
besonders morgens und drinnen; Nase wund, dick, brennt, geschwürig

Lycopodium D12   2 × tägl.
tagsüber und noch mehr nachts verstopft; sehr trockene Schleimhaut

Marum verum D6   3 × tägl.
Schleimhaut geschrumpft (Rhinitis atrophicans chronica)

▶ **gefäßbedingt (vasomotorisch)**

Luesinum D200   bei Bedarf
Dauertropfen hängt an der Nasenspitze; luetische Diathese

▶ **schleimig**

Kalium sulfuricum D6   3 × tägl.
weißlich

Hepar sulfuris D30   1 × tägl.
eitrig, locker, wundmachend

Hydrastis D4   3 × tägl.
dick, zäh, gelb, wundmachend

Mercurius solubilis D30   1 × tägl.
dünn, zäh, gelb-grün, ätzend

Thuja D12   2 × tägl.
dick, grün, wundmachend

▶ **eitrig**

Hepar sulfuris D30   1 × tägl.
grün, sahnig, wundmachend

Hydrastis D4   3 × tägl.
dick, zäh, wundmachend

Thuja D12   2 × tägl.
dick, sämig, wundmachend

Natrium sulfuricum D12   2 × tägl.
dicklich, gelb, grün, mild

▶ **reif**

Pulsatilla D12   2 × tägl.
dick, gelb, eitrig, mild

Cyclamen D12   2 × tägl.
wie bei Pulsatilla, nur mit viel Niesen!

Hydrastis D4   3 × tägl.
dick, gelb, zäh, wundmachend

Hepar sulfuris D30   1 × tägl.
dick, eitrig, sahnig, wundmachend

▶ **grün**

Dulcamara D30   1 × tägl.
erst Stockschnupfen draußen und nachts, dann reichlich grün, mild

Pulsatilla D12   2 × tägl.
erst wundmachender Fließschnupfen drinnen, dann gelb-grün, mild

Hepar sulfuris D30 1 × tägl.
erst Fließschnupfen draußen, dann reif, eitrig, wundmachend, stinkend

Kalium bichromicum D12 2 × tägl.
erst Fließschnupfen draußen, dann verstopft zäh, fadenziehend, eklig

Thuja D12 2 × tägl.
erst Fließschnupfen draußen, dann dick, eitrig, wundmachend, chronisch

▶ **wundmachend**

Kalium bichromicum D12 2 × tägl.
zähes, fadenziehendes Sekret

Mercurius corrosivus D30 1 × tägl.
dünnes, eitriges Sekret

Hydrastis D4 3 × tägl.
dickes, zähes, gelbes Sekret

▶ **übel riechend**

Kalium bichromicum D12 2 × tägl.
gummiartiges Sekret

Sulfur D12 2 × tägl.
stinkt wie faule Eier

Hydrastis D4 3 × tägl.
dickes, zähes, eitriges Sekret

Mater perlarum D4 3 × tägl.
chronischer, „verschlampter" Schnupfen

Tellurium metallicum D6 3 × tägl.
mit Knochenfraß; Knoblauchgeruch

▶ **„verschlampt"**

Balsamum peruvianum D4 3 × tägl.
chronischer Schnupfen

Mater perlarum D4 3 × tägl.
übel riechendes Sekret

Schnupfen – Modalität

▶ **besser in frischer Luft**

Aconitum D30 einmalig
trotz anfänglichem Frösteln

Allium cepa D3 stündl.
Nase draußen frei, fließt drinnen

Nux vomica D30 1 × tägl.
Nase draußen frei trotz Kälteempfindlichkeit; drinnen und nachts verstopft

Pulsatilla D12 2 × tägl.
trotz allgemeiner Frostigkeit

Kalium jodatum D4 3 × tägl.
Nase läuft draußen, drinnen verstopft

Mercurius solubilis D30 1 × tägl.
trotz Kälteempfindlichkeit; Nase läuft dünn, ätzend, stinkend

▶ **besser im Warmen**

Arsenicum album D30 1 × tägl.
fließt draußen wundmachend, liebt Hitze jeder Art

Gelsemium D30 1 × tägl.
fließt draußen wundmachend oder mild

Natrium muriaticum D30 1 × tägl.
fließt draußen dünn, schaumig; verträgt keine Hitze

Dulcamara D30 1 × tägl.
stockt draußen

Hepar sulfuris D30 1 × tägl.
verstopft draußen, löst sich drinnen

Kalium bichromicum D12 2 × tägl.
verstopft draußen und drinnen; zieht Wärme vor

▶ **schnäuzt sich ständig erfolglos**

Sticta D6 3 × tägl.
wegen Völlegefühl in der trockenen, oberen Nase

Kalium bichromicum D12 2 × tägl.
klebriges Sekret verstopft die hintere Nase

▸ **steigt in die Bronchien ab**

Bryonia D4 stündl.
tief sitzender Hackhusten, beim Übergang ins Warme

Rumex D6 3 × tägl.
erschütternd beim Übergang ins Kalte; zieht nachts die Decke über den Kopf

Sticta D6 3 × tägl.
unstillbarer Hustenreiz nachts

Kalium bichromicum D12 2 × tägl.
erstickender Husten draußen und morgens; nachts ruhiger

Phosphorus D12 2 × tägl.
anhaltend trockener Husten mit anhaltender Heiserkeit

Ammonium carbonicum D4 stündl.
tief sitzender, festsitzender Husten mit Kreislaufschwäche

Schnupfen – Begleitbeschwerden

▸ **Geruchsverlust**

Natrium muriaticum D30 1 × tägl.
und zusätzlich:

Luffa D6 3 × tägl.
verstopfte Nase

▸ **Geruchs- und Geschmacksverlust**

Natrium muriaticum D30 1 × tägl.
anhaltend bei und nach Schnupfen; alles taub

Pulsatilla D6 3 × tägl.
während des Schnupfens; alles mild

Sanguinaria D6 3 × tägl.
während des Schnupfens; alles brennt

Magnesium muriaticum D6 3 × tägl.
nach dem Schnupfen; alles trocken

▸ **Frösteln**

Camphora D1 stündl.
sehr akut! Nase trocken verstopft, Klopfen hinter den Augen

Aconitum D30 einmalig
akut! Nase dick, heiß, trocken; fröstelt, geht trotzdem an die frische Luft

Gelsemium D30 1 × tägl.
Nase läuft; sitzt auf der Heizung; Frost im Rücken rauf und runter

Sabadilla D6 3 × tägl.
Nase fließt; liegt in der heißen Badewanne; Frost steigt im Rücken auf

Arsenicum album D30 1 × tägl.
Nase verstopft und läuft draußen; hüllt sich warm ein, außer am Kopf

Mercurius solubilis D30 1 × tägl.
Nase läuft sich wund, stark geschwollen; Frost wechselt mit Hitze

▸ **Niesen**

Sabadilla D6 3 × tägl.
erschütternd mit stechendem Stirnkopfschmerz über den Augen

Allium cepa D3 3 × tägl.
als zerreiße es den Kopf

Cyclamen D12 2 × tägl.
krampfhaft mit Flimmern vor den Augen

Gelsemium D30 1 × tägl.
ermüdend mit Hinterkopfdruck und Schwindel

Nux vomica D30 1 × tägl.
laut und kräftig beim geringsten Luftzug; öffnet Fenster

Silicea D12 2 × tägl.
anhaltend beim geringsten Luftzug; schließt Fenster

▸ Schleimstraße im Nasen-Rachen-Raum

Kalium bichromicum D12 2 × tägl.
fadenziehender Schleim, der mühsam hervorgebracht wird

Corallium rubrum D6 3 × tägl.
festsitzender Schleim, der widerlich geräuschvoll hervorgebracht wird

Rumex D6 3 × tägl.
klebriger Schleim, der nicht hervorgebracht werden kann

Sticta D6 3 × tägl.
zäher Schleim

Cinnabaris D4 3 × tägl.
strähniger Schleim

Natrium muriaticum D30 1 × tägl.
Schleim tropft morgens in den Rachen

▸ Stirnkopfschmerz

Eupatorium perfoliatum D30 bei Bedarf
bei rheumatischer Grippe

Sabadilla D6 3 × tägl.
bei erschütterndem Niesen

Nux vomica D30 1 × tägl.
wie verkatert von oben bis unten

Sticta D6 3 × tägl.
bei Völle in der Nase und bei unstillbarem Quälhusten

▸ Schmerz an der Nasenwurzel

Luffa D6 3 × tägl.
Druck; drinnen trockene, schorfige Nase

Nux vomica D30 1 × tägl.
dumpfer Druck; Nase trocken, kitzelt; Hals kratzt

Sticta D6 3 × tägl.
Völlegefühl; Nase verstopft

Sanguinaria D6 3 × tägl.
dumpfer Druck; Nase fließt wenig, brennt

Kalium bichromicum D12 2 × tägl.
ständiger Druck; Nase klebrig verstopft

Kalium jodatum D4 3 × tägl.
beim Bücken; Nase drinnen verstopft

▸ Schrunden, Einrisse am Nasenflügel

Acidum nitricum D6 3 × tägl.
tiefe, eitrige, juckende Risse; Geschwüre

Graphites D12 2 × tägl.
teils eitrige Risse, Herpes; bei jeder Erkältung

Antimonium crudum D12 2 × tägl.
trockene Risse; Unterkühlung im Sommer nach Baden

Petroleum D12 2 × tägl.
eher trockene Risse; auch am Ohransatz; jeden Winter wieder

▸ Tubenkatarrh

Pulsatilla D12 2 × tägl.
gelbes, mildes Sekret

Kalium sulfuricum D6 3 × tägl.
weißes, klares, schleimiges, mildes Sekret

Kalium chloratum D4 3 × tägl.
weißes, zähes, wundmachendes Sekret

Mund

Hoher Gaumenbogen
▸ **Zäpfchen verkümmert oder fehlt**

Barium carbonicum D6 3 × tägl.
primäre Missbildung

Blaue Lippen (Lippenzyanose)

Laurocerasus D4 3 × tägl.
Rechtsherzbelastung

Acidum hydrocyanicum D4 alle 10 Min.
Atembelastung, lokal oder zentral

Carbo vegetabilis D30 bei Bedarf
Atembelastung, Gefäßbelastung

Mundfäule (Stomatitis aphthosa)

Borax D3 3 × tägl.
brennt, heißer Atem, Pilzbefall

Hepar sulfuris D30 2 × tägl.
sticht wie mit Holzsplitter, saurer Atem, warmes Wasser lindert

Acidum nitricum D6 3 × tägl.
sticht wie mit vielen Splittern, strenger Atem, kaltes Wasser lindert

Mercurius corrosivus D30 1 × tägl.
brennt, übel stinkender Atem, große belegte Zunge mit Zahneindrücken

Mundgeruch (Foetor ex ore)

Mercurius corrosivus D30 1 × tägl.
geschwüriger, degenerativer Schleimhautbefall

Acidum nitricum D6 3 × tägl.
Schleimhaut-Splitterschmerz, Kälte lindert

Hepar sulfuris D30 1 × tägl.
Schleimhaut-Splitterschmerz, Wärme lindert

Lachesis D12 2 × tägl.
septischer Schleimhautbefall, Blutungen

Nervenschmerz
▸ **der Zunge**

Crotalus D12 2 × tägl.
Zungenzittern, Zungenkrebs

Soor (Candida albicans)
▸ **allgemein**

Borax D3 3 × tägl.
lange Zeit nehmen; auch Scheidenpilz

▸ **mit Landkartenzunge**

Natrium muriaticum D200 einmalig
Abwehrschwäche, Blutarmut; *zusätzlich:*

Taraxacum D3 3 × tägl.
Leberbelastung

▸ **nach Antibiotika**

Sulfur D6 3 × tägl.
alle Schleimhäute

Schrunden, Einrisse
▸ **an den Lippen**

Natrium muriaticum D200 1 × monatl.
Mitte der Unterlippe, Mundwinkel; kribbeln, schälen sich; Blutarmut

Antimonium crudum D12 2 × tägl.
rissig; chronische Magenbelastung

Acidum nitricum D6 3 × tägl.
Übergang von Haut zu Schleimhaut; Mundfäule; Schleimhautkrebs

Arum triphyllum D6 3 × tägl.
zupft und nagt, bis es blutet

Condurango D4 3 × tägl.
an Magenkrebs denken

Luesinum D200 1 × monatl.
Mitte der Oberlippe; destruktives Zeichen

Zähne

Zähneknirschen
▶ **nicht nur bei Kindern**

Tuberculinum bovinum D200 einmalig
Therapiebeginn

Apis D30 bei Bedarf
Hirnhautreizung, Hirndruck, Cri encéphalique

Belladonna D30 bei Bedarf
Krämpfe, Zuckungen, Kopfrollen

Cina D6 3 × tägl.
nervöse Wurmkinder, unklares Erbrechen tagsüber

Zincum metallicum D30 bei Bedarf
Hirnerregung, Beinunruhe

Zahnfistel
Tuberculinum bovinum D200 einmalig
Therapiebeginn; *zusätzlich:*

Berberis D3 3 × tägl.
zur Nierenspülung 4 Wochen lang; *danach:*

Calcium fluoratum D4 3 × tägl.
eher im Sommer; Sekret dünn, scharf, wundmachend, Kälte lindert; *oder:*

Acidum hydrofluoricum D6 3 × tägl.
im Sommer schlimmer; Sekret dünn, scharf, wundmachend, Kälte lindert

Silicea D12 2 × tägl.
im Winter schlimmer; Sekret dünn, scharf, wundmachend, Wärme lindert

Hepar sulfuris D30 2 × tägl.
eitrig, sämig, mild, stinkt nach altem Käse, Wärme lindert

▶ **bei Wurzelabszess**

Silicea D12 2 × tägl.
Zähne wie gelockert; schlimmer nachts, warmes Essen, kalte Luft

Zahnfleischentzündung
▶ **zu Beginn**

Acidum hydrofluoricum D6 3 × tägl.
mit anschließendem Zahnfleischschwund; Unverträglichkeit von Prothesen

▶ **in der Schwangerschaft**

Mercurius solubilis D30 1 × tägl.
mit anschließendem Zahnfleischschwund

Zahnfleischschwund (Parodontose)
Acidum hydrofluoricum D6 3 × tägl.
Unverträglichkeit von Prothesen

Mercurius corrosivus D30 1 × tägl.
tief greifender Zahnfleischschwund

Zahnkaries
▶ **bei Kindern**

Kreosotum D4 3 × tägl.
destruktive, degenerative Anlage; *zusätzliche Zwischengaben von:*

Calcium carbonicum D12 2 × tägl.
dick, gemütlich; späte Zahnung, Stummel erscheinen; offene Fontanellen

Calcium phosphoricum D12 2 × tägl.
zart, abgezehrt; langsame Zahnung, rascher Zerfall; offene hintere Fontanelle

83

Calcium fluoratum D12 2 × tägl.
eckig, strähnig, wild; Zahnschmelz blättert ab

Staphisagria D12 2 × tägl.
sykotische Anlage; Zähne schwarz, sobald sie erscheinen

Zahnschmerzen

▸ **akut**

Chamomilla D30 bei Bedarf
anfallsartig, unerträglich, hitzig; nachts, Wärme, Essen, Kaffee

Coffea D12 2 × tägl.
stechend, zuckend, überempfindlich; hält sich kaltes Wasser im Mund

Belladonna D30 bei Bedarf
akut entzündet, brennt, pulsiert; nachts, bei Zugluft; hält sich warm

Mercurius solubilis D30 1 × tägl.
eitrig entzündet, pulsiert; nachts; hält die Backe kühl und reibt sie

Hepar sulfuris D30 2 × tägl.
eitrig entzündet, sticht wie von Holzsplitter; hält die Backe warm

▸ **neuralgisch**

Aconitum D30 bei Bedarf
nach Wind, Sturm; anhaltend, prickelnd, unerträglich; „es muss was geschehen"

Verbascum D6 3 × tägl.
als ob Kiefer mit Zangen gequetscht; schlimmer Druck, Kauen, Kaltluft

Plantago major D6 3 × tägl.
scharf; schießt vom Kiefer zu den Ohren hin und her; Zähne wie verlängert

Staphisagria D12 2 × tägl.
durch hohle Zähne mit Karies

Mercurius solubilis D30 1 × tägl.
durch hohle Zähne, durch Amalgamfüllungen; nachts

Capsicum D6 3 × tägl.
im rechten Kiefer; fein, durchdringend, brennend; beim Einschlafen

▸ **bei Karies**

Spigelia D4 3 × tägl.
hämmernd, zuckend bis in Kiefer; schlimmer bei Kälte, Ruhe, Essen, Rauchen

Kreosotum D4 3 × tägl.
Zähne gelb, dunkel, schwarz, zerfallen; vor allem Milchzähne

Terebinthina D4 3 × tägl.
folgt und ergänzt Kreosotum, wenn zusätzlich der Mund wund ist

Mercurius corrosivus D30 1 × tägl.
nachts, hämmernd; Zahnfleisch zurückgezogen, geschwollen, stinkend

Staphisagria D12 2 × tägl.
ziehend; Zahnfleisch zurückgezogen, zerfressene Wurzeln der ganzen Zahnreihe, schmerzhafte Stumpen alter Menschen

▸ **in der Schwangerschaft**

Magnesium carbonicum D12 2 × tägl.
pulsiert nachts im Bett, beim Kauen; besser durch Wärme, Reiben, Bewegen

Sepia D6 3 × tägl.
pulsiert bei Berührung, bei Zugluft

Kreosotum D4 3 × tägl.
mit Karies und Zahnfleischschwund

Nux vomica D30 bei Bedarf
bei gereizten, misslaunigen, verdrießlichen Frauen

▸ **Zähne zusammenbeißen mildert**

Phytolacca D4 2-stündl.
Zahnwurzel vereitert

Zahnziehen

Arnica D30 einmalig
vorher; vermeidet Blutung

Hypericum D30 einmalig
nachher; vermeidet Schmerzen durch Nervenverletzung

Arnica D30 einmalig
bei Nachblutungen

Phytolacca D4 3 × tägl.
einige Tage lang; vermeidet Fokalherdstreuung auf Herz, Niere, Gelenke

Mercurius solubilis D30 1 × tägl.
falls die Wurzel vereitert war und die Wundhöhle stinkt

Zahntaschenabszess (Alveolarpyorrhoe)

Calendula D4 2 × tägl.
10 Tropfen in ein Zahnglas, gurgeln und spülen

Mercurius solubilis D30 1 × tägl.
stinkend, übel riechend, sehr schmerzhaft, vor allem nachts

Zahnung

▶ mit Bronchitis

Ferrum phosphoricum D12 2 × tägl.
heißer, trockener, harter Husten, rasche Atmung, Unruhe, Durchfall

Chamomilla D30 6-stündl.
lockerer Husten, hitzige, schwitzige Schädeldecke, grüner Durchfall

▶ mit Durchfall

Podophyllum D6 3 × tägl.
frühmorgens, schmerzlos, heftig in hohem Bogen, tagsüber fester Stuhl

Calcium carbonicum D12 2 × tägl.
sauer, nicht schwächend; runde, pralle Kinder mit offenen Fontanellen

Calcium phosphoricum D12 2 × tägl.
stinkt, wegspritzend mit viel Wind; dünne, alt aussehende Kinder

▶ mit Fieber, Zahnfleischentzündung

Aconitum D30 bei Bedarf
plötzlich trockenes Fieber; ruhelos, verlangt Kälte

Belladonna D30 bei Bedarf
plötzlich feuchtes Fieber; ruhelos, aufgeregt, verlangt Wärme

Chamomilla D30 bei Bedarf
Hitze und Schweiß je höher das Fieber; ruhelos, ärgerlich, mag Kälte

Ferrum phosphoricum D12 2 × tägl.
trockenes Fieber ohne Benommenheit; Bronchitis, anhaltender Durchfall

Terebinthina D4 3 × tägl.
Zahnfleisch geschwollen; gereizt, nächtliche Ruhelosigkeit

Kreosotum D4 3 × tägl.
Zahnfleisch schmerzhaft; Unruhe ganze Nacht, schwarze Zähne erscheinen

▶ mit Hirnreizung

Agaricus D12 2 × tägl.
rot, reizbar, ruhelos; Hautjucken, Muskelzucken

Zincum metallicum D12 2 × tägl.
blass, schläfrig; Muskelzucken, Muskelkrämpfe

Zahnwurzelvereiterung (Zahngranulom)

Phytolacca D4 3 × tägl.
und

Echinacea D2 3 × tägl.
zu gleichen Teilen mischen, 20 Tropfen je Gabe

Mercurius solubilis D30 2 × tägl.
Herd wird provoziert

Mercurius solubilis D12 2 × tägl.
Herd wird resorbiert

Silicea D12 2 × tägl.
Herd wird ausgeheilt

Rachen

Halsschmerzen (Pharyngitis)

▸ **akut**

Aconitum D30 bei Bedarf
nur im allerersten Stadium wirksam! Kälte lindert

Belladonna D30 bei Bedarf
Hals glänzt trocken, Schluckschmerz brennend, Schluckzwang; Wärme gut

Apis D30 bei Bedarf
Hals glänzt wässrig, Schluckschmerz stechend; Kälte lindert; kein Durst

Cantharis D30 bei Bedarf
Hals glänzt, Dauerschmerz wie verbrannt, Halskrämpfe wie zu eng

Nux vomica D30 bei Bedarf
durch Überanstrengung bei Rauchern, Trinkern, Rednern

Mercurius solubilis D30 1 × tägl.
bei jedem Wetterwechsel, sonst subakut; wund, rau; Atem stinkt

▸ **chronisch**

Phytolacca D4 3 × tägl.
eher rechts, dunkelroter Hals; wie eine heiße Kugel, Schleimräuspern

**Mercurius jodatus
flavus D30** 3 × wöchentl.
Zungenbasis gelb, sonst rot; dick-zäher Schleim, dicke Drüsen

Nux vomica D6 3 × tägl.
raues Kratzen absteigend, trockener Husten; weiß geschrumpfte Placken

Graphites D12 2 × tägl.
beständiges Ausräuspern „eines Klumpens"

Diphtherinum D200 einmalig
entsprechende Nosode; dazwischen setzen

▸ **geschwürig entzündet**

Kalium bichromicum D12 2 × tägl.
käseartiger Eiter

Kalium chloratum D4 3 × tägl.
grau-weiße Beläge

Sanguinarium nitricum D4 3 × tägl.
hitzig brennend; dicker, gelber, blutiger Schleim

Baptisia D6 3 × tägl.
eiternd; übel stinkender Mundgeruch

▸ **kälteempfindlich, Wärme lindert**

Belladonna D30 bei Bedarf
Hals in Schals gepackt

Hepar sulfuris D30 2 × tägl.
Hals und ganzer Kopf in Schals gehüllt

Capsicum D6 3 × tägl.
trotz heftigem Brennen

Cistus D6 3 × tägl.
selbst kalter Atem schmerzt

▸ **eher links**

Lachesis D12 2 × tägl.
Hals bläulich rot, sehr empfindlich, wie zusammengeschnürt

**Mercurius bijodatus
rubrum D30** 1 × tägl.
Zungengrund gelb, große weiche Drüsen, Fieber

▸ **eher rechts**

Belladonna D30 einmalig
leuchtend rot, glänzend, trocken; schmerzhafter Schluckzwang; akut

**Mercurius jodatus
flavus D30** 1 × tägl.
Zungengrund gelb, dicker, zäher Schleim; eher chronisch

Phytolacca D4 3 × tägl.
dunkelrot; Zungenrand schmerzt beim Schlucken; alles wie zerschlagen

Guaiacum D4 3 × tägl.
weniger rot, sehr trocken, brennt bei feuchter Wärme; Nackenschmerz

▶ **dunkelroter Hals**

Phytolacca D4 3 × tägl.
Zungenrand schmerzt beim Schlucken

Capsicum D6 3 × tägl.
brennend, aber Kälte verschlimmert

Lachesis D12 2 × tägl.
bläulich, äußerst empfindlich

Pulsatilla D6 3 × tägl.
purpurn, Venenzeichnung; kratzt, rau, trocken; kein Durst

Alumina D6 3 × tägl.
gläsern, schlaffe Schleimhaut

▶ **geschwollenes verlängertes Zäpfchen**

Apis D6 3 × tägl.
wie ein hellroter Wassersack

Kalium bichromicum D12 2 × tägl.
lang gezogen, schleimig

Mercurius corrosivus D30 1 × tägl.
geschwollen, brennend

Capsicum D6 3 × tägl.
lang gezogen, brennend

Wyethia D6 3 × tägl.
verlängert, trockener Rachen, brennende Stimmbänder

Alumina D6 3 × tägl.
schlaff, gläsern, dunkelrot

▶ **mit Drüsenschwellung**

Mercurius solubilis D30 1 × tägl.
schmerzhafte Schwellung, stinkender Atem, große schmutzige Zunge

Hepar sulfuris D30 2 × tägl.
weiche, eitrige Schwellung

Lachesis D12 2 × tägl.
kleine septische Schwellung

Kalium bichromicum D12 2 × tägl.
Zungengrund gelb, Rachen geschwürig, zäher, fadenziehender Schleim

Kalium chloratum D4 3 × tägl.
Rachen grauweiß belegt, geschwürig

▶ **mit Räuspern, Räusperzwang, zäher Schleim**

Kalium carbonicum D6 3 × tägl.
am bewährtesten (!); wie eine Fischgräte im Hals

Kalium bichromicum D12 2 × tägl.
stickig, gummiartig, fadenziehend

Ammonium muriaticum D4 3 × tägl.
wird selbst mit Mühe nicht ausgeräuspert; Rachen rau, Kehlkopf heiser

Argentum nitricum D6 3 × tägl.
klarer Schleim; Splittergefühl; Rachen rau, Stimme belegt

Phytolacca D4 3 × tägl.
Räusperbedürfnis; Schmerz in den Ohren, am Zungenrand, in den Gliedern

Mercurius jodatus flavus D30 1 × tägl.
dicker Schleim; Drüsen geschwollen, Zungengrund gelb

▶ **durch Überbeanspruchung**

Nux vomica D30 bei Bedarf
kratzend; Raucher, Trinker, Redner

Capsicum D6 3 × tägl.
brennend; Raucher, Trinker

Alumina D12 2 × tägl.
trocken; Redner, Prediger

Ferrum phosphoricum D12 2 × tägl.
trocken; Redner, Sänger

Hals – Empfindungen

▶ **als ob eine Feder am Rachendach kratze**

Phosphorus D12 2 × tägl.
hüstelt ständig

▶ **wie eine Fischgräte im Hals**

Hepar sulfuris D30 2 × tägl.
lockerer Schleim; wie ein Splitter oder wie ein Klumpen

Natrium muriaticum D200 bei Bedarf
trocken; wie ein Haar oder wie ein Pflock; Raucher

Kalium carbonicum D6 2 × tägl.
zäher Schleim; ständiges, zwanghaftes Räuspern

▶ **wie ein Haar im Hals**

Silicea D12 2 × tägl.
absteigender Kitzelhusten

Natrium muriaticum D200 bei Bedarf
trockener Pflock; Raucher

▶ **wie ein Klumpen im Hals**

Lachesis D12 2 × tägl.
akut; wie zusammengeschnürt; rutscht beim Schlucken rauf und runter

Hepar sulfuris D30 2 × tägl.
anhaltend, eitrig; wie eine Fischgräte, wie ein Splitter

Graphites D12 2 × tägl.
chronisch anhaltend; nachts erstickend, Essen erleichtert

▶ **wie eine heiße Kugel im Hals**

Phytolacca D4 3 × tägl.
besonders bei warmen Getränken

▶ **wie ein Pflock im Hals**

Ignatia D12 2 × tägl.
beim Schlucken schlimmer

Natrium muriaticum D200 bei Bedarf
trocken; verlängertes Zäpfchen

▶ **wie Sand im Hals**

Cistus D6 3 × tägl.
äußerst trocken, kälte- und zugluftempfindlich; trinkt häufig

▶ **als ob eine Schnur den Hals runterhinge**

Valeriana D12 2 × tägl.
oder ein Draht

▶ **wie ein Splitter im Hals**

Hepar sulfuris D30 2 × tägl.
anhaltend; eitrig

Acidum nitricum D6 3 × tägl.
anhaltend; geschwürig

Argentum nitricum D6 3 × tägl.
beim Schlucken; rauer Hals, raue Stimme

▶ **wie zusammengeschnürt**

Apis D30 bei Bedarf
anhaltend stechend

Belladonna D30 bei Bedarf
mit Schluckzwang, schlimmer beim Schlucken

Cantharis D30 bei Bedarf
krampfig eingeengt

Capsicum D30 bei Bedarf
anhaltend brennend

Lachesis D12 2 × tägl.
wie ein Klumpen; schweres Atmen; kann nur feste Speisen schlucken

Mercurius corrosivus D30 1 × tägl.
krampfig beim Schlucken

Mandelabszess

Hepar sulfuris D30 2 × tägl.
reifer Abszess löst sich auf oder entleert sich

Myristica D4 stündl.
falls sich der reife Abszess nicht entleert; „homöopathisches Skalpell"

Mandelentzündung

▶ **akute Angina**

Aconitum D30 einmalig
Hals hellrot; trocken, plötzlich, heftig; starker Durst nach Kaltem

Belladonna D30 6-stündl.
Hals rot; mäßiger Durst, verlangt nach einem Schal um den Hals

Apis D30 6-stündl.
Hals hellrot, wässrig glänzend, Stechen; kein Durst, verlangt Eiskrawatte

Pyrogenium D30 6-stündl.
dunkelroter, rauer, wunder Hals; drohende Blutvergiftung

Hepar sulfuris D30 2 × tägl.
Eiterstippchen; verlangt nach Wärme

Mercurius solubilis D30 1 × tägl.
Eiterauflagen; verlangt nach Kälte

▶ **chronische Angina**

Barium carbonicum D6 3 × tägl.
runder, ruhiger Mensch

Barium jodatum D4 3 × tägl.
schlanker, unruhiger Mensch

Silicea D30 einmalig
jede zweite Woche dazwischen geben

▶ **vernarbte Angina**

Calcium fluoratum D4 3 × tägl.
schlanker, hitziger Mensch, verlangt nach Kälte und Bewegung

Silicea D12 2 × tägl.
schlanker, fröstelnder Mensch, verlangt nach Wärme und Ruhe

Strontium carbonicum D12 2 × tägl.
kräftiger, warmer Mensch, verlangt nach Wärme

Tellurium metallicum D6 3 × tägl.
schwacher, kalter Mensch, verlangt nach Wärme

▶ **wiederkehrende Angina**

Lachesis D12 2 × tägl.
beginnt immer links

Lycopodium D6 3 × tägl.
beginnt immer rechts

Lac caninum D6 3 × tägl.
wechselt ständig die Seiten

Pyrogenium D30 bei Bedarf
beginnt mit dunkelrotem, wundem Hals

Ignatia D12 2 × tägl.
muss ständig schlucken, Schlucken bessert; „armer Schlucker"

▶ Seitenstrangangina (Mandeln entfernt)

Pyrogenium D30 bei Bedarf
Hals dunkelrot, wund; drohende Blutvergiftung

Phytolacca D4 2 × tägl.
Hals dunkelrot bis blaurot; Schmerz zieht zu den Ohren; Herdstreuung

Mercurius bijodatus rubrum D30 1 × tägl.
große, schmutzige Zunge mit gelbem Grund, stinkender Atem; eher links

Arnica D2 1 × tägl. morgens
bei beständigem Halsreiz 20 Tropfen ins Zahnglas, gurgeln

Mandelpfröpfe

Magnesium carbonicum D12 2 × tägl.
chronisch

Kehlkopf

Glottisödem

▸ **Schwellung des Kehlkopfdeckels**

> **Beachte:** Erstickungsgefahr!

Apis D30 alle 10 Min.
als sei jeder Atemzug der letzte

Chlorum D30 alle 10 Min.
plötzlicher Krampf; kaltschweißiger Kollaps; kann nicht ausatmen!

Sambucus D4 alle 10 Min.
Kehlkopfkrampf; atmet mit weit geöffnetem Mund

Heiserkeit

▸ **morgens**

Causticum D30 1 × tägl.
wunde, raue, kratzende Kehle; trinkt schluckweise kaltes Wasser

Hepar sulfuris D30 1 × tägl.
mit schmerzhaft trockenem Husten

Sulfur D30 1 × tägl.
anhaltend; nach unterdrücktem Ekzem oder durch sonstige Toxinbelastung

**Eupatorium
perfoliatum D30** 1 × tägl.
bei Erkältung; wunde Brust, Körper wie „zerschlagen", Knochen wie „gebrochen"

▸ **abends**

Phosphorus D12 2 × tägl.
raue, wunde, trockene Kehle; Husten beim Sprechen, im Warmen

Carbo vegetabilis D30 1 × tägl.
schmerzlos; durch feuchte, kalte Abendluft

Graphites D12 2 × tägl.
gebrochene Stimme; kälteempfindlicher, beleibter Sänger

▸ **chronisch**

Causticum D6 3 × tägl.
lange geben

Sulfur D6 3 × tägl.
falls Causticum ohne Erfolg; an Unterdrückung von Ekzemen denken!

▸ **schmerzlos**

Carbo vegetabilis D30 1 × tägl.
abendliche Stimmschwäche

Paris quadrifolia D4 3 × tägl.
durch Erkältung; Räusperzwang

▸ **mit gebrochener Stimme**

Arum triphyllum D6 3 × tägl.
Stimme rutscht plötzlich weg

Selenium D12 2 × tägl.
am Beginn des Singens; überbeanspruchte Stimme

Graphites D12 2 × tägl.
abends; bei beleibten Sängern

▸ **durch Erkältung**

Causticum D30 1 × tägl.
absteigende, trockene Rauheit; Kaltes und Feuchtes erleichtern das Brennen

Hepar sulfuris D30 2 × tägl.
schmerzhaft trockene Kehle; Krupp-Husten; hüllt Hals und Kopf warm ein

Carbo vegetabilis D30 1 × tägl.
durch abendliche, feuchte Kühle; abends heiser, morgens weniger

**Eupatorium
perfoliatum D30** 1 × tägl.
wunde Brust; morgens heiser; total kaputt

Paris quadrifolia D4 3 × tägl.
schmerzlos; Räusperzwang

▶ **durch Überbeanspruchung**

Nux vomica D30 bei Bedarf
kratzend; Raucher, Trinker, Redner

Capsicum D30 bei Bedarf
brennend; Raucher, Trinker

Alumina D12 2 × tägl.
trocken; Redner, Prediger

Ferrum phosphoricum D12 2 × tägl.
trocken; Redner, Sänger

▶ **bei Sängern, Rednern**

Causticum D30 bei Bedarf
wundes, raues Kratzen bis zur Brustmitte; morgens; Kalttrinken lindert

Hepar sulfuris D30 bei Bedarf
durch trockenen, kalten Wind, durch Zugluft; trockene, wehe Kehle morgens

**Ferrum
phosphoricum D12** 2-stündl.
rasch geben (!), tonisiert die Stimmbandbreite

Arum triphyllum D6 bei Bedarf
Stimme rutscht plötzlich eine Oktave höher

Argentum metallicum D12 2 × tägl.
raues Brennen verändert die Stimmlage; loser, stärkeartiger Schleim

Graphites D12 2-stündl.
beleibte, blasse Sänger; schlimmer abends

Kehlkopfentzündung (Laryngitis)

▶ **akut, 1. Stadium**

Aconitum D30 in Wasser
trockenes Fieber nach Schüttelfrost; heiser; Krupp um Mitternacht

Belladonna D30 in Wasser
schweißiges Fieber, deckt sich warm zu; wunde, eingeschnürte Kehle

Ferrum phosphoricum D12 2 × tägl.
allmähliches Fieber bei klarem Kopf

▶ **späteres Stadium**

Hepar sulfuris D30 2 × tägl.
kruppartiger Husten verbleibt mit morgendlicher Heiserkeit

Spongia D4 stündl.
brennender, stechender Schluckschmerz; Kehle wie ein Pflock

Drosera D4 2-stündl.
basstonartiger Husten nach Mitternacht bis 1 Uhr

Verbascum D6 2-stündl.
röhrender Husten aus der Tiefe

Jodum D12 2-stündl.
alles trocken: Fieber, Haut, Husten; große Atemnot; gleich nach Aconit

▶ **chronisch**

Hepar sulfuris D30 1 × tägl.
durch Zugluft, Wind, Sturm an schönen, trockenen, kalten Tagen

Sulfur D12 2 × tägl.
durch Toxinbelastung von unterdrückenden Behandlungen

▶ **krampfartig**

Gelsemium D6 3 × tägl.
bei Erkältung

Mephitis D6 3 × tägl.
Einatmung behindert, Ausatmung verlängert

Chlorum D30 bei Bedarf
Einatmung frei, behinderte Ausatmung; bedrohlich!

▶ **mit Stimmverlust**

Causticum D6 3 × tägl.
morgens; rohe, wunde Kehle bis zur Brustmitte; kaltes Wasser lindert

Phosphorus D12 2 × tägl.
abends; rohe, wunde Kehle; besser draußen

Spongia D4 stündl.
drinnen, abends, mitternachts; wie ein Pflock in der Kehle; Bellhusten

Senega D2 stündl.
plötzlich; Kehle ausgetrocknet, aber reichlicher, schlecht abhustbarer Schleim

Kehlkopflähmung (Larynxparese)

▶ **mit Stimmverlust**

Gelsemium D6 3 × tägl.
chronisch oder während der Regel

Nux moschata D12 2 × tägl.
nach Schreck

Platinum D6 3 × tägl.
hysterisch

Krupp

▶ **1. Stadium**

Aconitum D30 in Wasser
immer am Anfang!

Spongia D4 alle 10 Min.
nach Aconit

Hepar sulfuris D30 in Wasser
nach Spongia

Bromum D30 in Wasser
nach Hepar, nach Jod

Jodum D30 in Wasser
nach Hepar

▶ **2. Stadium**

Spongia D4 alle 10 Min.
vor Mitternacht, atmet rau, sägend, schwammig, erstickend; hellblond

Jodum D30 in Wasser
Kehle wie verschlossen; keucht, sägt; unruhig, fiebert; dunkelhaarig

Drosera D4 alle 10 Min.
nach Mitternacht; hustet trocken mit tiefer Bassstimme

Hepar sulfuris D30 in Wasser
gegen Morgen; hustet feucht, pfeifend, erstickend; umwickelt sich warm

Bromum D30 in Wasser
schreckt aus dem Schlaf, pfeift, rasselt, hustet tief, heiser; verlangt einen Schluck kaltes Wasser

▶ **beginnt um Mitternacht**

Aconitum D30 in Wasser
ringt plötzlich nach Atem; große Angst, große Unruhe, heiße Haut

Ferrum phosphoricum D12 stündl.
weniger plötzlich, weniger ängstlich

Veratrum viride D30 in Wasser
heftig, keine Angst!

▶ **vom Niederlegen bis Mitternacht**

Spongia D4 alle 10 Min.
giemt, pfeift, droht zu ersticken; fasst sich mit der Hand an den Hals

▸ **durch lange anhaltendes feuchtes Wetter**

Jodum D30 in Wasser
in allen Stadien angezeigt; Kehle wie geschwollen, verschlossen

▸ **durch trockenen, kalten Wind**

Aconitum D30 in Wasser
Fieber nach Spaziergang, Krupp um Mitternacht

Hepar sulfuris D30 in Wasser
heiser nach Spaziergang, Krupp gegen Morgen

▸ **mit heftigem Krampf in der Kehle**

Lachesis D30 in Wasser
erschrickt gegen Morgen aus dem Schlaf mit heftiger Erstickungsangst; Hals wie zugeschnürt, äußerst berührungsempfindlich

▸ **mit aufgelagerten Membranen (fibrinös)**

Kalium bichromicum D12 2 × tägl.
dicke, absteigende Beläge; erschrickt gegen 3 Uhr aus dem Schlaf

Mercurius cyanatus D4 3 × tägl.
stinkende Beläge

Kalium chloratum D4 3 × tägl.
graue Beläge; rauer, harter Husten

Ammonium causticum D4 3 × tägl.
absteigend hinter das Brustbein; rauer, wunder Husten; Kalttrinken lindert

Kaolinum D4 3 × tägl.
absteigend in die Bronchien; wunde Brust innen und außen, schmerzhaft

▸ **als ob eine lose Haut in der Kehle hinge**

Bromum D30 in Wasser
Atem erstickend, rasselt, pfeift; als ob die Kehle voller Schleim sei; möchte herumgetragen werden!

Pseudokrupp

▸ **mit sog. „falschen Membranen" (lose Beläge)**

Hepar sulfuris D30 in Wasser
splitterartiger Schmerz zieht zu den Ohren; hustet Membranen ab

Jodum D30 in Wasser
ausgedehnte Beläge in der Kehle, wenig Schleim; Kehle wie verstopft

Sanguinaria D6 3 × tägl.
trockene, brennende Kehle, wie geschwollen; röchelt, pfeift, bellt

Räuspern, Räusperzwang

▸ **zäher Schleim**

Kalium carbonicum D6 3 × tägl.
am bewährtesten (!); wie eine Fischgräte im Hals

Kalium bichromicum D12 2 × tägl.
stickig, gummiartig, fadenziehend

Ammonium muriaticum D4 3 × tägl.
wird selbst mit Mühe nicht ausgeräuspert; Rachen rau, Kehlkopf heiser

Argentum nitricum D6 3 × tägl.
klarer Schleim; Splittergefühl; Rachen rau, Stimme belegt

Phytolacca D4 3 × tägl.
Räusperbedürfnis; Schmerz in den Ohren, am Zungenrand, in den Gliedern

Mercurius jodatus flavus D30 1 × tägl.
dicker Schleim; Drüsen geschwollen, Zungengrund gelb

Stimmbandpapillome

▶ **akut und chronisch**

Thuja D6 3 × tägl.
fröstelnder, wässriger Mensch mit belegter Zunge; mag trockenes Wetter

Causticum D6 3 × tägl.
fröstelnder, trockener Mensch mit sauberer Zunge; mag feuchtes Wetter

Stimmverlust

▶ **nach Erkältung**

Phosphorus D12 2 × tägl.
wunde Kehle abends

Rumex D6 3 × tägl.
trockener, quälender Kitzelhusten bei kalter Luft

Ipecacuanha D4 stündl.
sehr saubere Zunge (!); immer begleitet von Übelkeit

Speiseröhre

Blutung

▶ **durch Speiseröhrenkrampfadern**

Erigeron D6 alle 10 Min.
aktiv, hellrot, stoßweise, wallungsartig

Phosphorus D30 alle 10 Min.
aktiv, rot

Ipecacuanha D4 alle 10 Min.
aktiv, rot, massiv

Hamamelis D4 alle 10 Min.
passiv, dunkel

Krampf

▶ **durch Passagehemmung geschluckter Nahrung**

Baptisia D6 3 × tägl.
Halsenge; kann nur Flüssiges schlucken, Festes reizt zum Würgen

Asa foetida D4 3 × tägl.
Ballgefühl; umgekehrte Verdauungsbewegungen, knalliges Aufstoßen

Hyoscyamus D30 bei Bedarf
Schlundenge; kann nur Festes schlucken, verschluckt sich bei Flüssigem

Ignatia D30 bei Bedarf
Kloß im Hals; muss ständig schlucken

Krampfadern

▶ **bei Pfortaderstau**

Erigeron D6 3 × tägl.
Leber- und Gallestörungen nach akuter Leberentzündung

Jodum D12 2 × tägl.
Zirrhose, Lues, Krebs

Kalium jodatum D4 3 × tägl.
bei Alkoholikern

Ceanothus D4 3 × tägl.
Zirrhose, Milzschwellung; Alkoholiker

Lycopodium D6 3 × tägl.
Zirrhose, Gelbsucht, Wasserbauch, Verstopfung

Plumbum metallicum D6 3 × tägl.
kleinkörnige Zirrhose, Gelbsucht, Verkalkung

Sulfur D6 3 × tägl.
chronische Stauungen, chronische Alkoholiker

Sodbrennen

▶ **durch Rückfluss von Magensaft (Reflux-Ösophagitis)**

Robinia D6 3 × tägl.
saures Aufstoßen und Erbrechen von Säure; Zähne werden stumpf

Baptisia D6 3 × tägl.
brauner Streifen in der Mitte der Zunge, fauliger Mundgeruch; Hepatitis?

Phosphorus D12 2 × tägl.
saures Aufstoßen, Brennen; großer Durst auf Kaltes; Magengeschwür?

Verengung

▶ **angeboren**

Baptisia D6
Halsenge; kann nur Flüssiges schlucken, Festes reizt zum Würgen

Hals

Basedow

▸ **mit Glotzaugen (Exophthalmus)**

Jodum D12 2 × tägl.
blass, abgehetzt, ausgezehrt, Kopf heiß, Körper eiskalt; „frisst sich durch den Tag"; Herzflattern, Zittern, besorgniserregende Unruhe; depressiv

Lycopus D12 2 × tägl.
weniger dramatisch; Herzflattern beim Niederlegen; *dazu:*

Thyreoidinum D200 1 × monatl.
blutarm, abgemagert, schwitzt, schwach; Herzflattern bei geringster Anstrengung, anhaltender Stirnkopfschmerz

Natrium muriaticum D200 1 × monatl.
vollendet meist die Heilung

Kropf

▸ **hart**

Calcium fluoratum D12 2 × tägl.
derbes Gewebe, derber Mensch, schlank, hektisch; *dazu:*

Tuberculinum bovinum D200 einmalig
tuberkulinische Anlage

Silicea D12 2 × tägl.
nach Calcium fluoratum oder für dürre, frostige Menschen

Lapis D6 3 × tägl.
wenn Verhärtungen sich erweichen

▸ **knotiger Kropf**

Calcium fluoratum D4 3 × tägl.
derbe Knoten; *oder:*

Calcium fluoratum D12 2 × tägl.
Heißhunger bei Überfunktion; *oder:*

Conium D4 3 × tägl.
kleine, steinharte Knoten; gewalttätiger Heißhunger, Magenkrämpfe

▸ **weicher Kropf**

Calcium carbonicum D12 2 × tägl.
stärkt Gewebe; *dazu:*

Hamamelis D4 3 × tägl.
stärkt Gefäße; *und:*

Luesinum D200 einmalig
zur Besänftigung der destruktiven Anlage

▸ **zystisch**

Apis D6 3 × tägl.
heiß, akut

Silicea D12 2 × tägl.
kalt, chronisch

Schilddrüsenüberfunktion (Hyperthyreose)

▸ **Kummer als Auslösung**

Natrium muriaticum D200 1 × monatl.
abgemagert, grübelt, sorgt sich, seufzt, weint viel; Herzklopfen morgens, chronischer Durchfall; *dazu:*

Spongia D4 3 × tägl.
organisch als Meeresjod

▸ **mit Fettleibigkeit**

Fucus vesiculosus D4 3 × tägl.
jodhaltiger Seetang; Blähhals; *zusätzlich:*

Thyreoidinum D200 1 × monatl.
unterstützt Fucus vesiculosus

▸ **mit Herzstörungen**

Ferrum phosphoricum D12 2 × tägl.
vermehrtes Klopfen tagsüber

Belladonna D30 bei Bedarf
Wallungen und Pulsieren bis zum Hals, dampfende Schweiße; Mitternacht

Spongia D4 3 × tägl.
Herzflattern nach Mitternacht, muss aufsitzen

Lycopus D12 1 × tägl. abends
Herzflattern abends, beim Niederlegen; Engegefühl in der Brust

Hedera D4 3 × tägl.
Herzflattern anfallsweise tagsüber und nach 3 Uhr mit Bangigkeit und Angst

Bromum D6 3 × tägl.
Herzflattern attackenhaft; viel Schleimräuspern, Seefahrt bessert

Schilddrüsenunterfunktion (Hypothyreose)

▸ **verlangsamt, träge, schwach, fettleibig**

Calcium carbonicum D12 2 × tägl.
angeboren; lieb, phlegmatisch, unbeholfen; mag Süßes und Eier

Kalium carbonicum D12 2 × tägl.
schwaches Hirn, schwaches Herz, schwacher Magen, schwaches Kreuz

Barium carbonicum D6 3 × tägl.
erworben; debil

Graphites D12 2 × tägl.
fett, faul, dumm, gefräßig, schleimig

Lespedeza D2 3 × tägl.
organisch; Rest-N und Blutdruck erhöht; 20 Tropfen je Gabe

Tetanie

Veratrum album D6 alle 10 Min.
akut

Nux vomica D30 in Wasser
gereizt, mürrisch, steigert sich hinein; hyperventiliert

Magnesium phosphoricum D4 alle 10 Min.
nervös, krampfig

Cuprum metallicum D6 alle 10 Min.
allgemeine Krampfneigung

Kresolum D12 2 × tägl.
bei Rückenmarkerkrankungen

Acidum hydrocyanicum D4 alle 10 Min.
mit blauen Lippen und blauer, kalter Nasenspitze

Verschlucken

▸ **rot**

Belladonna D30 bei Bedarf
trockener Mund, Schluckreiz, erschwertes Sprechen

Stramonium D30 bei Bedarf
alles noch heftiger, verschluckt sich bei Flüssigem

▸ **blass**

Hyoscyamus D30 bei Bedarf
verschluckt sich bei Flüssigem; Schluckauf; heftig trockener Mund

Cuprum metallicum D30 bei Bedarf
schluckt Luft beim Trinken; Speiseröhrenkrampf, Schluckauf

▸ **blau**

Cicuta D200 bei Bedarf
verschluckt sich beim Essen durch Fremdkörper (z. B. die Gräte beim Fischessen), hustet, läuft blau an, höchste Gefahr! (Arznei in Tropfenform mitführen)

Brustkorb

Rheuma

▶ **der Brustkorbmuskeln**

Arnica D6 3 × tägl.
wie geprügelt bei Nässe, Kälte, muskulärer Überanstrengung

Ranunculus bulbosus D4 3 × tägl.
wie gequetscht bei wechselhaftem, feuchtem Wetter

Rippenneuralgie

Ranunculus bulbosus D4 3 × tägl.
auch Brustwarzenneuralgie

Rippenprellung

Bellis D3 3 × tägl.
sehr bewährt; auch Rippenbruch; „wie ein Schlag auf die Brust"

Schwächegefühl

▶ **in der Brust**

Laurocerasus D4 3 × tägl.
Rechtsherzschwäche

Senega D2 3 × tägl.
Altersbronchitis

Stannum metallicum D12 2 × tägl.
Bronchialäste erweitert, Lungentuberkulose; ist zu schwach zum Husten

Brustdrüse

Brüste

▶ **unterentwickelt**

Sabal D1 3 × tägl.
auch bei übermäßigen Busen bewährt

Jodum D12 2 × tägl.
rascher Schwund, während andere Drüsen schmerzlos vergrößert sind

Lac defloratum D12 2 × tägl.
Brüste hängen schlaff über dem Brustkorb

Conium D4 3 × tägl.
Brüste nur noch Hautfalten!

Brustknoten

▶ **hart**

Phytolacca D4 3 × tägl.
zystisch; Schießen bei Berührung durch den ganzen Körper; nachts, vor der Periode

Conium D4 3 × tägl.
fibrös; messerscharfe Stiche, schlaffe Brüste; fröstelnde Frauen

Phellandrium D4 3 × tägl.
eingezogene, schrundige Brustwarzen; heftige Stiche bis zum Rücken

> **Beachte:** Diese 3 Arzneien auch kurativ je 2 Monate, dann klinische Kontrolle.

▶ **nach Erweichung, zur Gewebsstärkung**

Acidum hydrofluoricum D6 3 × tägl.
hitzige, kräftige Frauen

Calcium fluoratum D12 2 × tägl.
noch hitzige, derbe Frauen

Silicea D12 2 × tägl.
schwache, zarte, frostige Frauen

> **Beachte:** Diese 3 Arzneien auch kurativ je 2 Monate, danach klinische Kontrolle.

▶ **nach Stoß**

Conium D30 3 × wöchentl.
harte Knoten, nicht entzündet, verschiebbar

Brustschmerzen

▶ **1 Woche vor der Periode**

Phytolacca D4 3 × tägl.
Brust gestaut, schneidende Nervenschmerzen durch den ganzen Körper

Lilium D12 2 × tägl.
scharfe Nervenschmerzen mit sexueller Erregung

Phellandrium D4 3 × tägl.
Stiche durch die Brüste, zum Rücken ziehend

Entzündung (Mastitis)

▶ **akut**

Aconitum D30 bei Bedarf
Anfangsfrost; Kühle lindert

Belladonna D30 bei Bedarf
nach Aconitum; rote Streifen von der Brustwarze, Klopfen; Wärme lindert

Bryonia D4 3 × tägl.
Frost, Stechen bei Bewegung, harte Schwellung; mäßige Wärme lindert

Lachesis D12 2 × tägl.
meist links, höchst berührungsempfindlich; Kühle lindert

Hepar sulfuris D30 2 × tägl.
wird weich, eitert; bedarf Wärme

Mercurius solubilis D30 1 × tägl.
Beginn der Eiterung mit Klopfen oder kurzen Frostschauern; bedarf Kühle

▶ **Fistelbildung**

Silicea D12 2 × tägl.
dünn, scharf eiternd; vom Drüsengang ausgehend

Juckreiz

Conium D30 bei Bedarf
der ganzen Brust

Nux vomica D30 bei Bedarf
der Brustwarze

Nervenschmerz (Neuralgie)

▶ **der Brustwarzen**

Ranunculus bulbosus D4 3 × tägl.
auch Rippenneuralgie; wie gebrochen

Croton D4 3 × tägl.
von der Brustwarze zu den Schultern

Cimicifuga D3 3 × tägl.
unter der linken Brust; Eierstöcke?

Verletzung

Bellis D3 3 × tägl.
der Brustwarzen

Conium D30 3 × wöchentl.
Knoten nach Stoß

Herz

Aortaschwäche (Aorteninsuffizienz)

▶ **begleitende Behandlung**

Acidum oxalicum D4 3 × tägl.
Schmerzen ziehen von einem Punkt über dem Herzen zur linken Schulter

Herzbeschwerden (Dyskardie) – Auslösung

▶ **plötzliche Beschwerden**

Aconitum D30 bei Bedarf
Angst, Aufregung, Ärger, Wind, Sturm, Gewitter, Wetterwechsel, Föhn, Zugluft; Anfall, Druck, Krampf, Rasen, Stolpern, Blutandrang, Übelkeit, Brechreiz

▶ **bei Föhn**

Gelsemium D30 bei Bedarf
nervöses Frösteln; müde, matt, zittert; Schwindel, Übelkeit, Brechreiz; möchte Hand gehalten haben

▶ **bei Frauenleiden**

Lilium D12 2 × tägl.
„Myomherz", Gebärmuttergeschwulst

Naja D12 2 × tägl.
Eierstockschmerzen

▶ **durch unterdrückte Hämorrhoidenblutung**

Collinsonia D4 3 × tägl.
Völle, Druck, Schwäche, Atemnot; Schmerzen auch im Wechsel mit Blutung

▶ **bei Nervosität**

Iberis D12 2 × tägl.
scharfe Stiche im Herzen bei jedem Herzschlag

Kalmia D2 3 × tägl.
scharfe Stiche über die Schulter zum Rücken

Lilium D12 2 × tägl.
wie elektrischer Strom im linken Arm

▶ **bei Nikotinvergiftung**

Convallaria D2 alle 10 Min.
scharfe Stiche hinter dem Brustbein; „als höre das Herz auf zu schlagen"

Latrodectus D6 alle 10 Min.
heftiger Krampfschmerz linke Brust zur Achsel; Marmorhaut, Todesangst

▶ **bei Rheuma**

Kalmia D2 3 × tägl.
Herzstiche über die Schulter in den Rücken, in den Arm; Herzklappen

Lithium carbonicum D4 3 × tägl.
Stiche, Zucken, Flattern, Enge; Harnflut bessert; Herzklappen

Ledum D4 3 × tägl.
Druck und Beklemmung hinter dem Brustbein; von unten nach oben ziehend

Acidum benzoicum D3 3 × tägl.
nachts Stolpern und Klopfen; Entzündung des Muskels, der Herzhäute

Colchicum D4 3 × tägl.
wie mit einem breiten Band gequetscht; große Schwäche

▶ **bei Sonne und Hitze**

Aconitum D30 bei Bedarf
heißer, trockener Körper

Belladonna D30 bei Bedarf
heißer, dampfender Körper

Glonoinum D30 bei Bedarf
heißer Körper, innerlich pochendes Gefühl

▶ **von der Wirbelsäule ausgehend**

Cactus D3 3 × tägl.
Herzdruck, Herzkrampf, Krampf und Druck im Rücken

Kalmia D2 3 × tägl.
Herzziehen zur Schulter hin, Ziehen im Rücken

Spigelia D4 3 × tägl.
Herzstiche, Herzklopfen, Stiche und Klopfen im Rücken

Herzbeschwerden – Empfindung

▶ **große Angst, rot**

Aconitum D30 bei Bedarf
eckig, kantig; plötzlicher Blutandrang, Klopfen, Übelkeit, Brechreiz

Arnica D30 bei Bedarf
pyknisch, gestaut; Herzenge auf der Straße

Aurum D30 bei Bedarf
untersetzt, gestaut, aufstrebender Ellbogenmensch; Herzenge in der Stille

▶ **große Angst, blass**

Tabacum D30 bei Bedarf
plötzlich todelend, Übelkeit, Brechreiz, höchst schmerzempfindlich

Arsenicum album D30 bei Bedarf
wuchtiges Brennen, noch größere Angst, Zittern, Gefühllosigkeit

Carbo vegetabilis D30 bei Bedarf
Patient scheint bereits hinter den Tod entrückt

▶ **große Angst um Mitternacht**

Aconitum D30 bei Bedarf
vor Mitternacht; möchte jemanden bei sich haben, Angst zu sterben

Arsenicum album D30 bei Bedarf
nach Mitternacht; Tod steht ihm bereits ins Gesicht geschrieben

▶ **kleine Angst**

Cactus D3 alle 10 Min.
wie von einer Eisenhand gepackt, welche das Herz am Schlagen hindert

▶ **als bliebe das Herz stehen**

Digitalis D3 3 × tägl.
hält sich ruhig

Gelsemium D6 3 × tägl.
muss sich bewegen

Argentum nitricum D6 3 × tägl.
beim Stillsitzen

Acidum oxalicum D4 3 × tägl.
setzt tatsächlich aus, wenn er daran denkt

Lobelia D3 3 × tägl.
tiefer Schmerz, Brust wie zusammengeschnürt

▶ **als fiele ein Tropfen vom Herzen ab**

Cannabis sativa D4 3 × tägl.
Herzklopfen und Atemnot

▶ **als hinge das Herz an einem Faden**

Kalium carbonicum D12 2 × tägl.
Herzschwäche

Lilium D12 2 × tägl.
„Myomherz"

Natrium muriaticum D200 1 × monatl.
Herzrasen, Herzstolpern

▶ **als sei das Herz zu groß**

Lachesis D12 2 × tägl.
verträgt keinen Druck, keine Berührung, am Körper wie im Leben

Sulfur D6 3 × tägl.
Herzklopfen, Atemnot

▶ **Brennen im Herzen**

Arsenicum album D30 bei Bedarf
wuchtiges Brennen

▶ **Kältegefühl im Herzen**

Natrium muriaticum D200 bei Bedarf
bei geistiger und körperlicher Anstrengung

Graphites D12 2 × tägl.
bei Linkslage, bei Bewegung; mit heftigem Klopfen

Kalium jodatum D4 3 × tägl.
erstickend, nachts

Petroleum D12 2 × tägl.
bei Erbrechen, bei Kreislaufstörungen

▶ **neuralgisch zur linken Hand ziehend**

Kalmia D2 alle 10 Min.
scharf schießend; unterdrücktes Rheuma

Spigelia D4 alle 10 Min.
scharf ziehend; Enge, Entzündung, Klappenfehler

Cimicifuga D3 alle 10 Min.
unterhalb der linken Brustwarze ausstrahlend; bei Muskelrheuma

▶ **Schnurren über dem Herzen**

Spigelia D4 3 × tägl.
beim Auflegen der Hand fühlbar

Glonoinum D12 2 × tägl.
beim Abhören auffallend

▶ **scharfe Stiche**

Kalium carbonicum D12 2 × tägl.
wie mit einem Messer durchs Schulterblatt

Spigelia D4 3 × tägl.
im Herzen; nachts mit Todesangst; sichtbares und hörbares Klopfen

Kalmia D2 3 × tägl.
oberhalb des Herzens bis in den Rücken schießend, den Atem raubend

Convallaria D2 3 × tägl.
hinter dem Brustbein

Iberis D12 2 × tägl.
im Herzen bei jedem Herzschlag

▶ **Taubheit im linken Arm**

Aconitum D30 bei Bedarf
Prickeln in den Fingern; entzündlich, funktionell

Kalmia D2 3 × tägl.
mit scharfen Schmerzen; Herz erweitert nach Rheuma

Digitalis D3 3 × tägl.
Herzschwäche, Entzündung, Wassersucht

Rhus toxicodendron D6 3 × tägl.
lahmer Arm; rheumatisch, überanstrengt

▶ **mit Taubheit im rechten Arm**

Phytolacca D4 3 × tägl.
Prickeln

▶ **mit Taubheit der rechten Hand**

Lilium D12 2 × tägl.
Blutandrang, Enge; Atemnot

Herzbeschwerden – Modalität

▶ **kann nicht links liegen**

Phosphorus D12 2 × tägl.
Herz rast

Natrium muriaticum D200   1 × monatl.
Herz setzt unregelmäßig aus

Cactus D3   3 × tägl.
Herz wie eingeschnürt

▶ **kann nur links liegen**

Lilium D12   2 × tägl.
beruhigt nervöses Klopfen

Herzenge (Angina pectoris)

▶ **drückende Angst**

Arnica D30   in Wasser
große Angst mit rotem Gesicht; Schmerz wie ein Elefantenfuß

Vipera D12   alle 10 Min.
große Angst mit blassem Gesicht; Schmerz wie umschnürt

Cactus D3   alle 10 Min.
geringere Angst; Schmerz wie von einer Faust gepackt

▶ **bei hohem Blutdruck**

Arnica D30   bei Bedarf
junge Menschen mit Bluthochdruck nach Anstrengung

Aurum D30   bei Bedarf
alte Menschen mit Bluthochdruck, vor allem beim Fliegen

▶ **hysterisch, neuralgisch**

Cimicifuga D3   alle 10 Min.
als ob der linke Arm am Körper festgebunden sei; droht zu ersticken, bewusstlos

▶ **nervös bedingt**

Lachesis D12   2 × tägl.
rot

Vipera D12   2 × tägl.
blass

Herzentzündung (Myo-, Endo-, Peri-, Pankarditis)

▶ **Beginn**

Spigelia D4   3 × tägl.
rascher Herzschlag, der die Brustwand sichtbar erschüttert

Kalium carbonicum D6   3 × tägl.
erst rasch, dann langsam; Herzwassersucht

Digitalis D3   3 × tägl.
langsamer Herzschlag, Stolpern, Herzwassersucht; Angst einzuschlafen

▶ **akut**

Lachesis D12   2 × tägl.
septisch; schlimmer nachts, gegen Morgen

▶ **Außenhäute (Perikarditis)**

Apis D6   2-stündl.
Stiche; weiß nicht, wie er den nächsten Atemzug angehen soll

Cantharis D6   2-stündl.
Brennen, Druck, Krampf

Kalmia D2   2-stündl.
scharfe, atemraubende Stiche; nach Rheuma

Bryonia D4   2-stündl.
2. Stadium; rheumatisch; Stechen bei geringstem Bewegen; Reibegeräusche

Rhus toxicodendron D6   2-stündl.
folgt gut auf Bryonia

▶ **Innenhäute (Endokarditis)**

Naja D12   2 × tägl.
frisch

Lachesis D12   2 × tägl.
alt

▶ **total, akut (Pankarditis)**

Naja D12 2 × tägl.
Rhythmusstörungen, Atemnot, Unruhe, Mattheit, trockenes Herzhüsteln

▶ **nach unterdrückten Masern oder Scharlach**

Arsenicum album D6 3 × tägl.
Augen- und Beinödeme; ruhelos, kurzatmig, erstickend nach Mitternacht

Herzinfarkt

▶ **frisch**

Crotalus D30 in Wasser
Erstickungsangst

Lachesis D30 in Wasser
Angst vor Beengung

Aconitum D30 in Wasser
Todesangst

Tabacum D30 in Wasser
Todelendigkeit

Arsenicum album D30 in Wasser
sieht aus wie der Tod

Carbo vegetabilis D30 in Wasser
ringt mit dem Tod

▶ **Schwäche und Zittern danach**

Argentum metallicum D12 2 × tägl.
sehr aufgeregt

Veratrum album D30 bei Bedarf
eiskalte Haut, friert, will nicht zugedeckt werden

Tabacum D30 bei Bedarf
eiskalte Haut, fühlt innere Hitze, will nicht zugedeckt werden

Arsenicum album D30 bei Bedarf
friert und will Wärme, hinfällige Unruhe

Carbo vegetabilis D30 bei Bedarf
größte Schwäche, kämpft weiter mit dem Tod

Herzklappenfehler

▶ **Begleittherapie**

Convallaria D2 3 × tägl.
große Atemnot, Wassersucht, spärlicher Urin

Naja D12 2 × tägl.
trockenes, raues Herzhüsteln; niedriger Blutdruck; besser draußen

Herzklopfen (Tachykardie)

▶ **akut**

Aconitum D30 in Wasser
rot; plötzlich

Natrium muriaticum D200 in Wasser
blass; nächtlich von 1 bis 3 Uhr

▶ **später**

Spigelia D4 alle 10 Min.
sichtbar für jeden

Acidum sulfuricum D6 alle 10 Min.
glaubt, jeder sähe es

Kalmia D2 alle 10 Min.
mit Stichen im Rücken

Crataegus D2 alle 10 Min.
bergan; seufzt

▶ **hörbar**

Spigelia D4 3 × tägl.
Entzündung, Nervenschmerzen; Schnurren über dem Herzen

Arsenicum album D30 bei Bedarf
bei erweitertem Herzmuskel der Bergsteiger, der Bergbauern

▶ in Ruhe

Magnesium muriaticum D6 3 × tägl.
wie Messerstiche; bewegt sich auf und ab, reibt sich die Herzgegend

Ferrum metallicum D12 2 × tägl.
mit Angst; geht langsam umher

▶ bei geringster Bewegung

Staphisagria D12 2 × tägl.
nach dem Aufwachen; Puls sonst langsam und schwach

▶ bei alten Menschen mit Hautwassersucht

Crataegus D2 3 × tägl.
und

Convallaria D2 3 × tägl.
und

Apocynum D2 3 × tägl.
zu gleichen Teilen mischen; 20 Tropfen pro Gabe

▶ bei alten Menschen mit niedrigem Blutdruck

Crataegus D2 3 × tägl.
und

Cactus D3 3 × tägl.
und

Veratrum album D6 3 × tägl.
zu gleichen Teilen mischen; 20 Tropfen pro Gabe

▶ bei schnell wachsenden Kindern und Jugendlichen

Acidum phosphoricum D6 3 × tägl.
zart, schlank; auch nach Onanie

▶ bei Blutarmut

China D4 3 × tägl.
nach viel Säfteverlust; in der Genesungszeit

Natrium muriaticum D200 bei Bedarf
blass, niedergeschlagen; nachts

Kalium carbonicum D12 2 × tägl.
blass, gedunsen; schwach von Kopf bis Fuß

Ferrum metallicum D12 2 × tägl.
blühendes Aussehen; alle Adern pochen

▶ mit Blutwallungen

Amylium nitrosum D30 bei Bedarf
ungestüm; Atemnot

Glonoinum D30 bei Bedarf
heftig, als ob die Brust berste; Klopfen überall, vor allem im Nacken und Kopf

Belladonna D30 bei Bedarf
hallt im Kopf wider; vor allem in Hals und Schläfen

Lilium D12 2 × tägl.
als sei das Herz mit Blut überfüllt

Veratrum viride D30 bei Bedarf
heftig, laut; in allen Adern; keine Angst (!); Entzündungen, Herz erweitert

▶ mit Ohnmacht

Aconitum D30 bei Bedarf
sterbensängstlich; erregt danach

Nux moschata D30 bei Bedarf
hysterisch; schläft danach tief

▶ beim Niederlegen

Lycopus D12 1 × tägl. abends
Schilddrüse beteiligt wie bei allen Halogenen und jodhaltigen Arzneien

Aurum muriaticum D12 1 × tägl. abends
mit Stolpern

▶ **bei Prüfungen**

Aconitum D30 einmalig
plötzlich mit Angst

Strophantus D4 alle 10 Min.
Brett vor dem Kopf

Argentum nitricum D30 einmalig
Magenkrämpfe, Harndrang, Stuhldrang; zittert

Arsenicum album D30 einmalig
Angst, Bauchkrämpfe, Durchfall; vergeht

Herzlähmung

▶ **drohend**

Strychninum nitricum D30 alle 5 Min.
Atemnot, blaue Lippen, blaue Fingerspitzen; saures Aufstoßen

Herzmuskelentzündung (Myokarditis)

Naja D12 2 × tägl.
akut und Spätschaden; Rhythmusstörungen, Klopfen, Atemnot, Unruhe

Diphtherinum D200 einmalig
dazwischen geben, wenn chronisch

Herzmuskelschwäche (Myodegeneratio cordis)

▶ **fettige Degeneration**

Phosphorus D12 2 × tägl.
eher des rechten Herzens; Rückstau des Venenflusses; Lider geschwollen

Arsenicum album D6 3 × tägl.
eher des linken Herzens; Brennen; Erstickungsanfälle; ganzes Gesicht geschwollen

Vanadium D6 3 × tägl.
auch Leber und Gefäße angegriffen; chronisches Rheuma, Diabetes, Tuberkulose

Cuprum arsenicosum D6 3 × tägl.
nächtliche Gefäßkrämpfe; kalte, blaue Glieder mit fleckiger Röte

Phytolacca D4 3 × tägl.
Herzkrämpfe, vor allem beim Gehen; im Wechsel mit Krämpfen im rechten Arm

Herzrasen (tachykarder Anfall)

▶ **bei Kindern**

Magnesium carbonicum D12 2 × tägl.
Angst, muss auf und ab laufen, sich die Herzgegend reiben

▶ **bei Schilddrüsenüberfunktion**

Ferrum phosphoricum D12 2 × tägl.
tagsüber

Belladonna D30 bei Bedarf
Mitternacht; Wallungen und Pulsieren bis zum Hals, dampfende Schweiße

Spongia D4 3 × tägl.
nach Mitternacht; muss aufsitzen

Lycopus D12 1 × tägl. abends
abends, beim Niederlegen; Engegefühl in der Brust

Hedera D4 3 × tägl.
anfallsweise tagsüber und nach 3 Uhr; Bangigkeit, Angst

Bromum D6 3 × tägl.
attackenhaft; viel Schleimräuspern, Seefahrt bessert

Herzrhythmusstörungen

▸ **anfallartig, Klopfen, Stolpern (tachyarrhythmisch, tachykard, bradykard)**

Arnica D30 in Wasser
roter, kräftiger Mensch

Natrium muriaticum D200 in Wasser
blasser, schwacher Mensch

▸ **akuter Anfall (Adams-Stokes-Syndrom)**

Aconitum D30 in Wasser
langsamer oder schneller Puls oder beides; entzündliche Ursache

Cactus D3 alle 10 Min.
langsamer Puls, Herz „wie von einem Eisenring umklammert"

Digitalis D3 alle 10 Min.
langsamer Puls, „als höre das Herz zu schlagen auf"; muss stillsitzen

Gelsemium D6 alle 10 Min.
langsamer Puls, „als höre das Herz zu schlagen auf"; muss sich bewegen

Kalmia D2 alle 10 Min.
schneller oder langsamer Puls, schießend zur Schulter; Angst aus dem Magen

Spigelia D4 alle 10 Min.
schneller Puls, schießend zum Rücken; schlimmer bei jeder Armbewegung

▸ **zu langsam (bradykard)**

Aconitum D30 in Wasser
erst langsam, dann schnell; Unruhe, große Angst; muss sich bewegen

Cactus D3 alle 10 Min.
Herz wie von einem Eisenring umklammert

Digitalis D3 alle 10 Min.
als höre das Herz zu schlagen auf; muss stillhalten

Gelsemium D6 alle 10 Min.
als höre das Herz zu schlagen auf; muss sich bewegen

Barium carbonicum D6 3 × tägl.
verkalkt; Herzkrämpfe

Herzschwäche (Herzinsuffizienz)

▸ **Altersherz, Muskel erweitert**

Strophantus D4 3 × tägl.
Schwäche, Atemnot, Wassersucht, spärlicher Urin

Convallaria D2 3 × tägl.
anhaltendes Herzklopfen, scharfe Stiche in der Brustmitte

Oleander D12 2 × tägl.
Schwäche, Stolpern, Angst, Zittern

Iberis D12 2 × tägl.
Klopfen, Stolpern, Unbehagen; fühlt sein Herz

Asparagus D4 3 × tägl.
Muskelschaden mit Wassersucht

Blatta orientalis D4 3 × tägl.
erweitertes, entgleistes Herz mit Wassersucht; bei Asthma, bei Regenwetter

▸ **rechte Herzkammer**

Laurocerasus D4 3 × tägl.
als drehe sich das Herz im Leibe um; blaue Lippen, schnappt nach Luft

Phosphorus D12 2 × tägl.
Herzverfettung, Rückstau des venösen Blutstromes

▸ **rechte Herzkammer, blaue Lippen**

Crataegus D2 3 × tägl.
und

Convallaria D2 3 × tägl.
und
Laurocerasus D4 3 × tägl.
zu gleichen Teilen mischen; 20 Tropfen pro Gabe

▶ **rechte Herzkammer, Hautwassersucht**

Crataegus D2 3 × tägl.
und
Convallaria D2 3 × tägl.
und
Adonis D3 3 × tägl.
zu gleichen Teilen mischen; 20 Tropfen pro Gabe

▶ **mit Atemnot**

Crataegus D2 3 × tägl.
bergan; seufzt, gähnt, streckt sich

Carbo vegetabilis D30 bei Bedarf
wenn nichts mehr geht

▶ **mit schwerer sinusartiger Atemnot (Cheyne-Stokes)**

Opium D30 stündl.
tiefrotes Gesicht; bewusstlos, schnarcht

Acidum hydrocyanicum D4 alle 10 Min.
blasses, kaltes Gesicht; blaue, mit Schaum umrandete Lippen

Hyoscyamus D30 stündl.
blasses Gesicht; blasse Lippen

Cuprum metallicum D30 stündl.
blasses, zuckendes Gesicht; blaue Lippen

Arsenicum album D30 stündl.
blasses, kaltschweißiges Gesicht; blasse Lippen

▶ **kann nicht durchatmen, holt tief Luft**

Ignatia D12 2 × tägl.
Sorgenseufzer; Zeichen beginnender Herzinsuffizienz

Spongia D4 3 × tägl.
Schilddrüsenseufzer; atmet wie durch einen Schwamm

Crataegus D2 3 × tägl.
Herzseufzer; Herzrhythmusstörungen

▶ **Empfindungen im Herzen**

Rhus toxicodendron D6 3 × tägl.
Zittern

Zincum metallicum D12 2 × tägl.
Stöße, Zuckungen

▶ **mit Erstickungsgefühlen**

Apis D6 3 × tägl.
so eng, als stünde der Tod nahe; keine Angst!

Digitalis D3 3 × tägl.
nach dem Einschlafen; scheinbarer Stillstand, erschrickt; schnappt nach Luft

Grindelia D4 3 × tägl.
nach dem Einschlafen; tatsächlicher Stillstand; erschrickt; Angst wieder einzuschlafen

Kalium jodatum D4 3 × tägl.
nachts mit Kälte im Herzen

Lachesis D12 2 × tägl.
nachts, beim Erwachen; als würde der Hals gewürgt

Spongia D4 3 × tägl.
beim Niederlegen, vor Mitternacht; schnappt nach Luft

▶ mit Herzmuskelschwäche

Crataegus D2 3 × tägl.
zusätzlich beim digitalisierten Patienten; „das tägliche Zahnbürsterl des Herzens" (Dorcsi)

▶ mit Schlafstörung beginnend

Digitalis D3 3 × tägl.
schreckhaftes Erwachen mit Angst, Schwindel beim Aufrichten und Stehen

▶ mit Wassersucht (Ödeme)

Apis D6 3 × tägl.
Beine glänzend gespannt; als ob der Tod nahe, angstlos; durstlos

Apocynum D2 3 × tägl.
Schwächegefühl in Magengrube; viel Durst, aber viel Trinken macht Beschwerden

Digitalis D3 3 × tägl.
als bliebe das Herz stehen, muss stillhalten; langsamer Puls

Arsenicum album D6 3 × tägl.
wächserne Augen und Füße; als ob der Tod nahe, angstreich; durstreich

Sportlerherz

Arnica D6 3 × tägl.
Beklemmung nach Anstrengung; später Muskelschwäche durch Muskelschwund

Rhus toxicodendron D6 3 × tägl.
Muskelerweiterung bei Schwerarbeitern im Freien

Bromum D6 3 × tägl.
Schwäche; plötzliches Klopfen, Stolpern, anhaltend auch in Ruhe

Lunge

Adams-Stokes-Syndrom (Sauerstoffmangel im Hirn)

(schwere Schädigung des Atemzentrums durch akute Herzrhythmusstörungen)

Barium carbonicum D6 3 × tägl.
Durchgangssyndrom; langsamer Puls, AV-Block wegen Herzgefäßverkalkung

Cuprum metallicum D6 3 × tägl.
allgemeine Verkalkung, Gefäßkrampf

Kalium carbonicum D12 2 × tägl.
Mischform, eher langsamer Puls, „als hinge das Herz an einem Faden"

Lycopus D12 alle 10 Min.
rascher Puls, hormonelle Steuerung, entzündlich

Naja D12 2 × tägl.
rascher Puls, Entzündung des Herzens, erwacht über dem Herzschlag

Lachesis D12 2 × tägl.
rascher Puls, erwacht mit Schreck und Würgegefühl am Hals gegen Morgen

Asthma der Kinder

▶ **bei Erkältung, plötzlich**

Aconitum D30 bei Bedarf
eckig, trocken, unruhig, ängstlich, Kühle suchend

Belladonna D30 bei Bedarf
rundlich, schwitzig, Wärme suchend

▶ **bei Bronchitis**

Ipecacuanha D4 stündl.
blass, rote Wangen; grobblasig, mit Übelkeit

Tartarus stibiatus D6 stündl.
blass; feinblasig

Arsenicum album D30 in Wasser
bei nächtlichem Anfall

▶ **bei spastischer Bronchitis**

Aconitum D30 bei Bedarf
zart, trocken

Belladonna D30 bei Bedarf
dicklich, schwitzt

▶ **bei Bronchiolitis (tief unten)**

Phosphorus D12 2 × tägl.
und zusätzlich:

Ipecacuanha D4 stündl.
rote Bäckchen; oder:

Ammonium carbonicum D4 3-stündl.
bei Kreislaufschwäche

▶ **im Herbst schlimmer**

Marum verum D6 3 × tägl.
4 Wochen lang; danach:

Grindelia D4 3 × tägl.
4 Wochen lang; danach:

Senega D2 3 × tägl.
4 Wochen lang; Kur jeden Herbst wiederholen

Lobelia D3 alle 10 Min.
bei drohendem Anfall

▶ **Großstadtkinder mit Ekzem**

Acidum sulfuricum D12 2 × tägl.
rasselnd, pfeifend, locker, ermüdender Reizhusten

Asthma – Auslösung

▶ **nervös, rot**

Bromum D6 3 × tägl.
hitzige, schelmische Kinder; Kitzelhusten beim Übergang ins Warme; trinkt kleine Schlucke kaltes Wasser

Jodum D12 2 × tägl.
ältere Menschen; abendlicher Reizhusten; trinkt große Mengen Kaltes

Moschus D12 2 × tägl.
große hysterische Erstickungsangst; Hals und Brust umschnürt

▶ **nervös, blass**

Ambra D3 3 × tägl.
4 Wochen lang; *danach:*

Acidum succinicum D12 2 × tägl.
4 Wochen lang; *danach:*

Mephitis D6 3 × tägl.
4 Wochen lang; Kur bedarfsweise wiederholen

▶ **bei akutem Schnupfen**

Grindelia D4 3 × tägl.
feuchtes Asthma bei feuchtem Wetter

Hedera D4 3 × tägl.
Nase läuft bei Anfall gegen Morgen; reißt die Fenster auf

▶ **bei feuchtkaltem Wetter**

Natrium muriaticum D200 1 × monatl.
Husten beim Übergang ins Warme; salziger Schleim, berstendes Kopfweh

Dulcamara D6 3 × tägl.
trockener, kurzer, bellender Husten mit zähem Schleim; im Wechsel mit Durchfall, Ekzem, Rheuma

▶ **bei Nebel, Feuchtigkeit**

Natrium sulfuricum D12 2 × tägl.
feuchtes Asthma, viel Rasseln; loses Gefühl im Bauch; blass, fröstelnd

Hypericum D30 bei Bedarf
mit Trockenheit im Rachen

▶ **bei feuchtwarmem Wetter, Schwüle**

Ipecacuanha D4 3 × tägl.
Brustangst, Schwere, Übelkeit; droht zu ersticken; bewegt sich nicht!

Lachesis D12 2 × tägl.
Erstickungsgefühl gegen Morgen, beim Erwachen; Schweiße erleichtern

▶ **bei trocken-schönem Wetter**

Hepar sulfuris D30 2 × tägl.
liebt das feuchte Wetter

Causticum D12 2 × tägl.
fühlt sich wohler bei Regenwetter oder bei trübem Himmel

Medorrhinum D200 bei Bedarf
liebt Feuchtigkeit und Meeresluft

▶ **bei jedem Wetterwechsel**

Calcium carbonicum D12 2 × tägl.
hustet nachts ohne zu erwachen, tagsüber gelb-schleimig nach Essen, bei Kälte

Thuja D12 2 × tägl.
nach Durchnässen, Kälte; ab 16 Uhr bis 4 Uhr mit Schweiß an unbedeckten Körperteilen; verlangt heiße Umschläge

▶ **ab Frühjahr bis Herbst**

Sulfur D12 2 × tägl.
rote, runde, kräftige oder schlanke Menschen mit hängenden Schultern; schauen irgendwie immer schmutzig und schmuddelig aus

Natrium muriaticum D200 1 × monatl.
verträgt keine Sonne; bekommt Ausschlag, Kopfweh, Verstopfung, Asthma

▶ **im Frühjahr und Herbst**

Lachesis D12 2 × tägl.
aufkeimende Frühjahrssonne sowie Schwüle und Feuchtigkeit stauen und fördern Enge

Jodum D12 2 × tägl.
beängstigend bang, aufgeregt schon bei geringer Wärme; Fließschnupfen

Hedera D4 3 × tägl.
wie bei Jodum, nur weniger dramatisch, kälteempfindlicher als bei Jodum

▶ **im Herbst**

Lactuca D4 3 × tägl.
trocken, krampfend, wenn gleichzeitig aufsteigendes Kloßgefühl im Hals

Natrium sulfuricum D12 2 × tägl.
Nebel, kaltfeuchtes Wetter, Wechsel zu feuchtem Wetter

Thuja D12 2 × tägl.
Durchnässen, Kälte, Wetterwechsel; nachts bis 4 Uhr; warme Umschläge

▶ **im Winter**

Silicea D12 2 × tägl.
Reizhusten wie von einem Haar, starkes Rasseln, übel riechender Schleim

Psorinum D200 bei Bedarf
äußerst kälteempfindlich, kurzatmig im Freien; legt sich nieder (!); Stechen und Wundheit hinter dem Brustbein

▶ **nach Verletzung der Wirbelsäule**

Hypericum D30 bei Bedarf
schlimmer bei feuchtem, nebligem Wetter; hat sich bewährt!

Asthma – Modalität

▶ **mit Angst, abends zu Bett zu gehen**

Carbo vegetabilis D30 1 × tägl. abends
wegen drohendem Anfall

▶ **mit Angst, nach dem Einschlafen stocke die Atmung**

Grindelia D4 3 × tägl.
Atmung stockt tatsächlich und setzt beim Erwachen wieder ein

▶ **drohend beim Niederlegen**

Spongia D4 alle 10 Min.
Ausatmung verlängert, wie durch einen Schwamm gepresst

▶ **bedrohlicher Anfall nachts**

Acidum hydrocyanicum D4 alle 10 Min.
eiskalte Schweiße, bläuliche Haut; Hals, Brust wie geschnürt; röchelt

Lobelia D3 alle 10 Min.
kurzer, trockener Husten; verlängertes Ausatmen; Brust wie geschnürt

Digitalis D3 alle 10 Min.
blaue Lippen; trockener, krampfiger Husten; muss aufsitzen, sich bewegen

▶ **bis 4 Uhr**

Thuja D12 2 × tägl.
von 16 Uhr bis 4 Uhr; schwitzt, verlangt heiße Umschläge, äußere Wärme

▶ **um Mitternacht**

Arsenicum album D30 in Wasser
genau nach Mitternacht; Angst zu ersticken, große Unruhe, kalte Schweiße überall; Brust wund, brennt; brennender Durst, aber trinkt kaum; heftiges Frösteln, hüllt sich in Decken, doch der Kopf braucht frische Luft

▶ **um 3 bis 4 Uhr**

Kalium bichromicum D12 2 × tägl.
Husten mit zähem, gelbem, fadenziehendem Schleim erleichtert

Kalium carbonicum D12 2 × tägl.
spannungsloser, trockener, stechender Husten; Stiche rechte untere Brust

Tartarus stibiatus D6 3 × tägl.
Brust voller feinblasiger Geräusche, voller Schleim, der nicht abgehustet werden kann; bekommt nicht genügend Luft; sieht blass, gedunsen aus

▶ **um 4 bis 5 Uhr**

Natrium sulfuricum D12 2 × tägl.
Husten mit reichlich grünlichem oder eiweißartigem Schleim

▶ **am Meer besser**

Medorrhinum D200 1 × monatl.
sykotische Anlage (!); erkältet sich beim geringsten Luftzug; Husten, als zerreiße der Kehlkopf in Stücke; bohrt dabei Gesicht ins Kissen, unlöslich zäher Schleim

▶ **am Meer schlimmer**

Natrium muriaticum D200 1 × monatl.
oder eindeutige Besserung, aber Verschlechterung gleich danach

Jodum D12 2 × tägl.
wie bei allen Halogenen; jodhaltige Seeluft!

Bromum D6 3 × tägl.
aber eindeutig besser bei einer Bootsfahrt auf dem Meer

▶ **Zigarettenrauchen lindert Atemnot**

Aranea diadema D12 2 × tägl.
sehr beeindruckend!

Asthma – Begleitbeschwerden

▶ **mit Krampfhusten**

Cuprum arsenicosum D6 3 × tägl.
anfallsartig nachts, bläuliche Lippen; hält Daumen in der Faust; Durst

Corallium rubrum D6 3 × tägl.
wie ein Maschinengewehr; zäher, klebriger Schleim läuft Rachen runter

Coccus cacti D4 3 × tägl.
wie ein erschöpfender, trockener Raucherhusten; fadenziehender Schleim

Capsicum D6 3 × tägl.
gedunsener, rotwangiger, eifersüchtiger Ausdruck; brennende Halsenge

Mephitis D6 3 × tägl.
erbricht, fühlt sich leichter; nach verweigertem Wunsch verwöhnter Einzelkinder

> **Beachte:** Gaben notfalls bis zu stündlich wiederholen!

▶ **mit Magenstörungen**

Nux vomica D12 2 × tägl.
Enge der unteren Brust; krampfiges Rülpsen erleichtert; öffnet Kleider

Lycopodium D12 2 × tägl.
vielerlei Magenbeschwerden; Blähsucht im Unterbauch

Carbo vegetabilis D30 bei Bedarf
gärende Blähsucht im Oberbauch; ältere geschwächte Menschen

Zingiber D12 2 × tägl.
Asthma gegen Morgen; Husten trocken, Stechen rechts, Aufsitzen, *keine* Angst!

▶ **im Wechsel mit Ekzem; Diathese beachten!**

tuberkulinisch: wenn zuerst Asthma auftrat und danach das Ekzem erschien
sykotisch: wenn zuerst Ekzem erschien und danach das Asthma auftrat

Sulfur D200 1 × monatl.
auch gleichzeitig im Sommer und/oder in der Bettwärme; alle Formen

Pulsatilla D200 1 × monatl.
Schleimhäute eher kälteempfindlich, Haut eher wärmeempfindlich; feucht

Lachesis D200 1 × monatl.
erst Ekzem, dann Asthma, ab Frühjahr bis Herbst, Erwachen; alle Formen

Dulcamara D200 1 × monatl.
Asthma in feuchtem Wetter, durch Unterkühlung, Durchnässen; Krusten

Natrium muriaticum D200 1 × monatl.
im Winter eher Asthma, im Sommer eher Ekzem schlimmer; Reibeisenhaut

Arsenicum album D200 1 × monatl.
nur im Winter schlimmer; friert wie bei Psorinum; Haut sehr trocken, rissig

Atemnot

▸ **kann nicht durchatmen, muss tief einatmen**

Ignatia D12 2 × tägl.
Sorgenseufzer; Zeichen von beginnender Herzinsuffizienz

Spongia D4 3 × tägl.
Schilddrüsenseufzer; atmet wie durch einen Schwamm

Crataegus D2 3 × tägl.
Herzseufzer; Herzrhythmusstörungen

Bronchitis – Entzündungsart

▸ **akut, fieberhaft**

Aconitum D30 einmalig
plötzlich trockenes Fieber, ängstliche Unruhe, voller, harter Puls

Ferrum phosphoricum D12 2 × tägl.
trockenes Fieber; geht trotzdem seiner üblichen Beschäftigung nach

Gelsemium D30 2 × tägl.
einnehmendes trockenes Fieber; schlapp, kraftlos; voller, fließender Puls

Veratrum viride D30 bei Bedarf
hektisches, trockenes Fieber, große Hitze, keine Angst

Belladonna D30 bei Bedarf
schweißiges Fieber; Kind weint vor Hustenanfall; Brust wund, brennt

Mercurius solubilis D30 1 × tägl.
Fieber wechselt mit Frost; wund, rau; Kälte gut, aber vermehrt Husten

▸ **im Alter**

Senega D2 3 × tägl.
kann schlecht abhusten

Grindelia D4 3 × tägl.
eitriger Schleim; alte Männer

Antimonium sulfuratum aurantiacum D4 3 × tägl.
„das Maul voll" von grünem, schmierigem Schleim

▸ **asthmatoid, nervös**

Ambra D3 3 × tägl.
2 Wochen lang; *danach:*

Acidum succinicum D12 2 × tägl.
2 Wochen lang; *danach:*

Mephitis D6 3 × tägl.
2 Wochen lang

▸ **chronisch**

Calcium fluoratum D12 2 × tägl.
3 Monate lang; *danach:*

Silicea D12 2 × tägl.
3 Monate lang; *oder:*

Spongia D4 3 × tägl.
trockener, harter Husten, giemt und pfeift „aus dem letzten Loch"

Sulfur D12 2 × tägl.
anhaltender, feucht-eitriger, laut rasselnder Erstickungshusten

Balsamum peruvianum D4 3 × tägl.
anhaltender, feucht-eitriger, laut rasselnder, lockerer Husten

▸ **chronisch im Herbst**

Marum verum D6 3 × tägl.
ab September 4 Wochen lang; *danach:*

Grindelia D4 3 × tägl.
weitere 4 Wochen; *danach:*

Senega D2 3 × tägl.
ebenso 4 Wochen lang; jährlich wiederholen; *oder:*

Natrium sulfuricum D12 2 × tägl.
lockerer, rasselnder Husten; reichlich grüner Schleim; 4 bis 5 Uhr

Dulcamara D6 3 × tägl.
lockerer, reichlich grüner, geschmackloser Schleim; ältere Menschen

▸ **chronisch wiederkehrend**

Stannum metallicum D12 2 × tägl.
schwacher Husten, nachts und morgens; widerlich süßlicher Schleim

Hedera D4 3 × tägl.
im Frühjahr, im Herbst mit Fließschnupfen; Husten nachts, frühmorgens

Bacillinum D200 1 × monatl.
zur Abwehrstärkung der tuberkulinischen Schwäche

▸ **durch Erkältung**

Aconitum D30 bei Bedarf
trockenes, unruhiges, ängstliches Fieber; Kühle suchend

Belladonna D30 bei Bedarf
schwitziges Fieber; Wärme suchend

Eupatorium perfoliatum D30 bei Bedarf
trockenes Fieber; Knochen wie zerbrochen

Rhus toxicodendron D30 bei Bedarf
unruhiges Fieber; Muskeln wie zerschlagen

Nux vomica D30 bei Bedarf
Fieber ohne Durst; Magenweh, Kopfweh

▸ **spastisch, Beginn**

Aconitum D30 bei Bedarf
zart, trocken

Belladonna D30 bei Bedarf
dicklich, schwitzt

▸ **spastisch, später**

Ipecacuanha D4 stündl.
blass, rote Wangen; anhaltende Übelkeit; grobblasige Geräusche

Tartarus stibiatus D6 stündl.
blass, gedunsenes Gesicht; feinblasige Geräusche; *eventuell mit:*

Phosphorus D12 2 × tägl.
zusätzlich

▸ **eitrig, stinkend (foetida)**

Kreosotum D4 3 × tägl.
locker, aashaft stinkend

Arsenicum album D6 3 × tägl.
giemt und hustet vergebens um Mitternacht; Unruhe, Angst, Schwäche

Phellandrium D4 3 × tägl.
locker am Morgen

Balsamum peruvianum D4 3 × tägl.
locker, unbehandelt, vernachlässigt

Sulfur jodatum D4 3 × tägl.
zur Auflösung der Verschleimung

▸ **tief sitzend (Bronchiolitis)**

Phosphorus D12 2 × tägl.
und zusätzlich:

Ipecacuanha D4 stündl.
rote Bäckchen, saubere Zunge (!), Übelkeit; oder:

Tartarus stibiatus D6 stündl.
blass, gedunsen; Brechwürgen, Durchfall

Ammonium carbonicum D4 stündl.
dunkelrot, gedunsen; Kreislaufschwäche, Schnappatmung

Antimonium arsenicosum D4 stündl.
blass; alles bedrohlicher, ängstlicher, unruhiger, hinfälliger als bei Ammonium carbonicum

Bronchitis – Begleitbeschwerden

▸ **Hustenanfall endet mit:**

Coccus cacti D4 3 × tägl.
Aufstoßen und Rülpsen; wie Raucherhusten

Cina D6 3 × tägl.
Niesen; Krampfhusten

Senega D2 3 × tägl.
Niesen; Herbstkatarrh, Lungenbläschenerweiterung

▸ **Kreislaufschwäche**

Ammonium carbonicum D4 stündl.
dunkelrotes, gedunsenes Gesicht; schläfrig; tiefe, feinblasige Geräusche

Ammonium jodatum D4 stündl.
nach Ammonium carbonicum; drohende Wassersucht der Lunge, drohender Kollaps

Antimonium arsenicosum D4 stündl.
hinfällige Unruhe; kann nicht mehr husten, kann nur noch aufsitzen

Tartarus stibiatus D6 stündl.
ruhiger; aber mehr Brechwürgen und Schweiße

Carbo vegetabilis D30 bei Bedarf
sehr hinfällig; Rasseln mit Atemnot, stinkender Auswurf, Brust brennt

Veratrum album D30 bei Bedarf
kalte Schweiße, eiskalter Körper; deckt sich trotzdem ab

Bronchitis – Absonderung

▸ **anhaltend ohne Schleim**

Bryonia D4 2-stündl.
schlimmer in warmen Räumen

Phosphorus D12 2 × tägl.
schlimmer in frischer Luft

Kalium carbonicum D12 2 × tägl.
schlimmer um 2 bis 4 Uhr

▸ **mit Schleimstraße im Nasen-Rachen-Raum**

Kalium bichromicum D12 2 × tägl.
fadenziehender Schleim, der mühsam hervorgebracht wird

Corallium rubrum D6 3 × tägl.
festsitzender Schleim, der widerlich geräuschvoll hervorgebracht wird

Rumex D6 3 × tägl.
klebriger Schleim, der nicht hervorgebracht werden kann

▸ **Schleim löst sich**

Pulsatilla D6 3 × tägl.
grün, locker, reichlich

Kalium sulfuricum D6 3 × tägl.
weiß, locker

Ipecacuanha D4 3 × tägl.
grobblasig; Übelkeit bei sauberer Zunge, würgt

Chelidonium D3 3 × tägl.
rechts; Leberbeschwerden, nach Masern, nach Keuchhusten

Hepar sulfuris D30 2 × tägl.
erstickend, eitrig-grün; dann locker, „reif"

Dulcamara D6 3 × tägl.
viel Schleim ohne Geschmack

▸ **grober Schleim schwer löslich**

Tartarus stibiatus D6 3 × tägl.
Atemnot steigert sich beim Husten

Coccus cacti D4 3 × tägl.
würgt; erstickt am eigenen Schleim

Kalium bichromicum D12 2 × tägl.
zäh, in Fäden, in bläulichen Klumpen

Stannum jodatum D4 3 × tägl.
zäh, grün; zu schwach auf der Brust um abzuhusten

▸ **Schleim grün**

Pulsatilla D6 3 × tägl.
locker, widerlich bitter

Dulcamara D6 3 × tägl.
locker, geschmacklos

Hepar sulfuris D30 2 × tägl.
reif, käsig

Kalium bichromicum D12 2 × tägl.
zäh, eklig

Stannum metallicum D12 2 × tägl.
widerlich süßlich

▸ **Schleim widerlich süßlich**

Stannum metallicum D12 2 × tägl.
reichlich grün; großes Schwächegefühl in der Brust

Phosphorus D12 2 × tägl.
bei morgendlichem Abhusten; trockener Reizhusten abends

▸ **Schleim zäh fadenziehend**

Kalium bichromicum D12 2 × tägl.
grünliche, bläuliche Fäden; 3 bis 5 Uhr

Coccus cacti D4 3 × tägl.
eiweißartige Fäden; nach dem Aufstehen

Heuasthma

▸ **bei Heuschnupfen**

(⇨ *NASE, Heuschnupfen; LUNGE, Asthma, Husten*)

Arsenicum jodatum D6 3 × tägl.
feucht brennend; schlimmer im Zimmer, in feuchter Wärme

Euphorbium D6 3 × tägl.
trocken brennend; anhaltender Hackhusten von Kitzel in der Brustmitte

Phosphorus D12 2 × tägl.
trocken brennend; heiser, schlimmer beim Reden und draußen

Sticta D6 3 × tägl.
trocken brennend; Kitzel hinter unterem Brustbein, Husten nachts

Naphthalinum D3 3 × tägl.
trocken brennend; Lider stark geschwollen, eher links

Ranunculus bulbosus D4 3 × tägl.
trocken kitzelnd; heiser, Kehlkopfhusten; Muskeln schmerzen

Alumen chromicum D2 3 × tägl.
trocken kitzelnd, kratzend; Anfall morgens mit reichlich klarem Schleim

Husten – Lokalisation

▸ **Beginn**

Kalium sulfuricum D6 3 × tägl.
in den Bronchien; weißlich zähes Sekret

Phytolacca D4 3 × tägl.
im Hals; dunkelroter Rachenring

Sticta D6 3 × tägl.
in der Nase; verstopfte Nasenwurzel

▸ **hinter unterem Brustbein (Bifurkation)**

Sticta D6 3 × tägl.
die ganze Nacht

Rumex D6 3 × tägl.
beim Übergang in kühle Luft

Spongia D4 3 × tägl.
beim Niederlegen, kurz vor Mitternacht; muss aufsitzen

Husten – Art

▸ **Bellhusten**

Belladonna D30 1 × tägl. abends
trocken, wund, nachts

Phosphorus D12 2 × tägl.
tiefer sitzend; beim Sprechen, beim Atmen; folgt gut auf Belladonna

Hyoscyamus D12 2 × tägl.
trocken, krampfhaft, nervös; nachts

Drosera D4 3 × tägl.
metallisch hohl, würgt; nach Mitternacht

Spongia D4 3 × tägl.
metallisch hart; vor Mitternacht

Bromum D6 3 × tägl.
heiser; beim Eintreten ins Zimmer, nach Erhitzen mit folgendem Schweiß

▸ **Bluthusten**

Ipecacuanha D4 alle 10 Min.
hell, gussweise; große Übelkeit, Angst, Erbrechen, reine Zunge!

Phosphorus D12 stündl.
helle, mit Sputum vermischte Blutstreifen; Lungenentzündung

Hamamelis D4 stündl.
dunkel; Brustkorb wie zerschlagen; Lungenschwindsucht

Acalypha D4 alle 10 Min.
morgens hell, gussweise; nach trockenem Hustenanfall; abends dunkel

Crotalus D12 stündl.
schwarz, mit Sputum vermischt; Lungeninfarkt, Lungenembolie

Kreosotum D4 stündl.
hell oder dunkel, übel riechend; Lungenkrebs

▸ **Erkältungshusten**

Aconitum D30 bei Bedarf
eckig, trocken, unruhig, ängstlich; Kühle suchend

Belladonna D30 bei Bedarf
rundlich, schwitzig; Wärme suchend

Eupatorium perfoliatum D30 bei Bedarf
Knochen wie zerbrochen

Rhus toxicodendron D30 bei Bedarf
Muskeln wie zerschlagen

Nux vomica D30 bei Bedarf
Magenweh, Kopfweh

▸ **Erstickungshusten, akut**

Belladonna D30 bei Bedarf
rot; Aufsitzen bessert nicht

Stramonium D30 bei Bedarf
rot; Aufsitzen bessert

Hyoscyamus D12 1 × tägl. abends
blass; abends beim Niederlegen

> **Beachte:** Funktionell D12; lebensbedrohlich D30 oder D200 in Wasser!

▸ Erstickungshusten, chronisch

Coccus cacti D4 3 × tägl.
würgt morgens reichlich zähen, eiweißhaltigen Schleim hervor

Corallium rubrum D6 3 × tägl.
hackt morgens trocken wie ein Maschinengewehr

Spongia D4 3 × tägl.
giemt beim Tiefatmen, bei Aufregung

Antimonium sulfuratum aurantiacum D4 3 × tägl.
spuckt den Mund voller Schleim heraus

Cuprum metallicum D200 einmalig
als Zwischengabe; krampft, wird steif, blau; Atmung stockt, bewusstlos; Bewusstsein kehrt nach einer Weile zurück

▸ Erstickungshusten bei Kindern

Sambucus D4 3 × tägl.
röchelt rau, atmet mit weit geöffnetem Mund

▸ feucht, locker, rasselnd

Natrium sulfuricum D12 2 × tägl.
bei feuchtkaltem Herbstwetter

Hepar sulfuris D30 2 × tägl.
bei trockenem, schönem Wetter, besser bei feuchtwarmem Wetter

Ipecacuanha D4 3 × tägl.
Husten bei jedem Atemzug; mit Übelkeit!

Tartarus stibiatus D6 3 × tägl.
aber Husten verschlimmert die Atemnot

Senega D2 3 × tägl.
brennend vor und nach dem Husten; kann nicht abhusten

Asclepias tuberosa D4 3 × tägl.
stechend, schlimmer bei Kälte und kalter Luft

▸ Herzhusten

Lachesis D12 2 × tägl.
trockener Kitzel nachts, erstickend gegen Morgen

Naja D12 2 × tägl.
trockenes Herzhüsteln, schlimmer an der frischen Luft

Scilla D6 3 × tägl.
loses Rasseln, schwer abhustbar, aber erleichternd

▸ Hüsteln und Räuspern

Argentum nitricum D30 bei Bedarf
bei Aufregung, bei aufregenden Ereignissen; blass

Chamomilla D30 bei Bedarf
bei Aufregung, Ärger; hitzig, eine Wange blass

Cina D6 3 × tägl.
Reflexhusten, Würmer; blass, eine Wange rot

Lachesis D12 2 × tägl.
Reizhusten nachts, beim Erwachen, schrickt auf, erstickt; rot

Stannum metallicum D12 2 × tägl.
chronisch

▸ Keuchhusten

Belladonna D30 einmalig
abends; Hustenanfälle nachts, trocken, bellend; Kind verlangt Wärme

Drosera D4 3 × tägl.
hohl klingender Husten um Mitternacht bis 2 Uhr

Spongia D4 3 × tägl.
giemender Husten beim Niederlegen, um Mitternacht

Coccus cacti D4 3 × tägl.
wie Raucherhusten; dick, glasig, fadenziehend; Niederlegen, Erwachen

Cuprum metallicum D30 bei Bedarf
zusätzlich; Würgehusten; Gesicht wird beim Husten blau

▶ **Keuchhusten, Komplikationen**

Sanguinaria D6 3 × tägl.
hartnäckiger, trockener Husten überdauert; Gesicht wie rot angemalt

Bromum D6 3 × tägl.
Reizhusten, Räuspern; warmes Zimmer, Niederlegen; trinkt kleine Schlucke Kaltes

Corallium rubrum D6 3 × tägl.
Bluthusten

▶ **Krampfhusten**

Cuprum arsenicosum D6 3 × tägl.
anfallsartig nachts, bläuliche Lippen; hält Daumen in der Faust; Durst

Corallium rubrum D6 3 × tägl.
wie ein Maschinengewehr; zäher, klebriger Schleim läuft Rachen runter

Coccus cacti D4 3 × tägl.
wie ein erschöpfender, trockener Raucherhusten; fadenziehender Schleim

Capsicum D6 3 × tägl.
gedunsener, rotwangiger, eifersüchtiger Ausdruck; brennende Halsenge

Aralia D6 3 × tägl.
im ersten Schlaf; Rachen kitzelt, Brust beengt; sitzt auf

▶ **klingt metallisch**

Drosera D4 3 × tägl.
hohl, tief, nach Mitternacht

Spongia D4 3 × tägl.
schwammig, vor Mitternacht

Kalium bichromicum D12 2 × tägl.
zäh, fadenziehend, 3 bis 4 Uhr

▶ **nervöser Husten**

Ambra D3 3 × tägl.
gefolgt von leerem Aufstoßen

Phosphorus D12 2 × tägl.
beim Sprechen

Ignatia D12 2 × tägl.
steigert sich beim Husten

Hyoscyamus D12 2 × tägl.
beim Niederlegen, nachts

Cuprum metallicum D6 3 × tägl.
krampfhaft; Schluck kaltes Wasser lindert

▶ **Raucherhusten**

Coccus cacti D4 3 × tägl.
attackenweise, morgens; wenig zäher, eiweißartiger Schleim

▶ **Reizhusten aus der Tiefe**

Bryonia D4 3 × tägl.
böllernd, sticht

Verbascum D6 3 × tägl.
röhrend

▶ **Reizhusten, unstillbar im Liegen**

Rumex D6 3 × tägl.
zieht Decke über den Kopf, um warme Luft zu atmen

Sticta D6 3 × tägl.
rau, hackend, unergiebig

▶ **Würgehusten, Brechhusten**

Ipecacuanha D4 3 × tägl.
mit andauernder Übelkeit bei sauberer Zunge

Tartarus stibiatus D6 3 × tägl.
nachts, bei und nach dem Essen; neigt zum Kreislaufkollaps

Drosera D4 3 × tägl.
ab Mitternacht, tiefe Bassstimme; Krupp, Keuchhusten

Coccus cacti D4 3 × tägl.
zäh, klebrig, fadenziehend; rülpst danach

Nux vomica D6 3 × tägl.
mit Magen- und Kopfweh

Mephitis D6 3 × tägl.
fühlt sich wohl nach Erbrechen

Husten – Modalität

▶ abends

Belladonna D30 1 × tägl. abends
entzündlich; muss aufsitzen, was nicht erleichtert

Hyoscyamus D12 1 × tägl. abends
nervös; muss aufsitzen, was erleichtert

Phosphorus D12 1 × tägl. abends
nervös; mit beginnender Dämmerung, beim Reden

▶ beim Niederlegen schlimmer

Sticta D6 3 × tägl.
unstillbar die ganze Nacht durch

Spongia D4 3 × tägl.
muss Oberkörper hochlegen

Hyoscyamus D12 1 × tägl. abends
Aufsitzen erleichtert

Drosera D4 3 × tägl.
hustet wie in einen leeren Kochtopf hinein, würgt

Causticum D6 3 × tägl.
trocken, brennt hinter Brustbein; Schluck kaltes Wasser lindert

Acidum nitricum D6 3 × tägl.
chronisch; trockener, kurzer Hackhusten; Splitter im Hals

▶ beim Niederlegen besser

Manganum muriaticum D4 3 × tägl.
hustet nur, wenn er aufsitzt

▶ im ersten Schlaf

Belladonna D30 1 × tägl. abends
entzündlich

Lachesis D12 2 × tägl.
erschrickt, Erstickungsgefühl

Aralia D6 3 × tägl.
krampfhaft

▶ 3 bis 5 Uhr

Kalium bichromicum D12 2 × tägl.
zäher, gelber, fadenziehender Schleim, metallischer Bellhusten

Kalium carbonicum D12 2 × tägl.
spannungsloser, trockener Würgehusten, Stiche rechte untere Brustseite

Tartarus stibiatus D6 3 × tägl.
voller feinblasigem Schleim, Husten verschlimmert Atemnot; gedunsen

Kalium jodatum D4 3 × tägl.
hartnäckig; deckt sich ab, braucht frische Luft

Natrium sulfuricum D12 2 × tägl.
reichlich lockerer, grüner Husten im feucht-nebligen Herbst

▶ die ganze Nacht

Rumex D6 3 × tägl.
beim Entblößen, Bloßliegen, durch kalte Luft; scharfes Stechen

Sticta D6 3 × tägl.
rauer, hackender, unergiebiger Dauerhusten

Ammonium bromatum D4 3 × tägl.
stundenlang; besonders abends und gegen Morgen

Cuprum arsenicosum D6 3 × tägl.
in langen Attacken mit langen Pausen; Lippen werden blau

Opium D30 bei Bedarf
quälend, trocken, ohne Auswurf; Gesicht schwillt blaurot an

▶ um Mitternacht

Spongia D4 3 × tägl.
vor Mitternacht

Rumex D6 3 × tägl.
abends und vor Mitternacht

Aconitum D30 bei Bedarf
um Mitternacht

Drosera D4 3 × tägl.
bis 1 Uhr

Arsenicum album D6 3 × tägl.
bis 3 Uhr

▶ Morgenhusten

Kalium bichromicum D12 2 × tägl.
langwierig, vergeblich

Corallium rubrum D6 3 × tägl.
wie ein Schnellfeuergewehr

Coccus cacti D4 3 × tägl.
wie ein Raucherhusten; Kalttrinken lindert

▶ morgendlicher Schleimpfropf

Stannum jodatum D4 3 × tägl.
tief im Hals, schwächliches Husten, muss herauswürgen; blasser Mensch

▶ nach dem Essen

Phosphorus D12 2 × tägl.
anfallsweise; obere Brust wie geschnürt

Rumex D6 3 × tägl.
unstillbarer Kitzel in der Halsgrube

Nux vomica D6 3 × tägl.
erbricht; untere Brust wie geschnürt

Tartarus stibiatus D6 3 × tägl.
würgt, erbricht

▶ beim Entblößen des Kopfes

Rumex D6 3 × tägl.
nicht enden wollender Hustenanfall

▶ beim Übergang ins Kalte

Rumex D6 3 × tägl.
quälender Kitzel in der Halsgrube

Phosphorus D12 2 × tägl.
tiefer Kitzel hinter beengtem Brustbein

Dulcamara D6 3 × tägl.
anhaltend krampfig; reichlich geschmackloser Schleim

▶ beim Übergang ins Warme

Bryonia D4 3 × tägl.
trocken, erschütternd; Kitzel in der Magengrube

Natrium carbonicum D12 2 × tägl.
eitrig-grüner, salziger Auswurf

Bromum D6 3 × tägl.
bellend, anstrengend

▶ durch Sprechen schlimmer

Phosphorus D12 2 × tägl.
Kitzel aus der Tiefe; bei Abenddämmerung

Silicea D12 2 × tägl.
Kitzel wie durch Haar im Hals; beim Niederlegen, durch Kalttrinken

Conium D4 3 × tägl.
Kitzel in den oberen Luftwegen; abends, nachts, beim Lachen; quälend

▶ anhaltend nach Bronchitis

Sanguinaria D6 3 × tägl.
Kitzel; trocken oder mit rostfarbenem Auswurf; hektische Hitze

▶ **verschlimmert Hustenreiz**

Ignatia D12   2 × tägl.
nervös

Sticta D6   3 × tägl.
organisch

Hepar sulfuris D30   2 × tägl.
bis zum Erstickungsanfall (Krupp)

Husten – Begleitbeschwerden

▶ **hält seinen Brustkorb dabei**

Eupatorium perfoliatum D30   bei Bedarf
bei fieberhafter rheumatischer Grippe

Drosera D4   alle 10 Min.
bei mitternächtlichem blechernem Husten; Keuchhusten, Krupp-Husten

Natrium sulfuricum D12   2 × tägl.
beim Asthmaanfall gegen 4 bis 5 Uhr morgens im nebligen Herbst

Bryonia D4   3 × tägl.
beim Übergang in warme Räume

▶ **mit Kopfschmerz**

Bryonia D4   3 × tägl.
berstend, stechend

Sticta D6   3 × tägl.
berstend

Natrium muriaticum D200   1 × wöchentl.
Harn spritzt weg wie bei Causticum

Nux vomica D6   3 × tägl.
kurz, trocken, ermüdend; Halsweh

▶ **mit unfreiwilligem Urinabgang**

Causticum D6   3 × tägl.
unbemerkt; trockener, hohler Husten; Schluck kaltes Wasser lindert

Natrium muriaticum D200   1 × wöchentl.
merkt es; hustet beim Übergang ins warme Zimmer

Scilla D6   3 × tägl.
tröpfchenweise; Schleim schwer abhustbar, Abhusten erleichtert

Hyperventilation

▶ **blass, bläulich, Tetanie**

Acidum hydrocyanicum D4   alle 10 Min.
bläuliche, eiskalte Haut, kalter Schweiß

Tabacum D30   alle 10 Min.
kalte Haut, kalter, klebriger Schweiß, Kribbeln in den Gliedern

Carbo vegetabilis D30   alle 10 Min.
große Blässe, blaue Lippen, kalter Schweiß; will frische Luft zugefächelt haben

Lungenembolie

▶ **akut**

Lachesis D12   alle 10 Min.
plötzlich zerreißender Schmerz; blass, kaltschweißig, erstickt, Ohnmacht

Crotalus D12   in Wasser
hustet Blut

Carbo vegetabilis D30   in Wasser
blass, blaue Lippen; verlangt, dass man ihm frische Luft zufächelt

Tabacum D30   in Wasser
blass, sterbenselend, erbricht

Veratrum album D30   in Wasser
blass, schweißbedeckt, eiskalter Körper, verweigert aber warme Zudecke

Lungenemphysem

▸ **mit Bronchienerweiterung (Ektasien)**

Hepar sulfuris D30 1 × tägl.
hustet bis zur Erstickung

Stannum metallicum D12 2 × tägl.
kann kaum noch husten; Schleimpfropf sitzt in der Kehle

Antimonium sulfuratum aurantiacum D4 3 × tägl.
hat ständig den Mund voller Schleim

▸ **organische Behandlung**

Carbo animalis D4 1 × tägl. morgens
kreislaufstärkend; *und:*

Calcium carbonicum D12 1 × tägl. abends
gewebestärkend; dazu die entsprechenden Bronchitis-Arzneien

Lungenentzündung

▸ **akut, 1. Tag: Atemnot, Brustenge, Fieber**

Aconitum D30 in Wasser
Schüttelfrost vor Fieber, heiße Haut; durch trockene, kalte Winde

Ferrum phosphoricum D12 stündl.
ruhiges Fieber, rasche Atmung; sehr wenig Durst; Kopf nicht benommen!

Veratrum viride D30 in Wasser
hektisches Fieber, aber ruhig, ohne Angst; roter Streifen in der Zungenmitte

Jodum D30 in Wasser
hektisch, ruhelos wie bei Aconit; Lunge wie verschlossen, wenig Husten

▸ **akut, 1. Tag: Aussehen, Verhalten**

Aconitum D30 in Wasser
kräftig rot; höchste Unruhe und Ängstlichkeit; Todesangst!

Ferrum phosphoricum D12 stündl.
zart rot; sitzt im Bett und liest eventuell noch im Buch

Veratrum viride D30 in Wasser
gedunsen tiefrot; Kopfschmerz; übel, erbricht; heftiges Fieberdelir

Jodum D30 in Wasser
hektisch rot; ruhelos wie bei Aconit; greift sich an den Hals beim Husten

> **Beachte:** Alle zeigen rotes Aussehen wegen heftigem Blutandrang zur Brust und zum Kopf, der auch die Atemnot bewirkt!

▸ **ab 2. Tag: Anschoppung, rostroter Auswurf**

Bryonia D4 2-stündl.
Fieber hält an; scharfes Stechen bei geringster Bewegung

Phosphorus D12 2 × tägl.
folgt und ergänzt Bryonia; Husten, als ob etwas losgerissen sei; blutig

Jodum D12 2 × tägl.
große Atemnot, als ob die Brust sich nicht ausdehnen wolle

Sanguinaria D6 2-stündl.
Brennen überall, scharfe Stiche; Brust wie zu voll; schlimmer nachmittags

Sulfur D6 3 × tägl.
wie bei Jod am Beginn aller Stadien nützlich; hier: hektisches Fieber, Atemnot

Cantharis D6 3 × tägl.
heftiges Brennen und Drücken

▸ **ab Ende 1. Woche: Krise, rote Hepatisation**

Bryonia D4 2-stündl.
Fieber hält weiter an; Zunge trocken, großer Durst, Delirium, Apathie

Phosphorus D12 2 × tägl.
ergänzt weiter Bryonia; geschnürte obere Brust, gelb-roter Auswurf

Jodum D12 2 × tägl.
größte Atemnot; wirft sich hektisch im Bett umher; unbändiger Durst

Ferrum phosphoricum D12 2 × tägl.
nicht so unruhig; auffallend wenig Durst

▶ ab 2. Woche: graue Hepatisation

Bryonia D4 2-stündl.
Fieber fällt ab; Knistern und Rasseln beim Einatmen, Puls verlangsamt

Ferrum phosphoricum D12 2 × tägl.
im Wechsel mit:

Kalium chloratum D4 3 × tägl.
weiß-grauer, zäher Auswurf; Zunge dick weiß belegt (!); *ersetzt durch:*

Kalium sulfuricum D6 3 × tägl.
am Übergang zur gelben Hepatisation; Auswurf wird gelb, schleimig

Kalium carbonicum D6 3 × tägl.
ähnlich Bryonia; viel schleimiger, stechender Husten ab 3 Uhr

Kalium bichromicum D12 2 × tägl.
zäher, fadenziehender schleimiger Auswurf; Husten gegen Morgen

▶ ab 3. Woche: gelbe Hepatisation

Hepar sulfuris D30 2 × tägl.
dicker, eitriger, sahniger Auswurf

Jodum D12 2 × tägl.
wenig eitriger, schaumiger Auswurf

Sanguinaria D6 3 × tägl.
wenig, sehr stinkender Auswurf

Sulfur D6 3 × tägl.
dicker, schmutziger, übel riechender Auswurf nachts

Lycopodium D6 3 × tägl.
gelb-grüner, schleimiger Auswurf nachts

> **Beachte Hepatisation:** Knisterrasseln beim Einatmen (Crepitatio indux).

▶ Ende 3. Woche: Lösung, eitriger Husten

Hepar sulfuris D30 2 × tägl.
locker; gegen Morgen

Tartarus stibiatus D6 3 × tägl.
viel, feinblasig; ab 4 Uhr nachts

Sanguinaria D6 3 × tägl.
wenig; eher nachmittags

Sulfur D6 3 × tägl.
dick, schmutzig; nachts

Lycopodium D6 3 × tägl.
gelb-grün, schleimig; nachts

> **Beachte:** Knisterrasseln tritt wieder auf (Crepitatio redux).

▶ langsame oder unvollständige Lösung

Sulfur D6 3 × tägl.
dicker eitriger, übel riechender Auswurf, lockerer Husten nachts

Jodum D12 2 × tägl.
eitriger, schaumiger Auswurf; hektisches Fieber, hektische Unruhe

Sanguinaria D6 3 × tägl.
wenig eitriger, stinkender Auswurf, der selbst dem Patienten stinkt

Lycopodium D6 3 × tägl.
gelb-grüner, übel riechender, salziger Auswurf, heftiger Husten nachts

▶ vernachlässigt, „verschlampt"

Sulfur D6 3 × tägl.
unbehandelt, vernachlässigt; so „verschlampt" wie der dahinterstehende Mensch

▸ **eher rechts**

Bryonia D4 3 × tägl.
stechender Leberkapselschmerz

Sanguinaria D6 3 × tägl.
alles hitzig, brennend, trocken

Chelidonium D3 3 × tägl.
bei eher schlanken, blassen Menschen

▸ **eher links**

Lycopodium D6 3 × tägl.
rechts beginnend

▸ **bei Kindern**

Aconitum D30 in Wasser
nach langem Spiel in kaltem, trockenem Wind; Angst

Veratrum viride D30 in Wasser
hektischer Beginn; Kopfschmerz, Übelkeit, Erbrechen; keine Angst!

Phosphorus D12 2 × tägl.
zarte, hübsche, kraftlose Kinder

Ferrum phosphoricum D12 2 × tägl.
spielt unbeeinträchtigt weiter!

Tartarus stibiatus D6 3 × tägl.
dicke, weiß belegte Zunge, Brechhusten

Mercurius solubilis D30 1 × tägl.
infolge Erkältung bei nasskaltem Wetter

▸ **bei Grippe (Viruspneumonie)**

Mercurius solubilis D30 1 × tägl.
vor allem bei Kindern und Jugendlichen; Zunge groß, schmutzig, Zahneindrücke

▸ **nach Antibiotikabehandlung**

Sulfur D6 3 × tägl.
langsame oder unvollständige Lösung; hinfällige Schwäche

▸ **kann nicht links liegen**

Phosphorus D12 2 × tägl.
wegen Herzklopfen

▸ **kann nur rechts liegen**

Bryonia D4 3 × tägl.
um stechende Schmerzen zu besänftigen, fester Gegendruck lindert!

▸ **mit Bronchitis**

Phosphorus D12 2 × tägl.
schmerzender Husten hinter dem Brustbein, obere Brust wie geschnürt

Tartarus stibiatus D6 3 × tägl.
viel feinblasiges Sekret; glaubt vergeblich, der nächste Husten bringe den Schleim hervor!

Ipecacuanha D4 3 × tägl.
viel grobblasiges Sekret; saubere Zunge, dauerhafte Übelkeit!

Kalium carbonicum D6 3 × tägl.
viel zähes Sekret; vergeblicher Husten wie bei allen Kaliumsalzen; um 3 Uhr morgens

Kalium bichromicum D12 2 × tägl.
viel Sekret; zähe, bläuliche Klumpen, ab 4 Uhr

▸ **mit Hirnhautreizung, Delirium (typhös)**

Veratrum viride D30 in Wasser
akut, hektisches Delirium

Phosphorus D12 2 × tägl.
geschwätziges Delir, will aus dem Bett, zieht sich aus; Angst, Hitze

Hyoscyamus D12 2 × tägl.
wie bei Phosphor, nur noch dramatischer

Sulfur D6 3 × tägl.
Atemnot von Mitternacht bis 2 Uhr, deckt sich ab wegen großer trockener Hitze; Schweiße gegen Morgen

> **Beachte:** Hektisches Fieber ist immer von hinfälliger Schwäche begleitet!

▸ **mit Leber- und Gallebeschwerden (biliös)**

Chelidonium D3 3 × tägl.
gelbe weiche Stühle

Lycopodium D6 3 × tägl.
Stuhl so knoddelig wie Ziegenkot

Tartarus stibiatus D6 3 × tägl.
Brechhusten, Durchfall; Zunge wie dick weiß angestrichen

Mercurius solubilis D30 1 × tägl.
stinkende, schleimige Durchfälle mit viel Krämpfen in den Gedärmen

▸ **mit Lungenbluten**

Phosphorus D200 alle 10 Min.
lebensbedrohlich!

▸ **mit Nasenflügelatmung**

Chelidonium D3 3 × tägl.
bei biliöser Entzündung

Lycopodium D6 3 × tägl.
bei sich schlecht lösender Entzündung

▸ **mit Rippenfellentzündung**

Phosphorus D12 2 × tägl.
blutstreifiger Auswurf; abends und morgens; Atmung knistert, rasselt

Bryonia D4 2-stündl.
zusammen mit Phosphor sehr bewährt!

Ipecacuanha D4 3 × tägl.
viel grobblasiges Sekret; saubere Zunge, anhaltende Übelkeit!

Tartarus stibiatus D6 3 × tägl.
viel feinblasiges Sekret; vergeblicher Husten ab 4 Uhr

▸ **mit scharfen stechenden Schmerzen**

Bryonia D4 3 × tägl.
bei der geringsten Bewegung

Kalium carbonicum D6 3 × tägl.
rechts unten, unabhängig von der Atmung

Tartarus stibiatus D6 3 × tägl.
beim Husten

Chelidonium D3 3 × tägl.
im rechten Unterlappen

Sanguinaria D6 3 × tägl.
in beiden Unterlappen, hinter dem Brustbein

Lungenwasser

Laurocerasus D4 3 × tägl.
Rechtsherzbelastung; blaue Lippen

Apocynum D2 3 × tägl.
Herzschwäche; Schwächegefühl in der Magengrube, unstillbarer Durst

Kalium carbonicum D6 3 × tägl.
Beine teigig, Herzschwäche; als ob das Herz an einem Faden hinge

Arsenicum album D6 3 × tägl.
Augen, Füße wächsern; viel Durst, trinkt nur wenig; erbricht unstillbar

Lycopodium D6 3 × tägl.
bei chronischen Lebererkrankungen

Mukoviszidose

▸ **personenbezogene Schwäche**

Natrium muriaticum D200 1 × monatl.
um 10 Uhr

Sulfur D12 2 × tägl.
um 11 Uhr

Magnesium carbonicum D12 2 × tägl.
sofort nach dem Essen

Lycopodium D12 2 × tägl.
um 17 Uhr; ruht, erholt sich nicht

Phosphorus D12 2 × tägl.
gegen 17 Uhr; ruht, erholt sich gut

▸ **zäher Schleim der Atem- und Verdauungswege**

Silicea D12 2 × tägl.
im Winter geben

Calcium fluoratum D4 3 × tägl.
im Sommer geben; nach 1 Jahr:

Thallium metallicum D6 3 × tägl.
3 Monate lang; Kur wiederholen

Ipecacuanha D4 3-stündl.
bedarfsweise bei grobblasigem Husten; rote Wangen

Tartarus stibiatus D6 3 × tägl.
bedarfsweise bei feinblasigem Husten; blasses Gesicht

Rippenfellentzündung (Pleuritis)

▸ **Beginn**

Aconitum D30 einmalig
Schüttelfrost, hohes, trockenes Fieber; scharfe Stiche

Belladonna D30 einmalig
schweißiges Fieber oder Beginn mit Krampfanfällen und wenig Fieber

▸ **feucht (exsudativa)**

Cantharis D6 2-stündl.
brennt, drückt; Atemnot, Schweiße

Apis D6 2-stündl.
wenn Fieber und Schmerz nachlassen; kein Durst

Arsenicum album D6 3 × tägl.
brennt; asthmatische Atmung; Schwäche, Unruhe; viel Durst, trinkt wenig

Hepar sulfuris D30 2 × tägl.
eitriger Erguss, Bronchien beteiligt

Sulfur D6 3 × tägl.
nach Aconit und Bryonia; Stechen durch linke Lunge bei Rückenlage, bei Bewegung

▸ **trocken (sicca)**

Bryonia D4 stündl.
sticht bei geringster Bewegung, beim Atmen; mag Wärme

Stannum metallicum D12 2 × tägl.
messerscharfe Stiche in linker Achsel

Asclepias tuberosa D4 3 × tägl.
trockener Hackhusten; beugt sich vorwärts; schwächer als Bryonia

▸ **zur Auflösung**

Sulfur D6 3 × tägl.
Stechen in der linken Lunge

Arsenicum album D6 3 × tägl.
Brennen, asthmatische Atmung

Ranunculus bulbosus D4 3 × tägl.
Stechen in der rechten Lunge

▸ **bei Tuberkulose**

Arsenicum jodatum D6 3 × tägl.
Erguss, Brennen, asthmatische Atmung

▸ **nach äußerer Verletzung**

Arnica D30 1 × tägl.
blutiger Erguss

Schwächegefühl

▸ **in der Brust**

Laurocerasus D4 3 × tägl.
Rechtsherzschwäche

Senega D2 3 × tägl.
Altersbronchitis

Stannum metallicum D12 2 × tägl.
Bronchialäste erweitert, Lungentuberkulose; ist zu schwach zum Husten

Bauch

Blähbauch

▸ **bei Magen-Darm-Beschwerden**

Carbo vegetabilis D30   bei Bedarf
ganzer Bauch; Grimmen, Aufstoßen

China D4   3 × tägl.
Bauchmitte

Lycopodium D12   2 × tägl.
Unterbauch

Colchicum D4   3 × tägl.
ganzer Bauch; Kolik, Zusammenkrümmen

Argentum nitricum D12   2 × tägl.
Oberbauch; Trommel, Krämpfe

Aloe D6   3 × tägl.
Oberbauch; Kneifen, Rumpeln

Magenoperation

▸ **Dumping-Syndrom**

Zincum metallicum D12   2 × tägl.
Speisen rutschen durch den Magen

Acidum muriaticum D4   3 × tägl.
verträgt keine Milch

▸ **Verwachsungen im Bauch (Adhäsionen)**

Bellis D3   3 × tägl.
punktförmige Schmerzen

Raphanus D4   3 × tägl.
Kolikschmerzen infolge eingeklemmter Blähungen

▸ **Verwachsungen an den Eierstöcken**

Lilium D4   3 × tägl.
kreuzt die Beine, „als wolle alles herausfallen"

Sepia D6   3 × tägl.
Organgefühl, Vorfall der Gebärmutter, „alles hängt"

Nabelkoliken

▸ **seelischen Ursprungs**

Nux vomica D30   in Wasser
Ärger über die Fliege an der Wand; abgehetzter Mensch, leicht reizbar

Colocynthis D30   in Wasser
Ärger über Unrecht; tobsüchtiger Mensch

Chamomilla D30   in Wasser
Ärger über alles; roter, überempfindlicher Mensch, weiß nicht, was er will

Ignatia D30   in Wasser
Kummer, blasser und überempfindlicher Mensch, weiß nicht, was er will

Hyoscyamus D30   in Wasser
unbeeinflussbar, neurotisch

▸ **unklaren Ursprungs**

Belladonna D30   in Wasser
wellenförmig, beugt sich zurück

Colocynthis D4   alle 10 Min.
stechend, einschießend; krümmt sich, drückt Faust in den Leib; *im Wechsel mit:*

Magnesium phosphoricum D4   alle 10 Min.
krampfend, krümmt sich, reibt sich den Bauch, Wärme erleichtert

Magnesium carbonicum D12   alle 10 Min.
messerscharf, beugt sich zurück, reibt sich den Bauch, geht auf und ab

Nervenschmerz (Neuralgie)

▶ im Bauch

Colocynthis D30 bei Bedarf
nach Erregung, Erkältung; presst, sticht; Ruhe, Wärme, Druck lindern

Nux vomica D30 bei Bedarf
nach Ärger, Erkältung, eher links

Oberbauchsyndrom

▶ beengt, drückt zum Herzen hoch

Sulfur D12 2 × tägl.
genussreicher Allesesser, stößt ungeniert auf und lässt höchst unanständig Winde ab

Lycopodium D12 2 × tägl.
Möchtegern-Genießer, bläht jedoch zu rasch auf, kann nicht aufstoßen

Carbo vegetabilis D30 bei Bedarf
Genuss ist verloren gegangen, jetzt gärt es und er gähnt

Antimonium crudum D30 bei Bedarf
rüpelhafter Vielfraß, stößt höchst unmanierlich auf

Ignatia D30 bei Bedarf
neuropathischer armer Schlucker, wagt nicht aufzustoßen

Schluckauf (Singultus)

▶ akut

Belladonna D30 bei Bedarf
streckt sich

Magnesium phosphoricum D4 alle 10 Min.
krümmt sich

▶ chronisch wiederkehrend

Hyoscyamus D30 bei Bedarf
blass; heftig, bösartig

Stramonium D30 bei Bedarf
roter Bruder der blassen Hyoscyamus

Zincum metallicum D30 bei Bedarf
blass; zart, erschöpft

▶ bei Säuglingen

Cuprum metallicum D30 bei Bedarf
geronnene Milch rinnt aus den Mundwinkeln

▶ in der Schwangerschaft

Cuprum metallicum D30 bei Bedarf
danach eventuelle Wadenkrämpfe

Zwerchfellbruch

▶ bei schwachem Gewebe

Calcium fluoratum D4 3 × tägl.
bei kräftigen, strähnigen Menschen

Silicea D12 2 × tägl.
bei dürren, schwachen Menschen

▶ chronisch wiederkehrend

Barium carbonicum D6 3 × tägl.
fortlaufend

Magnesium phosphoricum D4 alle 10 Min.
bei Krämpfen zusätzlich

Magen

Empfindungen

▶ **muss die Kleider öffnen nach dem Essen**

Lycopodium D12 2 × tägl.
sofort Beschwerden; Atemnot, müde; Aufstoßen mühsam, erleichtert nicht

Nux vomica D12 2 × tägl.
eine halbe Stunde nach dem Essen; Völle drückt nach unten, saures Aufstoßen

Graphites D12 2 × tägl.
Brennen; Blutandrang zum Kopf, ranziges Aufstoßen erleichtert

China D4 3 × tägl.
schmerzhaft aufgetrieben; Aufstoßen erleichtert nur kurzfristig

Carbo vegetabilis D30 bei Bedarf
alles gärt; fauliges Aufstoßen erleichtert

▶ **Leeregefühl, Essen verschlimmert**

Sepia D6 3 × tägl.
saurer Geschmack

Carbo vegetabilis D30 bei Bedarf
fauliger Geschmack, Aufstoßen bessert

Kalium carbonicum D12 2 × tägl.
fauliger Geschmack, Aufstoßen bessert nicht

▶ **Oberbauchsyndrom Roemheld, beengt, berührungsempfindlich**

Sulfur D12 2 × tägl.
genussreicher Allesesser; stößt ungeniert auf und lässt höchst unanständig Winde ab

Lycopodium D12 2 × tägl.
Möchtegern-Genießer; bläht jedoch zu rasch auf, kann nicht aufstoßen

Carbo vegetabilis D30 bei Bedarf
Genuss ist verloren gegangen, jetzt gärt es, und er gähnt

Antimonium crudum D30 bei Bedarf
rüpelhafter Vielfraß; stößt höchst unmanierlich auf

Ignatia D30 bei Bedarf
neuropathischer armer Schlucker; wagt nicht aufzustoßen

▶ **satt nach wenigen Bissen**

Sepia D12 2 × tägl.
aber Leeregefühl; frisst sich durch den Tag

Sulfur D12 2 × tägl.
Sodbrennen, Aufstoßen

Lycopodium D12 2 × tägl.
Unterbauch aufgetrieben

Colchicum D4 3 × tägl.
Rumoren mit Übelkeit

China D4 3 × tägl.
ganzer Bauch aufgetrieben, müde und schwach

▶ **Schwächegefühl im Magen um 11 Uhr**

Phosphorus D12 2 × tägl.
isst ein wenig Kaltes, das aber erbrochen wird, sobald es im Magen erwärmt wird

Sepia D12 2 × tägl.
Essen bessert nicht; übel beim Anblick oder Geruch von Speisen

Sulfur D12 2 × tägl.
isst ein wenig Süßes, das bessert, aber Säure verursacht

Natrium carbonicum D12 2 × tägl.
Essen bessert den Magen, aber verstimmt das Gemüt

▶ **Völle, Blähung, Aufstoßen**

Argentum nitricum D30 bei Bedarf
Trommelbauch nach wenig Essen; Druck erleichtert, Aufstoßen nicht

Nux vomica D30 bei Bedarf
Magen schwer wie ein Stein; Druck unangenehm, vergebliches Aufstoßen

Carbo vegetabilis D30 bei Bedarf
alle Nahrung gärt, vor allem Fettes; Druck beengt, Aufstoßen erleichtert

Erbrechen

▶ **akut, allgemein**

Ipecacuanha D4 alle 10 Min.
anhaltend, vor allem nach dem Essen; anhaltende Übelkeit, saubere Zunge!

Antimonium crudum D4 alle 10 Min.
Sommer, Magenüberfüllung; nach Essen und Trinken, dick-weiße Zunge!

Aethusa D6 alle 10 Min.
Kinder, in hohem Bogen; große grüne Gerinnsel von Milch oder nach dem Essen

Phosphorus D12 halbstündl.
großer Durst auf Kaltes, wird sofort erbrochen; blutig bei Ulkus, Krebs

Iris D6 alle 10 Min.
Saures; Säure macht die Zähne stumpf

Calcium carbonicum D12 halbstündl.
große weiße Gerinnsel von Milch sofort nach dem Trinken

▶ **akut, blutig (Hämatemesis)**

Ipecacuanha D4 alle 10 Min.
hell, reichlich; große, anhaltende Übelkeit

Phosphorus D200 alle 10 Min.
hell, vermischt; schmerzlos

Hamamelis D4 alle 10 Min.
dunkel; Bauch wie gequetscht

▶ **anhaltend mit Schwäche**

Veratrum album D6 alle 10 Min.
heftig, reichlich, grün; trinkt viel

Arsenicum album D6 alle 10 Min.
Nahrung, Säure, Galle; ohne Erleichterung, 0 bis 3 Uhr; trinkt wenig

Cuprum metallicum D6 alle 10 Min.
Magen krampft, blaues Gesicht, vergebliche Würgeversuche

Secale D4 alle 10 Min.
Galle, Blut; verfällt rasch, runzelig; großer Durst, kein Schweiß

Jatropha D6 alle 10 Min.
zäh, eiweißartig; Krämpfe, Kälte

Kreosotum D4 alle 10 Min.
unverdaute Nahrung lange nach dem Essen

▶ **azetonämisch**

Ignatia D4 3 × tägl.
„Kümmerling" mit Kummer; Nabelkoliken, spuckt und schluckt

Iris D6 3 × tägl.
sauer; Säure macht die Zähne stumpf; morgens, 14 bis 15 Uhr

Veratrum album D6 3 × tägl.
heftig, viel, anhaltend, grün; kalt-feucht, verträgt keine Zudecke

Acidum sarcolacticum D4 3 × tägl.
übel, Druckschmerz, Säure; erschöpft, frostig; saure Stühle, möchte zugedeckt sein

Chamomilla D30 bei Bedarf
nach Zorn, Ärger, Widerwille; rot, hitzig

▶ **schwarze Massen, „Kaffeesatzerbrechen"**

Conium D4 stündl.
mit Schwindel; Essen bessert; Tumor?

Arsenicum album D6 stündl.
erschöpfend, Ekel vor Speisen; Krebs?

Cadmium sulfuricum D6 stündl.
Essen, Druck, Krümmen erleichtern; Magengeschwür, Krebs

Crotalus D12 2-stündl.
Magenbluten, Leberentzündung

▸ **vom Gehirn gesteuert und ausgelöst**

Belladonna D6 alle 10 Min.
durch Blutandrang im Kopf

Camphora D1 alle 10 Min.
anhaltend bei Kindern mit Gehirnerkrankungen

Apomorphinum D3 alle 10 Min.
plötzlich, reichlich; ohne Übelkeit

Cocculus D12 alle 10 Min.
in hohem Bogen, Schwindel; kaum Übelkeit

▸ **bei Alkoholikern**

Nux vomica D6 3 × tägl.
Exzesse, frisst, säuft; D30 bei Quartalsäufern

Acidum sulfuricum D6 3 × tägl.
morgendliches Säurewürgen; D30 und Willensstärke bei Trinkwunsch

Kalium bichromicum D12 2 × tägl.
nach Biergenuss

▸ **nach Ärger**

Chamomilla D30 bei Bedarf
unleidlich, hysterisch, schreit

Nux vomica D30 bei Bedarf
mürrisch, gereizt, sauer, meckert

▸ **bei Aufregung**

Argentum nitricum D30 bei Bedarf
krampfhaft

▸ **mit Durchfall**

Veratrum album D6 alle 10 Min.
gleichzeitig, Reiswasser- oder Spinatstühle; kalt-feuchter Körper, möchte nicht zugedeckt sein

Arsenicum album D6 alle 10 Min.
Stühle wenig, grün; viel Durst, kleine Schlucke; ruhelos, kalt-feucht; möchte zugedeckt sein

Cuprum metallicum D6 alle 10 Min.
Krämpfe überall, würgt vergeblich; blaue kalte trockene Haut; möchte zugedeckt sein

Secale D4 alle 10 Min.
unverdaute, wässrige Stühle; runzelige, kalte, trockene Haut, gespreizte Finger

Iris D6 alle 10 Min.
wässrige, gelbe, grüne, saure Stühle; morgens, 14 bis 15 Uhr

Jatropha D6 alle 10 Min.
Reiswasserstühle, eiweißartig; Krämpfe, Kälte

▸ **im Lift**

Argentum nitricum D30 bei Bedarf
Magen hebt sich oder senkt sich; erbricht vor Aufregung

▸ **auf Reisen**

Cocculus D12 stündl.
übel, erbricht im Schwall

Petroleum D12 stündl.
übel, würgt elendig

Arsenicum album D30 bei Bedarf
übel, würgt sterbenselend

Hyoscyamus D30 bei Bedarf
übel, aufgeregt, geschwätzig, verstimmt, beleidigt

Tabacum D30 bei Bedarf
sehr übel, erbricht; kalter Schweiß; Schiff und Flugzeug

▸ **mit Ekel vor Speisen**

Colchicum D4 2-stündl.
beim Sehen und Riechen von Speisen; großer Durst, aber Widerwille

China D4 2-stündl.
schon beim Denken an Speisen

Arsenicum album D6 2-stündl.
beim Riechen von Speisen; großer Durst, trinkt aber nur wenig Warmes

▸ **unverdaute Speisen**

Kreosotum D4 stündl.
noch nach Stunden; Essen bessert Magenschmerzen; Krebs, Hysterie

Mephitis D6 stündl.
wenn ein Wunsch verweigert wird

Ferrum metallicum D12 stündl.
noch während des Essens ohne Grund

Tartarus stibiatus D6 stündl.
schweres, erschöpfendes Würgen; Zunge wie weiß angestrichen

Luftschlucken (Aerophagie)

▸ **Säuglinge**

Cuprum metallicum D30 bei Bedarf
Luft gurgelt die Speiseröhre hinunter, Erbrochenes läuft aus dem Mund

▸ **Erwachsene**

Nux moschata D6 3 × tägl.
aufgeblähter Bauch, aufgeblähte Person; möchte aufstoßen, kann nicht

Asa foetida D4 3 × tägl.
knalliges Aufstoßen, scheußlicher Mundgeruch

Baptisia D6 3 × tägl.
Rumpeln, brauner Streifen in der Mitte der Zunge, fauliger Mundgeruch

Magenbeschwerden

▸ **Dumping-Syndrom**

Acidum muriaticum D4 3 × tägl.
verträgt keine Milch mehr

Zincum metallicum D12 2 × tägl.
alles fällt durch den Magen in den Darm

▸ **Verlangen nach süß, ist aber unverträglich**

Argentum nitricum D12 2 × tägl.
Durchfall

Calcium carbonicum D12 2 × tägl.
saures Aufstoßen, schlimmer durch Essen

Sulfur D12 2 × tägl.
saures Aufstoßen, besser durch Essen

China D4 3 × tägl.
geht in Gas über, Schwäche

▸ **Magen schlaff, gesenkt (atonisch)**

Natrium muriaticum D200 1 × monatl.
Magen schlaff, Gemüt schlaff

Silicea D12 2 × tägl.
Magen geknickt, Gemüt geknickt

Alumina D6 3 × tägl.
Magen kraftlos, Gemüt saftlos

Sepia D6 3 × tägl.
Magen hängt, Gemüt hängt

Abies nigra D4 3 × tägl.
wie ein hart gekochtes Ei am Mageneingang

▶ besser durch Essen

Anacardium D12 2 × tägl.
nach 2 Stunden kommt Schmerz zurück; muss wieder essen, auch nachts

Petroleum D12 2 × tägl.
aber benebelt und schwindelig

Graphites D12 2 × tägl.
aber Völle, fauliges Aufstoßen

Chelidonium D3 3 × tägl.
Leber- und Gallebeteiligung

▶ mit Kopfschmerz

Nux vomica D12 2 × tägl.
Übersäuerung, saures Erbrechen

Iris D6 3 × tägl.
Übersäuerung, galliges Erbrechen

Pulsatilla D6 3 × tägl.
Untersäuerung, Speiseerbrechen

Bryonia D4 3 × tägl.
Stein im Magen, bitteres Erbrechen

Antimonium crudum D4 3 × tägl.
überfüllter Magen, saures Erbrechen, weiße Zunge

▶ mit Stirnkopfschmerz bei Hunger

Lycopodium D12 2 × tägl.
Bärenhunger

Robinia D6 3 × tägl.
saures Aufstoßen, Krämpfe

▶ bei Alkoholikern

Nux vomica D6 3 × tägl.
Exzesse, frisst und säuft; D30 bei Quartalsäufern

Acidum sulfuricum D6 3 × tägl.
morgendliches Säurewürgen; D30 und Willensstärke bei Trinkwunsch

Kalium bichromicum D12 2 × tägl.
nach Biergenuss

Sulfur D6 3 × tägl.
aufgetriebener Magen nach wenig Essen und viel Säure

Carbo vegetabilis D30 bei Bedarf
aufgetrieben, gärt, rumort; lebt ziemlich unter dem Strich des Lebens

Magengeschwür (Ulcus ventriculi)

▶ Schmerzen nach dem Essen

Argentum nitricum D6 3 × tägl.
nagend am Mageneingang, strahlt in alle Richtungen aus; Trommelbauch

▶ blutend

Phosphorus D12 2 × tägl.
ohne Übelkeit; Wiederkäuen der Speisen, isst gerne kalt, verträgt es nicht

Geranium D2 3 × tägl.
von den alten Ärzten gelobt, keine Angaben

Trillium D6 3 × tägl.
hell oder dunkel klumpig; kalte Glieder, schwacher Puls

Hydrastis D4 3 × tägl.
wird krebsartig; gelber Streifen in der Mitte der Zunge, Zahneindrücke

Condurango D4 3 × tägl.
krebsartig; wird immer müder und schwächer

Magenkolik – Auslösung

Nux vomica D30 in Wasser
Ärger über die Fliege an der Wand, abgehetzt, leicht reizbar

Colocynthis D30 in Wasser
Ärger über Unrecht, tobsüchtig

Chamomilla D30 in Wasser
Ärger über alles, hitzig, überempfindlich, weiß nicht, was er will

Ignatia D30 in Wasser
Kummer, blass, überempfindlich, weiß nicht, was er will

▸ **unklarer Ursprung**

Belladonna D30 in Wasser
wellenförmig, beugt sich zurück

Colocynthis D4 alle 10 Min.
stechend, einschießend; krümmt sich, drückt Faust in den Leib; *im Wechsel mit:*

Magnesium phosphoricum D4 alle 10 Min.
krampfend; krümmt sich, reibt sich den Bauch, Wärme erleichtert

Plumbum metallicum D6 alle 15 Min.
als ob der Magen nach hinten zur Wirbelsäule drückt

Magenschleimhautentzündung (Gastritis)

(Krämpfe und Schmerz von unten nach oben)

Asa foetida D4 3 × tägl.
wie ein Ball; umgekehrte Darmbewegungen, Blähungen linker Unterbauch

Nux moschata D6 3 × tägl.
Blähungskrämpfe; Mundtrockenheit, die Zunge klebt am Gaumen; Blähsucht

Baptisia D6 3 × tägl.
Speiseröhrenkrampf; Zunge hat gelbbraunen Mittelstreifen; fauliger Atem

Abies nigra D4 3 × tägl.
wie ein Ei; Schmerz am Mageneingang, saures Aufstoßen

▸ **mit Magengeschwür**

Nux vomica D6 3 × tägl.
vor dem Essen; *und:*

Arsenicum album D6 3 × tägl.
nach dem Essen

▸ **mit zu viel Säure (hyperazide)**

Nux vomica D6 3 × tägl.
Ärger, Aufregung, Nachtschwärmen, Exzesse

Argentum nitricum D6 3 × tägl.
Ärger, Aufregung vor Ereignissen, Krämpfe

Coffea D12 2 × tägl.
stressbedingt durch Sorge oder Freude

Robinia D6 3 × tägl.
saures Aufstoßen, Zähne werden stumpf und sauer

Phosphorus D12 2 × tägl.
nächtliche Säure mit Hunger und Durst

Capsicum D6 3 × tägl.
chronisches Brennen

▸ **mit zu wenig Säure (hypazide)**

Acidum aceticum D4 3 × tägl.
heftiges Sodbrennen, heftiger Durst

Acidum muriaticum D4 3 × tägl.
ranziger, fauliger Geschmack im Mund

Milchunverträglichkeit

▸ **der Säuglinge**

Magnesium carbonicum D12 2 × tägl.
mit Koliken wie Messerschneiden; Kind schreit und reibt sich den Bauch

Aethusa D6 3 × tägl.
stärkster Brechdurchfall

Calcium carbonicum D12 2 × tägl.
erbricht weiße Gerinnsel, saurer Durchfall

Sulfur D12 2 × tägl.
stinkender Durchfall

Pförtnerkrampf

▶ **bei Säuglingen und Kleinkindern**

> **Beachte:** Erbrechen im Schwall spricht für Pförtnerstenose (oder für Hirnstörung = zerebrales Erbrechen).

Cuprum metallicum D30 bei Bedarf
Erbrochenes läuft geronnen aus dem Mundwinkel; Luftschlucker

Colocynthis D4 3 × tägl.
stechende Schmerzen; krümmt sich, Wärme und Druck bessern

Magnesium phosphoricum D4 3 × tägl.
krampfende Schmerzen; krümmt sich, Wärme und Reiben bessern

Chamomilla D30 bei Bedarf
gereizter, zorniger, unleidlicher Säugling

Belladonna D30 bei Bedarf
krampfartig; krümmt sich rückwärts; runder, dicker Säugling

Schleimhautpolypen

Thuja D6 3 × tägl.
belegte Zunge

Causticum D6 3 × tägl.
saubere Zunge

Sodbrennen

▶ **mit saurem Aufstoßen**

Nux vomica D6 3 × tägl.
Managerstress; sauer auf sich und die Welt

Bismuthum subnitricum D4 3 × tägl.
Krampf zum Rücken, zu den Schulterblättern, Zurückbeugen erleichtert

Natrium carbonicum D12 2 × tägl.
„Natron" der Alten; ängstlich verstimmt nach dem Essen

Robinia D6 3 × tägl.
Säure zum Bersten nach dem Essen, Zähne werden stumpf und sauer

Phosphorus D12 2 × tägl.
nächtliche Säure und Brennen; steht auf, isst und trinkt kalt

> **Beachte:** Die akute Gastritis verträgt Kaltes, die chronische nicht mehr!

▶ **in der Schwangerschaft**

Dioscorea D4 3 × tägl.
tags, beugt sich zurück

Mercurius solubilis D30 1 × tägl.
nachts, brennt

Übelkeit

▶ **ausgefallen**

Ambra D3 3 × tägl.
nach gewohntem oder ungewohntem Rauchen

Bryonia D4 3 × tägl.
nach dem Aufstehen, sobald er sich bewegt

Cocculus D12 stündl.
beim Fahren, „übel im Kopf"

Digitalis D3 3-stündl.
bei Herzpatienten tief in der Magengrube

Magnesium muriaticum D6 stündl.
vor der Periode

Theridion D12 2 × tägl.
beim Augenschließen

▶ **mit Brechreiz**

Nux vomica D6 3 × tägl.
morgens, nach Alkohol tags zuvor, bei verdorbenem Magen nach dem Essen

Ipecacuanha D4 3 × tägl.
anhaltend, nach dem Essen, saubere Zunge

Tartarus stibiatus D6 3 × tägl.
und Angst; weiß belegte Zunge

▸ **nach Koitus**

Acidum phosphoricum D6 3 × tägl.
erschöpft, enttäuscht

Agnus castus D12 2 × tägl.
nervenzerrüttet, hypochondrisch

Selenium D12 2 × tägl.
jung, geil, exzessiv, erschöpft, kann nicht mehr

▸ **mit Kollaps, Schock, Blässe**

Camphora D1 alle 10 Min.
plötzlich blau, eiskalt, trocken; möchte zugedeckt sein

Carbo vegetabilis D30 alle 10 Min.
verglimmt, übel, Blähbauch, blaue Lippen und Nase, trocken; möchte zugedeckt sein

Tabacum D30 alle 10 Min.
wie Nikotinvergiftung; elend, Herzdruck, als bliebe das Herz stehen

Veratrum album D30 alle 10 Min.
kalter Schweiß; ruhig; möchte nicht zugedeckt sein

Arsenicum album D30 alle 10 Min.
kalter Schweiß; ruhelos; möchte zugedeckt sein

Darm

Afterfissuren

▶ **bei Durchfall oder Verstopfung**

Acidum nitricum D6 3 × tägl.
wie Splitter an Haut-Schleimhaut-Grenzen; After und Lippen; Durchfall

Calcium fluoratum D12 2 × tägl.
wie zerrissen; harter Stuhl gleitet zurück

Alumina D12 2 × tägl.
wie Nadelstiche; After und Fingerkuppen; kleinknollig verstopft

Graphites D12 2 × tägl.
Schrunden an allen Körperöffnungen; teils eitrig, teils ekzematös; großknollige Stühle

Silicea D12 2 × tägl.
wie geschnürt; krampfig verstopft, Stuhl gleitet zurück

Antimonium crudum D12 2 × tägl.
Verdauungsmensch (!), von kalk-weiß belegter Zunge bis knolligem Durchfall

▶ **bei Ekzem**

Acidum nitricum D6 3 × tägl.
tiefe eitrige, juckende Risse, Geschwüre (Proktitis)

Thuja D12 2 × tägl.
nässend, stechend, stinkt nach Fischlake; Feigwarzen

Graphites D12 2 × tägl.
Schrunden an allen Körperöffnungen, teils eitrige Risse

Petroleum D12 2 × tägl.
eher trocken; Ekzem zum Hoden hinziehend; nur im Winter

Lycopodium D12 2 × tägl.
trocken; Afterkrampf

Afterfistel

Tuberculinum bovinum D200 einmalig
Therapiebeginn; *zusätzlich:*

Berberis D3 3 × tägl.
zur Nierenspülung 4 Wochen lang; *danach:*

Calcium fluoratum D4 3 × tägl.
oder:

Acidum hydrofluoricum D6 3 × tägl.
im Sommer schlimmer; *oder:*

Silicea D12 2 × tägl.
im Winter schlimmer

> **Beachte:** Die letzten 3 Arzneien haben dünne, scharfe, ätzende Absonderungen!

Afterekzem

Ratanhia D4 3 × tägl.
nässend wie die Hämorrhoiden, wie Kletten im After

Nux vomica D6 3 × tägl.
eher trocken wie der Stuhlgang als Folge ungeregelter Lebensweise

Acidum nitricum D6 3 × tägl.
stärkster nässender Ausschlag; kratzt sich blutig

Collinsonia D4 3 × tägl.
in der Schwangerschaft, meist mit ungewohnter Verstopfung

Afterjucken (Pruritus ani)

▶ **ohne Ausschlag**

Tuberculinum bovinum D200 einmalig
tuberkulinisches Terrain; *dazu:*

Berberis D3 3 × tägl.
bei fressendem Jucken; aggressiv; harnsaure Diathese

Cina D6 3 × tägl.
nachts kribbelt es im After; Wurmbefall mit Fadenwürmern (Oxyuren)

Spigelia D4 3 × tägl.
nachts durch Würmer; weniger hampelig, weniger Nabelkrämpfe als bei Cina

Marum verum D6 3 × tägl.
nachts durch Rundwürmer (Askariden); Polypenkinder

Cuprum oxydatum nigrum D4 3 × tägl.
unbeeinflussbarer Wurmbefall

Afterkrampf

▶ **bei Verstopfung**

Silicea D12 2 × tägl.
Stuhl schlüpft zurück

Plumbum metallicum D6 3 × tägl.
wie mit einer Schnur zum Nabel hin hochgezogen

Lycopodium D12 2 × tägl.
ganzer Enddarm krampft

Aftervorfall

▶ **bei Durchfall**

Podophyllum D6 3 × tägl.
schon vor der Entleerung

Ignatia D4 3 × tägl.
scharfe Stiche den Darm aufwärts, anhaltender Afterkrampf

Carbo vegetabilis D30 bei Bedarf
reaktionslos, Schwäche, keine Spannkraft

Hamamelis D4 3 × tägl.
bei venösem Blutstau, Blutung, Schwäche

Mercurius corrosivus D30 1 × tägl.
nach der Entleerung der ganze Enddarm

▶ **bei Verstopfung**

Lycopodium D12 2 × tägl.
ganzer Enddarm fällt vor

Stannum metallicum D12 2 × tägl.
ganzer Darm hängt, kraftloser Enddarm

Abführmittel

▶ **Folgen von**

Hydrastis D4 3 × tägl.
schleimige, blutige Stühle

Nux vomica D30 1 × tägl.
bis zur Besserung; zunehmende Verstopfung

Arzneimissbrauch

▶ **Magen-Darm-Störungen**

Nux vomica D30 1 × tägl.
Übelkeit, zunehmende Verstopfung

Pulsatilla D6 3 × tägl.
Übelkeit, Blähungen, Durchfälle

Hydrastis D4 3 × tägl.
Neigung zu Schleimhautblutungen

Opium D30 1 × tägl.
Verstopfung ohne Stuhldrang bei Bettlägerigen

Camphora D1 3 × tägl.
Übelkeit und Schwindel

Rheum D6 3 × tägl.
wundmachende Durchfälle bei Kindern

Blinddarmentzündung

▶ akut, aber noch nicht operationsreif

Aconitum D30 einmalig
Froststadium, wenig Schmerz

Rhus toxicodendron D30 stündl.
beginnende Sepsis, geschwollen, berührungsempfindlich; sehr unruhig

Arsenicum album D30 stündl.
Schüttelfrost, hektische Unruhe, Brechdurchfall; möchte warme Decke

Lachesis D12 2-stündl.
ganzer Bauch empfindlich, sticht bis zum Rücken, in die Oberschenkel; liegt mit angezogenen Beinen im Bett

Echinacea D2 stündl.
septisches Fieber, sehr müde

Blinddarmreiz

▶ akut und wiederkehrend

Apis D6 stündl.
sticht; empfindlich auf Druck; Eisbeutel lindert

Belladonna D6 stündl.
pulsiert wellenförmig; empfindlich bei Erschütterung; Wärme lindert

Bryonia D4 stündl.
sticht scharf bei Bewegung, pocht; Druck, mäßige, feuchte Wärme lindern

Dioscorea D4 stündl.
anhaltend, nie frei von Schmerz; pochende Blähkoliken

Plumbum metallicum D6 3-stündl.
gespannt, geschwollen, berührungs-, bewegungsempfindlich; die Bauchdecke ist krampfhaft eingezogen; Erbrechen und Luftaufstoßen riechen nach Kot

Brechdurchfall (Gastroenteritis acuta)

▶ Erbrechen

Veratrum album D6 alle 10 Min.
Erbrechen heftig, reichlich, grün; trinkt viel

Arsenicum album D6 alle 10 Min.
Nahrung, Säure, Galle ohne Erleichterung; 0 bis 3 Uhr; trinkt wenig

Cuprum metallicum D6 alle 10 Min.
vergebliche Würgversuche, Magen krampft; blaues Gesicht

Secale D4 alle 10 Min.
Galle, Blut; verfällt rasch, runzelig; großer Durst, kein Schweiß

Jatropha D6 alle 10 Min.
Erbrechen zäh und eiweißartig; Krämpfe, Kälte

Kreosotum D4 alle 10 Min.
erbricht unverdaute Nahrung lange nach dem Essen

▶ Durchfall

Veratrum album D6 alle 10 Min.
gleichzeitiges Erbrechen, Stühle wie Reiswasser oder Spinat; kalt-feuchter Körper, möchte abgedeckt sein

Arsenicum album D6 alle 10 Min.
Stühle wenig, grün; viel Durst kleine Schlucke; ruhelos, kalt-feucht, möchte zugedeckt sein

Cuprum metallicum D6 alle 10 Min.
würgt vergeblich; Krämpfe überall; blaue kalt-trockene Haut, möchte zugedeckt sein

Secale D4 alle 10 Min.
Stühle unverdaut, wässrig; runzelige kalt-trockene Haut, gespreizte Finger

Iris D6 alle 10 Min.
Stühle wässrig, gelb, grün, sauer; morgens, 14 bis 15 Uhr

Jatropha D6 alle 10 Min.
Stühle wie Reiswasser, wie eiweißartig; Krämpfe, Kälte

Darmentzündung (Enterokolitis mit Brechdurchfall)

▸ **akut, bei Säuglingen und Kleinkindern**

Veratrum album D6 stündl.
Stühle wie Reiswasser oder Spinat, gleichzeitiges Erbrechen; Krämpfe vor Stuhl, Ohnmacht nach Stuhl; blaues Gesicht, kalter Körper und Schweiß, möchte nicht zugedeckt sein

Arsenicum album D6 stündl.
wenig Unverdautes, sobald er isst oder trinkt (kleine Mengen); ruhelos; möchte zugedeckt sein

Cuprum metallicum D6 stündl.
vergebliches Würgen, Krämpfe überall; blaue trockene Haut; möchte zugedeckt sein

Secale D4 stündl.
viel Unverdautes; trockene kalte runzelige Haut, Muskeln zucken, Finger gespreizt, verkniffene Gesichtszüge; möchte abgedeckt sein

▸ **akut, bei Erwachsenen**

Sulfur D200 alle 10 Min.
solange bis der erleichternde Schweißausbruch eintritt

Baptisia D6 3-stündl.
dumpfer Ausdruck, alles stinkt; Delir: „als sei er in Stücke zerfallen"

Rhus toxicodendron D6 3-stündl.
rotes Dreieck auf Zungenspitze; ruhelos, Kinnzittern, Stuhl unwillkürlich

Bryonia D4 3-stündl.
alles schmerzt bei geringster Bewegung; Delir: „möchte nach Hause"

Arnica D6 3-stündl.
alles wie geprügelt; Hautblutungen, Stuhl und Harn ungewollt; dösig

Croton D4 3-stündl.
heftige Krämpfe vor gussartigen Stühlen mit viel Blähungen

▸ **mit Erbrechen, 1. Wahl**

Aconitum D30 stündl.
Spinatstühle; Fieber, ruhelos, Ohnmacht bevor Stuhlentleerung einsetzt

Arsenicum album D6 stündl.
wenig Unverdautes; ruhelos, rasche Abmagerung

Secale D4 stündl.
viel, Unverdautes; ruhig, trocken, runzelig; Zucken, Finger gespreizt

Veratrum album D6 stündl.
viel Stuhl, wie Reiswasser, wie Spinat; alles kalt und feucht, deckt sich ab!

Elaterium D4 stündl.
viel olivgrünes Wasser, gussartig

Croton D4 stündl.
viel Gelbes oder Wasser, gleich nach Essen und Trinken

▸ **mit Erbrechen, 2. Wahl**

Podophyllum D6 stündl.
wässrig, unverdaut, schussartig; morgens; verweigert Essen

Calcium carbonicum D12 3-stündl.
Stühle grün, unverdaut, wässrig, sauer; abends; verlangt Eier, erbricht Milch

Calcium phosphoricum D12 3-stündl.
ausgezehrte Kinder mit Verlangen nach Schinken, Speck und Salami

Argentum nitricum D6 2-stündl.
mumifizierte Kinder mit Verlangen nach Süßem; geräuschvolle Spinatstühle

Psorinum D30 2 × tägl.
eitrige Stühle mit haftendem, aashaftem Geruch; nachts; ruhelos

▶ **fortgeschritten**

Acidum hydrocyanicum D4 alle 10 Min.
letztes Stadium, alle Absonderungen stoppen; blau, schwach; Tetanie

Carbo vegetabilis D30 bei Bedarf
fast erloschen, alle Funktionen schwach, will Luft zugefächelt haben

▶ **fortgeschritten mit Blutungen**

Lachesis D12 3 × tägl.
Stühle dunkel mit Schleim

Acidum nitricum D6 3 × tägl.
Stühle schleimig, eitrig

Terebinthina D6 3-stündl.
wässrig, grünlich, stinkend

Millefolium D4 3-stündl.
Stühle hellrot, aktiv

Hamamelis D4 3-stündl.
Stühle dunkel, passiv

▶ **fortgeschritten mit Schwäche**

Arsenicum album D6 3-stündl.
hinfällige Ruhelosigkeit, großer Durst auf kleine Schlucke; 0 bis 3 Uhr

China D4 3-stündl.
aufgetriebener Bauch

Colchicum D4 3-stündl.
aufgetriebener Bauch und Ruhelosigkeit

Carbo vegetabilis D30 bei Bedarf
am Rande der Auflösung, pulslos, will Luft zugefächelt haben

Acidum muriaticum D4 3 stündl.
rutscht zum Bettende hinunter; Schleimhautgeschwüre, Zunge rasselt

Gelsemium D6 3-stündl.
rot (!), wie geprügelt, apathisch, schläfrig; Bandkopfschmerz, Frost

Darmlähmung (Ileus)

Opium D200 in Wasser
alle 5 Minuten einen kleinen Schluck; heiß-feuchte Bauchwickel

Darmpolypen

▶ **unbemerkt, Zufallsbefund**

Causticum D6 3 × tägl.
tuberkulinisch-destruktiv; vertrocknet

Thuja D6 3 × tägl.
sykotisch; wässrig

Arsenicum album D6 3 × tägl.
destruktiv; Pedant

▶ **chronisch entzündet**

Natrium sulfuricum D12 2 × tägl.
Verstopfungsdurchfall

Hydrastis D6 3 × tägl.
ganzer Darm, schleimig-blutige Durchfälle; Abführmittelmissbrauch

Sanguinaria D6 3 × tägl.
oberer Darm

Acidum nitricum D6 3 × tägl.
unterer Darm

Mercurius corrosivus D30 3 × wöchentl.
Enddarm

Dickdarmdivertikel (Kolondivertikulose)

▶ **entzündet**

Sulfur D6 3 × tägl.
verstopft

Aethiops antimonialis D4 3 × tägl.
Stuhl schleimig

Mercurius corrosivus D30 1 × tägl.
Stuhl blutig

Dickdarmentzündung (Colitis ulcerosa)

▶ **geschwürig, Koliken**

Cuprum metallicum D30 bei Bedarf
krampfend; Bauchdecke eingezogen, drückt geballte Faust dagegen

Colocynthis D4 alle 10 Min.
messerscharf einschießend

▶ **geschwürig; blutige Durchfälle**

Silicea D12 2 × tägl.
schleimig, eitrig, wund; Fisteln

Hydrastis D4 3 × tägl.
grünlich, sauer, geschwürig; Fisteln

Mercurius corrosivus D30 1 × tägl.
messerscharfe Krämpfe; anstrengende Entleerung, Gefühl, nie entleert zu sein; wund

Colchicum D4 3 × tägl.
Ekel schon beim Anblick und Geruch von Speisen, Herbstruhr; verlangt Wärme

Aloe D6 3 × tägl.
explosionsartig mit viel Winden, Pflockgefühl, Unsicherheit im After

▶ **schleimig, seelisch bedingt (Colitis mucosa)**

Argentum nitricum D12 2 × tägl.
nach dem Essen; *zusätzlich:*

Ambra D3 3 × tägl.
vor dem Essen

Aethiops antimonialis D4 3 × tägl.
lokal, Schleimhautprozess, Fisteln

Dünndarmentzündung

▶ **Enteritis regionalis Crohn, Durchfall mit Koliken; Therapiebeginn**

Natrium muriaticum D200 einmalig
zusätzlich:

Abrotanum D4 3 × tägl.
4 Wochen; *danach:*

China D4 3 × tägl.
4 Wochen; *danach:*

Chininum arsenicosum D4 3 × tägl.
4 Wochen; *danach:* siehe Durchfall, Dünndarm- und Dickdarmentzündung

▶ **chronischer Durchfall**

Sulfur D12 2 × tägl.
plötzlich, früh aus dem Bett treibend, Dauerkrämpfe, Gestank haftet an

Calcium carbonicum D12 2 × tägl.
sauer, unverdaut, nicht schwächend; Heißhunger

Phosphorus D12 2 × tägl.
morgens, geht manchmal in die Hose, unverdaut, schmerzlos

▶ **fortgeschrittener, ruhrartiger Durchfall**

Arsenicum album D6 3-stündl.
spärlich, unverdaut, schleimig, blutig; Durst, kleine Schlucke; ruhelos

Sulfur D6 3-stündl.
plötzlich, früh; spärlich, wässrig, blutig; Dauerkrämpfe

Nux vomica D6 3-stündl.
früh; häufiger Drang, Krämpfe besser nach Stuhl

Rhus toxicodendron D6 3-stündl.
wässrig, aashaft; heftige Schmerzen die Oberschenkel hinunter

Lachesis D12 3 × tägl.
stinkend, dunkel blutig; Afterkrampf

Baptisia D6 3-stündl.
hinfällig, stinkt; Krämpfe ohne Schmerz

Durchfall – Auslösung

▸ Alkoholgenuss

Nux vomica D30 bei Bedarf
früh morgens; häufiger Drang, Bauchkrämpfe besser nach Stuhl

▸ Angst, Erregung, Schreck

Argentum nitricum D30 bei Bedarf
dünne, vertrocknete Kinder; Essen fällt zum After durch; wegspritzend

Gelsemium D30 bei Bedarf
Schreck, Angst vor Ereignissen; plötzlich, gelb, durchscheinend

Opium D30 bei Bedarf
dunkelrot erstarrt vor Schreck und alles geht unfreiwillig in die Hose

Veratrum album D30 bei Bedarf
blass, kaltschweißig, mit dem Gefühl zu vergehen, aber verlangt Kälte

Pulsatilla D30 bei Bedarf
liebreizende Mädchen und schüchterne Jungen; Aufregung bei Vorhaben

▸ Bier

Kalium bichromicum D12 3-stündl.
morgens, dünn, schaumig, viel Drang

▸ Blutvergiftung

Lachesis D12 3 × tägl.
dunkel-blutig, schleimig; Hämmern im After, Afterkrampf

Pyrogenium D30 2 × tägl.
aashaft, blutig; schmerzlos

▸ Diabetes

Cuprum arsenicosum D6 3 × tägl.
flüssig, dunkel; heftig schneidend, krampfend

▸ Eis und Kalttrinken

Arsenicum album D6 3 × tägl.
sobald es im Magen erwärmt wird

Nux moschata D6 3 × tägl.
spärlich, schleimig, mit viel vergeblichem Drang

▸ Fettes

Pulsatilla D6 3 × tägl.
besonders Fett am Schweinefleisch, mag aber Butter

▸ Fleischvergiftung, Verdorbenes

Arsenicum album D6 stündl.
wichtige Reisearznei (!), sehr übel, schwächend; braun bis blutig; nachts

▸ Gallenblasenentfernung (PCE-Syndrom)

Colocynthis D4 3 × tägl.
kolikartig, stichartig

Hydrastis D4 3 × tägl.
schleimig, blutig, stinkend

Colchicum D4 3 × tägl.
ruhrartig, schwächend

Leptandra D4 3 × tägl.
pechschwarz, unverdaut, gussartig, teerartig stinkend

▶ **rachitische Kinder**

Calcium carbonicum D12   2 × tägl.
dicke, blasse Kinder mit gieriger Lust auf Eier und Milch

Calcium phosphoricum D12   2 × tägl.
dünne, alt und faltig aussehende, appetitlose Kinder, nur Lust auf Schinken

Silicea D12   2 × tägl.
dürre, geknickte, melancholische, selbstunsichere Kinder, nur Lust auf Salziges

Sulfur D6   3 × tägl.
stinkende, „verschlampte", überaktive, fressgierige Kinder, Lust auf Fettiges

▶ **Milch**

Magnesium carbonicum D12   2 × tägl.
mit Koliken wie Messerschneiden; Kind schreit, reibt sich den Bauch

Aethusa D6   3 × tägl.
stärkster Brechdurchfall bei Säuglingen

Calcium carbonicum D12   2 × tägl.
erbricht weiße Gerinnsel

Sulfur D12   2 × tägl.
mag so gerne Milch wie bei Calcium carbonicum, aber keine Eier

▶ **Obst**

Pulsatilla D6   3 × tägl.
wässrig, schleimig, ständig wechselnd

China D4   3 × tägl.
vor allem nach sauren Kirschen

▶ **Periode**

Bovista D6   3 × tägl.
vorher und während; morgens; Gefühl eines Eisklumpens im Magen, aufgetrieben, Krümmkoliken

▶ **Saures**

Antimonium crudum D4   3 × tägl.
trotz Verlangen nach Saurem

▶ **Süßes**

Argentum nitricum D12   2 × tägl.
trotz Verlangen nach Süßem; nascht gerne

▶ **im Wechsel mit Rheuma**

Arctium D4   3 × tägl.
häufige gelbe Stühle am Vormittag mit Übelkeit

Abrotanum D4   3 × tägl.
mit Hämorrhoiden; Bauch aufgetrieben, Blähungskoliken, Verstopfung

Dulcamara D6   3 × tägl.
Erkältung im Herbst; gelb-wässrige Stühle, Schneiden, Ziehen davor

Kalium bichromicum D12   2 × tägl.
braune, dünne, schaumartige Stühle; gussweise morgens

▶ **Sommer**

Aconitum D30   bei Bedarf
plötzlich; heiße Tage, kalte Nächte; Stühle häufig, spärlich; Krämpfe

Ferrum phosphoricum D12   2-stündl.
allmählich; Sommerwärme; Fieber, Stühle unverdaut; keine Krämpfe

Belladonna D30   bei Bedarf
plötzlich; nach Kopfnässe; rundliche, rote Kinder und Jugendliche

Antimonium crudum D30   bei Bedarf
allmählich nach Baden und Schwimmen an heißen Tagen; Zunge dick weiß

China D4   3-stündl.
rasche Entkräftung, Abmagerung

Iris D6 3-stündl.
mit saurem Erbrechen; Zähne werden davon stumpf

▶ **Wetterwechsel**

Dulcamara D6 3 × tägl.
zu kalt-feucht; oder wenn auf heiße Tage kalte Nächte folgen (Wüste, Berge); oder beim Übergang vom warmen in kalten Raum (Kühlhaus der Metzger)

▶ **Zahnung**

Podophyllum D6 3 × tägl.
früh morgens, schmerzlos, heftig in hohem Bogen, tagsüber fester Stuhl

Calcium carbonicum D12 2 × tägl.
sauer, nicht schwächend; runde, pralle Kinder mit offener Fontanelle

Calcium phosphoricum D12 2 × tägl.
stinkt, wegspritzend mit viel Wind; dünne, alt aussehende Kinder

Durchfall – Entleerung

▶ **nur mit Anstrengung zu entleeren**

Mercurius corrosivus D30 2 × tägl.
gelb, lehmartig, schleimig, blutig; heftiger Drang vorher, anhaltender Afterkrampf danach; Leberschmerz, Zunge groß und schmutzig belegt mit Zahneindrücken an den Rändern; stinkende Schweiße

▶ **wie aus einem Hydrant geschossen**

Croton D4 3 × tägl.
plötzlich, gelb, wässrig; nach Essen und Trinken; Übelkeit, Erbrechen

Elaterium D4 3 × tägl.
heftig, reichlich, schaumig, olivgrün; Frost, Schwäche; Kolik vorher

Gratiola D6 3 × tägl.
gelb, grün, schaumig; kaltes Gefühl im Bauch

Jatropha D6 3 × tägl.
reichlich, wässrig, viel Blähungen; Bauch aufgetrieben; große Schwäche

Gutti D6 3 × tägl.
dünn, wässrig, alles auf einmal; große Erleichterung danach

Colocynthis D4 3 × tägl.
dünn, wässrig; nach Essen und Trinken, viel Blähungen; Krümmkolik davor

▶ **schmerzlos**

Podophyllum D6 3 × tägl.
Schwäche im Mastdarm nach Entleerung

Ferrum metallicum D12 2 × tägl.
aber ermüdend, ohne Geruch

Acidum phosphoricum D6 3 × tägl.
erschöpft, erschöpfende Schweiße, Plätschern im Oberbauch

Phosphorus D12 2 × tägl.
müde, erholt sich aber rasch

China D4 3 × tägl.
chronisch nach akuten Krankheiten; schwach, abgemagert

▶ **nicht schwächend**

Acidum phosphoricum D6 3 × tägl.
wässrig, dünn; viel Durst auf kaltes Wasser; Schweiß am ganzen Körper

Calcium carbonicum D12 2 × tägl.
sauer, Kopfschweiß; gieriger Appetit, viel Durst auf viel kalte Milch

▶ **sehr schwächend**

Veratrum album D6 3 × tägl.
nach reichlich Reiswasserstuhl; blau, feucht, Ohnmacht; trinkt viel, ruhig

Arsenicum album D6 3 × tägl.
nach wenig dunklem Stuhl; leichenblass, feucht, trinkt winzige Schlucke, ruhelos

China D4 3 × tägl.
schmerzloser Stuhl mit Leichengeruch; trinkt wenig; rasche Abmagerung

▸ **Unverdautes nach dem Essen**

China D4 3 × tägl.
und nachts; schleimig, grün, schwarz, schmerzlos; Geruch leichenartig

Arsenicum album D6 3 × tägl.
und nach 0 Uhr; dunkel, schleimig, blutig, brennt; Geruch wie verwest

Ferrum metallicum D12 2 × tägl.
und nachts; wässrig, Blähungen, schmerzlos, geruchlos

Podophyllum D6 3 × tägl.
und frühmorgens; reichlich, gelb, wässrig, mehlige Auflagerung, stinkt

Durchfall – Modalität

▸ **nach dem Aufstehen**

Bryonia D4 3 × tägl.
kaum dass er sich bewegt

Natrium sulfuricum D12 2 × tägl.
sobald er sich auf die Füße stellt

▸ **nach Essen und Trinken**

Rheum D6 3 × tägl.
durch Bewegung nach dem Essen, friert dabei, Kolik danach hält an

Ferrum metallicum D12 2 × tägl.
auch während der Mahlzeit, erleichternd

Arsenicum album D6 3 × tägl.
von kalten Speisen, kalten Getränken, fortschreitende Schwäche

Aloe D6 3 × tägl.
mit Winden und Harn gleichzeitig, erleichtert, aber fühlt sich schwach

Croton D4 3 × tägl.
mit Übelkeit und Erbrechen

▸ **Stunden nach dem Essen**

Oleander D12 2 × tägl.
explosive Breistühle, unverdaut, ungewollt mit Blähungen; im Wechsel mit krampfiger Verstopfung

▸ **nach dem Frühstück**

Thuja D6 3 × tägl.
jeden Morgen zur gleichen Zeit; wie aus einem Spundloch mit viel Wind

▸ **morgens**

Kalium bichromicum D12 2 × tägl.
nach Erwachen, Übelkeit, Erbrechen; viel Drang, vor allem nach Bier

Dioscorea D4 3 × tägl.
nach Aufstehen, Kolik vom Nabel nach links oben; Bauchspeicheldrüse?

Petroleum D12 2 × tägl.
nur tagsüber; danach Heißhunger, schwach, dusselig; Abmagerung

Phosphorus D12 2 × tägl.
früh, nach Erwachen, schmerzlos, aber schwach, als sei Froschlaiche oder Öl aufgelagert, ungewollt bei Bewegung und Husten; Afterkrampf

▸ **morgens aus dem Bett treibend**

Sulfur D6 3 × tägl.
wechselnd, gelb, wässrig, schleimig, stinkend; Geruch folgt dem Patient

Natrium sulfuricum D12 2 × tägl.
mit zunächst bröckeliger Verstopfung und reichlichem Blähungsgetöse

Podophyllum D6 3 × tägl.
wie aus einem Hydrant geschossen, sehr übel riechend; Enddarmschwäche

Gnaphalium D4 3 × tägl.
wässrig, stinkend, schwächend; Rumpeln, Blähkoliken

▶ **morgens aus dem Bett treibend mit heftigem Drang**

Sulfur D6 3 × tägl.
zwischen 4 und 5 Uhr, tagsüber wechselhaft

Podophyllum D6 3 × tägl.
zwischen 3 und 9 Uhr, normaler Stuhl tagsüber

Rumex D6 3 × tägl.
wie bei Sulfur, nur von Husten begleitet; aus dem warmen Bett in die Kälte

Aloe D6 3 × tägl.
nicht wissend, ob Blähung oder Stuhl, rast zur Toilette

▶ **nachmittags**

China D4 3 × tägl.
zwischen 14 und 15 Uhr

Bromum D6 3 × tägl.
ab 14 Uhr, morgens normaler Stuhl

▶ **nachts**

China D4 3 × tägl.
große Schwäche, Genesungszeit

Ferrum metallicum D12 2 × tägl.
die ganze Nacht, tagsüber Ruhe; nicht schwächend; hellblonde Kinder

Rheum D6 3 × tägl.
sauer, mit Frösteln und anhaltenden Koliken; auch tagsüber nach dem Essen

Mercurius corrosivus D30 2 × tägl.
mit großer Anstrengung, Gefühl des „Nie-fertig-Seins"

Arsenicum album D6 3 × tägl.
von 0 bis 3 Uhr; schwächend

Durchfall – Begleitbeschwerden

▶ **Aftervorfall**

Podophyllum D6 3 × tägl.
schon vor der Entleerung

Ignatia D4 3 × tägl.
scharfe Stiche den Darm aufwärts, anhaltender Afterkrampf

Carbo vegetabilis D30 bei Bedarf
reaktionslos, Schwäche, keine Spannkraft

Hamamelis D4 3 × tägl.
bei venösem Blutstau, Blutung, Schwäche

Mercurius corrosivus D30 2 × tägl.
nach der Entleerung der ganze Enddarm

▶ **Blähungen**

Aloe D6 3 × tägl.
große Mengen, die im Unterbauch kneifen; Stuhl geht mit Blähung ab

Calcium phosphoricum D12 2 × tägl.
sehr stinkend in großen Mengen; Entleerung kräftig, wegspritzend

Argentum nitricum D12 2 × tägl.
jede seelische Erregung geht wie ein Wind in die Hose

Natrium sulfuricum D12 2 × tägl.
mit festen Brocken, anfangs wie von einem Korken verstopft, dann viel Getöse

Jatropha D6 3 × tägl.
große Mengen bei aufgetriebenem Bauch und großer Schwäche danach

▶ **Erbrechen bei Kindern im Sommer**

Aethusa D6 stündl.
gleich wieder Hunger

Antimonium crudum D30 bei Bedarf
nach kaltem Essen an heißen Tagen

Pulsatilla D30 bei Bedarf
nach Kaltem, Speiseeis, Fett

Ailanthus D6 stündl.
schleichend; Fieber, Sepsis, bösartiger Verlauf

▶ **Geruch, aashaft**

China D4 3 × tägl.
Schwäche, wenig Schmerzen

Pyrogenium D30 1 × tägl.
blutig, schmerzlos

Psorinum D30 1 × tägl.
großer Drang ohne Erfolg, nachts unwillkürlich

▶ **Geruch, sauer**

Rheum D6 3 × tägl.
gelb, pastenartig, klumpig, wässrig; Kneifen im Bauch, besser nach Stuhl

Calcium carbonicum D12 2 × tägl.
unverdaut, schmerzlos, ohne Beeinträchtigung des Allgemeinbefindens

Magnesium carbonicum D12 2 × tägl.
wie schaumige, grüne Froschlaiche; Messerschneiden im Bauch; danach schwach

Hepar sulfuris D30 2 × tägl.
schleimig, übel riechend, alles riecht sauer; Leber sticht beim Gehen

▶ **Kollaps**

Veratrum album D30 2-stündl.
bei der Entleerung; große Hinfälligkeit danach

▶ **Nahrung unverdaut**

Podophyllum D6 3 × tägl.
Leberbelastung, Zahneindrücke

Ferrum metallicum D12 2 × tägl.
Belastung von Magen, Darm, Schilddrüse

Calcium carbonicum D12 2 × tägl.
chronische Verdauungsstörungen, verlangt nach Unverdaulichem

Phosphorus D12 2 × tägl.
Belastung von Magen, Leber, Bauchspeicheldrüse, Schilddrüse

▶ **Unsicherheitsgefühl im After**

Aloe D6 3 × tägl.
weiß nicht, ob Blähung oder Stuhl drückt; meist beide gleichzeitig

Acidum phosphoricum D6 3 × tägl.
Schließmuskelschwäche; Blähungen rumpeln und plätschern im Bauch

Phosphorus D12 2 × tägl.
nach warmen Speisen, nach kaltem Trinken; Schwäche im Magen

Apis D6 3 × tägl.
als ob der After offen stünde

Hämorrhoiden

▶ **allgemein**

Nux vomica D6 3 × tägl.
ungesunde, träge, sitzende Lebensweise; mürrische Beamte!

Aesculus D4 3 × tägl.
wie Kletten im Hintern

Ratanhia D4 3 × tägl.
wie Glasscherben im Hintern

Anacardium D4 3 × tägl.
wie Holzstücke im Hintern

Silicea D12 2 × tägl.
wie Splitter im Hintern

Aloe D6 3 × tägl.
hängen wie Trauben aus dem After

▸ entzündet

Aloe D6 4 × tägl.
traubenartig vorgetrieben, brennend, stechend, besser auf Kälte

Hamamelis D4 4 × tägl.
alles wie zerschlagen, dunkel blutend, äußerst empfindlich

▸ blutend

Acidum nitricum D6 3 × tägl.
mit Schleim, Nässen, Stiche wie Splitter

Lycopodium D12 2 × tägl.
schmerzhaft, unreif, hart, bläulich, große Mengen Blut

Hamamelis D4 2-stündl.
entzündet, Wundheitsgefühl, reichliche, passive, venöse Blutung

Millefolium D4 2-stündl.
reichliche, aktive, hellrote Schleimhautblutung

▸ eher bei Frauen

Pulsatilla D12 2 × tägl.
venöse Stauungen; weicher Charakter

Sepia D12 2 × tägl.
venöse Stauungen; harter Charakter

▸ eher bei Männern

Nux vomica D6 3 × tägl.
Folge von Durcheinander; sitzt, isst und trinkt unmäßig

Sulfur D6 3 × tägl.
Folge von venösen Stauungen; heißer Enddarm, hitziges Gemüt

Reizdarm (Colon irritabile)

Nux vomica D6 3 × tägl.
und

Asa foetida D4 3 × tägl.
zu gleichen Teilen mischen, 20 Tropfen je Gabe

Schrunden, Einrisse

▸ am After

Acidum nitricum D6 3 × tägl.
tiefe, eitrige, juckende Risse; Geschwüre (Proktitis), Ekzem, Feigwarzen

Graphites D12 2 × tägl.
teils eitrig, teils ekzematös

Thuja D12 2 × tägl.
nässend, stechend, stinken nach Fischlake; Feigwarzen, Ekzem

Petroleum D12 2 × tägl.
eher trocken; Ekzem zum Hoden hinziehend; nur im Winter

Lycopodium D12 2 × tägl.
trocken; Ekzem, Afterkrampf

Soor (Candida albicans)

▸ mit Durchfall von Unverdautem

Antimonium crudum D4 3 × tägl.
dicke, weiß belegte Zunge, wie angestrichen

Sprue (Zöliakie)

▸ personenbezogen

Natrium muriaticum D200 1 × monatl.
stiller, ernster, intelligenter, salzhungriger „Kümmerling"

Abrotanum D4 3 × tägl.
Schleimhaut, Drüsen, Abmagerung

Calcium phosphoricum D12 2 × tägl.
liebenswerter, sauer riechender „Hampelmann"

Magnesium carbonicum D12   2 × tägl.
mürrischer, ungenießbarer Brotesser, „Süßschlecker"

▸ Durchfall bei Sprue

Aethusa D6   3 × tägl.
schleimig, krampfig; Erbrechen nach Milch, danach sofort Hunger

Aloe D6   3 × tägl.
mit Blähungen, explosionsartig wegspritzend; Unsicherheit im Enddarm

Aethiops antimonialis D4   3 × tägl.
viel Schleim, Krämpfe; sitzt ewig auf der Toilette, meint es käme noch mehr Stuhl

Podophyllum D6   3 × tägl.
braune, stinkende Brühe, schmerzlos, in hohem Bogen

Hydrastis D4   3 × tägl.
schleimig-eitrig, scharf stechende Krämpfe

Stuhlinkontinenz

▸ unfreiwilliger Stuhl

Aloe D6   3 × tägl.
bei einer Blähung, beim Urinieren

Acidum muriaticum D4   3 × tägl.
beim Urinieren versehentlich

Oleander D12   2 × tägl.
bei Darmkatarrh mit explosiven Blähungen

Arnica D30   1 × tägl.
unbemerkt, bei chronischen Krankheiten mit rotem Gesicht

Hyoscyamus D30   1 × tägl.
unbemerkt, bei chronischen Krankheiten mit blassem Gesicht

Veratrum album D30   1 × tägl.
unbemerkt, bei Kollaps, Schock, Durchfall

▸ bei Rückenmarkerkrankungen

Aloe D6   3 × tägl.
bei einer Blähung, beim Wasserlassen, (= „falsche Freunde")

Silicea D12   2 × tägl.
Schließmuskelkrampf, Schließmuskelschwäche

Alumina D6   3 × tägl.
Schließmuskellähmung

Verstopfung – Auslösung

▸ Angst, Schreck, Schock

Opium D30   in Wasser
gefühllos, tagelang kein Stuhlgang; muss mechanisch entfernt werden

▸ bei Kindern

Podophyllum D6   3 × tägl.
sehr bewährt!

Alumina D6   3 × tägl.
hart oder weich, geht besser ohne Pressen; vertrocknete Kinder

Lycopodium D6   3 × tägl.
erst hart, dann weich, Ziegenkot, Darmgeräusche; alt aussehende Kinder

Veratrum album D6   3 × tägl.
großkalibrig, schwarz; presst bis ihm schwarz vor Augen wird mit kaltem Schweiß

Bryonia D4   3 × tägl.
trocken, gebunden, kein Drang; kleine „Zornigel"

Hydrastis D4   3 × tägl.
voll von Schleim überzogen; schwache, fröstelnde, elendige Kinder

▶ bei alten Leuten

Opium D30   1 × tägl.
Bauch aufgetrieben, aber belästigt nicht; schläfrig, schwindelig

Hydrastis D4   3 × tägl.
schleimig verstopft, nach vielen Abführmittelversuchen

▶ Operation

Opium D30   in Wasser
Darmverschlingung

Staphisagria D30   in Wasser
Darmlähmung

Verstopfung – Entleerung

▶ mit Drang, vergeblich

Nux vomica D12   2 × tägl.
unregelmäßige Darmtätigkeit; liest Zeitung dabei

Natrium muriaticum D200   1 × monatl.
durch trockenen, untätigen Enddarm mit Wundheit und Stichen

Magnesium muriaticum D6   3 × tägl.
durch untätigen Enddarm; harte trockene Klumpen, verfallen krümelig

Lycopodium D12   2 × tägl.
durch verkrampften Enddarm; „Korinthenkacker"

Platinum D12   2 × tägl.
Stuhl haftet wie ein angeleimtes Gewicht im Enddarm

▶ ohne Drang, mechanische Entfernung

Graphites D12   2 × tägl.
tagelang; große, schleimüberzogene Knollen, After wund, rissig

Bryonia D4   3 × tägl.
trockene Schleimhäute; Stuhl großkalibrig, wie verbrannt

Opium D30   1 × tägl.
Darm gelähmt; trockene, schwarze, harte Kügelchen; gefühllos

Plumbum metallicum D6   3 × tägl.
aber krampfig im Darm; runde, schwarze Bällchen

Alumina D6   3 × tägl.
knollig, Schafskot; stückchenweise Entleerung

Selenium D12   2 × tägl.
trocken, mit Schleim überzogen

▶ Stuhl geformt wie ein Bleistift

Phosphorus D12   2 × tägl.
lang zusammenhängend, wird mit großer Kraft entleert

Plumbum metallicum D6   3 × tägl.
lang, schwarz, knoddelig, wird mit vielen Krämpfen entleert

▶ Gefühl, Stuhl bleibt zurück

Nux vomica D12   2 × tägl.
trotz anhaltendem Drang; Ergebnisse des Lebens unbefriedigend

Lycopodium D12   2 × tägl.
verkrampfter Enddarm; verkrampftes Bemühen um Erfolg

Causticum D12   2 × tägl.
kraftloser Enddarm, wunder After; geht besser im Stehen; kraftlos

▶ **Stuhl schlüpft zurück**

Silicea D12 2 × tägl.
plötzlicher Afterverschluss; kann nichts hergeben

Staphisagria D12 2 × tägl.
krampfiger, zerspringender Afterschmerz; hält an sich

▶ **träge**

Causticum D12 2 × tägl.
Enddarm kraftlos

Platinum D12 2 × tägl.
ganzer Verdauungstrakt träge, besonders auf Reisen

Plumbum metallicum D6 3 × tägl.
aber Drang mit Koliken, After wie zugeschnürt

▶ **trocken**

Natrium muriaticum D200 1 × monatl.
Enddarm trocken, krümeliger Stuhl; Akne und Mitesser bei Jugendlichen

Silicea D12 2 × tägl.
der Schließmuskel krampft, Ziegenkot, schlüpft beim Pressen zurück

Alumina D6 3 × tägl.
alles trocken, kein Drang, bröckeliger Schafskot

Selenium D12 2 × tägl.
ausgetrocknet nach sexuellen Exzessen

Bryonia D4 3 × tägl.
Verdauungsdrüsen und Enddarm untätig, großkalibrige Stühle

Platinum D12 2 × tägl.
trockener Enddarm, verkrampft

▶ **verkrampft**

Nux vomica D12 2 × tägl.
anhaltend; wie seine Laune, seine Reizbarkeit, seine Lebensweise

Anacardium D12 2 × tägl.
ohne Kraft bei genügender Darmtätigkeit, wie ein Pflock im Enddarm; heftig

Plumbum metallicum D6 3 × tägl.
Koliken, Afterkrampf, Bauchdecke eingezogen; zart, schwach

Lycopodium D12 2 × tägl.
Enddarm verkrampft, fällt beim Pressen vor; alt aussehend, hager

Silicea D12 2 × tägl.
Schließmuskel verkrampft; minderwertig, schwach, geknickt

Platinum D12 2 × tägl.
mit großer Schwäche im Bauch, Stiche im Enddarm; hochmütig

▶ **Ziegenkotstuhl**

Natrium muriaticum D200 1 × monatl.
verzweifelt, kann nicht mehr geben

Lycopodium D12 2 × tägl.
stolz, würdig, gibt prinzipiell nichts her

Magnesium carbonicum D12 2 × tägl.
nickt nach oben, tritt nach unten

Verstopfung – Begleitbeschwerden

▶ **Afterkrampf**

Silicea D12 2 × tägl.
Stuhl schlüpft zurück

Plumbum metallicum D6 3 × tägl.
wie mit einer Schnur zum Nabel hin hochgezogen

Lycopodium D12   2 × tägl.
ganzer Enddarm krampft

▶ Rektumvorfall

Lycopodium D12   2 × tägl.
ganzer Enddarm fällt vor

Stannum metallicum D12   2 × tägl.
ganzer Darm hängt, kraftloser Enddarm

Verstopfungsdurchfall (Obstipationsdiarrhoe)

Natrium sulfuricum D12   2 × tägl.
Knollen mit dünnen Massen

Antimonium crudum D12   2 × tägl.
Brocken mit flüssigen Massen

Sulfur D12   2 × tägl.
wechselhaft; Hitzegefühl und Unwohlsein im Enddarm

Ricinus D2   3 × tägl.
Dünndarmdurchfall mit Enddarmbrocken

Würmer

▶ Kribbeln und Jucken im After

Cina D6   3 × tägl.
nachts; nervös, Krämpfe, zupft sich überall; Fadenwürmer

Spigelia D4   3 × tägl.
Würmer kriechen nachts aus dem After; Nabelkoliken

Marum verum D6   3 × tägl.
Rundwürmer; Polypenkinder mit Herbsterkältung

Cuprum oxydatum nigrum D4   3 × tägl.
unbeeinflussbar; Bauchkrämpfe, nervöser Tick, grimassiert

Zwölffingerdarmgeschwür (Ulcus duodeni)

▶ Nüchternschmerz, besser durch Essen

Ignatia D4   3 × tägl.
leicht kränkbar; sauer, nachts, nach dem Essen; Erbrechen und Hunger

Anacardium D4   3 × tägl.
heftig, zornig, spuckt; hinfällig 2 Stunden nach dem Essen; Pflock im Enddarm

Mandragora D6   3 × tägl.
Säure schwulkt in den Mund auf, vor allem beim Bücken, beugt sich rückwärts

Uranium nitricum D12   2 × tägl.
wird immer weniger und schwächer

▶ erschwerte Genesungszeit

China D4   3 × tägl.
4 Wochen lang; *danach:*

Chininum arsenicosum D4   3 × tägl.
4 Wochen lang

Leber

Aszites

▸ **bei Leberzirrhose**

Nux vomica D3   3 × tägl.
und
Quassia D3   3 × tägl.
zu gleichen Teilen gemischt, 20 Tropfen je Gabe

▸ **bei Leberkrebs**

Helleborus D4   3 × tägl.
Nierenbelastung

▸ **bei Lebermetastasen**

Laurocerasus D4   3 × tägl.
Rechtsherzbelastung

Gelbsucht (Ikterus)

▸ **allgemein**

Mercurius solubilis D30   1 × tägl.
auch Kinder; Leber geschwollen; Zunge dick, gelb, Zahneindrücke, Mundgeruch

Podophyllum D6   3 × tägl.
„pflanzliches Mercurius"; chronisch geschwollene Leber, Durchfall, reibt sich den Bauch; Gallensteine

Chelidonium D3   3 × tägl.
blass, schlank; stechender, wunder Leberschmerz, zum rechten Schulterblatt ziehend; eher rechter Leberlappen

Carduus D3   3 × tägl.
rot, rund; erbricht Galle, Stuhl gallig, Urin goldgelb; dumpfes Kopfweh

▸ **durch Ärger**

Bryonia D30   1 × tägl.
friert, obwohl er heiß zu sein scheint; untersetzte, gallige „Zornigel"

Chamomilla D30   1 × tägl.
heiß, schwitzig; nervöse, reizbare, gallige Frauen

Nux vomica D30   1 × tägl.
fröstelt; nervöse, reizbare, mürrische Männer und Mannweiber

▸ **durch Gallestau**

Hydrastis D4   3 × tägl.
bitterer Geschmack, appetitlos, Zungenmitte gelb; Gallensteinkolik

Mandragora D6   3 × tägl.
Völlegefühl, Wundheit, Stechen zum rechten Schulterblatt; Galle- und Bauchspeicheldrüsenbeschwerden

Yucca D4   3 × tägl.
Schmerz zieht zum Rücken; Stuhl locker, gallig; Zunge hat Zahneindrücke

Chionanthus D6   3 × tägl.
übel, appetitlos; übles Kopfweh; Gallensteine

Ptelea D6   3 × tägl.
scharfer, quälender Schmerz; liegt rechts, bei Linkslage zerrt Leber

Euonymus europaea D6   3 × tägl.
heller Stuhl; starkes, ermüdendes Hinterkopfweh; Herz, Gallenkolik

▸ **ohne Gallestau, (mangelnde Gallesynthese)**

Digitalis D3   3 × tägl.
Leber wund, zerschlagen; Herz, Ödeme, Puls unregelmäßig; verfällt rasch

Myrica D6   3 × tägl.
Leber dumpf; Depression vorher; Puls langsam, Urin dunkel

▶ **durch Grippe**

Mercurius dulcis D12   2 × tägl.
mit Gallestau, Galle entzündet

Myrica D6   3 × tägl.
ohne Gallestau, Augenweiß schmutziggelb; Kopfweh morgens, Gliederschmerzen

▶ **bei Lungenentzündung**

Phosphorus D12   2 × tägl.
Leberbeteiligung

▶ **bei Neugeborenen**

Solidago D1   3 × tägl.
gleich nach der Geburt geben, falls Gelbsucht sehr stark

Aconitum D30   einmalig
infolge Geburtsschocks

Natrium sulfuricum D12   2 × tägl.
sehr bewährt bei anhaltender Gelbsucht

Sepia D200   einmalig
falls die Mutter ihr Kind nicht sehen will; sykotische Diathese

China D4   3 × tägl.
sehr lange anhaltend, auszehrend wie Malaria

▶ **nach sexuellen Exzessen**

China D4   3 × tägl.
mit großer Schwäche

▶ **Stiche zur rechten Schulter**

Bryonia D4   3 × tägl.
bei jeder Bewegung, liegt rechts; Stuhl hart, trocken oder breiig

Kalium carbonicum D12   2 × tägl.
ganzer Oberbauch schmerzt, Völle, übel, erbricht; Stuhl groß, hart

Magnesium carbonicum D12   2 × tägl.
wie bei Kalium carbonicum, nur streckt er sich; Gallestau, mangelnder Gallefluss

Chelidonium D3   3 × tägl.
wund am unteren Winkel des rechten Schulterblattes; Stuhl hellgelb

Berberis D3   3 × tägl.
zum Nabel hin; fahl, müde, Gallensteine

Juglans cinerea D6   3 × tägl.
unter das rechte Schulterblatt; gallige Stühle, Hinterkopfweh

Hyperbilirubinämie

▶ **allgemein**

Phosphorus D12   2 × tägl.
nach dem Essen; *zusätzlich:*

Chelidonium D3   3 × tägl.
bei eher schlanken, blassen Menschen; *oder:*

Carduus D3   3 × tägl.
bei eher runden, roten Menschen

Leberbeschwerden (Hepatopathie)

▶ **mit starkem Juckreiz**

Dolichos D4   3-stündl.
bei primären und sekundären Lebererkrankungen (zum Beispiel Leukämie)

▶ **mit Kopfschmerzen**

Carduus D3   3 × tägl.
bei liebenswerten, roten, runden, gutmütigen Menschen

Chelidonium D3   3 × tägl.
bei beklagenswerten, blassen, schlanken Menschen

Taraxacum D3 3 × tägl.
bei bedauernswerten, ausgemergelten Menschen; chronische Leberentzündung

Leberentzündung
▸ **akut, Hepatitis epidemica**

Phosphorus D12 2 × tägl.
Leberzellschaden; *zusätzlich:*

Carduus D3 3 × tägl.
bei roten, runden, dicken, gutmütigen Menschen; *oder:*

Chelidonium D3 3 × tägl.
bei blassen, dünnen, eingegangenen Menschen; *oder:*

Berberis D3 3 × tägl.
bei fahlen, müden Menschen

> **Beachte:** Drei Tage fasten; bei Verstopfung morgens ein Esslöffel Bittersalz auf ¼ Liter lauwarmes Wasser, im Schuss trinken!

▸ **anhaltend, persistierend**

Sulfur D6 3 × tägl.
bei pyknischen, runden Menschen

Lycopodium D6 3 × tägl.
bei asthenischen, hageren Menschen

▸ **septisch**

Lachesis D12 2 × tägl.
heftige Leberschwellung

Crotalus D12 2 × tägl.
mit heftigen schwarzen Blutungen; Kaffeesatzerbrechen

▸ **Patient kommt erst spät in die Praxis**

Carduus D3 3 × tägl.
4 Wochen; *dann:*

Chelidonium D3 3 × tägl.
4 Wochen; *dann:*

Taraxacum D3 3 × tägl.
4 Wochen; galliger Durchfall, fröstelt nach Essen, Landkartenzunge; *oder nur:*

Lycopodium D6 3 × tägl.
dumpfe, ziehende Schmerzen; schnell satt, wie ein enger Gürtel um die Taille

Leberentzündung, chronisch-aggressive Hepatitis

▸ **bei Umwandlung in Zirrhose, 1. Konsultation**

Carduus D3 3 × tägl.
4 Wochen; *dann:*

Chelidonium D3 3 × tägl.
4 Wochen; *dann:*

Taraxacum D3 3 × tägl.
4 Wochen lang

▸ **bei Umwandlung in Zirrhose, 2. Konsultation**

Nux vomica D3 3 × tägl.
und

Quassia D3 3 × tägl.
zu gleichen Teilen gemischt, 20 Tropfen je Gabe

▸ **mit zunehmender Mattigkeit**

Natrium muriaticum D200 einmalig
zusätzlich:

China D4 3 × tägl.
4 Wochen; *danach:*

Chininum arsenicosum D4 3 × tägl.
4 Wochen lang

▸ **mit zunehmender Schwäche**

Lycopodium D6 3 × tägl.
je länger die Krankheit dauert, desto mehr ist es angezeigt

Plumbum metallicum D6 3 × tägl.
bei beginnender Leberschrumpfung;
zusätzlich:

Berberis D3 3 × tägl.
zur Galleverflüssigung

Leberschrumpfung (Hepatose)

▸ **mit großer Schwäche**

Phosphorus D12 2 × tägl.
erschöpft; Kaffeesatzerbrechen

Plumbum metallicum D6 3 × tägl.
schmutzig-gelbes Gesicht; Koliken mit kahnförmig eingezogenem Bauch

Arsenicum album D6 3 × tägl.
„wandelnder Leichnam"

Leberschwellung (Hepatomegalie)

▸ **bei rachitischen Kindern**

Magnesium muriaticum D6 3 × tägl.
mangelnde Assimilation

Leberzirrhose

▸ **allgemein**

Nux vomica D6 3 × tägl.
akut; durch Alkohol, Abführmittel, Ernährungsfehler

Lycopodium D6 3 × tägl.
je länger desto mehr angezeigt; Leber spannt, Gürtelgefühl

Phosphorus D12 2 × tägl.
und Leberschrumpfung; Stühle grau-weiß

▸ **durch Alkoholabusus**

Nux vomica D6 3 × tägl.
akut; isst und trinkt und raucht tags und nachts

Sulfur D6 3 × tägl.
pyknisch, rot; trinkt insgeheim weiter aus Lust

Lachesis D12 2 × tägl.
kräftig, hitzig, rot; trinkt weiter aus Verzweiflung

Acidum hydrofluoricum D6 3 × tägl.
steinhart

Arsenicum album D6 3 × tägl.
Leber schrumpft; ziemlich am Ende

Ammonium muriaticum D4 3 × tägl.
schlaff, kraftlos; Stuhl hart, bröckelig mit glasigem Schleim

▸ **mit Milztumor**

Ceanothus D4 3 × tägl.
Blutungen, blutiges Wasser im Bauch; gelegentlich exzessive Onanie

Galle

Gallenkolik – Auslösung

Bryonia D30 in Wasser
Ärger über sich selbst; schießt bei jeder Bewegung ein; drückt dagegen

Colocynthis D30 in Wasser
Ärger über Unrecht; tobsüchtig

Chamomilla D30 in Wasser
Ärger über alles; hitzig, überempfindlich, weiß nicht, was er will

Ignatia D30 in Wasser
Kummer; blass, überempfindlich, weiß nicht, was er will

▶ **durch Gallensteine**

Belladonna D30 in Wasser
plötzlich, heftig, wellenförmig; beugt sich zurück, heißes Bad lindert

Colocynthis D4 alle 10 Min.
stechend, einschießend; krümmt sich, drückt Faust in den Leib; *im Wechsel mit:*

Chelidonium D3 alle 10 Min.
bei blassen, schlanken Menschen; *oder im Wechsel mit:*

Carduus D3 alle 10 Min.
bei roten, runden Menschen

Magnesium carbonicum D12 alle 10 Min.
messerscharfe Stiche zum rechten Schulterblatt hin; beugt sich zurück

Gallensteine (Cholelithiasis)

▶ **durch Gallestau mit Gelbsucht**

Hydrastis D4 3 × tägl.
bitterer Geschmack, appetitlos, gelber Streifen auf der Zunge; Gallensteinkolik

Mandragora D6 3 × tägl.
Völlegefühl, Wundheit, sticht zum rechten Schulterblatt; Galle- und Bauchspeicheldrüsenbeschwerden

Yucca D4 3 × tägl.
zieht zum Rücken; Stuhl locker, gallig; Zunge hat Zahneindrücke

Chionanthus D6 3 × tägl.
übel, appetitlos; übles Kopfweh; Gallensteine, Gallestau

Ptelea D6 3 × tägl.
scharfer, quälender Schmerz; liegt rechts, bei Linkslage zerrt die Leber

Euonymus europaea D6 3 × tägl.
heller Stuhl, starkes, ermüdendes Hinterkopfweh; Gallenkolik, Herzbeschwerden

▶ **Zusatzbehandlung im Intervall**

Calculi biliarii D10 1 × tägl. morgens
bei Mineralsteinen; *oder:*

Cholesterinum D10 1 × tägl. morgens
bei Cholesterinsteinen

▶ **Beschwerden durch Schwangerschaft ausgelöst**

Cholesterinum D10 2 × tägl.
vor dem Essen *und:*

Calculi biliarii D10 2 × tägl.
nach dem Essen

▶ **Operation?**

Ja: Wenn sich Galle beim Röntgen nicht füllt und nicht kontrahiert.
Nein: Wenn sich Galle beim Röntgen füllt und kontrahiert.

Gallestau (Cholestase)

▶ **allgemein**

Natrium sulfuricum D12 2 × tägl.
verträgt keine großen Mengen Flüssiges, keine Feuchtigkeit; Durchfall

Magnesium carbonicum D12 2 × tägl.
Völle, Blähungen, Aufstoßen, Stechen zieht zur rechten Schulter

▶ **bei Leberstau und Gallengangsentzündung**

Mercurius dulcis D12 2 × tägl.
große, schmutzig belegte Zunge mit Zahneindrücken; stinkender Mundgeruch

▶ **bei Gallenentzündung und Schilddrüsenbeschwerden**

Lycopus D12 2 × tägl.
Schilddrüsenüberfunktion mit abendlichem Herzklopfen beim Niederlegen

Hedera D4 3 × tägl.
geringere Überfunktion, aber großer Kropf, kälteempfindlicher

▶ **bei Leberstau, Gallensteinen, Bauchspeicheldrüsenbeschwerden**

Mandragora D6 3 × tägl.
Bauch wund, empfindlich, Stiche strahlen zur rechten Schulter, Kopfweh

Bauchspeicheldrüse

Diabetes (mellitus)

▶ **Therapiebeginn**

Natrium muriaticum D200 1 × monatl.
Diabetesbeginn oft nach lang gehegtem Kummer; *zusätzlich:*

Acidum phosphoricum D3 3 × tägl.
4 Wochen lang; schwach, rasch erschöpft, schwitzt nachts; *danach:*

Acidum lacticum D3 3 × tägl.
4 Wochen lang; noch gut beisammen, trocken, gieriger Hunger; Kur wiederholen, falls sie gut anschlägt

▶ **Altersdiabetes**

Barium carbonicum D6 3 × tägl.
blass, unbeholfen; schwitzt nie, Herzkrämpfe, Beinkrämpfe, verkalkt

Sulfur D12 2 × tägl.
rot, immer aktiv; schwitzt immer, isst alles, trinkt alles

▶ **Kinder (insipidus)**

Natrium muriaticum D200 1 × monatl.
blass, ernst, kummervoll, schweigt, seufzt; sehr gute Schulleistungen

Phosphorus D12 2 × tägl.
blass, errötet, heiter; keine Beziehung zur Schwere seiner Erkrankung

Acidum phosphoricum D3 3 × tägl.
sehr zart, still, rasch geistig und körperlich erschöpft; viel Durst, appetitlos; viel farbloser, phosphatreicher Urin

Causticum D12 2 × tägl.
ruhelos, ängstlich, ausgetrocknet; viel trüber, wolkiger Urin

Argentum nitricum D12 2 × tägl.
aufgeregt, erdfahles Aussehen; viel trüber Urin mit süßlichem Geruch

Nux vomica D12 2 × tägl.
sehr mürrisch, gereizt; viele Magen-Darm-Störungen, erbricht öfters

▶ **organisch**

Syzygium D2 3 × tägl.
senkt Urin- und Blutzuckerspiegel; auch vorbeugend zu geben

Datisca D4 3 × tägl.
Heißhunger steht im Vordergrund

Galega D4 3 × tägl.
stabilisiert Insulineinheiten bei mittelschwerem Altersdiabetes

Uranium nitricum D12 2 × tägl.
appetitlos, Kopfweh, Beinkrämpfe; Person wird immer weniger

Aranea diadema D12 2 × tägl.
Herzkranzgefäße angegriffen; Fersenschmerz!

▶ **personenbezogen**

Calcium carbonicum D12 2 × tägl.
blass, phlegmatisch; schwitzt bei geringster Belastung, Herzbeteiligung, verstopft

Sulfur D12 2 × tägl.
rot, immer aktiv; schwitzt immer, hält keine Diät, Stuhl wechselhaft

Acidum sulfuricum D12 2 × tägl.
verwahrlost; trinkt unmäßig, Unterhautblutungen, viel Schweiß

Phosphorus D12 2 × tägl.
blass, heiter, nervös; isst und trinkt nachts Saures und Limonade

Jodum D12 2 × tägl.
rot, ernst, aufgeregt; isst sich unmäßig durch den Tag, unstillbarer Durst

Bryonia D4 3 × tägl.
rot, zornig, cholerisch; müde, matt, mutlos; äußerst trockene Lippen!

▸ **mit Durchfall**

Cuprum arsenicosum D6 3 × tägl.
dunkel, flüssig; heftiges Schneiden

▸ **mit Gangrän**

Secale D4 3 × tägl.
trockene Wunde; innerlich Hitze, äußerlich Kälte; verlangt Kälte

Arsenicum album D6 3 × tägl.
feuchte Wunde; innerliche Kälte, brennende Schmerzen; braucht Wärme

Kreosotum D4 3 × tägl.
feuchte, empfindungslose Wunde, Eiter stinkt nach Knoblauch; sucht Wärme

Asa foetida D4 3 × tägl.
dünne, eitrige Wunde, stinkt aashaft, berührungsempfindlich

▸ **mit Impotenz**

Acidum phosphoricum D3 3 × tägl.
blass, zart

Strontium carbonicum D12 2 × tägl.
rot, kräftig

▸ **mit Koma**

Hyoscyamus D30 bei Bedarf
leichenblass, zuckt, lässt unter sich, Cheyne-Stokes-Atmung

▸ **mit Muskelkrämpfen**

Secale D4 3 × tägl.
tetanische Krampfzustände, Kribbeln, Zucken der Beine

Cuprum metallicum D6 3 × tägl.
Waden-, Fuß-, Zehenkrämpfe nach kurzer Gehstrecke, nachts, steht auf

▸ **mit Nervenentzündung**

Arsenicum album D6 3 × tägl.
brennt; nachts, Wärme lindert

Aranea diadema D12 2 × tägl.
Schmerz tief, bohrend, von Ferse bis Kniekehle; 3. bis 5. Finger taub

Acidum sulfuricum D6 3 × tägl.
schwere Nervenschmerzen, Muskelschmerzen und Juckreiz nachts; Alkoholiker

▸ **mit Netzhautstörungen**

Phosphorus D12 2 × tägl.
sieht Blitze und farbige Kreise, lichtempfindlich

Arsenicum album D6 3 × tägl.
sehr lichtscheu, Flimmern vor den Augen

Tabacum D6 3 × tägl.
Augenmuskel- und Sehnervlähmung, Schielen, Doppeltsehen

▸ **„Spontanhypo"**

Magnesium carbonicum D12 2 × tägl.
nach dem Essen; müde, übel, erbricht

Conium D4 3 × tägl.
vor dem Essen mit Heißhunger; Essen bessert

Hyoscyamus D12 alle 10 Min.
kaltschweißig, kollapsig; evtl. große Pupillen

Tabacum D6 alle 10 Min.
Schwindel, Übelkeit; immer mitführen!

Pankreatitis

▶ **akut, mit Blutfülle**

Belladonna D30 bei Bedarf
plötzlich, wellenförmig, Blutandrang zum Kopf; streckt sich rückwärts

Iris D6 stündl.
brennt; erbricht süßliches Wasser, fettiger Geschmack; kolikartige, wässrige Durchfälle mit unverdautem Fett; Kopfweh in der Entspannung

Dioscorea D4 stündl.
anhaltender, kolikartiger Schmerz, strahlt fächerförmig zum linken Oberbauch; besser durch Rückwärtsbeugen, Druck und Bewegen im Freien

▶ **akut, mit Schock, Kollaps**

Veratrum album D30 alle 10 Min.
kalter Schweiß; ruhig, will sich abdecken

Arsenicum album D30 alle 10 Min.
kalter Schweiß; unruhig, will sich zudecken

Tabacum D30 alle 10 Min.
wie Nikotinvergiftung: elend, Herzdruck, als bliebe das Herz stehen

▶ **mit Gewichtsabnahme**

Natrium muriaticum D200 1 × monatl.
ausgedorrt; viel Durst, verlangt nach Salzigem

Jodum D12 2 × tägl.
beängstigend aufgeregt; Heißhunger, unbändiger Durst, übel, Fettstühle

Hedera D6 3 × tägl.
weniger hitzig, gedämpfter als Jod; massiert seinen Bauch; Gelenke!

▶ **mit krampfartigen Krümmschmerzen**

Colocynthis D4 alle 10 Min.
messerscharf; feuchte Wärme, Druck, Ruhe bessern

Magnesium phosphoricum D4 alle 10 Min.
trockene Wärme, Druck, Bewegen bessern

Mandragora D6 alle 10 Min.
Rückwärtsbeugen, Essen bessern

Cuprum metallicum D6 stündl.
zentrale Krämpfe; Gegendruck, Wärme bessern

Secale D4 stündl.
Gefäßkrämpfe; Gegendruck, Kälte bessern

▶ **mit Schrumpfung (Pankreasatrophie)**

Phosphorus D12 2 × tägl.
blass, blutarm, gelb; Stuhl unverdaut, wie Froschlaich mit aufgelagertem Öl; auch Schrumpfung bei Diabetes

Milz

Milzschwellung (Splenomegalie)

Ceanothus D4 3 × tägl.
tiefe Stiche, Atemnot, Neigung zur Onanie

Pulsatilla D6 3 × tägl.
Ausleitung über Galle, Scheide

Quercus D3 3 × tägl.
bösartige Bluterkrankungen

Aranea diadema D12 2 × tägl.
schlaff, matt, fröstelt; Feuchte und Nässe verschlimmern

Capsicum D6 3 × tägl.
empfindlich geschwollen

Milzversagen

▶ **bei Subsepsis; ungenügende Abwehr**

Natrium muriaticum D200 bei Bedarf
sticht, drückt; blutarm, abgemagerter Oberkörper; Malaria; *zusätzlich:*

China D4 3 × tägl.
sticht dumpf; große Schwäche, ganzes Nervensystem überreizt

Niere

Beschwerden

▸ mit Kopfschmerzen

Berberis D3 3 × tägl.
Reizblase, Entzündung, Grieß, Steine

Helleborus D4 3 × tägl.
Wasserniere; müde, matt, dösig

Apis D6 3 × tägl.
Wassersucht; kein Durst

Apocynum D2 3 × tägl.
Wassersucht; unstillbarer Durst

Bluten

▸ nicht entzündlich

Arnica D6 stündl.
helles oder dunkles Blut; durch Verletzungen bei Nierensteinen, Nierengrieß

Sarsaparilla D6 stündl.
eher helles Blut; Nierengrieß; kann nur im Stehen harnen, Brennen danach

Argentum nitricum D6 stündl.
dunkle Gerinnsel; krebsartig

Ipecacuanha D4 alle 10 Min.
helles, sattes, rotes Blut; blutet gussweise, mit Übelkeit, mit Angst

Millefolium D4 alle 10 Min.
helles, kräftiges, rotes Blut; ständiger Harndrang, keine Angst

Crush-Niere

▸ akutes Nierenversagen nach Unfall

Serum anguillae D200 bei Bedarf
am besten in die Vene spritzen; Wirkungsrichtung: vegetativ-zentral

Entzündung, akut (Glomerulonephritis)

▸ blutend, eiweißhaltig, Schwellungen

Apis D6 stündl.
wenig Urin, Drang; Lungenwasser, Atemnot, Erstickung

Phosphorus D12 2 × tägl.
wenig Urin, fettiger, wächserner Film; Augenödeme, Glieder eiskalt, müde

Cantharis D6 3 × tägl.
Urin tröpfchenweise, Schmerz schneidend, heftiger Drang

Ferrum phosphoricum D12 2 × tägl.
Fieber ohne Beeinträchtigung, Harndrang, schlimmer nachts

Glonoinum D12 2 × tägl.
passiver Blutandrang; dunkelrotes Gesicht

Terebinthina D4 3 × tägl.
Urin wolkig, starker, dumpfer Schmerz bis in Harnleiter, schwach

▸ nicht blutend

Aconitum D30 3-stündl.
plötzlich trockenes Fieber, dumpfer Schmerz, wenig Urin; Auslösung beachten!

Belladonna D30 3-stündl.
heftig dampfendes Fieber, brennender, stechender Schmerz

▸ mit Bauchwasser (Aszites)

Apis D6 3 × tägl.
kaum Urin, viel Drang; Schwellungen, Erstickungsgefühl, müde, matt

Convallaria D2 2-stündl.
Herzklopfen, rascher, unregelmäßiger Puls, Schwellungen, Mitralinsuffizienz

▶ **nach Canthariden-Pflaster**

Camphora D1 3 × tägl.
Brennen, Krampf, Harnverhalten bei voller Blase

▶ **Diathese**

Scarlatinum D200 einmalig
oft schlecht ausgeheilter Scharlach; erkältlich, leistungsschwach

Tuberculinum bovinum D200 einmalig
bei sehr dünnen Menschen, erkältungsempfindlich, erschöpfbar, hilflos

Medorrhinum D200 einmalig
Tripper in der Vorgeschichte

Diphtherinum D200 einmalig
Mandelentzündungen in der Vorgeschichte

▶ **des Gewebes entzündet (interstitiell)**

Aurum muriaticum D6 3 × tägl.
nach Eiterung; Tripper, Lues; Verdauung, Nerven; reizbar, schwindelig

▶ **des Nierenbeckens (Pyelitis acuta), keine Schwellungen; nach den Fieberarzneien**

Coccus cacti D4 3 × tägl.
Stechen, Bohren in der Lende; wenig saurer, schleimiger Urin, Ziegelmehl

Kalium carbonicum D6 3 × tägl.
stechender Schmerz; Urin uratreich, unwillkürlich beim Husten

Kalium bichromicum D12 2 × tägl.
Stechen, Brennen; schleimiger Urin, fadenziehend mit weißem Satz

Kalium chloratum D4 3 × tägl.
zäher, weißlicher Schleim, Urin brennt nicht

Sarsaparilla D6 3 × tägl.
in der Schwangerschaft; Brennen am Ende des Harnens, Nierengrieß?

▶ **septisch**

Mercurius corrosivus D30 2 × tägl.
Urin eitrig, krampfende Schmerzen beim Harnen, wächserne Ödeme, Atemnot

Pyrogenium D30 2- bis 3-stündl.
dazwischen geben; Urin stinkt aashaft

▶ **später; blutend, eiweißhaltig**

Arsenicum album D6 3 × tägl.
wächserne Schwellungen überall, wässriger Durchfall, brennender Durst

Mercurius corrosivus D30 1 × tägl.
wenig Urin mit starken Krämpfen; wächserne Schwellungen, große Atemnot

Hepar sulfuris D30 2 × tägl.
wenig scharfer, trüber, milchiger, eitriger Urin

▶ **wiederkehrend; Auslösung**

Aconitum D30 bei Bedarf
Zugluft

Belladonna D30 bei Bedarf
Entblößung

Dulcamara D30 bei Bedarf
Unterkühlung, Durchnässung

Rhus toxicodendron D30 bei Bedarf
Überanstrengung

Entzündung, chronisch (Nephritis chronica)

Cantharis D6 2- bis 3-stündl.
heftiges Drücken in der Lende

▶ **wenn das Organ verspürt wird**

Berberis D3 stündl.
und
Solidago D1 stündl.
zu gleichen Teilen mischen, 20 Tropfen je Gabe

▶ **Urin tropfenweise, schwarz, übel riechend**

Cannabis sativa D4 3 × tägl.
pechschwarz; hinfällige Unruhe

Terebinthina D4 3 × tägl.
teerartig; hinfällige Ruhe

Grieß

▶ **bei harnsaurer Diathese**

Sarsaparilla D6 3 × tägl.
Blase brennt, drängt nach dem Harnen; Satz: weißlich, lehmfarben, flockig

Lycopodium D6 3 × tägl.
Blase brennt vor dem Harnen; Harn dunkel, konzentriert; Satz: rot, rot-gelber Sand

Berberis D3 3 × tägl.
Blase brennt vor dem Harnen; Harn heiß, dunkel; Satz: hellrotes Mehl bis Kristalle

Cantharis D6 3 × tägl.
Blase brennt beim Harnen; Harn wenig, dunkel; Satz: wie alter Mörtel, Ziegelmehl

Sepia D6 3 × tägl.
Blase brennt beim Harnen; Harn trüb, schleimig, stinkt! Satz: rötlich haftend

▶ **mit Nierenkolik, bei Nierensteinen**

Belladonna D30 in Wasser
Schmerz plötzlich, pulsiert wellenförmig; beugt sich zurück

Colocynthis D4 alle 10 Min.
stechender Schmerz, einschießend; krümmt sich, drückt Faust in den Leib; *im Wechsel mit:*

Magnesium phosphoricum D4 alle 10 Min.
Schmerz krampfend; krümmt sich, reibt sich den Bauch, Wärme erleichtert

> **Beachte:** Sofort ein heißes Vollbad nehmen, 2 Liter Tee trinken, danach Treppen steigen!

Harnleiterkolik

▶ **bei Harngrieß**

Ocimum D6 alle 10 Min.
muss alle paar Minuten Wasser lassen, ringt die Hände und stöhnt dabei; viel Sand im Urin

Harnwegsinfekte

▶ **chronisch**

Natrium muriaticum D200 1 × monatl.
blass, anämisch; *dazu entweder:*

China D4 3 × tägl.
zur Genesung; *oder:*

Chininum arsenicosum D4 3 × tägl.
zur Blutbildung

Pyrogenium D30 bei Bedarf
bei Schüttelfrost, wenn Puls niedrig bei hohem Fieber oder umgekehrt

Schrumpfung (Nephrose)

▶ **allgemein**

Mercurius corrosivus D30 3 × wöchentl.
wächsern; Atemnot, Krämpfe beim Wasserlassen, wenig roter Urin

Helleborus D4 3 × tägl.
müde, matt; wenig dicker, kaffeesatzartiger Urin

Digitalis D3 3-stündl.
Herzklopfen, schwacher Puls, weniger trüber dicker Urin; Magen, Rheuma, Lunge

Apocynum D2 3-stündl.
Schwellungen überall mit spärlichem Urin, Krämpfe, Koma; vorbeugend!

▶ **amyloide Degeneration (Lipoidnephrose)**

Tuberculinum bovinum D200 einmalig
zusätzlich:

Phosphorus D12 2 × tägl.
und bedarfsweise:

Berberis D3 3 × tägl.
und:

Solidago D1 3 × tägl.
zu gleichen Teilen gemischt, 20 Tropfen je Gabe

▶ **Gewebeschaden (Präurämie)**

Cuprum metallicum D6 3 × tägl.
kaltschweißig, schreckhaft, verkrampft

Phosphorus D12 2 × tägl.
Schwindel, Stirnkopfschmerz; Magen drückt, brennt; Urin fettiger Film

Plumbum metallicum D6 3 × tägl.
ausgezehrt, gequollen, schmutziges Gesicht; Muskeln krampfen, schwinden

Arsenicum album D6 3 × tägl.
abgemagert, ängstlich, wächsern gequollen; viel Eiweiß, Durst brennend

▶ **Kopfschmerzen**

Cuprum metallicum D6 3 × tägl.
kaltschweißig, schreckhaft, verkrampft

Phosphorus D12 2 × tägl.
Schwindel, Stirnkopfschmerz; Magen drückt, brennt; Urin fettiger Film

Plumbum metallicum D6 3 × tägl.
ausgezehrt, gequollen, schmutziges Gesicht; Muskeln krampfen, schwinden

Arsenicum album D6 3 × tägl.
abgemagert, ängstlich, wächsern gequollen; viel Eiweiß im Urin; Durst brennt, aber trinkt nur winzige Schlucke

▶ **Dialysepatient; unterstützende Therapie**

Berberis D3 3 × tägl.
und

Solidago D1 3 × tägl.
zu gleichen Teilen mischen, 20 Tropfen je Gabe

> **Dazu:** Arzneien für Nierenschrumpfung

Steine

▶ **wiederkehrend, mit Harnwegsinfekten**

Lycopodium D12 2 × tägl.
für Anlage und Person (Diathese und Konstitution)

▶ **Kur im schmerzfreien Intervall**

Calculi renales D10 1 × tägl. morgens
zusätzlich:

Rubia D1 3 × tägl.
6 Wochen lang, *danach:*

Herniaria D1 3 × tägl.
6 Wochen lang; dazwischen, falls Niere trotzdem verspürt wird:

Berberis D3 stündl.
und

Solidago D1 stündl.
zu gleichen Teilen gemischt, 20 Tropfen pro Gabe

Arnica D30　　　　　　　bei Bedarf
wenn durch die Steinbewegung Schmerzen auftreten

Urämie

▸ **Eklampsie, akutes Nierenversagen**

Cuprum arsenicosum D6　　stündl.
Krämpfe überall; elend

Phosphorus D12　　　　　stündl.
schmerzloses Erbrechen, schmerzloser Durchfall

Apocynum D2　　　　alle 10 Min.
Krämpfe, Erbrechen, Bewusstlosigkeit

▸ **Krämpfe**

Cuprum metallicum D6　　3 × tägl.
schmerzhafte Gliederkrämpfe, umklammert die Muskeln mit den Händen

Plumbum metallicum D6　　3 × tägl.
wie bei Cuprum, aber noch schreckhafter; Muskeln sind bereits geschwunden

Arsenicum album D6　　　3 × tägl.
hinfällige, ängstliche Ruhelosigkeit; viel Durst, aber trinkt nur wenig

Verkalkung (Nephrosklerose)

Kresolum D12　　　　　2 × tägl.
spärlicher, blutiger Urin mit granulierten Zylindern, Rest-N erhöht im Blut

Plumbum metallicum D6　　3 × tägl.
tröpfchenweises, krampfartiges Harnen; Harnstoff, Phosphor- und Harnsäure im Urin

Arsenicum album D6　　　3 × tägl.
viel Eiweiß, Blut und Zylinder im Urin

Aurum D6　　　　　　　3 × tägl.
viel schmerzhafter Drang; roter, heißer, strenger, scharfer Urin

Zyste

▸ **solitär in der Niere; nicht krankhaft**

Apis D6　　　　　　　3 × tägl.
Stechen, aber meist schmerzlos, meist als Zufallsbefund beim Röntgen

Cantharis D6　　　　　3 × tägl.
Brennen, falls überhaupt gefühlt

Blase

Beschwerden

▶ bei Rheuma

Causticum D6 3 × tägl.
unfreiwilliges, unbemerktes Harnträufeln

Sarsaparilla D6 3 × tägl.
am Ende des Harnens

Lycopodium D6 3 × tägl.
am Beginn des Harnens; rotbrauner, klarer Satz

Berberis D3 3 × tägl.
am Beginn des Harnens; rötlicher, trüber Satz

Acidum benzoicum D3 3 × tägl.
extrem scharf stinkender Urin

Lithium carbonicum D4 3 × tägl.
häufiges Harnen; Brennen, Krämpfe, schleimiger, braunroter Satz

Blutharnen (Hämaturie)

▶ hellrot

Arnica D30 stündl.
Folge von Verletzungen, Nierensteine, Nierengrieß

Phosphorus D30 stündl.
schmerzlos; Entzündung mit Brennen, Nierenschrumpfung

Cantharis D6 alle 10 Min.
Entzündung, heftiges Brennen beim Harnen

Ipecacuanha D4 alle 10 Min.
gussweise, mit Übelkeit, mit Angst

Millefolium D4 alle 10 Min.
kräftig aus Niere, ständiger Harndrang; keine Angst

▶ dunkel

Apis D6 stündl.
schwarz; Entzündung, Stiche

Hamamelis D4 stündl.
dunkel; Blase wie gequetscht

Helleborus D4 stündl.
schwarz; chronische Nierenentzündung, Schwellungen

Crotalus D12 stündl.
dunkel, geronnen, schwarzer Satz; Nierensepsis

Cannabis sativa D4 stündl.
pechschwarz, tröpfchenweise, übel riechend; chronische Nierenentzündung

Terebinthina D4 stündl.
teerartig, tröpfchenweise; Nierenschrumpfung

Entzündung

▶ akut

Aconitum D30 bei Bedarf
nur im ersten Stadium mit plötzlicher Harnverhaltung; Unruhe, Angst

Apis D6 stündl.
tröpfchenweiser Drang; Urin blutig, Eiweiß; Ödeme; durstlos, erstickt

Cantharis D6 stündl.
heftig drückender, krampfender, steter Drang, intensives Brennen beim Harnen

Nux vomica D6 3-stündl.
Brennen, Ziehen, Pressen am Blasenhals; häufiger Drang, Urin tröpfchenweise

▶ **akut, mit Wassersucht (Ödeme der Beine)**

Apis D6 stündl.
durstlos

Apocynum D2 2-stündl.
unstillbar durstig

Arsenicum album D6 3-stündl.
brennend durstig, trinkt nur winzige Schlucke

▶ **während der Hochzeitsreise**

Staphisagria D12 2 × tägl.
„Honeymoon"-Blase

▶ **mit Nierenbeckenentzündung (Zystopyelitis acuta); nach den Fieberarzneien**

Coccus cacti D4 3 × tägl.
Stechen, Bohren in der Lende; wenig saurer schleimiger Urin, Ziegelmehl

Kalium carbonicum D6 3 × tägl.
stechender Schmerz; Urin uratreich, geht unwillkürlich beim Husten ab

Kalium bichromicum D12 2 × tägl.
Stechen, Brennen; schleimiger Urin, fadenziehend, mit weißem Satz

Kalium chloratum D4 3 × tägl.
Urin brennt nicht, zäher, weißlicher Schleim

▶ **später**

Causticum D6 3 × tägl.
uratreicher Urin

Cannabis sativa D4 3 × tägl.
pechschwarzer Urin

Mercurius corrosivus D30 1 × tägl.
blutiger Urin; stärkste Blasenhalskrämpfe!

Arsenicum album D6 3 × tägl.
dunkler, eiweißhaltiger Urin; leichenblass, wächsern, wassersüchtig

Harnentleerungsstörung

▶ **kann nicht in Gegenwart anderer**

Natrium muriaticum D200 1 × monatl.
alte seelische Belastungen

Ambra D3 3 × tägl.
frische seelische Belastungen

▶ **kann nur rückwärts gebeugt**

Zincum metallicum D12 2 × tägl.
nur im Sitzen

Causticum D6 3 × tägl.
nur im Stehen

▶ **kann nur im Stehen**

Causticum D6 3 × tägl.
muss sich zurückbeugen

Sarsaparilla D6 3 × tägl.
qualvoll; Nierengrieß, Afterkrampf und Harndrang zugleich

Harnröhrenentzündung (Urethritis)

▶ **akut, 1. Wahl**

Aconitum D30 3-stündl.
Harn spärlich, heiß, brennt, Harnröhre trocken, Krabbeln

Gelsemium D6 3 × tägl.
Ausfluss gering, Harnröhre wund, brennt; Nebenhoden entzündet

Cannabis sativa D4 3 × tägl.
Ausfluss eitrig, brennt heftig beim Harnen; Penisende dunkelrot geschwollen

Mercurius solubilis D30 1 × tägl.
Ausfluss grün, nachts, Blase krampft; Vorhaut verengt, geschwollen, entzündet

Cantharis D6 3 × tägl.
Ausfluss eitrig, blutig, brennt grabend, Blase krampft; erregt mit Erektionen

Copaiva D6 3 × tägl.
Ausfluss eitrig, milchig, brennt; steter Harndrang, Urin: Veilchengeruch, Nesselsucht

▶ **akut, 2. Wahl**

Argentum nitricum D6 3 × tägl.
Ausfluss dick, gelb, eitrig, geschwollen, nachts; sexuelle Träume mit Ergüssen

Capsicum D6 3 × tägl.
Ausfluss dick, eitrig, brennt wie Pfeffer, feine Stiche am Ausgang; Fettsüchtige

Petroselinum D4 3 × tägl.
Harnröhre juckt, Schmerz zieht zur Peniswurzel; erreicht das Klo nicht

Cannabis indica D6 3 × tägl.
wie bei Cannabis sativa mit schmerzhaften Erektionen oder Dauererektion

Cubeba D6 3 × tägl.
Ausfluss klebrig, Veilchengeruch, harnt ständig; Krampf danach, Prostata mit entzündet

▶ **chronisch; Ausfluss**

Sulfur D6 3 × tägl.
„verschlampt", gereizt, wund, brennt; Medorrhinum D200 dazwischen setzen

Sepia D6 3 × tägl.
hartnäckig, spärlich, milchig bis grünlich, eher morgens

Pulsatilla D6 3 × tägl.
mild, dick gelb bis grün

Natrium muriaticum D200 3 × wöchentl.
glasig, Harn träufelt nach, schneidender Schmerz

Thuja D6 3 × tägl.
dünn, gelb bis grün

Acidum nitricum D6 3 × tägl.
dünn, wund, brennt, Splitterschmerz, Feigwarzen

Harnträufeln (Harninkontinenz)

▶ **beim Husten, Niesen, Schnäuzen**

Causticum D6 3 × tägl.
unbemerkt (!), Blasenlähmung, Erkältung

Nux vomica D6 3 × tägl.
Kreuzschmerz, Blasenlähmung, Erkältung

Natrium muriaticum D200 bei Bedarf
auch beim Gehen, Blasenschwäche

Kalium carbonicum D6 3 × tägl.
Kreuzschwäche, Gewebsschwäche

Zincum metallicum D12 2 × tägl.
funktionell; kann nur harnen, wenn nach rückwärts gebeugt!

Scilla D6 3 × tägl.
Herzinsuffizienz, Stauungsbronchitis

▶ **bei Senkung der Gebärmutter**

Sepia D6 3 × tägl.
Senkungsgefühl, alles gesenkt, auch Gemüt; Urin übel riechend

Lilium D4 3 × tägl.
als ob alles unten herausfiele, muss die Beine krampfhaft kreuzen

▶ **beim Tanzen**

Borax D3 3 × tägl.
bemerkt ein warmes Träufeln

Harnverhaltung (Anurie)

▶ **akut, funktionell oder entzündlich**

Aconitum D30 bei Bedarf
Angst, Ärger, Aufregung, Wind, Sturm, Wetterwechsel, Unterkühlung

▶ **Mutter nach Geburt**

Aconitum D30 bei Bedarf
plötzlich, heftig

▶ **nach Kathetern**

Arnica D30   bei Bedarf
Folge von Verletzung; Schmerz, Blutung

Lähmung

▶ **nach Geburt**

Causticum D30   in Wasser
infolge von gelähmtem Blasenhals; gelegentlich Überlaufblase, unbemerkter Urinabgang

Polypen

▶ **gutartig**

Thuja D6   3 × tägl.
belegte Zunge; *dazu:*

Medorrhinum D200   einmalig
dazwischen setzen

Causticum D6   3 × tägl.
saubere Zunge

▶ **bösartig**

Acidum nitricum D6   3 × tägl.
blutet, Urin riecht streng; *dazu:*

Luesinum D200   1 × monatl.
dazwischen setzen

Porphyrinurie

▶ **Eiweißstoffwechselstörung**

Zincum metallicum D12   2 × tägl.
akute hepatische Form; nervös, schwache Glieder, Bauchkoliken, hoher Blutdruck, Herzrasen, Leukozyten erhöht (Appendizitis?)

Beryllium D12   2 × tägl.
erythropoetische Form; Nesselsucht, Ödeme und Blasen in der Sonne, Urin im Licht rot oder dunkel (Porphyrinurie), Milzschwellung (durch Hämolyse) und rote Zähne später

Reizblase

▶ **häufiger Drang, Krampf, Schleimfetzen**

Petroselinum D4   3 × tägl.
plötzlich, heftig; kribbelt, sticht vorher, schneidet nachher; milchiger Urin

Nux vomica D6   3 × tägl.
brennt am Blasenhals; tröpfchenweise, dunkel; roter Sand

Berberis D3   3 × tägl.
zieht vom Rücken zur Blase; Hüftschmerz beim Harnen; Urin rot

Coccus cacti D4   3 × tägl.
fadenziehender Schleim, Urin dunkel, viel Harnsäure

Pareira D4   3 × tägl.
Krampf bis Oberschenkel; muss knien; viel klebriger, strenger Urin, roter Sand

Equisetum D4   3 × tägl.
als ob Blase zu voll, wenig Krampf, Harnen lindert nicht, viel Schleim im Urin

▶ **bei Aufregung, Angst**

Argentum nitricum D30   bei Bedarf
schmerzhaft

Causticum D30   bei Bedarf
schmerzlos

▶ **bei Frauen**

**Eupatorium
purpureum D6**   3 × tägl.
heftiges Brennen beim Harnen

Gelsemium D30   bei Bedarf
hysterisch; Abgang von reichlich blassem Urin

▶ **nach Gebärmutteroperation**

Sabal D1   3 × tägl.
plötzlich heftiger Drang, erreicht kaum das Klosett

▶ **bei Kindern**

Equisetum D4 3 × tägl.
Blase stets wie zu voll; Kinder stöhnen nach Harnen wegen Blasenkrampf

Petroselinum D4 3 × tägl.
Kinder tanzen hin und her, wenn Harndrang kommt

▶ **bei alten Männern mit vergrößerter Prostata**

Chimaphila D6 3 × tägl.
stets Drang, Harnen verschlimmert; stinkender Urin mit Schleimfäden

Sabal D1 3 × tägl.
Drängen beim Harnen, Blase wie zu voll; Urin träufelt

Digitalis D3 3 × tägl.
tröpfchenweise; muss pressen, zunehmendes Klopfen am Blasenhals nach Versuch zu harnen; Urin dick, trüb, Ziegelmehl

▶ **durch Unterkühlung**

Aconitum D30 bei Bedarf
Zugluft

Belladonna D30 bei Bedarf
Entblößung

Dulcamara D30 bei Bedarf
Durchnässung

Rhus toxicodendron D30 bei Bedarf
Überanstrengung

Steine

▶ **mit schneidendem Schmerz vor dem Harnen**

Berberis D3 3 × tägl.
heißer, dunkler Harn mit hellrotem Mehl, roten Kristallen

Lycopodium D6 3 × tägl.
dunkler, konzentrierter Harn mit rotem Satz, rotgelbem Sand

Männliches Genitale

Bruch

▶ **Krampfaderbruch (Varikozele), meist linksseitig**

Rhododendron D6 3 × tägl.
wie gequetscht, Schmerz strahlt nach allen Richtungen aus bei Bewegung

Hamamelis D4 3 × tägl.
wie zerschlagen, schießender Schmerz in den Samensträngen bis zu Hoden

Aurum D6 3 × tägl.
wie gespannt, drückend

Pulsatilla D6 3 × tägl.
schießender Schmerz

▶ **Wasserbruch (Hydrozele) des Hodens und des Samenstranges**

Rhododendron D6 3 × tägl.
Schmerzen ausstrahlend nach allen Richtungen, schlimmer in Ruhe

Abrotanum D4 3 × tägl.
jegliche Wasseransammlung der serösen Häute in Verbindung mit Drüsen

Ekzem

▶ **Genitalbereich**

Croton D4 3 × tägl.
Bläschen; auch Windelausschlag

Natrium sulfuricum D12 2 × tägl.
feucht, gelb-krustig, rissig; auch um den After

▶ **Leiste (Intertrigo)**

Arnica D6 3 × tägl.
dunkelrot, Bläschen, Pusteln, nässend, sehr berührungsempfindlich

Belladonna D6 3 × tägl.
rot, glatt oder dunkelrot mit Papeln und Pusteln

Cantharis D6 3 × tägl.
feuerrot, brennt, martert, evtl. Bläschen, Blasen

Chamomilla D30 1 × tägl.
hitzig, wund an Berührungsflächen

Hepar sulfuris D30 1 × tägl.
nässt, juckt, stinkt nach Fischlake

Sulfur D6 3 × tägl.
alle Formen, auch wallartig; nässt, juckt, brennt; Schweiß übel riechend

Harnröhrenentzündung (Urethritis)

▶ **mit Gelenk- und Bindehautentzündung (Reiter)**

Acidum benzoicum D3 3 × tägl.
blass, kaltschweißig; kleine Gelenke, Kniegelenke, Gicht; 4 Wochen lang; *dann:*

Acidum oxalicum D4 3 × tägl.
rot, warmschweißig; Finger- und Zehengelenke; 4 Wochen lang; *dann:*

Acidum nitricum D6 3 × tägl.
blass, trocken; große Gelenke, Schienbein; 4 Wochen lang

Herpes

▶ **im männlichen Genitalbereich**

Thuja D6 3 × tägl.
eitrig, nach altem Käse riechend; auch feuchte Feigwarzen

Medorrhinum D200 einmalig
zusätzlich; sykotische Diathese

Rhus toxicodendron D30 1 × tägl.
bei jeder Unterkühlung, vor allem im Beginn

Acidum nitricum D6 3 × tägl.
eitrig, blutig, scharfer Geruch; auch trockene Feigwarzen

Petroleum D12 2 × tägl.
eher im Winter; destruktive Diathese

Dulcamara D6 3 × tägl.
bei jeder Erkältung oder Unterkühlung von unten

Hodenentzündung (Orchitis)

▶ **akut**

Pulsatilla D6 3 × tägl.
geschwollen, empfindlich, zurückgezogen, dunkelrot; Ziehen bis zu den Oberschenkeln

Hamamelis D4 3 × tägl.
außerordentlich dumpfer, gequetschter Schmerz

Clematis D6 3 × tägl.
erkältet, hart wie Stein, zurückgezogen, pressender Schmerz

▶ **chronisch**

Rhododendron D6 3 × tägl.
hart, verkleinert, wie gequetscht

Spongia D4 3 × tägl.
hart, vergrößert, wie eingeklemmt; Schießen durch die Samenstränge

Aurum D6 3 × tägl.
hart, eher rechts, geschrumpft, krebsige Entartung; Samenstränge

Staphisagria D6 3 × tägl.
hart, eher rechts, Brennen, Stechen; rechter Samenstrang

▶ **durch unterdrückten Tripperfluss**

Pulsatilla D6 3 × tägl.
und Nebenhodenentzündung, Samenstrangneuralgie

Clematis D6 3 × tägl.
und Samenstrangneuralgie; durch Erkältung

Gelsemium D6 3 × tägl.
oder durch plötzliche Nässe und Kälte

Hodenhochstand (Kryptorchismus)

▶ **Pendelhoden**

Apis D6 3 × tägl.
rechts

Lachesis D12 2 × tägl.
links; ein Monat lang, ein Monat Pause; Kur wiederholen

▶ **Hoden weder sichtbar noch tastbar**

Tuberculinum bovinum D200 einmalig
nach 4 Wochen:

Luesinum D200 einmalig
zusätzlich:

Aristolochia D12 2 × tägl.
4 Wochen; *danach:*

Pulsatilla D6 3 × tägl.
4 Wochen; *danach:*

Aurum D6 3 × tägl.
falls Hoden sichtbar wird und aufgetrieben ist; *oder:*

Plumbum metallicum D6 3 × tägl.
falls Hoden eingeschrumpft ist

Hodentumor

▸ **zwischen gutartig und bösartig**

Spongia D4 3 × tägl.
erst schwammig, später hart, schmerzlos

Conium D4 3 × tägl.
hart, geschrumpft, Ziehen

Phytolacca D4 3 × tägl.
hart, Stechen

Aurum D6 3 × tägl.
hart, geschrumpft, rechts, Druck, Spannung

Hypogonadismus

▸ **Hoden unterentwickelt bei Kindern**

Aurum D6 3 × tägl.
rot, dick, kräftig

Calcium carbonicum D12 2 × tägl.
blass, dick, schwächlich

Graphites D12 2 × tägl.
blass, fett, frostig

▸ **Geschlechtsdrüsen unterentwickelt**

Aurum D6 3 × tägl.
eher männlich

Graphites D12 2 × tägl.
eher weiblich

Nebenhodenentzündung (Epididymitis)

▸ **Hoden meist mit entzündet**

Rhododendron D6 3 × tägl.
Schmerzen strahlen nach allen Richtungen aus, vor allem bei Bewegung

Mercurius bijodatus rubrum D30 1 × tägl.
Schmerzen schlimmer nachts; tief greifende Drüsenentzündungen

Jodum D12 2 × tägl.
hart, wenig Schmerz

Pulsatilla D6 3 × tägl.
reißende Schmerzen

▸ **bei Blasen- und Harnröhrenentzündung**

Gelsemium D6 3 × tägl.
Harnröhre wund, brennt, Ausfluss spärlich

Penis

▸ **Verhärtung der Penisvorhaut (Induratio penis)**

Sepia D6 3 × tägl.
häufig in Gemeinschaft mit Morbus Dupuytren; lange geben

▸ **Versteifungsschmerz (Priapismus) bei Blasen- und Harnröhrenentzündung**

Cannabis indica D6 3 × tägl.
Eichel dunkelrot geschwollen

Prostataadenom

▸ **kurativ**

Sabal D1 3 × tägl.
4 Wochen lang; meist ausreichend; *danach:*

Ferrum picrinicum D4 3 × tägl.
4 Wochen lang; *danach:*

Conium D4 3 × tägl.
4 Wochen lang; alt, sexuell erregt, renommiersüchtig, albern; *oder:*

Selenium D12 2 × tägl.
wie bei Conium, nur jünger, aber verhält sich wie ein alter Mann; *danach:*

Populus D3 3 × tägl.
Urin brennt gegen Ende des Harnens, Prostata chronisch entzündet; *oder:*

Chimaphila D6 3 × tägl.
häufiges Harnen mit Krämpfen, als ob er auf einem Ball säße

▸ **bei Männern mit weiblichem Ausdruck**

Pulsatilla D6 3 × tägl.
liebenswürdig, weich

Sepia D6 3 × tägl.
derb, fühlt Prostata wie einen Ball beim Sitzen

▸ **chronisch harte Schwellung**

Conium D4 3 × tägl.
erschwertes Harnlassen, Strahl unterbrochen

Barium carbonicum D6 3 × tägl.
bei dicken, pastösen, gedunsenen Alten

Barium jodatum D4 3 × tägl.
bei schlanken, müden, gedunsenen Alten

Prostataentzündung

▸ **akut**

Sabal D1 3 × tägl.
heiß, geschwollen, schmerzhaft

Berberis D3 3 × tägl.
müde, matt, Kreuz- und Nierenschmerz

Chimaphila D6 3 × tägl.
Krämpfe, häufiges Harnen

▸ **akut, durch Unterkühlung**

Aconitum D30 bei Bedarf
plötzlich, stürmisch, Angst

Belladonna D30 bei Bedarf
blitzartig, überempfindlich, unerträglich

Dulcamara D30 bei Bedarf
Durchnässung

Rhus toxicodendron D30 bei Bedarf
Überanstrengung

▸ **chronisch, mit Harnröhrenentzündung**

Arctium D4 3 × tägl.
Schmerz wie gequetscht im Bereich der Prostata und der Harnröhre

Bellis D3 3 × tägl.
„als ob alles unten herausfiele"; beide sind Asteraceen (Korbblütler)

▸ **durch Fokalherd**

Tuberculinum bovinum D200 einmalig
und zusätzlich:

Ferrum phosphoricum D12 2 × tägl.
viel Harn, Harnträufeln

▸ **bei Rheuma**

Thuja D6 3 × tägl.
Stiche vom Rektum in die Blase, Absonderung morgens; zusätzlich:

Medorrhinum D200 1 × monatl.
sykotische Diathese; nach 4 Wochen:

Acidum benzoicum D3 3 × tägl.
4 Wochen lang; danach:

Acidum oxalicum D4 3 × tägl.
4 Wochen lang; danach:

Acidum nitricum D6 3 × tägl.
4 Wochen lang; Kur bedarfsweise wiederholen

Samenstrangneuralgie

▸ **Schmerzen**

Clematis D6 3 × tägl.
wie gequetscht, pressend, eher rechts, nachts

Spongia D4 3 × tägl.
geschwollen, Stiche schießen durch die Samenstränge nach oben

Acidum oxalicum D4 3 × tägl.
ziehend, von einem Punkt ausgehend

▶ **während der Hochzeitsreise**

Clematis D6 3 × tägl.
„Honeymoon"-Schmerz

Schrunden, Einrisse

▶ **am Penis**

Acidum nitricum D6 3 × tägl.
tiefe, eitrige, juckende Risse; Geschwüre, Feigwarzen

Graphites D12 2 × tägl.
teils eitrige Risse; Ekzem; Herpes

Thuja D12 2 × tägl.
nässende, stechende Risse; Feigwarzen, Herpes

Schweiß

▶ **übermäßig am Genitale**

Sulfur D12 2 × tägl.
heiß, sauer, übel riechend

Thuja D12 2 × tägl.
warm, stinkt nach Fischlake

Petroleum D12 2 × tägl.
scharf, streng

Unfruchtbarkeit

▶ **beim Mann**

Agnus castus D12 2 × tägl.
sexuelles Unvermögen, sexuelle Luftschlösser, Nerven zerrüttet

Caladium D12 2 × tägl.
Onanie, Samenverluste, verlangt nach zärtlichem Zuspruch

Selenium D12 2 × tägl.
exzessive Samenergüsse, exzessive Stimulanzien, erschöpft, kann nicht

> **Beachte:** Alle 3 Arzneien auch aufeinander folgend, je 6 Wochen; Kur wiederholen.

Nux vomica D12 2 × tägl.
bei Rauchern und Säufern

Acidum sulfuricum D12 2 × tägl.
bei Säufern

Weibliches Genitale

Ausfluss – Auslösung

▶ **bei Blutarmut**

Ferrum metallicum D12 2 × tägl.
wässrig, scharf; hellhäutig, hellhaarig, schlank

Pulsatilla D6 3 × tägl.
wässrig, scharf, brennt; blauäugig, dicklich

Alumina D6 3 × tägl.
durchsichtig, gelb, klebt, fließt die Oberschenkel hinab; dünn

Helonias D12 2 × tägl.
dick, gelb, juckt; sehr schwach, entkräftet; Erkältung, Überanstrengung

Secale D4 3 × tägl.
bräunlich, stinkt; starke Periode, Gebärmuttervorfall; ausgezehrt

▶ **durch Gemütserregung**

Ignatia D30 bei Bedarf
Liebeskummer

▶ **bei kleinen Mädchen (Vulvovaginitis)**

Calcium carbonicum D12 2 × tägl.
milchig, mild, dick oder gelb, juckend; vor der Pubertät; liebevoll

Calcium phosphoricum D12 2 × tägl.
milchig, mild, reichlich oder eiweißartig, juckend; vor der Pubertät; ruhelos

Pulsatilla D6 3 × tägl.
milchig, mild, rahmig oder wässrig, scharf, wundmachend; blass, blutarm

Sepia D6 3 × tägl.
gelb, grün, wundmachend, stinkt; sexuell erregt, dunkelhäutig, schwach

Mercurius bijodatus rubrum D30 1 × tägl.
gelb, eitrig, scharf und wundmachend, nachts; öliger Kopfschweiß nachts

Caulophyllum D4 3 × tägl.
sehr reichlich, sehr schwächend

▶ **bei der Periode**

Cocculus D12 2 × tägl.
eitrig, wie Blutwasser

Jodum D12 2 × tägl.
dünn, scharf, brennt; Entzündung rechter Eierstock

▶ **durch sexuelle Erregung**

Origanum D200 bei Bedarf
wässrig; heiter mit Heiratswunsch

Pulsatilla D30 bei Bedarf
wässrig; melancholisch, weint

Cantharis D30 bei Bedarf
blutig, heiß; hitzig

Veratrum album D30 bei Bedarf
blutig, stinkt; könnte alle küssen

▶ **durch Soor, Pilz, Mykose**

Staphisagria D6 3 × tägl.
juckt, kribbelt; sexuell erregt

▶ **durch Trichomonaden**

Lilium D4 3 × tägl.
übel riechend, hinabdrängend

Staphisagria D6 3 × tägl.
juckt, kribbelt; sexuell erregt

Ausfluss   Teil I   Von Kopf zu Fuß

Ausfluss – Absonderung

▸ ätzend

Acidum nitricum D6   3 × tägl.
dünn, grün, stinkt, brennt, hartnäckig; Feigwarzen; verlangt Wärme

Jodum D12   2 × tägl.
dick, scharf, brennt, frisst Löcher in die Wäsche; verlangt Kälte

▸ dick

Borax D3   3 × tägl.
viel, klar, eiweißartig, heiß, mild

Hydrastis D4   3 × tägl.
zäh, gelb, blutig, wundmachend

Kalium bichromicum D12   2 × tägl.
fadenziehend, wie Gummi, gelb, wundmachend; fette, hellhaarige Damen

Pulsatilla D6   3 × tägl.
schleimig, wie Rahm, mild

Sepia D6   3 × tägl.
gelb, grün, wundmachend, juckt, stinkt

▸ eitrig

Hepar sulfuris D30   2 × tägl.
grün, sahnig, mild

Hydrastis D4   3 × tägl.
dick, zäh, klebrig, wundmachend

Thuja D6   3 × tägl.
dick, sämig, mild

▸ sonderliche Gerüche

Hepar sulfuris D30   2 × tägl.
wie alter Käse

Medorrhinum D200   1 × wöchentl.
wie Fischlake

Sanicula aqua D12   2 × tägl.
wie alter Käse oder wie Fischlake

Crocus D12   2 × tägl.
geil, libidinös

▸ juckend

Sepia D6   3 × tägl.
gelb, grün, wundmachend, stinkt

Lilium D4   3 × tägl.
wie Eiweiß, klebrig

Kreosotum D4   3 × tägl.
wässrig, scharf, gelb, schmierig, blutig, stinkt nach Fäulnis

Helonias D12   2 × tägl.
reichlich, gelb, dick

▸ mild

Hepar sulfuris D30   2 × tägl.
grün, sahnig

Pulsatilla D6   3 × tägl.
dick, zäh, klebrig; auch wundmachend

Thuja D6   3 × tägl.
dick, sämig

Borax D3   3 × tägl.
kleisterartig, wie Hühnereiweiß; so heiß, als ob warmes Wasser ausflösse

▸ reichlich

Sepia D6   3 × tägl.
gelb, grün, wundmachend, stinkt

Alumina D6   3 × tägl.
wie Eiweiß, klebrig

Calcium carbonicum D12   2 × tägl.
wie Milch, anhaltend

Graphites D12   2 × tägl.
wässrig, gussweise, scharf, juckt; nach dem Aufstehen

Kreosotum D4   3 × tägl.
wässrig, scharf, juckt; vor der Periode

Borax D3   3 × tägl.
wie Kleister, wie Stärke, heiß, mild; zwischen den Perioden

▶ **reichlich, mit großer Schwäche**

Alumina D6 3 × tägl.
wie Eiweiß, klebrig; ausgezehrt, könnte nur liegen

Stannum metallicum D12 2 × tägl.
gelb; Rückenschmerzen, lässt sich in den Sessel fallen

Helonias D12 2 × tägl.
dick, gelb, juckt; entkräftet; Rückenschmerzen, muss sich ablenken, bewegen

Arsenicum album D6 3 × tägl.
dünn, gelb, scharf, brennt (!); alte Frauen, chronische Krankheiten

▶ **schleimig**

Kalium sulfuricum D6 3 × tägl.
weißlich, mild

Hepar sulfuris D30 2 × tägl.
eitrig, locker, mild; riecht nach altem Käse

Hydrastis D4 3 × tägl.
zäh, gelb, klebrig, klumpig, wundmachend, aber brennt nicht!

Thuja D6 3 × tägl.
grün, mild, hartnäckig; stinkt nach Fischlake

Pulsatilla D6 3 × tägl.
dick, wie Creme

▶ **übel riechend**

Kalium bichromicum D12 2 × tägl.
gummiartig

Sulfur D6 3 × tägl.
wie faule Eier

Hydrastis D4 3 × tägl.
dick, zäh, eitrig

Acidum nitricum D6 3 × tägl.
bräunlich, blutig

Hepar sulfuris D30 2 × tägl.
wie vergammelter Käse

Mater perlarum D4 3 × tägl.
„verschlampt"

▶ **verstopft**

Lachesis D12 2 × tägl.
stinkend; alles wohler, wenn es endlich fließt

Kalium bichromicum D12 2 × tägl.
wie Gummi, trocken, krustig; Scheide: ausgestanzte Geschwüre, blutig

Sulfur D6 3 × tägl.
chronischer, stinkender, eitriger, wundmachender, stockender Fluss

▶ **wässrig**

Alumina D6 3 × tägl.
reichlich, eiweißhaltig, durchsichtig, scharf

Arsenicum album D6 3 × tägl.
viel, wundmachend, scharf, gelb, übel riechend

Natrium muriaticum D200 1 × alle 14 Tage
scharf, schwächend

Lilium D4 3 × tägl.
gelb, braun, wundmachend

Jodum D12 2 × tägl.
scharf, wundmachend

Graphites D12 2 × tägl.
weiß, schleimig, gussweise

▶ **wundmachend**

Kalium bichromicum D12 2 × tägl.
zäh, gelb, fadenziehend

Mercurius corrosivus D30 1 × tägl.
geschwürig, stinkt; bei kleinen Mädchen

Hydrastis D4 3 × tägl.
dick, zäh, gelb, klebt, nicht brennend

Acidum nitricum D6 3 × tägl.
dünn, gelb, scharf, stinkt, blutig

Silicea D12 2 × tägl.
weiß, wässrig, stinkt

Kreosotum D4 3 × tägl.
juckt, brennt, stinkt verfault, bräunlich, blutig; kratzt sich blutig

Ausfluss – Modalität

▶ tagsüber

Alumina D6 3 × tägl.
wie Eiweiß, klebrig; matt, könnte nur liegen

Platinum D12 2 × tägl.
wie Eiweiß, wässrig; höchst empfindliches Genitale

▶ nach dem Aufstehen

Graphites D12 2 × tägl.
gussweise mit Rückenweh bei blassen jungen Mädchen mit gestörtem Hormonsystem; „alles kommt zu spät"

▶ nachts

Causticum D6 3 × tägl.
wässrig, juckt, brennt

Platinum D12 2 × tägl.
eitrig, grün-gelb, wund, stinkt übel; Scham geschwollen, hitzig

▶ in der Pubertät

Pulsatilla D6 3 × tägl.
mild; matt, frostig, traurig, das Mädchen weint, die Scheide weint

Graphites D12 2 × tägl.
juckend, gussweise, nach dem Aufstehen; spärliche blasse Periode; blass, träge

▶ anstatt Periode

Pulsatilla D6 3 × tägl.
schleimig, rahmig, mild; unregelmäßige Periode

Sepia D6 3 × tägl.
grün, juckt, brennt, stinkt; schmerzhafte Periode

▶ vor der Periode

Sepia D6 3 × tägl.
wie Milch, wundmachend, stinkt; derb, träge, passiv; Drang im Genitale

Pulsatilla D6 3 × tägl.
wie Milch, mild; müde, frostig, gereizt, niedergeschlagen

Calcium carbonicum D12 2 × tägl.
wie Milch, anhaltend; saurer Magen, kalt-feuchte Füße, große Lymphdrüsen

Graphites D12 2 × tägl.
wässrig, gussweise, scharf, juckt; Unterbauch schmerzt, Rückenschwäche

Kreosotum D4 3 × tägl.
dick, grün, brennt, juckt, stinkt; Scham und Oberschenkel geschwollen

Carbo vegetabilis D6 3 × tägl.
scharf, brennt, übel riechend; erschöpfend

▶ nach der Periode

Calcium carbonicum D12 2 × tägl.
milchig, mild, dick oder gelb, juckend; vor der Pubertät; liebevoll

Calcium phosphoricum D12 2 × tägl.
milchig, mild, reichlich oder eiweißartig, juckend; ruhelos

Acidum phosphoricum D6 3 × tägl.
gelb, juckend; große Schwäche

Borax D3 3 × tägl.
wie Kleister, klumpig, mild

Thlaspi D4 3 × tägl.
dunkel, blutig, stinkt, nicht auswaschbar; auch vor der Periode

▶ zwischen den Perioden

Borax D3 3 × tägl.
wie klebriges Eiweiß, Scheide heiß; Periode zu früh oder zu spät

Calcium carbonicum D12 2 × tägl.
wie gelbe Milch, Scheide juckt; Periode zu lang, zu stark, vor allem bei nasskaltem Wetter

Ausfluss – Begleitbeschwerden

▶ mit abwärts drängendem Gefühl

Belladonna D30 3-stündl.
akut; dünn, geruchlos bei entzündetem, angeschopptem Unterleib

Sepia D6 3 × tägl.
organisch bedingt

Lilium D4 3 × tägl.
funktionell bedingt; Gefühl, „als ob alles herausfiele", kreuzt die Beine

Cimicifuga D3 3 × tägl.
neuralgisch bedingt; Schweregefühl; nervös, neurotisch

▶ mit sexueller Erregung

Calcium phosphoricum D12 2 × tägl.
wollüstig

Crocus D12 2 × tägl.
dick, zäh, stinkt geil

Sepia D12 2 × tägl.
mannstoll

Staphisagria D12 2 × tägl.
sticht wollüstig

Platinum D12 2 × tägl.
Genitale höchst berührungsempfindlich

▶ mit Stuhlverstopfung

Aletris D4 3 × tägl.
reichlich, wundmachend; kein Stuhldrang; ständig müde

Ausschabung (Abrasio)

▶ Wundschmerz danach

Arnica D30 1 × tägl.
eher Blutung; vorbeugend und nachsorgend

Bellis D30 1 × tägl.
eher Wundschmerz; nachsorgend

Bartholinitis

▶ akut

Hepar sulfuris D30 2 × tägl.
eitert dick, riecht nach altem Käse

Mercurius solubilis D30 1 × tägl.
eitert dünn, stinkt übel

▶ wiederkehrend

Thuja D6 3 × tägl.
und zusätzlich:

Medorrhinum D200 1 × monatl.
sykotische Anlage

Eierstockentzündung – Art

▶ aktiver Blutandrang (hyperämisch)

Aconitum D30 bei Bedarf
plötzlich, heftig mit Angst und Unruhe

Belladonna D30 bei Bedarf
eher rechts, klopfend, greifend bei Erschütterung; Bauchfell beteiligt

Glonoinum D30 bei Bedarf
schweißig, hitzig, beklommen, unruhig; dunkelrotes Gesicht

Ferrum phosphoricum D12 2 × tägl.
mit Herzklopfen, Blutandrang; bemerkt das Fieber nicht

Eierstockentzündung Teil I Von Kopf zu Fuß

▸ **passiver Blutandrang (hyperämisch)**

Arnica D6 3 × tägl.
drückend, Unterleib wie zerschlagen, bei Erschütterung; gedunsen

Sulfur D6 3 × tägl.
aktive, sich vernachlässigende Frauen

Opium D30 1 × tägl.
unruhige, schreckhafte Frauen mit dunkelrotem Gesicht

▸ **wässrige Schwellung (ödematös)**

Apis D6 stündl.
rechts; sticht, brennt, schwillt; unruhig, durstlos; Eisbeutel lindert

Kalium arsenicosum D4 3-stündl.
beginnende Schwäche

Berberis D3 2- bis 3-stündl.
anhaltende Schwäche

▸ **fibrinöse Ausschwitzung**

Bryonia D4 2-stündl.
stechende Schmerzen; mäßige Wärme und Ruhe lindern

Jodum D12 3 × tägl.
rechts; pressende, keilartige Schmerzen wie ein Pflock zur Gebärmutter hin, schlimmer während der Periode, Kühle lindert; die Brüste schwinden

▸ **Leukozyteneinwanderung**

Hepar sulfuris D30 2 × tägl.
weiche Schwellung, Wärme lindert

Mercurius solubilis D30 1 × tägl.
Eierstock wird weich, Kälte lindert

Pyrogenium D30 bei Bedarf
bei drohender Sepsis

▸ **Sepsis**

Lachesis D12 3 × tägl.
links, zieht meist nach rechts; berührungsempfindlich; Kälte lindert

Arsenicum album D6 6 × tägl.
eher rechts; brennende, spannende Schmerzen; heiße Auflage lindert

Pyrogenium D30 3-stündl.
drohende Abszessbildung; Puls langsam bei hohem Fieber oder umgekehrt

China D4 stündl.
zusätzlich zu **Pyrogenium** bei Schüttelfrost; blass, bedrohlicher Verfall

▸ **schleichend, subakut**

Hamamelis D4 3 × tägl.
besonders nach stumpfer Verletzung; quälende, quetschende Schmerzen

Thuja D6 3 × tägl.
links; anhaltende, murrende Schmerzen

Podophyllum D6 3 × tägl.
rechts; zieht in den rechten Oberschenkel mit Taubheit

▸ **schleichende Subsepsis**

Natrium muriaticum D200 1 × monatl.
blass, blutarm; *dazu entweder:*

China D4 3 × tägl.
zur Genesung; *oder:*

Chininum arsenicosum D4 3 × tägl.
zur Blutbildung

Pyrogenium D30 bei Bedarf
bei Schüttelfrost, wenn Puls niedrig bei hohem Fieber oder umgekehrt

▸ **Schock**

Camphora D1 alle 10 Min.
plötzlich blau, eiskalt, trocken; möchte zugedeckt sein

Carbo vegetabilis D30 alle 10 Min.
ohnmachtsnah, übel; Blähbauch, blaue Lippen und Nase, trocken; möchte zugedeckt sein

Tabacum D30 alle 10 Min.
wie Nikotinvergiftung: elend, Herzdruck, als bliebe das Herz stehen

Veratrum album D30 alle 10 Min.
kalter Schweiß; ruhig; möchte nicht zugedeckt sein

Arsenicum album D30 alle 10 Min.
kalter Schweiß; ruhelos; möchte zugedeckt sein

▶ Ausheilung (Resorption)

Sulfur jodatum D4 3 × tägl.
erst wenn Blutsenkung (BSG) wieder normal ist

▶ chronisch

Thuja D6 3 × tägl.
links; Scheide empfindlich; leicht reizbare Frau

Medorrhinum D200 1 × monatl.
zusätzlich zu Thuja; alter Tripper?

Sepia D6 3 × tägl.
dumpfe, schwere Schmerzen, die nach unten drängen; Person beachten!

Platinum D6 3 × tägl.
empfindlich, brennend, hinabdrängend mit Taubheit in den Gliedern

▶ chronisch, Zwischenbehandlung

Mercurius bijodatus rubrum D30 3 × wöchentl.
chronisch entzündliche Drüsengeschichten

Eierstockentzündung – Schmerz
▶ äußerst berührungsempfindlich

Apis D6 3 × tägl.
rechts

Lachesis D12 2 × tägl.
links

▶ Dauerschmerz, Ausfluss

Borax D3 3 × tägl.
ist ein Versuch (!); auch als Tabletten vaginal einführen; Konstitution beachten!

Eierstockschmerzen (Ovarialgie)
▶ bohrend

Zincum metallicum D12 2 × tägl.
links; besser bei Ausfluss und Druck; Zappelfüße!

▶ wie gequetscht

Hamamelis D4 3 × tägl.
besonders nach stumpfer Verletzung

Bellis D3 3 × tägl.
durch Verwachsungen; überarbeiteter Unterleib

Argentum metallicum D12 2 × tägl.
links; als ob der Eierstock vergrößert sei

▶ krampfend

Naja D12 2 × tägl.
links, heftig

▶ neuralgisch

Colocynthis D4 3 × tägl.
nach Erregung, Erkältung; Ziehen, Pressen, Stechen; Wärme und Druck lindern

▶ rheumatisch, scharf

Cimicifuga D3 3 × tägl.
seitlich hochschießend; hinabdrängender Unterleib; Nackenkrampf

Caulophyllum D4 3 × tägl.
wie bei Cimicifuga, aber keine Kopfschmerzen

▶ **während der Hochzeitsreise**

Clematis D6 3 × tägl.
„Honeymoon"-Schmerz, innerliches Zittern

▶ **durch Verwachsungen an den Eierstöcken**

Lilium D4 3 × tägl.
eher links, ziehen zum vorderen inneren Schenkel; krampft hysterisch

Sepia D6 3 × tägl.
dumpf, schwer, Organgefühl (wie bei Helonias); „alles hängt"

Bellis D3 3 × tägl.
für den überstrapazierten, überarbeiteten Unterleib

Eierstocktumor (Ovartumor)

▶ **vergrößert, geschwollen**

Bellis D3 3 × tägl.
mit entzündlichen Verwachsungen; Schmerzen wie gequetscht

Apis D6 3 × tägl.
mit entzündlichen oder nicht aufgelösten Schwellungen; „Bienenstiche"

Platinum D6 3 × tägl.
hart; auffallend hochmütige Frauen; Genitale erregt

Palladium D6 3 × tägl.
hart, eher rechts; auffallend freche Frauen

Aurum D6 3 × tägl.
hart; auffallend schwermütige Frauen

Graphites D12 2 × tägl.
hart, eher links; auffallend träge Frauen; späte, spärliche Periode

Eierstockzyste

▶ **als Tastbefund (und im Ultraschall)**

Apis D6 3 × tägl.
stechender Schmerz, eher rechts

Cantharis D6 3 × tägl.
brennender Schmerz

Medorrhinum D200 1 × monatl.
sykotische Diathese; *zusammen mit:*

Thuja D6 3 × tägl.
alte, „verschlampte" Zysten; Folge von Tripper, „Schokoladenzysten"

Ekzem

Croton D4 3 × tägl.
Bläschen; auch Windelausschlag

Natrium sulfuricum D12 2 × tägl.
feucht, gelb-krustig, rissig; auch um den After

Endometriose

▶ **versuchsweise Behandlung**

Borax D3 3 × tägl.
auch als Tabletten vaginal einführen; dazu personenbezogene Behandlung

Endometritis

▶ **akut**

Belladonna D6 3 × tägl.
ziehendes Hinabdrängen; Unterleib heiß, geschwollen, empfindlich

▶ **mit Kopfschmerzen**

Aurum D6 3 × tägl.
rot, kräftig

Platinum D6 3 × tägl.
blass, stolz

Gebärmutterblutung

▶ **reichlich, hell, aktiv**

Ipecacuanha D4 alle 10 Min.
mit Übelkeit, saubere Zunge (!), Schleimhäute

Sabina D4 alle 10 Min.
klumpig; wehenartig bis in die Oberschenkel, anhaltend, bei Bewegung

Phosphorus D30 alle 10 Min.
ohne ersichtlichen Anlass; Gefäße

Millefolium D4 alle 10 Min.
ohne Angst; mechanische Verletzungen, Untersuchung

Ustilago D2 alle 10 Min.
klumpig; linker Eierstock schmerzt

▶ **hell oder dunkel**

Erigeron D6 alle 10 Min.
anfallsweise mit Pausen, stoßweise, gussweise; Blase und Darm gereizt

Trillium D6 alle 10 Min.
klumpig; kalter Körper, schwacher Puls; Hüfte wie zerbrochen, muss sie schnüren, trägt knallenge Jeans

▶ **dunkel, passiv**

Hamamelis D4 alle 10 Min.
befallene Teile wie zerschlagen; Nase, Lunge, Blase, Unterleib, Venen

Secale D4 stündl.
flüssig; schmerzlos bei Bewegen; runzelige, kalte Frauen; Ameisenlaufen

▶ **nach den Wechseljahren**

Erigeron D6 alle 10 Min.
dunkel, klumpig, stoßweise, gussweise; Blase und Darm gereizt

Kreosotum D4 stündl.
schwärzlich, faul stinkend, heiß; wundes, brennendes Genitale; Krebs?

Arsenicum album D6 stündl.
wie brennendes Fleischwasser; ausgezehrt; Krebs?

Gebärmuttermyom

▶ **kurativ, personenbezogen**

Calcium fluoratum D4 3 × tägl.
viele kleine, derbe Myome bei abgearbeiteten Frauen

Conium D4 3 × tägl.
viele harte, schmerzlose Myome, die leicht bluten

Phytolacca D4 3 × tägl.
viele kleine, harte, schmerzhafte Knoten

Aurum D6 3 × tägl.
bei kräftigen, roten, melancholischen Frauen

Platinum D6 3 × tägl.
bei blassen, schlanken, hochmütigen Frauen mit empfindlichem Genitale

Lilium D4 3 × tägl.
bei roten, feuchten, herzgestörten Frauen; Unterleib drängt nach unten

▶ **Blutung**

Phosphorus D30 bei Bedarf
jedesmal, wenn es wieder hellrot und kräftig blutet

Lachesis D30 bei Bedarf
eher dunkelrot bis schwarz; vor den Wechseljahren

Conium D4 3 × tägl.
dunkel bei mehreren kleinen, derben Myomen

Platinum D6 3 × tägl.
teerartige, harte Klumpen; schmerzlos

▸ **nach Operation**

Lachesis D12 2 × tägl.
unterdrückte Periode (!), Hitze, Schweiß, Frost, Verwirrung

Gebärmuttersenkung (Uterus descensus)

▸ **akut**

Belladonna D6 3 × tägl.
blutgestauter, pulsierender Unterleib; Rücken wie zerbrochen, brennender Blasenkrampf

▸ **bei chronischer Entzündung im Unterleib**

Causticum D12 2 × tägl.
trockene Frau

Silicea D12 2 × tägl.
trockenere Frau

Alumina D12 2 × tägl.
trockenste Frau

Sepia D12 2 × tägl.
wässrige, derbe Frau

▸ **mit unwillkürlichem Harnverlust**

Sepia D6 3 × tägl.
Senkungsgefühl, alles gesenkt, auch Gemüt; Urin übel riechend

Lilium D4 3 × tägl.
Krämpfe in Blase, Enddarm, Becken; sexuell übererregt

▸ **als ob alles aus der Scheide herausfiele**

Lilium D4 3 × tägl.
mit Drang auf After und Blase; verschließt die Scheide mit den Händen

Sepia D6 3 × tägl.
fühlt sie, schlimmer im Sitzen; sitzt mit überkreuzten Beinen

Zincum valerianicum D12 2 × tägl.
durch mangelnde Ruhe (Alten-, Kinderpflege), nervös, überarbeitet, verwirrt; kreuzt die zappeligen Beine

▸ **Sonstiges**

Platinum D6 3 × tägl.
ständiger Druck im Unterleib, im Rücken; überempfindliches Genitale

Senecio D4 3 × tägl.
Unterleib gereizt; Blasenhals krampft zwischen dem Harnen

Ferrum jodatum D4 3 × tägl.
als ob der Unterleib beim Sitzen wieder hochgestoßen würde; Afterdruck

Kreosotum D4 3 × tägl.
Ziehen im Rücken, das zum Bewegen zwingt und erleichtert!

Gebärmutter, Sonstiges

▸ **unterentwickelt (Uterushypoplasie)**

Plumbum metallicum D6 3 × tägl.
Rückenmarkerkrankung?

Gebärmutterverlagerung

▸ **akut**

Belladonna D6 3 × tägl.
mit Blutandrang

▸ **mit „gynäkologischem Kreuzschmerz"**

Sepia D6 3 × tägl.
geknickt, gesenkt; alles hängt: Gewebe, Organe, Gemüt

Kalium carbonicum D6 3 × tägl.
Hirn schwach, Herz schwach, Kreuz schwach

Lilium D4 3 × tägl.
hitzig; Gefühl, als falle alles aus der Scheide

Zincum metallicum D12 2 × tägl.
blass, müde, rastlos; Gefühl, als falle alles aus der Scheide

Helonias D12 2 × tägl.
angeschoppt, gesenkt; überarbeitet, bewegt sich, in Ruhe geschwätzig

▸ **Sonstiges**

Senecio D4 3 × tägl.
spärliche Periode, Reizblase; nervöse, schlaflose Frauen

Aletris D4 3 × tägl.
reichliche Periode, Verstopfung; ständig müde Frauen

Kreosotum D4 3 × tägl.
scharfe, stinkende Periode, von dunkelbraunem Ausfluss gefolgt; schwache Frauen

Fraxinus D4 3 × tägl.
bei gestautem Unterleib ohne weitere Symptome; letzte Rettung!

Gebärmutterhalsentzündung

▸ **Zervixerosion**

Hydrastis D4 3 × tägl.
geschwürig, stinkend

Acidum nitricum D6 3 × tägl.
geschwürig, übel riechend

Kreosotum D4 3 × tägl.
krebsig entartet, riecht aashaft

Geschlechtsdrüsen

▸ **unterentwickelt (Hypogonadismus)**

Aurum D6 3 × tägl.
eher männlich

Graphites D12 2 × tägl.
eher weiblich

Erste Periode

▸ **zu früh**

Aconitum D30 in Wasser
durch plötzliche Ereignisse wie Veränderungen, Schreck, Angst usw.

▸ **zu spät**

Pulsatilla D12 2 × tägl.
wie ein schwerer Stein im Unterleib lange vorher; Krämpfe mit Unruhe

Kalium carbonicum D12 2 × tägl.
schwerer Durchbruch, lang, stark; Rückenschwäche, Schwellungen

▸ **„alles zu spät"**

Aristolochia D12 2 × tägl.
Gebärmutter zu klein

Cimicifuga D12 2 × tägl.
Hypophysenschaden; intersexuell, Magersucht oder Fettsucht

Graphites D12 2 × tägl.
Hypophysenschaden; fett, faul, gefräßig, schmierig

Pulsatilla D12 2 × tägl.
Genitalien unterentwickelt; fett, schüchtern, weint

Calcium carbonicum D12 2 × tägl.
primäre Keimblattschädigung; fett, schüchtern, lächelt

Barium carbonicum D6 3 × tägl.
sekundäre Keimblattschädigung; dick, dümmlich, dumm, debil

▸ **mit stinkendem Achselschweiß**

Tellurium metallicum D6 3 × tägl.
wie Knoblauch

Periode, ausbleibend (Amenorrhoe)

▸ **primär (noch keine Periode gehabt)**

Aristolochia D12 2 × tägl.
4 Wochen lang; besonders bei zu kleiner Gebärmutter; *danach:*

Pulsatilla D6 3 × tägl.
4 Wochen lang; statt dessen Asthma?; *danach:*

Lilium D4 3 × tägl.
4 Wochen lang; Kur bedarfsweise wiederholen

▸ **sekundär (Periode bleibt aus)**

Aconitum D30 bei Bedarf
nach Schreck, Ärger, Angst, trockener Kälte

Pulsatilla D6 3 × tägl.
nach Erkältung durch nasse Füße; dafür Asthma

Senecio D4 3 × tägl.
ohne Grund; junge Mädchen; dafür Kitzelhusten, Nasenbluten

Sulfur D6 3 × tägl.
nach Erkrankungen, besonders nach Grippe

▸ **sekundär (nach Absetzen der Pille)**

Lachesis D12 2 × tägl.
Folge von unterdrückter, natürlicher Periode

Apis D6 3 × tägl.
Folge von unterdrückter, natürlicher Libido

Phosphorus D12 2 × tägl.
Folge von unterdrücktem, natürlichem Hormonzusammenspiel

Platinum D12 2 × tägl.
Folge von unterdrückter, natürlicher Libido

Periode, Blutfluss

▸ **aussetzend zwischendurch**

Aconitum D30 in Wasser
helle Blutung

▸ **schwächend**

China D4 3 × tägl.
nach reichlichem Blutfluss

Natrium muriaticum D200 einmalig
durch Blutarmut und heftige Begleitbeschwerden

Magnesium carbonicum D12 2 × tägl.
durch reichlichen, pechschwarzen Blutverlust

▸ **schwarz wie Pech**

Crocus D12 2 × tägl.
perlschnurartig

Magnesium carbonicum D12 2 × tägl.
nicht auswaschbar

▸ **zu stark (Hypermenorrhoe)**

Kalium carbonicum D12 1 × tägl. morgens
und

Calcium carbonicum D12 1 × tägl.
abends
bei Periodenbeginn *zusätzlich:*

Hamamelis D4 3 × tägl.
dunkel, reichlich, im Unterleib Zerschlagenheitsschmerz; *oder:*

Hydrastis D4 3 × tägl.
dunkel, reichlich, schleimig, stinkend; *oder:*

Ipecacuanha D4 3 × tägl.
hellrot, reichlich; dauerhafte Übelkeit

Periode – Begleitbeschwerden

▶ Akne um den Mund

Sepia D6 3 × tägl.
bei „verschlampten" jungen Mädchen, bei adretten Geschäftsfrauen

Cimicifuga D12 2 × tägl.
bei jungen Mädchen mit rauer Haut und seelisch-geistiger Unruhe

▶ Verlangen nach Alkohol davor

Pulsatilla D12 2 × tägl.
nach Wein, Likör; trinkt alleine, ist ungern alleine

▶ Brustschmerzen eine Woche davor

Phytolacca D4 3 × tägl.
Brust gestaut, schneidende Nervenschmerzen durch den ganzen Körper

Lilium D4 3 × tägl.
scharfe Nervenschmerzen mit sexueller Erregung

Phellandrium D4 3 × tägl.
Stiche durch die Brüste, zum Rücken ziehend

▶ Brustschwellung

Phytolacca D4 3 × tägl.
bei Periode; bei Erschütterung, durch Kälte

Lac caninum D6 3 × tägl.
vor und bei Periode; durch Erschütterung; muss die Brüste festhalten

Bryonia D4 3 × tägl.
Stechen bei Gehen, bei Bewegung, Gegendruck lindert; bindet Brüste fest

Conium D4 3 × tägl.
vor Periode; durch Gehen, Erschütterung, äußerst berührungsempfindlich, selbst gegen Kleiderdruck

▶ Depression vorher

Platinum D12 2 × tägl.
überheblich, besitzstrebend; alle Menschen sind klein und unwürdig

Lycopodium D12 2 × tägl.
stolz, würdig, pedantisch; alle Menschen sind nichtig und gefühllos

Causticum D12 2 × tägl.
trocken, unsicher; abnorme sexuelle Gelüste

Stannum metallicum D12 2 × tägl.
erschöpft, unsicher; mit Angst

Aurum D12 2 × tägl.
rot, machtstrebend; tiefe Melancholie

▶ Depression während

Pulsatilla D12 2 × tägl.
möchte so gerne schwanger sein

Cimicifuga D12 2 × tägl.
hysterisch, verkrampft und geschwätzig

Graphites D12 2 × tägl.
kann nicht schwanger werden

▶ Depression vorher und während, reizbar

Sepia D12 2 × tägl.
vorher Angst, schwanger zu sein; danach erhoffte sie, es zu sein

Natrium muriaticum D200 1 × monatl.
gleichgültig gegenüber den Rhythmen ihrer Natur

▶ Erbrechen

Phosphorus D12 2 × tägl.
sauer

Kreosotum D4 3 × tägl.
schleimig

Kalium carbonicum D12 2 × tägl.
mit heftigen Kreuzschmerzen

▸ Heiserkeit

Magnesium carbonicum D12 2 × tägl.
Halsschmerz, stimmlos; Heißhunger

Graphites D12 2 × tägl.
mit Husten, Schnupfen, Schweiß; Übelkeit morgens

Gelsemium D30 bei Bedarf
stimmlos ohne Schmerz

Lac caninum D6 3 × tägl.
Halsschmerzen mit Seitenwechsel

▸ Juckreiz der Scheide davor

Acidum nitricum D6 3 × tägl.
wunde, kalte Haut

Magnesium carbonicum D12 2 × tägl.
allgemeine Verschlimmerung der vielfältigsten Beschwerden

Tarantula hispanica D12 2 × tägl.
trockene, heiße Haut; auch nach der Periode

▸ Kopfschmerz, allgemein

Pulsatilla D12 2 × tägl.
bei unterdrückter Regel

Aristolochia D12 2 × tägl.
bei unterdrückter Regel und vor der Regel

Cimicifuga D3 3 × tägl.
bei Regel; hysterisch

Sepia D12 2 × tägl.
bei Regel; melancholisch

Lachesis D12 2 × tägl.
vor Regel; alles besser wenn die Säfte fließen

▸ Kopfschmerz vorher

Cimicifuga D3 stündl.
Nackenkrampf, als ob das Hirn zu groß sei, nach außen drückend

Calcium carbonicum D12 2 × tägl.
halbseitig mit Völle und Blutwallung zum Kopf

Pulsatilla D12 2 × tägl.
als ob Stirn und Schläfe zersprängen; bindet Kopf fest ein, braucht frische Luft

Xanthoxylum D4 3 × tägl.
über linkem Auge ein Tag vorher

▸ Kopfschmerz vor und während

Gelsemium D6 2- bis 3-stündl.
Nackenkrampf; übel, erbricht, sehr apathisch; massig heller Urin

Asarum D6 2- bis 3-stündl.
Stirn und Hinterkopf klopfen beim Bücken; Kaltwaschen lindert

Ammonium carbonicum D4 stündl.
nach dem Erwachen mit erhitztem Gesicht; oft Durchfall

▸ Kopfschmerz während

Belladonna D30 in Wasser
rot; plötzlich klopfend, wellenartig bei Erschütterung, beim Bücken

Sanguinaria D6 stündl.
rot; pulsiert vom Hinterkopf zum rechten Auge, Sonnenverlauf

Veratrum viride D30 in Wasser
rot; pulsiert vom Nacken aufwärts; heißes, gedunsenes Gesicht

Cyclamen D12 2-stündl.
blass; rasend mit Flimmern vor den Augen

Caulophyllum D4 3 × tägl.
blass; spannend im Hinterkopf; Magen-, Blasen- und Darmkrämpfe

Graphites D12 2 × tägl.
blass; pressend nach dem Erwachen mit Hitzegefühl; erbricht

▸ Kopfschmerz während und nachher

Sepia D12 2 × tägl.
berstend am Hinterkopf mit Blutwallung, Übelkeit und Erbrechen; heiße Umschläge lindern; Leeregefühl im Magen!

▸ Kopfschmerz nachher

Crocus D12 2 × tägl.
dumpf, heftiger Schlag gegen die Schläfe; Blutwallungen

Lachesis D12 2 × tägl.
links, hämmernd, beim Erwachen; tiefrotes Gesicht

Lilium D12 2 × tägl.
links, Stirn, Schläfe, Auge mit Blutandrang; schwarz vor den Augen

▸ Kopfschmerz vorher, während, nachher

Natrium muriaticum D200 1 × monatl.
ganzer Kopf berstend, mit Gesichtsröte, Übelkeit und Erbrechen

▸ Krämpfe während, mit Durchfall

Bovista D6 3 × tägl.
morgens, Gefühl eines Eisklumpens im Magen, aufgetrieben, Krümmkoliken

▸ Krämpfe überall, während

Cuprum metallicum D6 2- bis 3-stündl.
Bauchdecke, Waden, Finger, Daumen krampft zur Handinnenfläche hin

▸ Kreuzschmerzen

Sepia D12 2 × tägl.
beim Gehen und Sitzen; braucht festen Halt, muss hart liegen und sitzen

Kalium carbonicum D12 2 × tägl.
einschießend, stechend; Kreuz und Beine versagen, Wärme lindert

Tartarus stibiatus D6 3 × tägl.
bei Erschütterung, beim Husten, Niesen, Lachen; Übelkeit, Erbrechen

▸ Magenbeschwerden

Viburnum D2 3 × tägl.
Magen wie leer, Schwächegefühl

Sepia D6 3 × tägl.
Magen wie leer, hängt herunter wie an einem Stein befestigt

Cocculus D12 stündl.
Magen hebt und senkt sich wie auf hoher See; übel im Magen, als rieben Steine aneinander

Ignatia D12 2 × tägl.
wehenartig; Magen wie hinabgedrängt

▸ Nasenbluten anstelle der Periode

Pulsatilla D6 stündl.
massiv, dunkel

Bryonia D4 stündl.
passiv, dunkel; bessert Kopfweh

▸ Schlafsucht

Nux moschata D12 2 × tägl.
gähnt krampfhaft

▸ reichliche Schleimhautfetzen

Magnesium phosphoricum D4 alle 10 Min.
dunkel, schwach

Viburnum D2 stündl.
hell, scharf, schwach

Ustilago D2 stündl.
hell oder dunkel, klumpig, schwarze Strähnen, stark

▶ **sexuelle Erregung**

Crocus D30 bei Bedarf
albern; geiler Geruch

Stramonium D30 bei Bedarf
mannstoll

Veratrum album D30 bei Bedarf
möchte alle küssen

Periode – Schmerz

▶ **vorher**

Magnesium phosphoricum D4 alle 10 Min.
krampfartig, ab 14 Uhr; Krümmen, Druck und Wärme lindern

Belladonna D30 bei Bedarf
wehenartig, Schneiden durch das Becken, Hinabdrängen; muss aufsitzen

Caulophyllum D4 3 × tägl.
anhaltend krampfartig, Schießen durch ganzen Körper

Sepia D6 3 × tägl.
alle Beschwerden schlimmer; Magen hängt, Unterleib hängt, Gemüt hängt

Murex D6 3 × tägl.
wenn bei personenbezogener Behandlung mit Sepia die Schmerzen unbeeinflussbar bleiben; alles drängt nach unten, muss die Beine fest verschränken

Veratrum viride D30 bei Bedarf
kolikartig mit brennendem Harnzwang

Xanthoxylum D4 stündl.
quälend neuralgisch, brennend; Beine wie gelähmt, Kopfweh über linkem Auge

▶ **vorher und während**

Pulsatilla D12 2 × tägl.
kneifend, Krümmen lindert; Blutfluss verspätet, wechselhaft, eher dunkel

Cocculus D12 stündl.
neuralgisch, schwächend; Blutfluss spärlich oder klumpig mit Übelkeit

Viburnum D2 stündl.
krampfartig, plötzlich, hinabdrängend; Reizblase, Magenkolik, Rückenweh

Helonias D12 2 × tägl.
heftig krampfartig, auch nachher; Kreuzweh bei Beginn des Blutflusses

▶ **während**

Chamomilla D30 bei Bedarf
neuralgisch vom Kreuz zur Innenseite der Schenkel; dunkler Fluss

Cimicifuga D3 alle 10 Min.
neuralgisch, scharf hin und her schießend, wehenartig; schwacher Fluss

Colocynthis D4 alle 10 Min.
neuralgisch, scharf vom Nabel zum linken Eierstock; Krümmen lindert

Coffea D12 stündl.
neuralgisch; überempfindlich, verzweifelnd; Fluss früh, stark, klumpig

Gelsemium D6 stündl.
krampfartig, hinabdrängend, wehenartig; entleert massig hellen Urin

Ignatia D12 2 × tägl.
hysterisch, wehenartig, Druck lindert; klumpiger Fluss; viel heller Urin

▶ **zwischen zwei Perioden (Mittelschmerz)**

Apis D6 3 × tägl.
Stiche rechter Eierstock

Bryonia D4 3 × tägl.
Stiche bei geringster Bewegung

Chamomilla D30 bei Bedarf
Krämpfe bis in die Oberschenkel

Hamamelis D4 3 × tägl.
Unterleib wie gequetscht

▶ **bei jeder zweiten Periode**

Gossypium D4　　　　　　　　3 × tägl.
kurz vor der Periode; Blutung spät, schwach

▶ **je schwächer der Blutfluss**

Magnesium phosphoricum D4　　alle 10 Min.
krampfartig

Caulophyllum D4　　　　　　3 × tägl.
anhaltend wie Wehen

Lachesis D12　　　　　　　　2 × tägl.
alles schlimmer infolge Beckenstaus

▶ **je stärker der Blutfluss**

Cimicifuga D3　　　　　　　alle 10 Min.
neuralgisch

▶ **um das Becken herum, während**

Veratrum viride D30　　　　in Wasser
wie zum Platzen

Platinum D6　　　　　　　　3 × tägl.
wie in einem Schraubstock

Sepia D6　　　　　　　　　　3 × tägl.
Hinabdrängen des Beckeninhalts

Viburnum D2　　　　　　　　stündl.
Hinabdrängen des Beckeninhalts, stärker als bei Sepia

▶ **bis in die Oberschenkel, während**

Chamomilla D30　　　　　　　bei Bedarf
nervöse, hitzige, schwitzige Frauen

Xanthoxylum D4　　　　　　　stündl.
nervöse, blasse, magere Frauen

▶ **besser durch Strecken**

Belladonna D30　　　　　　　in Wasser
horizontales Schneiden im Becken, hinabdrängend im Liegen; bei Sepia umgekehrt

Dioscorea D4　　　　　　　　stündl.
vom Nabel fächerförmig ausstrahlend

▶ **Zwischenblutung (Metrorrhagie)**

Bovista D6　　　　　　　　　stündl.
dunkel, bei geringster Anstrengung, nachts, morgens; Körper geschwollen

Hamamelis D4　　　　　　　　stündl.
dunkel, schwächend; Unterleib wie gequetscht

Carbo vegetabilis D30　　　in Wasser
dunkel, schwächend; brennendes Kreuz; reißt Fenster auf

Erigeron D6　　　　　　　　stündl.
dunkel, klumpig, gussartig, anfallsweise

Ferrum metallicum D12　　　3-stündl.
hellrot geronnen, gussweise; Gesichtshitze

Millefolium D4　　　　　　　stündl.
hellrot, aktiv; ohne Ängstlichkeit

Schamlippen

▶ **akut entzündet (Vulvitis)**

Sulfur D6　　　　　　　　　3 × tägl.
feucht, heiß, brennt

Thuja D6　　　　　　　　　　3 × tägl.
nässt, übel riechend

Graphites D12　　　　　　　2 × tägl.
nässt, rissig

▶ **chronisch entzündet**

Mercurius solubilis D30　　1 × tägl.
eitrig, übel riechend, brennt nachts

Sepia D6　　　　　　　　　　3 × tägl.
wund, stinkt; alles drängt nach unten

▶ **Herpes**

Thuja D6　　　　　　　　　　3 × tägl.
eitrig, nach altem Käse riechend; auch spitze Feigwarzen

Medorrhinum D200 einmalig
zusätzlich; sykotische Anlage

Sepia D6 3 × tägl.
übel riechender Schweiß, trockene Scheide

Xerophyllum D4 3 × tägl.
Schamlippen und Scheideneingang; Entzündung

Petroleum D12 2 × tägl.
eher im Winter; destruktive Anlage

Dulcamara D6 3 × tägl.
bei jeder Erkältung oder Unterkühlung von unten

▸ **Juckreiz**

Sulfur D6 3 × tägl.
intensive Rötung aller Körperöffnungen

Sepia D6 3 × tägl.
trockene Scheide, Abneigung gegen Koitus; auch Schwangerschaftsjucken

Caladium D12 2 × tägl.
leicht mannstoll erregbar, schlimmer Bettwärme, Wechseljahre, Schwangerschaft

Acidum nitricum D6 3 × tägl.
besonders nach dem Koitus

Ambra D3 3 × tägl.
unerträglich, überempfindlich; wunder Ausfluss; will alleine sein

Conium D4 3 × tägl.
heftig, wund, in der Wärme; an Diabetes denken!

▸ **Schrunden, Einrisse**

Acidum nitricum D6 3 × tägl.
tiefe, eitrige, juckende Risse; Geschwüre, Feigwarzen

Graphites D12 2 × tägl.
teils eitrige Risse; Ekzem, Herpes

Thuja D12 2 × tägl.
nässende, stechende Risse; Feigwarzen, Herpes

Kreosotum D4 3 × tägl.
nässende, brennende Risse; an Diabetes denken!

Scheide

▸ **Blutung bei Kontakt**

Hydrastis D4 3 × tägl.
geschwürig, stinkend

Hamamelis D4 3 × tägl.
dunkel; Scheide wie gequetscht

Kreosotum D4 3 × tägl.
krebsig, übel riechend

▸ **Blutung bei Untersuchung**

Hydrastis D4 3 × tägl.
geschwürig, stinkend

Acidum nitricum D6 3 × tägl.
geschwürig, übel riechend

Ustilago D2 3 × tägl.
hellrot, flüssig, klumpig

▸ **Fistel**

Tuberculinum bovinum D200 einmalig
Therapiebeginn; *zusätzlich:*

Berberis D3 3 × tägl.
zur Nierenspülung 4 Wochen lang; *danach:*

Calcium fluoratum D4 3 × tägl.
oder:

Acidum hydrofluoricum D6 3 × tägl.
im Sommer schlimmer; *oder:*

Silicea D12 2 × tägl.
im Winter schlimmer

> **Beachte:** Die letzten 3 Arzneien haben alle dünne, scharfe, ätzende Absonderungen.

▶ Soor, Pilzbefall

Borax D3 3 × tägl.
lange Zeit geben, evtl. auch als Tabletten in die Scheide einführen

▶ Zyste

Rhododendron D6 3 × tägl.
weich

Silicea D12 2 × tägl.
hart

Schweiß

▶ übermäßig

Sulfur D12 2 × tägl.
heiß, sauer, übel riechend

Thuja D12 2 × tägl.
warm, stinkt nach Fischlake

Petroleum D12 2 × tägl.
scharf, streng

Sepia D12 2 × tägl.
sauer, übel, käsig

Crocus D12 2 × tägl.
geil

Unfruchtbarkeit

▶ primär (noch nie schwanger gewesen)

Aristolochia D12 2 × tägl.
die edle Pulsatilla; 6 Wochen lang; *danach:*

Pulsatilla D12 2 × tägl.
rundlich, lieblich, bäuerlich; 6 Wochen lang; *danach:*

Lilium D12 2 × tägl.
kräftig, feucht, träumt von Leidenschaft, kann sich aber nicht hingeben; 6 Wochen lang

Berberis D3 1 × tägl. abends
zusätzlich zu einer der obigen Arzneien, wenn müde, matt; *oder:*

Borax D3 1 × tägl. abends
zusätzlich bei reichlich mildem, klebrigem Ausfluss wie Hühnereiweiß

▶ sekundär (bereits schwanger gewesen)

Sepia D12 2 × tägl.
Gebärmutter verlagert

Lilium D12 2 × tägl.
Gebärmutter verlagert, Blutstau im Unterleib

Belladonna D6 3 × tägl.
Unterleib entzündet, angeschoppt, angestaut

Bellis D3 3 × tägl.
Gebärmutter verlagert, schmerzt wie gequetscht

▶ lokale Ursachen

Sepia D6 3 × tägl.
Gebärmutter verlagert, trockene Scheide

Bellis D3 3 × tägl.
Verwachsungen nach Entzündungen

Platinum D6 3 × tägl.
Gebärmutter verlagert, Myom, verkrampfte Scheide

Plumbum metallicum D6 3 × tägl.
Gebärmutter zu klein

Vaginismus

▸ **sexuelle Abneigung mit trockener Scheide**

Platinum D200 1 × monatl.
Krämpfe, Scheide zu eng, enges Becken; die Dame mit dem „dernier cri"

Natrium muriaticum D200 1 × monatl.
Abneigung und Koitus schmerzhaft; die ewig Pubertierende

Sepia D200 1 × monatl.
braucht keinen Mann; „Edel-Emanze", ungepflegte Öko-Fanatikerin oder ausgebrannte Hausfrau

Ignatia D200 bei Bedarf
Krampf; sehr wechselhafte Erscheinungen; weiß nicht, was sie will

Lycopodium D200 1 × monatl.
Koitus schmerzhaft; dürres, derbes, würdiges Mannweib

Lyssinum D200 bei Bedarf
Krämpfe; nur bei fließendem Wasser sexuell erregt; tollwütiges Weib

Wechseljahre, Hitzewallungen

▸ **mit Depressionen**

Lachesis D200 1 × monatl.
rot, kräftig, hitzig; fühlt sich seit den Wechseljahren nicht mehr wohl

Aurum D200 1 × monatl.
blaurot, untersetzt; Atemnot, Herzdruck, Hochdruck, Selbstmordgefahr!

Sepia D200 1 × monatl.
gelb, dunkelhaarig, dunkle Augenringe; lehnt ihre Familie ab

Cimicifuga D200 1 × monatl.
blass und fett oder mager oder Mannweib; nervös, ruhelos, schlaflos

▸ **mit Kopfschmerzen**

Acidum sulfuricum D12 2 × tägl.
ganzer Kopf, beginnt allmählich, hört plötzlich auf; Gesicht gedunsen

Sanguinaria D6 3 × tägl.
rechts, hämmernd; Gesicht wie ein rotes Gemälde

Lachesis D12 2 × tägl.
links, hämmernd; kräftig, hitzig, schwitzig; blass, frostig, trocken

Strontium carbonicum D12 2 × tägl.
heftig, tief, Hinterhaupt, hüllt den Kopf ein; tiefrotes Gesicht

▸ **mit kalten Schweißen**

Acidum sulfuricum D12 2 × tägl.
erschöpfend; ruhelos mit zitternder Hast, schlaflos mit Hautjucken

Sepia D12 2 × tägl.
brennend; Hände und Füße kalt; ablehnend, launenhaft, gleichgültig

Tabacum D30 bei Bedarf
erschöpfend; ängstlich, schwindelig, sterbenselend, Herzklopfen

Cytisus laburnum D12 2 × tägl.
wie bei Tabacum, aber mit brennendem Gesicht

▸ **mit warmen Schweißen**

Sulfur D12 2 × tägl.
große, erschöpfende Hitze, Brennen überall; breitschultrig, gebeugt

Glonoinum D30 bei Bedarf
starker, dunkelroter Blutandrang, Klopfen, Ohrgeräusche

Lachesis D12 2 × tägl.
schwächend; Herzenge, Halsenge; trägt offene Bluse, verlangt Kälte

Naja D12 2 × tägl.
wie bei Lachesis, verlangt aber Wärme

Crocus D12 2 × tägl.
alles wallt: Brust, Herz, Periode; glaubt schwanger zu sein

Jaborandi D12 2 × tägl.
plötzlich, heftig; erregt, zittert; Herzjagen, Übelkeit

▶ **ohne Schweiße**

Aconitum D30 bei Bedarf
plötzlich mit Unruhe, Todesangst, mit Taubheitsgefühl, Schwindel

Apis D30 bei Bedarf
hitzig; Bluthochdruck, Husten, Asthma; schwirrt wie eine Biene

Sanguinaria D6 3 × tägl.
rot wie angemalt, aufgedunsen, gichtig; verträgt keine Zugluft

Phosphorus D30 bei Bedarf
Wallungen aus den Händen aufsteigend!

Strontium carbonicum D12 2 × tägl.
hochrot mit schwerem Kopfschmerz; hüllt den Kopf warm ein

Veratrum viride D30 bei Bedarf
mit viel Frost und Schauder, kalte Haut; evtl. klebriger Schweiß

Wechseljahre, Sonstiges

▶ **mit nervösen, neuropathischen Störungen**

Cimicifuga D3 3 × tägl.
ruhelos, unglücklich, traurig, launisch, kummervoll; morgens

Caulophyllum D4 3 × tägl.
ruhelos, gespannt mit Arbeitsdrang, regt sich leicht auf

▶ **mit Rheuma der Fingergelenke**

Sepia D6 3 × tägl.
chronisch, steif; Kreuz, Knie; besser durch Bewegung, frische Luft

Lachesis D12 2 × tägl.
akut, schleichend, nachts, Erwachen; Spannungsgefühl, berührungsempfindlich

Caulophyllum D4 3 × tägl.
chronisch, steif; Faustschluss nicht mehr möglich

▶ **mit sexueller Übererregtheit**

Apis D200 1 × monatl.
Folge von unterdrücktem Geschlechtsleben; „hitzige Witwe"

Lilium D200 1 × monatl.
wünscht sich einen Mann und hat Angst, sich ihm hinzugeben

Platinum D200 1 × monatl.
wünscht sich einen Mann, aber weint leicht gerührt, wenn sie daran denkt

Veratrum album D200 1 × monatl.
wünscht sich einen Mann, aber verträgt weder Wärme noch Zuneigung

Caladium D12 2 × tägl.
wollüstig juckende Scham; aber kalt und orgasmusunfähig

▶ **mit ständiger Müdigkeit**

Bellis D3 3 × tägl.
mit Rückenweh, möchte nur liegen; ausgemergelte Gebärmutter

Aletris D4 3 × tägl.
mit Stuhlverstopfung ohne Drang; ständig kranker Unterleib

▶ **Zwischenblutung**

Sanguinaria D6 3 × tägl.
hell, klumpig, übel riechend

Bovista D6 3 × tägl.
dunkel, fließt bei der geringsten Anstrengung, nachts und frühmorgens

Wechseljahre, danach
▶ **Gebärmutterblutung**

Erigeron D6 alle 10 Min.
dunkel, klumpig, stoßweise, gussweise; Blase und Darm gereizt

Kreosotum D4 stündl.
schwärzlich, faulig stinkend, heiß; wundes, brennendes Genitale; Krebs?

Arsenicum album D6 stündl.
wie brennendes Fleischwasser; ausgezehrt; Krebs?

▶ **Jucken am äußeren Genitale**

Caladium D12 2 × tägl.
wollüstig, besonders in der Bettwärme

Acidum sulfuricum D6 3 × tägl.
heftig; *beachte:* Diabetes!

Sepia D6 3 × tägl.
trocken; gegen Koitus abgeneigt

Alumina D6 3 × tägl.
sehr trocken; reichlich Ausfluss

Conium D4 3 × tägl.
wollüstig, ätzend; *beachte:* Diabetes, Drüsen!

Ambra D3 3 × tägl.
unerträglich, überempfindlich; schlaflose Frau, zieht sich zurück

▶ **Kreislaufstörungen**

Aconitum D30 bei Bedarf
plötzlich, hellrot; eckige, ängstliche, ruhelose Frau

Lachesis D12 2 × tägl.
rot oder blass; kräftige oder erschöpfte, geschwätzige Frau

Glonoinum D30 bei Bedarf
plötzlich, dunkelrot; Kopfdruck

Schwangerschaft

Vorbereitung

▸ **„Eugenische Kur" 1. bis 5. Monat**

Beachte: Die Eugenische Kur ist eine empfohlene Vorbeugung, falls die Schwangere nicht bzw. noch nicht in Behandlung ist; Kinder aus homöopathisch geleiteten Schwangerschaften strotzen erfahrungsgemäß vor Gesundheit.

Tuberculinum GT D200 einmalig
1. Monat; beugt Erkältlichkeit und Drüsengeschichten vor

Medorrhinum D200 einmalig
2. Monat; beugt Rheuma, Gicht, Lebergeschichten vor

Luesinum D200 einmalig
3. Monat; beugt destruktiven, degenerativen Erkrankungen vor

Carcinosinum D200 einmalig
4. Monat; beugt Karzinomgeschehen vor

Sulfur D200 einmalig
5. Monat; setzt „Gifte" in Bewegung und scheidet sie aus

▸ **„Eugenische Kur" 6. bis 8. Monat**

Calcium carbonicum D200 1 × monatl.
bei rundlichen, lieben, unbeholfenen Schwangeren; *oder:*

Calcium phosphoricum D200 einmalig
bei schlanken, netten, verbindlichen Schwangeren; *oder:*

Calcium fluoratum D200 einmalig
bei kräftigen, dünnen, strähnigen Schwangeren

▸ **ab 9. Monat**

Pulsatilla D6 3 × tägl.
zu schlaffe Beckenmuskeln; beugt Stauungen vor (Beine, Venen, Niere)

Caulophyllum D4 3 × tägl.
zu straffe Beckenmuskeln; entspannt Muttermund, beugt Dammschnitt (Episiotomie) vor

Beschwerden, allgemein

▸ **Allergie**

Okoubaka D2 3 × tägl.
besonders auf Medikamente und sonderliche Nahrungsmittel

▸ **Angst**

Aconitum D30 bei Bedarf
Todesangst; sagt ihre Todesstunde voraus

Arsenicum album D30 bei Bedarf
Angst vor dem Tod, Angst sterben zu müssen

Capsicum D30 bei Bedarf
Angst mit Heimweh und roten Bäckchen; will zur Mutter

Cimicifuga D30 bei Bedarf
Angst, es könne etwas schiefgehen

Pulsatilla D30 bei Bedarf
Angst vor drohendem Unheil mit Heulen und Wehklagen

Veratrum album D30 bei Bedarf
Angst mit geschwätziger Schwermut

▸ **Atemnot**

Viola odorata D4 3 × tägl.
klinisch bewährt

Beschwerden, allgemein — Teil I Von Kopf zu Fuß

▶ Bauchdeckenschmerz

Bellis D3 3 × tägl.
wie zerschlagen, als ob die Hüfte auseinanderfiele; lahme Beine

Hamamelis D4 3 × tägl.
wie gequetscht

▶ Blutarmut

Natrium muriaticum D200 einmalig
müde, Kreuzschmerz, braucht festen Druck im Rücken

Phosphorus D12 2 × tägl.
rasch erschöpft, aber schnell erholt

Arsenicum album D12 2 × tägl.
erholt sich nicht mehr, Totenmaske

▶ Depression, allgemein

Platinum D200 1 × monatl.
sexuell übererregt, leidet um ihre schöne Figur und weint schweigsam

Sepia D200 1 × monatl.
schwerfällig, gleichgültig gegen ihre Lieben, will ihre Ruhe

Aurum D200 1 × monatl.
tiefe Melancholie, will nicht mehr leben, plant schweigend ihren Tod

Cimicifuga D200 bei Bedarf
schlafraubende Sorgen, es könne nicht gut gehen; ruhelos

Pulsatilla D200 bei Bedarf
unbegründete Sorgen um ein bevorstehendes Unheil, weint schweigsam

Veratrum album D200 bei Bedarf
manisch, ruhelos, hochmütig, geschwätzig

▶ Depression, hypochondrisch

Natrium muriaticum D200 1 × monatl.
sorgt sich um sich selbst, seufzt in der Menge, weint in der Stille

▶ Durchfall

Veratrum album D6 3 × tägl.
Schwäche und kalter Schweiß danach

Antimonium crudum D4 3 × tägl.
wechselnd mit Verstopfung

▶ Eklampsie

Cuprum arsenicosum D6 alle 10 Min.
Krämpfe überall, elend

Phosphorus D12 alle 10 Min.
schmerzloses Erbrechen, schmerzloser Durchfall

Apocynum D2 alle 10 Min.
Krämpfe, Erbrechen, Koma

Veratrum viride D30 alle 10 Min.
blassblaues, zuckendes Gesicht, kaltschweißig, Erbrechen, Koma; höchste Gefahr!

▶ Frieren

Pulsatilla D6 3 × tägl.
Frost und Schaudern

▶ Gallebeschwerden

Cholesterinum D10 2 × tägl.
vor dem Essen *und:*

Calculi biliarii D10 2 × tägl.
nach dem Essen

▶ Gelbsucht

Cholesterinum D10 2 × tägl.
bei Cholesterinsteinen

▶ Gelenkschwäche

Murex D6 3 × tägl.
und Schwäche in den Beinen wie bei Bellis

▸ Hämorrhoiden

Collinsonia D4 3 × tägl.
mit Krampfadern an den Schamlippen und Stuhlverstopfung

▸ Harndrang

Pulsatilla D6 3 × tägl.
unwillkürlich beim Gehen, beim Husten

Podophyllum D6 3 × tägl.
Hinabdrängen während des Stuhlgangs

▸ Herzklopfen

Veratrum album D6 stündl.
mit kalten Schweißen auf der Stirn

▸ Ischias

Aconitum D30 bei Bedarf
plötzliche Unterkühlung

Collinsonia D4 3 × tägl.
Beckenstau, Verstopfung, Schamlippenkrampfadern

Rhus toxicodendron D30 bei Bedarf
rechts; Unterkühlung, Überanstrengung

Gnaphalium D4 3 × tägl.
links; muss auf dem Stuhl sitzen

Agaricus D4 3 × tägl.
kann nicht weich sitzen

▸ Juckreiz

Sulfur D6 3 × tägl.
an den Schamlippen, an allen Körperöffnungen, brennend

Sepia D6 3 × tägl.
in der Scheide, trocken; Abneigung vor Verkehr; Schwangerschaftserbrechen

▸ Kindsbewegungen, schmerzhaft

Arnica D6 3 × tägl.
schlafstörend

Cicuta D12 2 × tägl.
tags und nachts störend, besonders wenn Arnica versagt; Folge von übermäßigen Ultraschalluntersuchungen

Veratrum album D6 3 × tägl.
zur Ohnmacht führend

▸ Kindslage anormal

Pulsatilla D6 3 × tägl.
weiß noch nicht so richtig, „wo es lang geht"

▸ Krampfadern

Pulsatilla D6 3 × tägl.
bestehende Krampfadern verschlimmern sich, Beinschwere

Hamamelis D4 3 × tägl.
Venen gestaut, Beine wie zerschlagen; Schwüle verschlimmert

Collinsonia D4 3 × tägl.
Krampfadern der Scham; Hämorrhoiden, Beckenstau, Verstopfung, Ischias

Millefolium D4 3 × tägl.
mit krampfartigen Schmerzen entlang der Venen

▸ Kreislaufstörungen

Veratrum album D6 3 × tägl.
niedriger oder schwankender Blutdruck, Schwindel, Erschöpfung

▸ Mutterbandschmerz

Clematis D6 3 × tägl.
wie gequetscht

▸ Nervenschmerz

Aconitum D30 bei Bedarf
plötzlich, mit Taubheitsgefühlen

Beschwerden, allgemein — Teil I   Von Kopf zu Fuß

▶ Nierenbeckenentzündung

Sarsaparilla D6 3 × tägl.
Brennen am Ende des Harnens; Nierengrieß?

▶ Nierenentzündung

Apocynum D2 3 × tägl.
wenig sherryfarbener Urin, Schwellungen, Krämpfe; unstillbarer Durst

▶ Nierenschrumpfung

Mercurius corrosivus D30 1 × tägl.
roter, spärlicher, eiweißhaltiger Urin; stärkste Krämpfe, Atemnot, wächsernes Aussehen

▶ „Periode" in den ersten Monaten

Nux moschata D6 3 × tägl.
Völle, Blähungen, Übelkeit

▶ Querlage im letzten Monat

Toxoplasmose M einmalig
sehr bewährt!

▶ Scheinschwangerschaft

Crocus D200 einmalig
ältere, rote, alberne Frauen; Gefühl wie etwas Lebendiges im Leib

Thuja D200 einmalig
jüngere, blasse, melancholische Frauen (auch bei Tieren bewährt)

Sabadilla D200 einmalig
blasse, fröstelnde Frauen; weiß aber, dass es nur eine Einbildung ist

▶ Schlafstörungen

Cimicifuga D12 2 × tägl.
niedergeschlagen, sorgenvoll; Kopfschmerz, Rheuma

▶ Schluckauf

Cuprum metallicum D30 bei Bedarf
krampfhaft

▶ Schwäche, unüberwindbar

Sepia D6 3 × tägl.
zieht sich zurück

Helonias D12 2 × tägl.
sucht Ablenkung

Aletris D4 3 × tägl.
ständig müde, möchte nur liegen

▶ Schwellung der Beine

Solidago D1 3 × tägl.
teigig

Apis D6 3 × tägl.
gespannt

▶ Sodbrennen

Mercurius solubilis D30 1 × tägl.
nachts, brennend; Essen bessert nicht

Anacardium D4 3 × tägl.
nüchtern; Essen bessert

Dioscorea D4 3 × tägl.
tagsüber; beugt sich zurück

▶ Tetanie

Veratrum album D6 alle 10 Min.
eingefallen, kaltschweißig

▶ Trunksucht

Nux vomica D30 1 × tägl.
mürrisch, reizbar

▶ Venenschmerz

Millefolium D4 3 × tägl.
krampfartig entlang der Venen

Hamamelis D4 3 × tägl.
wie gepackt, wie gequetscht

▶ **Verstopfung ohne Drang**

Sepia D6 3 × tägl.
als habe sie ein Gewicht im Enddarm

Collinsonia D4 3 × tägl.
mit Krampfadern am Genitale

Opium D30 1 × tägl.
falls die vorigen Arzneien nicht wirken

▶ **Wadenkrämpfe**

Cuprum aceticum D4 3 × tägl.
muss aufstehen und auf dem kalten Boden fest auftreten

▶ **Zahnfleischentzündung**

Mercurius solubilis D30 1 × tägl.
mit anschließendem Zahnfleischschwund

▶ **Zahnschmerzen**

**Magnesium
carbonicum D12** 2 × tägl.
pulsierend nachts im Bett, beim Kauen; besser Wärme, Reiben, Bewegung

Sepia D6 3 × tägl.
pulsieren; bei Berührung, Zugluft

Kreosotum D4 3 × tägl.
mit Karies und Zahnfleischschwund

Nux vomica D30 bei Bedarf
bei gereizten, misslaunigen, verdrießlichen Frauen

Erbrechen

▶ **durch Essen besser**

Ignatia D4 3 × tägl.
überempfindliche Frauen; übel von Zigarettenrauch; Schluckauf

Anacardium D4 3 × tägl.
Magendruck, Sodbrennen

Mandragora D6 3 × tägl.
Säure bis zum Hals, weiße Zunge; apathisch-depressiv

Petroleum D12 2 × tägl.
Heißhunger sofort danach

▶ **mit schwerem Kopfschmerz**

Acidum carbolicum D6 3 × tägl.
appetitlos, reizbar; Brennen und Rumpeln im Magen

▶ **mit Speichelfluss**

Kreosotum D4 3 × tägl.
unverdaute Speisen lange nach dem Essen

Lobelia D3 3 × tägl.
Essen erleichtert; Blähbauch

Apomorphinum D3 3 × tägl.
bei geringster Nahrungsaufnahme; Schweiß, Unruhe, keine Übelkeit!

▶ **beim Denken an Speisen**

Cocculus D12 2 × tägl.
nervös; Speiseröhre krampft, Schwindel, Kopfschmerz; ängstlich

Nux moschata D6 3 × tägl.
bei und nach dem Essen; Leeregefühl in der Magengrube

Stannum metallicum D12 2 × tägl.
große Angst und Leeregefühl in der Magengrube; krümmt sich über Stuhllehne

▶ **beim Riechen von Speisen**

Colchicum D4 3 × tägl.
Erbrechen, Durchfall, Frösteln

▶ **beim Sehen von Speisen**

Sepia D6 3 × tägl.
Leere- und Hängegefühl im Magen, Hinsein

Arsenicum album D6 3 × tägl.
unaufhörlich; Brennen mit Angstgefühl in der Magengrube

Dioscorea D4 3 × tägl.
dumpfer Magenschmerz, kolikartig um den Nabel; beugt sich rückwärts

▸ **mit Übelkeit**

Nux vomica D6 3 × tägl.
morgens; mehr Aufstoßen als Erbrechen

Phosphorus D12 2 × tägl.
Sodbrennen; mag kalte Getränke, die bald danach erbrochen werden

Cerium oxalicum D2 3 × tägl.
anhaltend, halb verdaute Speisen; klinisch bewährt

▸ **unstillbar**

Ipecacuanha D4 3 × tägl.
mit großer, anhaltender Übelkeit, saubere Zunge!

Lobelia D3 3 × tägl.
tödliche Übelkeit mit kalten Schweißen; elender Klumpen in Hals und Magen

Fehlgeburt, allgemein

▸ **spontan, ohne Vorzeichen**

Apis D30 bei Bedarf
in den ersten Monaten

Sepia D200 bei Bedarf
fünfter bis siebter Monat

Opium D30 bei Bedarf
kurz vor der Geburt

▸ **fieberhaft, septisch**

Lachesis D12 2 × tägl.
hektisches, trockenes Fieber mit viel Durst; *dazu eventuell:*

Pyrogenium D30 3-stündl.
besonders wenn Schwäche und stinkender Schweiß eintreten; Pulsdifferenz

▸ **bei abgestorbener Frucht**

Cantharis D6 stündl.
setzt die Austreibung in Gang; Brennen und Blasenreiz

▸ **Nachblutung**

Sabina D4 alle 10 Min.
hell; wehenartige Schmerzen zum Kreuz und zu den Oberschenkeln

Erigeron D6 alle 10 Min.
hell, gussweise, anfallsartig; Blase und Darm gereizt

▸ **mangelhafte Rückbildung der Gebärmutter**

Psorinum D200 einmalig
besonders bei lang anhaltenden, hellroten Blutungen nach Fehlgeburt

Fehlgeburt, drohend – Auslösung

Aconitum D30 1 × tägl.
Ärger, Schreck, Todesangst; ruhelos, trocken

Chamomilla D30 1 × tägl.
Ärger; hitzig, schwitzig

Arnica D30 1 × tägl.
Unfall, Verletzung, Überanstrengung, Angst; Unterleib wie zerschlagen

Gelsemium D30 1 × tägl.
seelische Erregungen, Aufregung

Opium D30 1 × tägl.
Schock, Schreck; wie gelähmt

Cinnamomum D30 1 × tägl.
Unfall durch Fehltritt, Überanstrengung; heftige Blutung bei leichten Wehen

▶ in ersten und späteren Monaten

Viburnum D2 3 × tägl.
Ziehen vom Rücken zum Unterbauch bis in die Oberschenkel

Secale D4 3 × tägl.
starke, schwarze, flüssige, wehenartige Blutung; Ameisenlaufen; eingefallenes Gesicht, Verlangen nach Frischluft trotz kaltem Körper

▶ im 3. Monat

Sabina D4 3 × tägl.
hellrote, klumpige Blutung; heftiges Ziehen vom Kreuz zum Schambein

▶ durch Blutstau im Unterleib

Belladonna D6 stündl.
starke, heiße Blutung, wellenartiges Pulsieren im Rücken, im Kopf, in der Gebärmutter; streckt sich nach hinten

▶ durch Gebärmutterverlagerung

Sepia D6 3 × tägl.
Gefühl eines Gewichtes im After

Viburnum D2 3 × tägl.
Rückenschmerz bis in die Oberschenkel ausstrahlend

Aletris D4 3 × tägl.
mit Verstopfung ohne Drang; ständig müde

▶ durch Schwäche

Caulophyllum D4 3 × tägl.
schweres Ziehen im Rücken und in den Seiten des Bauches, schwache Wehen, spärlicher Ausfluss; innerliches Zittern

▶ durch häufigen Ultraschall

Gelsemium D6 3 × tägl.
infolge Erregung durch Untersuchung bei sensiblen Frauen

Cicuta D12 2 × tägl.
infolge Erregung des Ungeborenen

Fehlgeburt, habituell

▶ Vorbeugung

Sabina D4 3 × tägl.
6 Wochen lang nach erfolgter Fehlgeburt; *danach:*

Kalium carbonicum D6 3 × tägl.
6 Monate lang; besonders bei einschießendem Stechen und bei Kreuzweh

▶ Diathese

Bang D200 einmalig
Brucellose; nach 4 Wochen:

Toxoplasmose M einmalig
dazu:

Umckaloabo D2 3 × tägl.
bewährt bei Toxoplasmose

▶ bei unterentwickelter Gebärmutter

Plumbum metallicum D6 3 × tägl.
Muskeln der Gebärmutter zurückgebildet; graufahles Gesicht

Secale D4 3 × tägl.
wie bei Plumbum metallicum, nur blasses, gerunzeltes Gesicht; ausgezehrte Frauen

▶ bei rheumatischer Anlage

Cimicifuga D3 3 × tägl.
Schmerzen schießen im Bauch hin und her, muss sich krümmen

Caulophyllum D4 3 × tägl.
mit großer Schwäche

Geburt, Vorbereitung

▸ **6 Wochen vor Termin**

Pulsatilla D6   3 × tägl.
vor dem Essen; löst Hemmung und Angst; *und:*

Caulophyllum D4   3 × tägl.
nach dem Essen; löst verkrampften Beckenboden

▸ **1 Woche vor Termin**

Arnica D6   3 × tägl.
vorbeugend bei Geburtskomplikationen wie Schmerzen, Blutungen, abnormem Wochenfluss und mangelnder Rückbildung der Gebärmutter

▸ **zur Geburt mitnehmen**

Gelsemium D30   bei Bedarf
für Eröffnungswehen, Zittern aus freudiger Erregung

Cimicifuga D3   alle 10 Min.
für Wehenschwäche, Krampfwehen

Caulophyllum D4   alle 10 Min.
für zu straffen Muttermund, Zittern aus Schwäche

Chamomilla D30   bei Bedarf
für unerträgliche Krampfwehen bis in die Oberschenkel

Cuprum metallicum D30   bei Bedarf
für Krämpfe an anderen Körperteilen, vor allem Finger, Waden, Füße

Nux vomica D30   bei Bedarf
für Wadenkrämpfe, Stuhlabgang bei jeder Wehe, nach eventueller Narkose

Geburt, allgemein

▸ **Eklampsie**

Cuprum arsenicosum D6   alle 10 Min.
Krämpfe überall, elend

Phosphorus D12   alle 10 Min.
schmerzloses Erbrechen, schmerzloser Durchfall

Apocynum D2   alle 10 Min.
Krämpfe, Erbrechen, Koma

Veratrum viride D30   alle 10 Min.
blassblaues, zuckendes Gesicht, kaltschweißig, Erbrechen, Koma; höchste Gefahr!

▸ **Muttermund eröffnet sich**

Gelsemium D30   bei Bedarf
eine Gabe reicht meist aus; *ansonsten:*

Caulophyllum D4   stündl.
bei zu straffem Muttermund; *oder:*

Ustilago D2   stündl.
bei zu schlaffem, schwammigem Muttermund

▸ **Einleitung bei Wehenschwäche**

Cimicifuga D3   alle 10 Min.
bis mittelkräftige Wehen erreicht sind

Caulophyllum D4   stündl.
falls Wehen nicht in Gang kommen, der Muttermund noch nicht aufgelockert ist

▸ **Wehen lassen nach**

Cimicifuga D3   alle 10 Min.
Schmerzen schießen durch den Körper und hin und her im Unterbauch

Caulophyllum D4   stündl.
bei zu straffem Muttermund

Ustilago D2   stündl.
bei zu schlaffem, schwammigem Muttermund

▸ **Wehen zu stark, Krampfwehen**

Gelsemium D30   bei Bedarf
mit Schwäche, Mattigkeit

Caulophyllum D4 alle 10 Min.
mit großer Schwäche, Muskelzittern ohne Geburtsfortgang

Chamomilla D30 bei Bedarf
wirft um sich

Cimicifuga D3 alle 10 Min.
schreit um sich

Coffea D12 alle 10 Min.
jede Wehe krampft; aus freudiger Erregung

▸ **Wehen mit Körperkrämpfen**

Cimicifuga D3 alle 10 Min.
Herzkrämpfe

Cuprum aceticum D4 alle 10 Min.
Finger, Waden, Füße

Nux vomica D30 bei Bedarf
Wadenkrämpfe

▸ **Wehen mit Stuhldrang**

Nux vomica D30 bei Bedarf
bei jeder Wehe geht Stuhl in kleinen Mengen ab; Rückenweh

Geburt, danach

▸ **Blasenkrampf**

Staphisagria D30 bei Bedarf
mit Harnverhaltung

▸ **Blasenlähmung**

Causticum D30 bei Bedarf
trotzdem gehen unbemerkt Harntröpfchen ab

▸ **Harnverhaltung**

Aconitum D30 bei Bedarf
plötzlich, heftig, stürmisch

▸ **Kreuzschmerzen nach Zangengeburt**

Hypericum D4 3 × tägl.
Nervenquetschung

▸ **Plazenta zurückgehalten**

Pulsatilla D6 3 × tägl.
Wehenmangel nach Geburt

▸ **Steißbeinschmerz (Kokzygodynie)**

Tarantula hispanica D12 3 × tägl.
heftiger, neuralgischer Schmerz, Reiben lindert

▸ **Symphyse gelockert**

Rhus toxicodendron D6 3 × tägl.
Schwäche; schwache Beine, wie zerschlagen

Causticum D6 3 × tägl.
aufsteigende Lahmheit, von unten nach oben

Plumbum metallicum D6 3 × tägl.
krampfartige Lahmheit, Muskeln schwinden

Rhus toxicodendron D6 3 × tägl.
lähmige, steife Beine, schleppender Gang, wie zerschlagen

▸ **Zittern**

Gelsemium D30 in Wasser
empfindsam, erregt über das Ereignis

Caulophyllum D30 in Wasser
aus Schwäche nach schwerer verspannter Geburt

Nachwehen

▸ **allgemein**

Arnica D6 stündl.
wenn vor Geburt homöopathisch behandelt wurde, ist keine Therapie nötig

Xanthoxylum D4 stündl.
klinisch bewährt

▶ **hinter der Gebärmutter**

Nux vomica D6 stündl.
Druck auf Blase und After, Stuhl geht ab

Sepia D6 stündl.
Druck wie ein Gewicht im After, sitzt wie auf einem Ball

Cocculus D4 stündl.
Wehen im Darm

Sabina D4 stündl.
Druck vom Rücken zum Schambein

▶ **krampfhaft**

Caulophyllum D30 bei Bedarf
im Unterbauch nach langer anstrengender Geburt

Cuprum metallicum D30 bei Bedarf
heftig mit Krämpfen in den Waden und Füßen

Secale D4 alle 10 Min.
heftig mit Spreizkrämpfen der Finger und Lippenkrampf

▶ **schwach**

Pulsatilla D6 stündl.
erschöpft und weint

▶ **unerträglich**

Cimicifuga D3 alle 10 Min.
starke Wehen in den Leisten; hysterisch, überempfindlich

Chamomilla D30 bei Bedarf
hitzige Wehen überall; *Vorsicht:* wirft mit Gegenständen!

▶ **mit Wundschmerz**

Arnica D6 stündl.
wie zerschlagen

Bellis D3 stündl.
durch das ganze Becken, das auseinander zu fallen droht; kann kaum gehen

▶ **mit Zittern**

Gelsemium D30 in Wasser
empfindsam, erregt über das Ereignis

Caulophyllum D30 in Wasser
aus Schwäche nach schwerer verspannter Geburt

Neugeborenes

▶ **normal**

Calcium carbonicum D200 einmalig
im Sommer

Calcium phosphoricum D200 einmalig
im Winter

▶ **blassblau**

Cuprum metallicum D200 einmalig
Krämpfe, Atemnot

▶ **blau**

Opium D30 einmalig
schlaff, wie gelähmt; Cheyne-Stokes-Atmung, Verstopfung

▶ **Augen entzündet**

Kalium sulfuricum D6 3 × tägl.
weißliche schleimige Absonderung

▶ **Augen verklebt**

Medorrhinum D200 einmalig
sykotisch

▶ **Erbrechen, krampfhaft**

Calcium carbonicum D12 2 × tägl.
Milchunverträglichkeit?

▸ Geburtsschock

Aconitum D30 einmalig
„raus in die Kälte"; Unruhe, Zittern

▸ Hoden nicht tastbar

Sepia D6 3 × tägl.
liegt in der Bauchhöhle

▸ Kopfekzem, trocken

Lycopodium D12 2 × tägl.
trockener, blass-grauer Säugling

▸ Körperekzem

Graphites D12 2 × tägl.
gelbkrustig, eitrig darunter

▸ Linsenschlottern, Grimassieren

Agaricus D4 3 × tägl.
Geburtsschaden?

▸ Naseschniefen

Luesinum D200 einmalig
lockeres, helles Sekret in der Nase, das beim Atmen auf und ab läuft

Medorrhinum D200 einmalig
lockeres, grünes Sekret in der Nase, das beim Atmen auf und ab läuft

▸ Wasserbruch

Thuja D6 3 × tägl.
meist beidseitig

▸ Folge von Zangengeburt

Arnica D6 3 × tägl.
4 Wochen lang für Mutter und Kind

Stillen

▸ Abstillen

Phytolacca D4 3 × tägl.
oder bei Versagen:

Phytolacca D1 3 × tägl.
unter die Haut spritzen

Bryonia D4 3 × tägl.
falls noch Brustspannung besteht, im Wechsel mit Phytolacca

▸ Brustwarze schmerzt

Phytolacca D4 3 × tägl.
schneidet durch den ganzen Körper beim Stillen

Phellandrium D4 3 × tägl.
sticht durch die Brüste zum Rücken; besser beim Stillen!

Croton D4 3 × tägl.
Schrunden; Stechen, als ob an einer Schnur zum Rücken gezogen

Nux vomica D6 3 × tägl.
neuralgisch bei nervösen, reizbaren, mürrischen Frauen

▸ Milchmangel

Lac caninum D6 3 × tägl.
Brüste schmerzen bei Berührung und Erschütterung

Urtica urens D2 3 × tägl.
ohne ersichtlichen Anlass; auch als Brennnesseltee trinken

Ricinus D2 3 × tägl.
Milch erscheint nicht; fördert Milchfluss

Agnus castus D4 3 × tägl.
bei ruhigen, eher apathischen Müttern

▸ Milchstau, schmerzhaft

Phytolacca D4 3 × tägl.
schneidend durch den ganzen Körper beim Stillen

Phellandrium D4 3 × tägl.
stechend durch die Brüste zum Rücken; besser beim Stillen!

Pulsatilla D30 1 × tägl.
depressiv, tränenreich; Sorgen und Weinen ohne Grund

Chamomilla D30 1 × tägl.
hitzig, schwitzig; Folge von Ärger

Causticum D12 2 × tägl.
trocken, fröstelnd; Folge von Rheuma

▶ **Kind verweigert Muttermilch**

Silicea D12 2 × tägl.
Unverträglichkeit

▶ **Kind will nicht saugen**

Lachesis D12 2 × tägl.
kräftiges Kind; entzündete Mundschleimhaut

Mercurius solubilis D30 1 × tägl.
fröstelndes Kind; entzündete Mundschleimhaut

Silicea D12 2 × tägl.
lehnt Milch ab; Brustwarzen der Mutter geschrumpft

Antimonium crudum D12 2 × tägl.
Brustwarzen schrundig, rissig

▶ **Stillpsychose**

Platinum M einmalig
stolz, depressiv; will Kind nicht sehen

Hyoscyamus M einmalig
erregt, manisch, schamlos; lehnt Kind ab

Wochenbett, allgemein

▶ **Vorbeugung**

Arnica D6 3 × tägl.
noch 14 Tage lang weitergeben

▶ **Blutung**

Ustilago D2 stündl.
dunkel, klumpig, schwarz; Muttermund schlaff, schwammig; nicht untersuchen, sonst vermehrt Blutung!

▶ **Eierstockkrämpfe**

Clematis D6 3 × tägl.
und Mutterbandschmerzen

▶ **Ekzem beginnt**

Lachesis D200 bei Bedarf
depressiv

Sepia D200 bei Bedarf
will ihr Kind nicht sehen

Pulsatilla D200 bei Bedarf
weint viel, besonders beim Stillen

▶ **Hämorrhoiden**

Collinsonia D4 3 × tägl.
am After, an der Scheide; Verstopfung

▶ **Harnverhaltung**

Causticum D30 bei Bedarf
Überlaufblase, Urin geht unbemerkt und tropfenweise ab

▶ **Kopfschmerz**

China D4 3 × tägl.
nach blutreicher Geburt

▶ **Muskelschmerzen**

Rhus toxicodendron D30 bei Bedarf
ganzer Körper wie zerschlagen

Acidum sarcolacticum D4 3 × tägl.
lahme Rückenmuskeln, Beinmuskeln mit Krämpfen bei geringster Anstrengung

▶ **Steißbeinschmerz**

Hypericum D30 einmalig
infolge Nervenverletzung

▶ **Weinen ohne Grund**

Pulsatilla D200 einmalig
leicht gerührt, sehr tränenreich

Wochenbett, Psychose

▸ **apathisch**

Phosphorus M einmalig
stumpfsinnig, will nicht reden, antwortet nur langsam; Gesichter grinsen sie an; ihr Körper sei in Stücke zerfallen

▸ **geschwätzig**

Stramonium M einmalig
sitzt im Bett, lacht, singt, flucht, betet und macht Reime

Lachesis M einmalig
Angst vergiftet zu werden; steht unter Kontrolle eines Übermenschen

Cimicifuga M einmalig
ständig wechselnde Themen; sieht Ratten und Mäuse

Hyoscyamus M einmalig
sitzt im Bett, blickt wild um sich, murmelt, wimmert, weint, zuckt

Secale M einmalig
sitzt im Bett, redet wirr von Angst und Tod; schlaflos bei Euphorie

Veratrum album M einmalig
sitzt im Bett und zerschneidet ihre Kleider

▸ **Mordlust**

Platinum M einmalig
unwiderstehlicher Zwang, ihr Kind mit einem Messer zu töten

▸ **sexuelle Überreizung**

Platinum M einmalig
Wollust ohne Anlass; könnte ihren Ehemann töten

Lilium M einmalig
verzweifelt, sei schwer krank, Herzanfälle, geile Reden, Schuldgefühl

Hyoscyamus M einmalig
sitzt im Bett, zieht sich nackt aus mit anzüglichen Gebärden

Veratrum album M einmalig
der Teufel kämpft mit ihrer Leidenschaft, windet ihre betenden Hände

Cantharis M einmalig
hitzige Erregung, heftige Onanie, verzweifelt darüber in Tobsucht

▸ **tobsüchtig**

Stramonium M einmalig
wildester Zorn (!), hellrotes, erschrockenes Gesicht, tobt mit Gespenstern

Belladonna M einmalig
nie aus Stumpfsinn aufwecken (!); bellt, beißt wie ein tobsüchtiger Hund

Hyoscyamus M einmalig
tobt mit eingebildeten Feinden, flieht unters Bett, Vergiftungsangst

Wochenfluss

▸ **fieberhaft**

Pyrogenium D30 3-stündl.
bei beginnendem Schüttelfrost

Lachesis D12 2 × tägl.
Sepsis mit hohem trockenem Fieber und viel Durst

▸ **spärlich**

Pulsatilla D6 3 × tägl.
Unterleib wie gestaut

▸ **übel riechend**

Kreosotum D4 3 × tägl.
mit Klumpen; fauliger Mülltonnengeruch

Haut

Abszess
▶ **Entzündungsstadien**

Apis D6 stündl.
hellrot, weich, wie ein Bienenstich

Belladonna D30 2 × tägl.
hellrot, hart, wie eine Tomate

Arnica D30 2 × tägl.
dunkelrot, hart, wie eine Prellung

Lachesis D12 2 × tägl.
violett, hart, wie ein Schlangenbiss

Hepar sulfuris D30 2 × tägl.
gelbe Eiterkrone, akute Eiterungsprozesse

Anthracinum D12 2 × tägl.
schwarze Eiterkrone, chronische Eiterungsprozesse, Karbunkel

▶ **reif**

Myristica D4 stündl.
weiches Gewebe; „das homöopathische Messer" anstatt chirurgischem Skalpell

▶ **entleert**

Silicea D12 2 × tägl.
pfropfartige Höhlung, hell wie Sand

Carbo animalis D4 3 × tägl.
schwarze Höhlung, wie verkohlt

Äderchenerweiterung (Angiektasien)

Aranea diadema D12 2 × tägl.
auch alle anderen Spinnengifte; flohstichartige Hautausschläge

Abrotanum D4 3 × tägl.
schwache, brüchige Kapillare (Teleangiektasien)

Aurum D6 3 × tägl.
Roseolen; an Lebererkrankung denken!

Afterjucken (Pruritus ani)
▶ **ohne Ausschlag**

Tuberculinum bovinum D200 einmalig
tuberkulinisches Terrain; *dazu:*

Berberis D3 3 × tägl.
bei fressendem Jucken; aggressiv; harnsaure Diathese

Cina D6 3 × tägl.
nachts kribbelt es im After; Wurmbefall mit Fadenwürmern (Oxyuren)

Spigelia D4 3 × tägl.
nachts durch Würmer; weniger hampelnd, weniger Nabelkrämpfe als bei Cina

Marum verum D6 3 × tägl.
nachts durch Rundwürmer (Askariden); Polypenkinder

Cuprum oxydatum nigrum D4 3 × tägl.
unbeeinflussbarer Wurmbefall

Akne
▶ **bei Alkoholikern**

Antimonium crudum D4 3 × tägl.
rote Pickel, Magenbeschwerden mit dickweiß belegter Zunge, Durst

▶ **Ausdruck einer vererbten Anlage**

Tuberculinum bovinum D200 einmalig
tuberkulinisch; leben gerne miteinander; evtl. mit einer pflanzlichen homöopathischen Arznei geben

Medorrhinum D200 einmalig
sykotisch, seborrhoisch; leben nebeneinander her; evtl. mit Thuja

Luesinum D200 einmalig
destruktiv; leben gegeneinander; evtl. mit Acidum nitricum oder Silicea

▸ Ausdruck einer Verhaltensstörung

Pulsatilla D200 1 × monatl.
überall, klein; beleidigt, weint, halsstarrig, tröstbar; sykotisch

Sulfur D200 1 × monatl.
überall, groß; arbeitsunlustig, faul, stinkt, hängt herum; sykotisch

Natrium muriaticum D200 1 × monatl.
Stirn-Haar-Grenze; ernst, still, gereizt, untröstlich; tuberkulinisch

Acidum nitricum D200 1 × monatl.
Stirn-Haar-Grenze; dürr, unruhig, stinkt, flucht, spuckt; destruktiv

▸ eher bei Jungen

Calcium phosphoricum D12 2 × tägl.
dünn, hippelig; Sexus vermehrt, aber schwach; Schmerz nach Onanie

Selenium D12 2 × tägl.
dünn, erschöpft; Sexus vermehrt, aber unzureichend; erschöpft nach Onanie

Sulfur D12 2 × tägl.
dünn, gebeugt oder dicklich, kräftig; genüssliche Onanie, zu früher Erguss

▸ um das Kinn

Juglans regia D6 3 × tägl.
kleine, rote Pickel oder juckende, brennende Bläschen

▸ eher bei Mädchen

Pulsatilla D12 2 × tägl.
rundliche, liebreizende, schüchterne Mädchen

Sepia D12 2 × tägl.
straffe, jungfräuliche, kumpelhafte, vorlaute, schlampige Mädchen

Lilium D12 2 × tägl.
nette, aber derbe Mädchen

▸ um die Periode

Sepia D6 3 × tägl.
um den Mund; bei schlampigen Mädchen, bei adretten Geschäftsfrauen

Cimicifuga D3 3 × tägl.
im Gesicht; bei Mädchen mit rauer Haut und seelisch-geistiger Unruhe

▸ Folge der Pille

Agnus castus D4 3 × tägl.
rot; auch vor der Periode bei Gelbkörperschwäche der Eierstöcke

Lachesis D12 2 × tägl.
dunkelrot; allgemein gestörter Hormonhaushalt

▸ zusammenfließend (conglobata)

Sulfur jodatum D4 3 × tägl.
Therapiebeginn; 4 Wochen lang; Resorptionsarznei; *danach:*

Kalium bromatum D4 3 × tägl.
ebenso 4 Wochen lang; eventuell Kur ein- bis zweimal wiederholen

Hirudo D12 2 × tägl.
wenig Eiter, leicht blutend

Hepar sulfuris D30 1 × tägl.
viele Eiterstippchen, berührungsempfindlich, Splitterschmerz

Carbo animalis D4 3 × tägl.
reaktionslos, ausgedrückte Pickel werden schwarz

Allergie

▶ auf Kälte

Natrium muriaticum D200 bei Bedarf
bei trockener Kälte

Sanicula aqua D12 2 × tägl.
trockene Kälte; rissige Flechte über den Fingergrundgelenken

Dulcamara D30 bei Bedarf
bei feuchter Kälte

▶ Katzen

Pulsatilla D30 bei Bedarf
meist ist der Betroffene ein Katzenliebhaber

▶ auf Konservierungsmittel

Sabadilla D6 3 × tägl.
Haut, Schleimhäute, Gehirn

▶ Nesselsucht, Nesselfieber

Apis D30 bei Bedarf
sticht, brennt, trockenes Fieber, kein Durst; verlangt kühl

Histaminum hydrochloricum D30 bei Bedarf
juckt wechselhaft, erscheint an den Kratzstellen

Urtica urens D2 stündl.
brennt, juckt; nach Seefischgenuss, nach Insektenstichen; Wärme lindert

Arsenicum album D30 bei Bedarf
brennt; nach Eiweißgenuss; Wärme lindert

Okoubaka D2 stündl.
Nahrungsmittelallergie, vor allem auf Reisen

Dulcamara D30 bei Bedarf
Kälteallergie

▶ Quaddeln

Aconitum D30 bei Bedarf
akut, plötzlich, heftig; Kühle bessert

Histaminum hydrochloricum D30 bei Bedarf
wechselhaft, erscheint an den Kratzstellen; bestes Antihistaminikum

Bellis D30 bei Bedarf
juckt, brennt, beißt; nach warmem Bad schlimmer

Apis D30 bei Bedarf
allmählich, sticht, brennt, Schwellung (Phlegmasia alba); Kühle lindert

Urtica urens D2 stündl.
brennt, juckt; vor allem nach Seefischgenuss, Insektenstichen; Wärme lindert

Dulcamara D30 bei Bedarf
juckt wie Flohstiche, ganzer Körper; durch Kälte verursacht

▶ Sonne

Natrium muriaticum D200 einmalig
Friesel; vorbeugend bei bekannter Neigung; eine Gabe bei Sonnenbeginn wiederholen

Acidum hydrofluoricum D6 2-stündl.
Friesel oder Blasen, wenn die unbedeckten Teile sich röten und brennen

Cantharis D30 bei Bedarf
winzige, heftig brennende Bläschen beim ersten Sonnenstrahl

Ausschlag (Exanthem)

▶ akut, flächenhaft

Aconitum D30 bei Bedarf
hellroter Ausschlag; plötzliche, trockene Hitze, Unruhe, Kälteverlangen

Belladonna D30 bei Bedarf
roter Ausschlag; Hitze und dampfender Schweiß an bedeckten Teilen; Wärmeverlangen

Chamomilla D30 bei Bedarf
hektisch roter Ausschlag; Hitze und Schweiß der Schädeldecke; Kälteverlangen

Sulfur D30 bei Bedarf
kräftig roter Ausschlag; überall Hitze und Schweiß; Kälteverlangen

▶ **kleinpapulös (Lichen ruber planus)**

Antimonium crudum D4 3 × tägl.
derbe, stecknadelkopfgroße, rote Knötchen auf dunkelrotem Grund

Arsenicum album D6 3 × tägl.
wachsartig glänzende, zentral eingedellte Papeln

Lithium carbonicum D4 3 × tägl.
bei harnsaurer Diathese mit rotbraunem Satz im Urin

▶ **bei Masern**

Belladonna D30 3-stündl.
purpurrot

▶ **bei Röteln**

Aconitum D30 3-stündl.
hellrot

▶ **bei Scharlach**

Apis D30 3-stündl.
hellrot geschwollen

Beingeschwür

▶ **bei Durchblutungsstörungen der Adern**

Arnica D6 3 × tägl.
Gefäßverkalkung; nach lokaler Verletzung

Abrotanum D4 3 × tägl.
schwache, brüchige Äderchen

Secale D4 3 × tägl.
Gefäßkrämpfe

▶ **bei Durchblutungsstörungen der Venen**

Lachesis D12 2 × tägl.
dunkelroter Rand, dunkles Blutsickern; eher links; drohende Embolie

Crotalus D12 2 × tägl.
blutet stärker als bei Lachesis; eher rechts

Vipera D12 2 × tägl.
blasse Schwester der Lachesis; Beine wie zum Platzen, legt sie hoch

Aesculus D4 3 × tägl.
Beckenvenenstau, Splittergefühl, Kreuzschmerz, Hämorrhoiden

Carbo animalis D4 3 × tägl.
dunkler Rand, Wunde schwarz wie Kohle, Schwellung durch Stauung

▶ **narbig**

Acidum hydrofluoricum D6 3 × tägl.
hartnäckig hitzig, Venen erweitert; im Sommer schlimmer, Hitze, Schwüle

Calcium fluoratum D12 2 × tägl.
bläulicher, juckender Rand, leicht blutende Wunde; Kühle lindert

Silicea D12 2 × tägl.
schlechte Heilhaut, nässende, stinkende Wunde, verlangt Wärme

▶ **schmerzhaft**

Acidum nitricum D6 3 × tägl.
wie von Holzsplitter; dünner, scharf stinkender Eiter; sucht trockene Wärme

Hydrastis D4 3 × tägl.
dünnes, scharfes, eitriges Wundsekret; sucht feuchte Wärme

Kreosotum D4 3 × tägl.
Rand und Wunde empfindungslos, Eiter stinkt nach Knoblauch; sucht Wärme

Asa foetida D4 3 × tägl.
bläulicher Rand, dünne, eitrige Wunde, stinkt aashaft; berührungsempfindlich

Arsenicum album D6 3 × tägl.
wachsartiger Rand, blasse, brennende Wunde; braucht feuchte Wärme

Kalium bichromicum D12 2 × tägl.
Wunde wie ausgestanzt

▶ **schmerzlos durch Stauung**

Carduus D3 3 × tägl.
Pfortaderstau; 4 Wochen lang; *oder:*

Hamamelis D4 3 × tägl.
Beinvenenstau; 4 Wochen lang; *danach:*

Pulsatilla D6 3 × tägl.
4 Wochen lang; *dazu:*

Calcium fluoratum D12 1 × tägl. abends
zur Gewebsstärkung

> **Beachte:** Zusammenhang Geschwüre und Geistesstörung! Der Verschluss eines Geschwürs kann die latente Geistesstörung wachrufen!

Bindegewebsschwäche

▶ **allgemein**

Alumina D12 2 × tägl.
aggressive Unruhe

Silicea D12 2 × tägl.
Minderwertigkeitsgefühle

Calcium fluoratum D12 2 × tägl.
Angst vor dem Alleinsein

Magnesium carbonicum D12 2 × tägl.
Dauermüdigkeit, Brotesser

Bläschen

▶ **an den Händen (Bäckerekzem)**

Mezereum D6 3 × tägl.
trocken, krustig

Rhus toxicodendron D30 1 × tägl.
mehr juckend als brennend

Silicea D12 2 × tägl.
trocken; verlangt Wärme

Causticum D12 2 × tägl.
trocken; verlangt Feuchtigkeit

Thuja D12 2 × tägl.
feucht; verlangt trockenes Wetter; Blumenkohlwarzen

▶ **bei Windpocken**

Antimonium crudum D4 3 × tägl.
bis die Krusten abfallen; verhindert Narbenbildung

▶ **bei Nesseln, Quaddeln, Petechien**

Acidum salicylicum D12 2 × tägl.
tuberkulinisch; triefende Schweißausbrüche

Acidum hydrofluoricum D6 3 × tägl.
destruktiv; tiefe Hautstörung, schlimmer Juckreiz

Blasensucht (Pemphigus)

▶ **Blasen und Hautablösungen**

Acidum hydrofluoricum D6 3 × tägl.
Diatheseerkrankung; eher im Sommer

Luesinum D200 1 × monatl.
zusätzlich, um die ererbte, destruktive Anlage zu mildern

Acidum nitricum D6 3 × tägl.
tiefste, rissige Schrunden; eher im Winter

Lachesis D12 2 × tägl.
bei erneutem Aufflackern

Blutschwamm

▸ **Flammenmal (Hämangiom)**

Arnica D6 3 × tägl.
dunkelrote Male; schlimmer im Sommer; wirkt auf Äderchen; kräftige Menschen

Ferrum phosphoricum D12 2 × tägl.
hellrote Male; blasse, blutarme, leicht fiebernde Kinder

Acidum hydrofluoricum D6 3 × tägl.
rote Male; schlimmer in der Wärme; wirkt auf Gewebe; kräftig oder kraftlos

Abrotanum D4 3 × tägl.
blasse Male; schlimmer im Winter; wirkt auf Gefäße; schwach, frostig

Bellis D3 3 × tägl.
rote Male; bewährt im eventuellen täglichen Wechsel mit Abrotanum

Tuberculinum bovinum D200 1 × monatl.
zusätzlich dazwischen geben

Blutvergiftung

▸ **roter Streifen, herzwärts ziehend**

Apis D6 2-stündl.
hellrot, eher umschrieben; sticht, verlangt Kälte

Belladonna D30 1 × tägl.
kräftig rot, streifig; berührungsempfindlich, verlangt Wärme

Lachesis D12 2 × tägl.
dunkelrot; höchst berührungsempfindlich, verlangt Kühle

Bufo D12 2 × tägl.
blaurot; Wunden schwären vielerorts

Brand (Gangrän)

▸ **eitrig zerfallende Geschwüre**

> **Beachte:** Immer an Diabetes denken!

Secale D4 3 × tägl.
trockener Gewebsbrand; innerlich Hitze, äußerlich Kälte

Kreosotum D4 3 × tägl.
empfindungsloser Gewebsbrand, Eiter stinkt nach Knoblauch; sucht Wärme

Asa foetida D4 3 × tägl.
dünne, eitrige Wunde, stinkt aashaft, berührungsempfindlich

Arsenicum album D6 3 × tägl.
blasse Wunde, wachsartiger Rand, brennt nachts; braucht feuchte Wärme

Ekzem – allgemein

▸ **Therapiebeginn, personenbezogen**

Calcium carbonicum D30 1 × wöchentl.
klein, rundlich, blass, schwach, brav, „Ja-Sager"; 4 × insgesamt; *dann:*

Calcium phosphoricum D30 1 × wöchentl.
schlank, dünn, blass, schwächlich, unruhig, „Widersprecher"; ebenso 4 × insgesamt

Berberis D3 3 × tägl.
zusätzlich zur Ausleitung der Gifte über die Niere

▸ **Therapiefolge, personenbezogen**

Calcium fluoratum D200 1 × monatl.
dürr, blass, kraftvoll, hippelig, „Nein-Sager", Suppenkaspar

Sulfur D200 1 × monatl.
schmuddelig; Hitze, ätzender Schweiß; schlimmer im Sommer; alle Formen

Lachesis D200 1 × monatl.
rot, kräftig, wortreich, phantasiereich, mutlos; schlimmer im Frühjahr

Pulsatilla D200 1 × monatl.
rundlich, gehemmt, halsstarrig, verletzlich, beleidigt, errötet, weint

Zincum metallicum D200 einmalig
bei durch Salben unterdrücktem Ausschlag; ruft Ekzem wieder hervor

Bacillinum D200 einmalig
zur Reaktion, wenn gut gewählte Arznei nur ungenügend durchwirkt

▸ **Folgebehandlung, allgemein**

Tuberculinum bovinum D200 einmalig
Arzneien nur von einer Pflanze oder Säure folgen lassen!

▸ **chronisch, ruhend**

Sulfur D200 einmalig
dazu Leberarzneien und Nierenarzneien zur Drainage

▸ **mikrobiell**

Acidum hydrofluoricum D6 3 × tägl.
schlimmer in der Wärme, im Sommer, in der Sonne

Silicea D12 2 × tägl.
schlimmer ab Herbst und über Winter

Natrium muriaticum D200 1 × monatl.
trocken; schlimmer in Winter, durch Sonne

Alumina D12 2 × tägl.
sehr trocken; vor allem im Winter

Rhus toxicodendron D30 1 × tägl.
wenn es nässt und juckt

Arsenicum album D30 1 × tägl.
wenn es nässt und brennt

Ekzem – Auslösung

▸ **bei Großstadtkindern mit Asthma**

Acidum sulfuricum D12 2 × tägl.
rasselnder, pfeifender, lockerer, ermüdender Reizhusten

▸ **durch Medikamentenmissbrauch**

Sulfur D12 2 × tägl.
Antibiotika; frieselartiger, heftig juckender Ausschlag am Stamm

Okoubaka D2 3-stündl.
Insektizide, Antibiotika; frieselartig, mäßig juckend

▸ **im Wochenbett beginnend**

Lachesis D200 bei Bedarf
depressiv

Sepia D200 bei Bedarf
will ihr Kind nicht sehen

Pulsatilla D200 bei Bedarf
weint viel, besonders beim Stillen

Ekzem – Ort

▸ **allgemein**

Oleander D12 2 × tägl.
hinter dem Ohr, Hinterkopf

Graphites D12 2 × tägl.
im Ohr, Lider

Sulfur D12 2 × tägl.
Augenbrauen

Thuja D12 2 × tägl.
Nacken

Natrium muriaticum D200 1 × monatl.
um den Mund

Staphisagria D12 2 × tägl.
Augenbrauen, hinter dem Ohr

▶ **After**

Ratanhia D4 3 × tägl.
nässend wie die Hämorrhoiden, wie Kletten im After

Nux vomica D6 3 × tägl.
eher trocken wie der Stuhlgang als Folge ungeregelter Lebensweise

Acidum nitricum D6 3 × tägl.
stärkster nässender Ausschlag; kratzt sich blutig

Collinsonia D4 3 × tägl.
in der Schwangerschaft, meist mit ungewohnter Verstopfung

▶ **Augenbrauen**

Causticum D12 2 × tägl.
eher trocken; nur im Sommer

Graphites D12 2 × tägl.
eher nässend; nur im Sommer

Petroleum D12 2 × tägl.
trocken und nässend; nur im Winter in der Kälte

Hepar sulfuris D30 1 × tägl.
eitrig; nur im Winter beim Einbruch sonniger, trockener, warmer Tage

▶ **Barthaar**

Sulfur D12 2 × tägl.
trocken, nässend, eiternd, stinkend; roter Bart bei dunklem Kopfhaar

Hepar sulfuris D30 1 × tägl.
nässend, rissig, eiternd, riecht nach altem Käse

Graphites D12 2 × tägl.
nässend, rissig, gelb krustig, schmierig

Cicuta D12 2 × tägl.
rundständige Bläschen wie Herpes, eiternd, krustig

▶ **im Gehörgang**

Alumina D12 2 × tägl.
sehr lange geben

▶ **Genitalbereich**

Croton D4 3 × tägl.
Bläschen; auch Windelausschlag

Natrium sulfuricum D12 2 × tägl.
feucht, gelb-krustig, rissig; auch um den After

▶ **Haut-Schleimhaut-Grenzen**

Acidum nitricum D6 3 × tägl.
dünn, nässend, wund

Hydrastis D4 3 × tägl.
dünn, schleimig, wund

Mezereum D6 3 × tägl.
eitrig, brennt

▶ **behaarter Kopf**

Acidum nitricum D6 3 × tägl.
nässend, übel riechend; eher an den Haargrenzen

Graphites D12 2 × tägl.
feucht, borkig, mäßiger Juckreiz

Hepar sulfuris D30 1 × tägl.
nässend, eitrig, riecht nach altem Käse

Sarsaparilla D6 3 × tägl.
nässend, heftiger Juckreiz

Staphisagria D12 2 × tägl.
eher trocken oder übel riechende, nässende Krusten

Viola tricolor D4 3 × tägl.
feucht, borkig; Einrisse der Ohrläppchen; bei Kindern

▶ Leiste (Intertrigo)

Arnica D6 3 × tägl.
dunkelrot, Bläschen, Pusteln, nässend, sehr berührungsempfindlich

Belladonna D6 3 × tägl.
rot und glatt oder dunkelrot mit Papeln und Pusteln

Cantharis D6 3 × tägl.
feuerrot, brennt, martert, evtl. Bläschen, Blasen

Chamomilla D30 bei Bedarf
hitzig, wund an Berührungsflächen

Hepar sulfuris D30 1 × tägl.
nässt, juckt, stinkt nach Fischlake

Sulfur D6 3 × tägl.
alle Formen, auch wallartig; nässt, juckt, brennt, übel riechender Schweiß

▶ hinter den Ohren

Graphites D12 2 × tägl.
nässend; blass, dick, dumm, faul, gefräßig (liebt z. B. Wiener Schnitzel und Pommes)

Viola tricolor D4 3 × tägl.
eher trocken; Einrisse am Ohrläppchen, Pusteln, gelbe Krusten

Oleander D12 2 × tägl.
nässend, stinkend; auch bevorzugt im behaarten Hinterkopf und im Nacken

Petroleum D12 2 × tägl.
rissig, blutend, nässend, stinkend; schlimmer im Winter; Fingerkuppen

Acidum nitricum D6 3 × tägl.
destruktivste Anlage; übel riechend, tropfend, Krusten bildend; flucht

Arsenicum album D12 2 × tägl.
terrorisierte Kindheit; überbesorgt, pedantisch

▶ unter Uhrarmband

Strontium carbonicum D12 2 × tägl.
eher trocken

Niccolum sulfuricum D12 2 × tägl.
eher feucht

▶ im Wechsel mit Asthma

tuberkulinisch: wenn zuerst Asthma auftrat und danach das Ekzem erschien
sykotisch: wenn zuerst Ekzem auftrat und danach das Asthma erschien

Sulfur D200 1 × monatl.
auch gleichzeitig im Sommer und/oder in der Bettwärme; alle Formen

Pulsatilla D200 1 × monatl.
Schleimhäute sind eher kälteempfindlich, Haut eher wärmeempfindlich; feucht

Lachesis D200 1 × monatl.
erst Ekzem, dann Asthma, ab Frühjahr bis Herbst, Erwachen; alle Formen

Dulcamara D200 1 × monatl.
Asthma in feuchtem Wetter, durch Unterkühlung, Durchnässen; Krusten

Natrium muriaticum D200 1 × monatl.
im Winter eher Asthma, im Sommer eher Ekzem schlimmer; Reibeisenhaut

Arsenicum album D200 1 × monatl.
nur im Winter schlimmer; friert bis auf die Knochen; Haut sehr trocken, Risse

▶ Windelbereich

Calcium carbonicum D12 2 × tägl.
trocken

Medorrhinum D200 einmalig
nässend

Croton D4 3 × tägl.
Bläschen; auch Genitalekzeme bei Erwachsenen

Elephantiasis

▶ **teigige Schwellung der Glieder**

Serum anguillae D12 3 × tägl.
Stauungen; auch nach Brustentfernung, nach Röntgenbestrahlung

Serum anguillae D200 1 × monatl.
oder alle 14 Tage zusätzlich in den Muskel oder unter die Haut spritzen

▶ **eher bei Frauen**

Pulsatilla D6 3 × tägl.
gestaut im Sitzen, im Sommer

Lachesis D12 2 × tägl.
gestaut in der Wärme, Schwüle

Helleborus D4 3 × tägl.
gestaut infolge Funktionsträgheit der Nieren und/oder des Gehirns

Lapis D6 3 × tägl.
gestaut infolge Lymphknoten- und/oder Schilddrüsenschwellung

Carbo animalis D4 3 × tägl.
Reaktionslosigkeit; Verdauung, Atmung, Kreislauf stocken

Erythrasma

▶ **Corynebakterieninfektion, z. B. Intertrigo**

Acidum salicylicum D12 2 × tägl.
scharf begrenzte, rötlich-braune Flecke

Fettgeschwulst (Lipom)

▶ **verschiebbar, weich**

Barium carbonicum D6 3 × tägl.
bei eher rundlichen Menschen; lange geben; an Verkalkung denken!

Silicea D12 2 × tägl.
bei eher schlanken Menschen; ebenso lange geben

Fischschuppenkrankheit (Ichthyosis)

Arsenicum album D6 3 × tägl.
kleieartige Schuppen (alle Formen, z. B. Simplexform)

Phosphorus D6 3 × tägl.
zentral braun gefärbte Schuppen (z. B. Nitida-Form); Netzhautentzündung, Innenohrschwerhörigkeit, Nervenentzündungen (Polyneuritis), Kleinhirnsymptome wie Gangunsicherheit (Ataxie) abklären!

> **Vorsicht:** Darmbluten!

Luesinum D200 1 × monatl.
fortlaufend zusätzlich

Fistel

Tuberculinum bovinum D200 einmalig
Therapiebeginn; *zusätzlich:*

Berberis D3 3 × tägl.
zur Nierenspülung, 4 Wochen lang; *danach:*

Calcium fluoratum D4 3 × tägl.
oder:

Acidum hydrofluoricum D6 3 × tägl.
im Sommer schlimmer; *oder:*

Silicea D12 2 × tägl.
im Winter schlimmer

> **Beachte:** Die letzten 3 Arzneien haben dünne, scharfe, ätzende Absonderungen.

Frostbeulen

▶ **Erfrierungen**

Abrotanum D4 3 × tägl.
flohstichartige Schmerzen, feinste Venenzeichnung sichtbar

Petroleum D12 2 × tägl.
sehr schmerzhaft, sieht übel aus

Agaricus D4 3 × tägl.
juckt wie mit tausend Eisnadeln

Furunkel
▶ **unbeeinflussbar**

Sulfur jodatum D4 3 × tägl.
Reaktions- und Resorptionsarznei; 3 Monate lang geben

Echinacea D2 3 × tägl.
bei allen chronisch-entzündlichen Prozessen; lange geben

Fußpilz
▶ **zwischen den Zehen**

Acidum hydrofluoricum D6 3 × tägl.
akut im Sommer, blasig, tiefe Risse

Calcium fluoratum D12 2 × tägl.
chronisch im Sommer, blasig, rissig

Silicea D12 2 × tägl.
chronisch im Winter, Bläschen, rissig

Gesichtsrose
▶ **Acne rosacea**

Acidum hydrofluoricum D6 3 × tägl.
im Sommer schlimmer; rot, kräftig, destruktiv

Abrotanum D4 3 × tägl.
im Winter schlimmer; blass, schwach, hohläugig, tuberkulinisch, Nase blau

Graphites D6 3 × tägl.
in der Kälte schlimmer; blass, wässrig, dumm, faul, fett, gefräßig

Pulsatilla D6 3 × tägl.
im Sommer schlimmer; klobige Nase; rundlich, lieblich, mütterlich, halsstarrig

Lachesis D12 2 × tägl.
Frühjahr und Schwüle schlimmer; blaurote Nase; hitzig, geschwätzig

Sepia D6 3 × tägl.
extreme Hitze und Kälte verschlimmern; Mensch ist außen weich, wässrig, innen derb

▶ **rote Nase**

Arnica D6 3 × tägl.
kräftig; entzündete Haarbälge

Aurum D6 3 × tägl.
melancholisch; Äderchen brüchig

Carbo animalis D4 3 × tägl.
gestaut, venöser Stau

▶ **wenn rote Nase blass wird**

Acidum nitricum D6 3 × tägl.
ausgezehrt, spuckt mit Worten oder aufs Trottoir

Argentum metallicum D12 2 × tägl.
fahl wie Erde, unsicher, nervös

Arsenicum album D6 3 × tägl.
vergehend, räumt alles auf

Granulom, ringförmig (Granuloma anulare)

Ledum D4 3 × tägl.
rheumatische Grundlage; schlimmer im Sommer, Kälte bessert

Dulcamara D6 3 × tägl.
schlimmer ab feuchtkaltem Herbst, Wärme bessert

▶ **Diathese beachten:**

Tuberculinum GT D200 1 × monatl.
tuberkulinisch; Tuberkulose, weiche Lymph-knoten

Medorrhinum D200 1 × monatl.
sykotisch; Tripper, Schleimhauterkrankungen

Luesinum D200 1 × monatl.
destruktiv; Syphilis, harte Lymphknoten

Grützbeutel (Atherom)

▶ **entzündet**

Belladonna D30 1 × tägl.
rot, hart, äußerst schmerzhaft

Hepar sulfuris D30 2 × tägl.
eiternd, weich, nicht verschiebbar

▶ **schmerzlos, verschiebbar**

Silicea D12 2 × tägl.
viele Monate geben

Gürtelrose (Herpes zoster)

▶ **frisch**

Mezereum D6 3-stündl.
wellenartig bohrender Brennschmerz, wie verbrüht; nachts schlimmer

Rhus toxicodendron D6 3-stündl.
brennender Juckreiz; Kratzen, Wärme, Bewegung lindern, nachts schlimmer

Ranunculus bulbosus D4 3-stündl.
stechender, juckender Brennschmerz, Bläschen im Rippenbereich

Cantharis D6 3-stündl.
wütender Brennschmerz, große Blasen

Causticum D6 3-stündl.
ätzender Verbrennungsschmerz

Arsenicum album D6 3-stündl.
brüllender Brennschmerz nachts

Formica rufa D30 1 × tägl.
Zusatzbehandlung; paravertebral im Segmentbereich quaddeln

▶ **blutige Blasen**

Crotalus D12 2 × tägl.
allgemeine Blutungsneigung

▶ **Nachwehen/Folgebeschwerden**

Tellurium metallicum D6 3 × tägl.
lange anhaltende Verkrustung

Arsenicum album D6 3 × tägl.
lange anhaltender, brennender Nervenschmerz, vor allem nachts

Haarbalgentzündung

▶ **auf der Nase (Follikulitis)**

Arnica D2 3 × tägl.
ganze Nase, besonders Nasenspitze, eher dunkelrot

Hautkrebs (Melanom)

▶ **schwarze, sich verändernde Muttermale**

Calcium fluoratum D4 3 × tägl.
Angeber, kräftig, strähnig

Silicea D12 2 × tägl.
Kümmerling, blass, geknickt

Arsenicum album D6 3 × tägl.
Pedant, leichenblass, ängstlich

Aurum D6 3 × tägl.
Melancholiker, rot, untersetzt, besitzstrebend

Lachesis D12 2 × tägl.
Vielschwätzer, rot, Perfektionist

Luesinum D200 1 × monatl.
zusätzlich; destruktive, degenerative Diathese

Herpes

▸ **Herpes circinatus (kreisförmig angeordnet)**

Cicuta D12 2 × tägl.
mit Brennen, später zusammenfließend; im Gesicht, Bartflechte

Tellurium metallicum D6 3 × tägl.
trocknen ein mit weißen Schuppen; überall am Körper

▸ **Herpes genitalis (im Genitalbereich)**

Thuja D6 3 × tägl.
eitrig, nach altem Käse riechend; auch Warzen

Medorrhinum D200 einmalig
zusätzlich; sykotische Diathese

Variolinum D200 einmalig
wiederkehrend

Natrium muriaticum D200 1 × wöchentl.
3 × insgesamt; tuberkulinische Diathese

Petroleum D12 2 × tägl.
eher im Winter; destruktive Diathese

Dulcamara D6 3 × tägl.
bei jeder Erkältung oder Unterkühlung von unten

▸ **Herpes labialis (an den Lippen)**

Natrium muriaticum D200 einmalig
erkältlich, morgendlicher Niesreiz

Rhus toxicodendron D30 1 × tägl.
nach Unterkühlung bei allen Wettern

Dulcamara D30 1 × tägl.
nach Durchnässen bei feuchtkaltem oder feuchtwarmem Wetter

Thuja D12 2 × tägl.
nach Zugluft im Herbst

Acidum nitricum D6 3 × tägl.
leicht eitrig, blutig, stinkt; breitet sich aus

Hühneraugen

▸ **an den Zehen**

Causticum D6 3 × tägl.
Zunge sauber, evtl. Leukoplakien der Mundschleimhaut

Antimonium crudum D4 3 × tägl.
Zunge dick weiß belegt, wie angestrichen

Thuja D6 3 × tägl.
Zunge mit Zahneindrücken am Zungenrand

Impetigo (Eitergrind)

▸ **Bläschen, Pusteln, gelbbraune Krusten**

Hepar sulfuris D30 2 × tägl.
Eiterpusteln, Eiterkrusten, stinkt nach altem Käse; verlangt Wärme

Mercurius solubilis D30 1 × tägl.
Eiterauflagen, übel riechend; verlangt nach Kühle

Antimonium crudum D4 3 × tägl.
Eiterbläschen, dann hornige Krusten

Tartarus stibiatus D6 3 × tägl.
pockenartige Eiterbläschen, Eiterpusteln, dann trockene Krusten

Staphisagria D6 3 × tägl.
brennender, nässender, schuppender, übel riechender Ausschlag

Tuberculinum bovinum D200 1 × monatl.
am Rücken

Insektenstiche

▸ **allgemein**

Apis D30 stündl.
hellrote, wässrige, stechende Schwellung wie Bienenstich; Kühle lindert

Ledum D30 stündl.
als Folge von Stichverletzung verstanden; Kühle lindert

Lachesis D12 2 × tägl.
dunkelrote Umgebung des Stiches, drohende Blutvergiftung

Acidum carbolicum D6 3-stündl.
Bläschen, Eiter, Brennen, drohende Blutvergiftung

Staphisagria D12 1 × tägl. morgens
vorbeugend; mäßigt auch den zornigen Anteil im Blut

▸ **durch Wespen**

Vespa crabro D30 stündl.
das Gift der Wespe; bedarfsweise wiederholen

▸ **durch Zecken**

Apis D30 stündl.
im Beginn; schmerzt wie Bienenstich; kühl halten

Ledum D30 stündl.
später; als Folge von Stichverletzung verstanden; evtl. wiederholen

Lachesis D12 2 × tägl.
wenn der Biss dunkelrot wird und Blutvergiftung droht

> **Beachte:** Alkoholflasche darüber stülpen, Zecke entgegen dem Uhrzeigersinn drehen!

Juckreiz

▸ **ohne Ausschlag**

Rumex D6 3 × tägl.
schlimmer beim Auskleiden

Dolichos D4 3 × tägl.
bei Gelbsucht jeglicher Genese, bei Leberleiden

Kalium bromatum D12 2 × tägl.
gegen Abend schlimmer

Alumina D12 2 × tägl.
im Bett unerträglich

▸ **ohne Ausschlag im Alter**

Mezereum D6 3 × tägl.
nachts schlimmer

Dolichos D4 3 × tägl.
ständig; vorwiegend bei Gelbsucht jeglicher Ursache, bei Leberleiden

▸ **Brust**

Conium D30 bei Bedarf
der ganzen Brust

Nux vomica D30 bei Bedarf
der Brustwarze

▸ **behaarter Kopf**

Natrium muriaticum D200 1 × monatl.
mäßig, aber anhaltend; ganzer Kopf; viele kleine Schuppen

Berberis D3 3 × tägl.
zusätzlich bei fressendem Hinterkopf- und Stirnjucken

Alumina D12 2 × tägl.
in der Bettwärme unerträglich; kleine Schuppen, dünne, trockene Haare

Arsenicum album D12 2 × tägl.
eher in der Kälte, brennt nach Kratzen; Kleieschuppen auf rotem Grund

Calcium carbonicum D12   2 × tägl.
kratzt sich beim Erwachen; Kleieschuppen auf hellem Grund

Thuja D12   2 × tägl.
juckt, brennt, Wärme lindert; größere Schuppen, Ausfall der glanzlosen Haare

▶ **Scheideneingang**

Sulfur D6   3 × tägl.
intensive Rötung aller Körperöffnungen

Sepia D6   3 × tägl.
trockene Scheide, Abneigung vor Koitus; auch Schwangerschaftsjucken

Caladium D12   2 × tägl.
leicht mannstoll erregbar, Bettwärme; Wechseljahre, Schwangerschaft

Acidum nitricum D6   3 × tägl.
besonders nach dem Koitus

Ambra D3   3 × tägl.
unerträglich, überempfindlich, wunder Ausfluss; will alleine sein

Conium D4   3 × tägl.
heftig, wund, in der Wärme; an Diabetes denken!

Karbunkel

▶ **meist am Nacken und Rücken**

Rhus toxicodendron D6   3 × tägl.
im Beginn; dunkelrot, intensiver Schmerz

Arsenicum album D6   3 × tägl.
nach Rhus; brennt wie glühende Kohlen; nachts, Wärme lindert

Anthracinum D12   2 × tägl.
wenn Arsen versagt; heftig brennender, tödlicher Schmerz

Lachesis D12   2 × tägl.
geschwollen, blaurot, träge Eiterung, Sepsis, brennt; Kälte lindert

Tarantula cubensis D6   3 × tägl.
häutet sich, beißender Schmerz, schwarzer Punkt im Zentrum

Silicea D12   2 × tägl.
reife, gute Eiterung; sitzt bevorzugt zwischen den Schultern

Knotenrose (Erythema nodosum)

▶ **rheumatische Hautknötchen**

Tuberculinum GT D200   1 × monatl.
Therapiebeginn; 3 × insgesamt; andere Erbnosoden dazwischen setzen

Pulsatilla D6   3 × tägl.
Folgearznei; 4 Wochen lang; Herdstreuung; im Sommer schlimmer

Phytolacca D4   3 × tägl.
Folgearznei; 4 Wochen lang; Herdstreuung; im Winter schlimmer; *dann:*

Lachesis D12   2 × tägl.
schmerzhafte Knötchen, vor allem im Sommer; *oder:*

Abrotanum D4   3 × tägl.
kälteempfindlich, frostig; schlimmer im Winter; *oder:*

Petroleum D12   2 × tägl.
kälteempfindlich, hitzig; schlimmer im Winter; an Sarkoidose denken!

Krätze (Scabies)

Arsenicum album D200   2 × wöchentl.
juckendes Brennen, vor allem nachts; Haut blass, dünn; im Winter schlimmer

Psorinum D200   1 × wöchentl.
juckt heftig; Haut fettig, schmutzig, welk; nur im Winter

Sulfur D200   1 × wöchentl.
juckt hitzig, brennt; Haut fettig, schmutzig; vor allem im Sommer

Sepia D200 1 × wöchentl.
juckt mäßig; Haut schlaff, derb, wässrig welk; sommers und winters

Leberflecke

▶ **personenbezogen**

Lycopodium D12 2 × tägl.
hagerer, ernster Würdenträger, baut Würden um sich wie andere einen Jägerzaun

Phosphorus D12 2 × tägl.
schöner, schlanker, heiterer Sonnyboy, strahlt immer, weiß Verantwortung nicht einzuschätzen

Arsenicum album D12 2 × tägl.
blasser, dünner, ernster Perfektionist, nervt seine Umwelt, verstandesmäßig planend

Kalium carbonicum D12 2 × tägl.
blasser Schwächling, wässrig; möchte gern handeln, aber ist kopf- und herzschwach

Thuja D12 2 × tägl.
blasser, ernster, wässriger, beinschwacher Schwächling, wässrig; möchte gern handeln, aber ist gelenkschwach

Lachesis D12 2 × tägl.
roter, kräftiger Perfektionist, intuitiv, redet viel, aber selten dummes Zeug

Sulfur D12 2 × tägl.
roter, dicker oder dünner, aber kräftiger Allessammler

Lichtdermatose

▶ **Blasen beim ersten Sonnenstrahl**

Acidum hydrofluoricum D6 3-stündl.
Brennen, Blasen klein, groß oder zusammenlaufend

Milchschorf

▶ **bei Säuglingen**

Calcium carbonicum D12 2 × tägl.
kreideartige oder dick-eitrige Abschilferung; Haarausfall

Vinca minor D6 3 × tägl.
feucht, übel riechend, heftig juckend; Haar verfilzt

Viola tricolor D4 3 × tägl.
eitrig, krustig; Haar verfilzt, strähnig; Harn stinkt nach Katzenurin

▶ **bei Kleinkindern**

Oleander D12 2 × tägl.
Ausschlag wie Impetigo; Haargrenzen, hinter den Ohren

Magnesium carbonicum D12 2 × tägl.
braune, große Schuppen; Milchunverträglichkeit

Luesinum D200 einmalig
dunkelbraune Schuppen, riechen nach Maggiwürze

Cicuta D12 2 × tägl.
zitronengelbe Schuppen, meist trocken, selten impetigenös

Missempfindungen der Haut (Parästhesien)

▶ **bei blassen Menschen**

Barium carbonicum D6 3 × tägl.
Verkalkung, Hirnabbau

Cuprum metallicum D6 3 × tägl.
Wadenkrämpfe; zittrig

Plumbum metallicum D6 3 × tägl.
Gefäßsklerose; blitzartig, krampfartig

Secale D4 3 × tägl.
Ameisenlaufen, als krieche etwas unter der Haut

Arsenicum album D6 3 × tägl.
nachts wie Feuer brennend, Wärme lindert

▶ **bei roten Menschen**

Aconitum D30 bei Bedarf
plötzlich, kurz vor Mitternacht

Arnica D30 bei Bedarf
als Folge einer Wirbelsäulenverletzung

Aurum D6 3 × tägl.
destruktive Wirbelsäulenerkrankungen

▶ **Ameisenlaufen**

Formica rufa D30 1 × wöchentl.
rheumatisch; bei allgemeinem Kribbeln unter die Haut spritzen

Platinum D12 2 × tägl.
nervenbedingt; am Stamm und im Gesicht

Argentum nitricum D12 2 × tägl.
nervös; am Kopf

Secale D4 3 × tägl.
arteriell; im Gesicht, an den Extremitäten

Lycopodium D12 2 × tägl.
nervenbedingt; in den Extremitäten

▶ **Brennen**

Phosphorus D12 2 × tägl.
zart; Haut, Organe; Kühle bessert

Arsenicum album D6 3 × tägl.
schwach; Haut, Organe; Wärme bessert

Sulfur D12 2 × tägl.
kräftig; Haut, Körperteile; Kälte bessert

▶ **funktionell**

Aconitum D30 bei Bedarf
nervlich

Cuprum metallicum D30 bei Bedarf
zentralnervös

Tabacum D30 bei Bedarf
Gefäßkrämpfe

Secale D30 bei Bedarf
Arteriolenkrämpfe

▶ **Kältegefühle**

Spinnengifte D12 2 × tägl.
alle haben umschriebene Kälteempfindungen der Haut

Carbo vegetabilis D6 3 × tägl.
an der Zunge

Agnus castus D12 2 × tägl.
am männlichen Genitale

▶ **nachts**

Aconitum D30 bei Bedarf
vor Mitternacht

Arsenicum album D6 3 × tägl.
nach Mitternacht

Secale D4 3 × tägl.
viel Frieren mit brennender Haut, beim Anfassen ist sie aber eiskalt

Hamamelis D4 3 × tägl.
venöser Gefäßstau

Pulsatilla D6 3 × tägl.
Nacken und Kreuz starr

Aesculus D4 3 × tägl.
rheumatisch, venöse Stauung

▶ **wie mit tausend Nadeln**

Agaricus D12 2 × tägl.
kalt wie Eisnadeln

Arsenicum album D6 3 × tägl.
brennend wie Feuer

▶ **Prickeln**

Aconitum D30 bei Bedarf
taub, kalt; Fazialislähmung durch trocken-kalten Wind, Glieder gelähmt

Staphisagria D12 2 × tägl.
Steifheit, Zerschlagenheit, Nervenschmerzen, Rheuma

Cannabis indica D6 3 × tägl.
Lähmung der Glieder, Lähmung des Willens, kataleptische Starre

▶ **Taubheitsgefühle**

Acidum nitricum D12 2 × tägl.
am Kopf

Platinum D12 2 × tägl.
Schläfen, Stirn, auch Beine

Gelsemium D6 3 × tägl.
Zunge zittert

Nux moschata D12 2 × tägl.
Zunge klebt am Gaumen

▶ **überempfindlich an den Oberschenkeln**

China D4 3 × tägl.
auf Kleiderreiben; Erschöpfung, zehrende Krankheiten, Genesungszeit

Rhus toxicodendron D6 3 × tägl.
nach Unterkühlung; Nervenentzündung

Dulcamara D6 3 × tägl.
nach Durchnässen bei feuchtkaltem oder feuchtwarmem Wetter

Narben

▶ **Keloid, derb**

Acidum hydrofluoricum D6 3 × tägl.
juckt, hart; allgemein straffes Bindegewebe

Hekla lava D6 3 × tägl.
hart wie Lava; auch Knochenauswüchse

Silicea D12 2 × tägl.
hart wie Kiesel; allgemein schwaches Bindegewebe

Graphites D12 2 × tägl.
weich, krallenartig; allgemein schlaffes Bindegewebe

Aristolochia D12 2 × tägl.
weich; Gallebeteiligung

▶ **Keloid verhärtet; Diathese beachten!**

Tuberculinum bovinum D200 1 × monatl.
tuberkulinisch; zusätzlich zur gewählten Arznei geben

Luesinum D200 1 × monatl.
destruktiv; sehr lange zur gewählten Arznei geben

▶ **alte Narben, verändert**

Lachesis D12 2 × tägl.
verfärben sich blaurot bis violett

Calcium fluoratum D12 2 × tägl.
jucken, vor allem in der Wärme

Theridion D12 2 × tägl.
brechen auf ohne Geschwürsbildung

Heloderma D12 2 × tägl.
brechen auf mit Geschwürsbildung

Phlegmone

▶ **flächenhaft in der Hohlhand**

Hepar sulfuris D30 2 × tägl.
fördert die Eiterung; hart; verlangt Wärme

Mercurius solubilis D30 2 × tägl.
hart; verlangt Kälte

Recklinghausen

▶ **Nervengeschwülste (Fibrome) der Haut**

Medorrhinum D200 1 × monatl.
im Wechsel mit:

Luesinum D200 1 × monatl.
von Generation zu Generation (dominant) vererbtes Krankheitsbild; *dazu:*

Abrotanum D4 3 × tägl.
3 Monate lang; *oder:*

Carcinosinum D200 1 × monatl.
bei Café-au-lait Flecken; *dazu:*

Silicea D12 2 × tägl.
3 Monate lang; *danach:*

Calcium fluoratum D12 2 × tägl.
3 Monate lang; *danach:*

Barium carbonicum D6 3 × tägl.
3 Monate lang; Kur wiederholen

Schleimbeutelentzündung (Bursitis)

▶ **akut und chronisch**

Apis D6 stündl.
akut, hochrot, geschwollen, stechende Schmerzen

Sticta D6 3 × tägl.
chronisch, blass; wirkt langsam aber sicher

Silicea D12 2 × tägl.
zum Ausheilen, falls noch nötig

Schrunden, Einrisse

▶ **allgemein**

Acidum nitricum D6 3 × tägl.
an Haut-Schleimhaut-Grenzen; Auge, Nase, Lippen, Penis, Scheide, After

Graphites D12 2 × tägl.
am ganzen Körper; Erkältung, Ekzem

Petroleum D12 2 × tägl.
in jedem Winter; Ohrläppchen, Fingerkuppen, Genitale, After

Causticum D12 2 × tägl.
trockene Haut und Schleimhaut; Augen, Mund, After

Natrium muriaticum D200 1 × monatl.
an den Lippen; Reibeisenhaut, Ekzem

> **Beachte:** Schrunden sind tiefe Risse und weisen auf tief greifende Prozesse hin!

▶ **After**

Acidum nitricum D6 3 × tägl.
tiefe, eitrige, juckende Risse; Geschwüre (Proktitis), Ekzem, Feigwarzen

Graphites D12 2 × tägl.
teils eitrige Risse; Ekzem

Thuja D12 2 × tägl.
nässend, stechend, stinkt nach Fischlake; Feigwarzen, Ekzem

Petroleum D12 2 × tägl.
eher trocken; Ekzem zum Hoden hinziehend; nur im Winter

Lycopodium D12 2 × tägl.
trocken; Ekzem, Afterkrampf

▶ **Augenlider**

Alumina D12 2 × tägl.
Jucken, Brennen; trockene Lidrandentzündung, Wimpernausfall

Antimonium crudum D12 2 × tägl.
Lidwinkel rissig; chronische, trockene Lidrandentzündung

Petroleum D12 2 × tägl.
eitrig; jeden Winter wiederkehrend

Silicea D12 2 × tägl.
trocken; jeden Winter Lidrandentzündung; zugluftempfindlich

Graphites D12 2 × tägl.
eitrig, rissig; Lider nach innen oder außen gestülpt (En-, Ektropium)

Sulfur D12 2 × tägl.
eitrig, wund, verklebt

▶ Ferse

Petroleum D12 2 × tägl.
nur im Winter; tiefe, trockene Risse; stinkende Schweißfüße

Graphites D12 2 × tägl.
eher im Winter; hornige, teils eitrige Risse; Schwielen

Antimonium crudum D12 2 × tägl.
hornige, trockene Risse; trockene, brennende Fußsohlen, Schwielen

Lycopodium D12 2 × tägl.
blutende, trockene Risse; kaltschweißige, brennende Fußsohlen

▶ Handrücken

Natrium carbonicum D12 2 × tägl.
und trockene Hohlhand

Sanicula aqua D12 2 × tägl.
mit Einbruch der Kälte

▶ Hohlhand

Alumina D12 2 × tägl.
Hohlhand, Fingerspitzen, blutend

Petroleum D12 2 × tägl.
Hohlhand, Finger, Fingerkuppen, blutend, jeden Winter

Graphites D12 2 × tägl.
Hohlhand, Finger, Fingerspitzen, eitrig

▶ Lippen

Natrium muriaticum D200 1 × monatl.
Mitte der Unterlippe, Mundwinkel; kribbeln, schälen sich; Blutarmut

Antimonium crudum D12 2 × tägl.
rissig; chronische Magenbelastung

Acidum nitricum D6 3 × tägl.
Übergang von der Haut zur Schleimhaut; Mundfäule, Schleimhautkrebs

Arum triphyllum D6 3 × tägl.
zupft und nagt, bis es blutet

Condurango D4 3 × tägl.
an Magenkrebs denken!

Luesinum D200 1 × monatl.
Mitte der Oberlippe; destruktives Zeichen

▶ Nasenflügel

Acidum nitricum D6 3 × tägl.
tiefe, eitrige, juckende Risse; Geschwüre

Graphites D12 2 × tägl.
teils eitrige Risse; Herpes; bei jeder Erkältung

Antimonium crudum D12 2 × tägl.
trocken; Unterkühlung im Sommer nach Baden; bei chronischer Magenbelastung

Petroleum D12 2 × tägl.
eher trocken; auch Ohransatz; jeden Winter wieder

▶ Ohransatz

Petroleum D12 2 × tägl.
in jedem Winter; Fingerkuppen, Genitale, After

Viola tricolor D4 3 × tägl.
Milchschorf, Kopfhaarekzem der Kinder

Graphites D12 2 × tägl.
eitrige Ekzeme, Ohrmuschel, Gehörgang

▶ Penis

Acidum nitricum D6 3 × tägl.
tiefe, eitrige, juckende Risse; Geschwüre, Feigwarzen

Graphites D12 2 × tägl.
teils eitrige Risse; Ekzem, Herpes

Thuja D12 2 × tägl.
nässende, stechende Risse; Feigwarzen, Herpes

▸ **schmerzhaft**

Petroleum D12 2 × tägl.
Körperöffnungen, Ohrläppchen, Fingerspitzen; feucht, winters

Antimonium crudum D12 2 × tägl.
Handflächen, Fußsohlen; trocken

Graphites D12 2 × tägl.
Körperöffnungen, Lider, Finger; nässend

▸ **Vulva**

Acidum nitricum D6 3 × tägl.
tiefe, eitrige, juckende Risse; Geschwüre, Feigwarzen

Graphites D12 2 × tägl.
teils eitrige Risse; Ekzem, Herpes

Thuja D12 2 × tägl.
nässende, stechende Risse; Feigwarzen, Herpes

Kreosotum D4 3 × tägl.
nässende, brennende Risse; an Diabetes denken!

Schuppen

▸ **am behaarten Kopf**

Natrium muriaticum D200 1 × monatl.
mäßiges anhaltendes Jucken

Arsenicum album D12 2 × tägl.
brennendes Jucken, blutendes Kratzen

Lycopodium D12 2 × tägl.
Leberjucken, blutendes Kratzen

Staphisagria D12 2 × tägl.
beißendes Fressen am Hinterkopf

Sulfur D12 2 × tägl.
brennendes Jucken nachts

Thuja D12 2 × tägl.
brennendes Jucken tagsüber

▸ **fettig, auf der Nase**

Sulfur D6 3 × tägl.
ganze Nase, großschuppig

Selenium D12 2 × tägl.
ganze Nase, kleinschuppig

Natrium muriaticum D200 1 × monatl.
Nase-Mundwinkel-Falte (Nasolabialfalte)

Schuppenflechte (Psoriasis)

▸ **mit Gelenkbeschwerden**

Acidum benzoicum D3 3 × tägl.
Beginn im Herbst, wenn Herbst verschlimmert; 4 Wochen lang; *danach:*

Berberis D3 3 × tägl.
aggressives, fressendes Jucken; ebenso 4 Wochen lang; *danach:*

Lithium carbonicum D3 3 × tägl.
Gicht der kleinen Gelenke; brennende, raue Haut; ebenso 4 Wochen lang

Lycopodium D12 2 × tägl.
im Frühjahr schlimmer; girlandenförmiger Ausschlag; juckende Bläschen

Petroleum D12 2 × tägl.
im Winter schlimmer; verdickte, blutige Schrunden; juckende Bläschen

Kresolum D12 2 × tägl.
im Winter schlimmer; lederartig, gelbbraune Krusten, Risse

▸ **Finger- und Zehennägel**

Lycopodium D12 2 × tägl.
straffe Haut, mit Gelenkbeschwerden; im Frühjahr schlimmer

Sepia D12 2 × tägl.
derbe Frauen, derbe Haut; auch im Gesicht

Thuja D12 2 × tägl.
weiche, wässrige Haut; im Herbst schlimmer

Calcium fluoratum D12 2 × tägl.
strähnige Haut; im Sommer schlimmer

▸ **bei Frauen**

Pulsatilla D12 2 × tägl.
liebliche Frauen, liebliche Haut

Sepia D12 2 × tägl.
derbe Frauen, derbe Haut; auch im Gesicht und an den Fingernägeln

▸ **girlandenartig**

Lycopodium D12 2 × tägl.
mit Gelenkbeschwerden; im Frühjahr schlimmer

Graphites D12 2 × tägl.
rissig trocken oder nässend; hormonelle Unterfunktion

Sarsaparilla D6 3 × tägl.
heftig juckend, besonders am Kopf

Selenium D12 2 × tägl.
mit fettiger Haut; bei extremen Wetterlagen schlimmer

Hydrocotyle D4 3 × tägl.
heftig juckend, fast kreisförmig, abschuppende, wallartige Ränder

Tellurium metallicum D6 3 × tägl.
flohstichartige Schmerzen; am Meer besser

▸ **girlandenartig; Zwischenbehandlung**

Calcium carbonicum D200 1 × monatl.
bei eher rundlichen, ruhigen, lieben Menschen

Berberis D3 3 × tägl.
zur Ausleitung der Gifte über die Niere

Thuja D200 1 × monatl.
bei eher fröstelnden, weichen, wässrigen Menschen; schlimmer im Herbst

Sulfur D200 1 × monatl.
bei eher kräftigen oder schlanken Menschen; schlimmer im Sommer

Arsenicum album D12 2 × tägl.
von Stiegele empfohlene Zwischengabe

▸ **unbeeinflussbar**

Berberis D3 3 × tägl.
fortlaufend; *dann:*

Calcium carbonicum D200 1 × monatl.
3 × insgesamt; *danach:*

Sulfur D200 1 × monatl.
3 × insgesamt; *danach:*

Lycopodium D200 1 × monatl.
3 × insgesamt; die so genannte „Hahnemann'sche Trias"; *oder:*

Phosphorus D200 1 × monatl.
bei schlanken, blonden, hübschen Menschen; in Wimpern und Augenbrauen

Carcinosinum D200 einmalig
dazwischen, wenn auch ein Elternteil mit Schuppenflechte behaftet ist

Schwarzfärbung

▸ **durch Gold und Silber**

Sulfur D30 bei Bedarf
Edelmetalle ziehen „Dreck" auf die Haut

Schweiß (Hyperhidrose) – Art
▸ **Diathese**

Tuberculinum bovinum D200   1 × monatl.
im Allgemeinen immer tuberkulinisch wie auch die zu trockene Haut; *zusätzlich:*

Acidum salicylicum D12   2 × tägl.
rot, warm, feucht, hitzig, erregt; reichlich schwächende Schweiße

▸ **exzentrischer Geruch**

Thuja D12   2 × tägl.
Honig

Cantharis D6   3 × tägl.
Urin

Sambucus D4   3 × tägl.
Holunder

Colocynthis D4   3 × tägl.
Urin

Lycopodium D12   2 × tägl.
Zwiebel

Artemisia vulgaris D12   2 × tägl.
Knoblauch

▸ **heiß**

Belladonna D30   bei Bedarf
dampfend im Gesicht; hochrot wie angemalt, wie angespritzt; mag Wärme

Chamomilla D30   bei Bedarf
dampft im Fieber; Kopf, Gesicht; bei Erregung, im Zorn; mag Kälte

Coffea D12   2 × tägl.
bei freudigen Anlässen; auch Kopfschmerzen

Jodum D12   2 × tägl.
flüssig; Hände und Füße, bei Erregung, Schilddrüse, Fresssucht, Abmagerung

Opium D30   bei Bedarf
flüssig; Kopf, Gesicht; Erregung, Ohnmachtsgefühl, Schlaganfall, Delir

Stramonium D30   bei Bedarf
hektisch, nicht erleichternd, schlechtes Omen; Erregung, Delirium

▸ **kalt**

Lycopodium D12   2 × tägl.
sauer, Zwiebelgeruch; Achsel, Füße

Calcium carbonicum D12   2 × tägl.
sauer; Hände, Füße, Hinterkopf, Schuhe voller Wasser, Haut schält sich

Tabacum D30   bei Bedarf
flüssig; Gesicht, Hände; elendig, schwindelig

Veratrum album D30   bei Bedarf
flüssig; Kopf, Gesicht, Hände; Vergehensgefühl, verträgt keine Wärme

Arsenicum album D30   bei Bedarf
klebrig; Gesicht; Todesangst, Todelendigkeit

▸ **kritisch**

Baptisia D30   bei Bedarf
heiß, rot, stinkt; am Kopf, nachts; bösartige Infektion, Fieberdelir

Cantharis D30   bei Bedarf
heiß, Uringeruch; am Kopf; Blasen, seröse Exsudate, Harnwegsinfekte

Schweiß – Ort
▸ **Achsel**

Acidum salicylicum D12   2 × tägl.
warm, feucht, reichlich

Acidum phosphoricum D6   3 × tägl.
reichlich, schwächend

Acidum sulfuricum D12   2 × tägl.
stinkt, wäscht sich nicht

Petroleum D12   2 × tägl.
übel riechend

Sepia D12 2 × tägl.
klebrig

▶ Arme

Petroleum D12 2 × tägl.
stinkend; unter der Achsel, am Genitale

▶ Fußsohlen

Sulfur D12 2 × tägl.
heiß, sauer, übel riechend; Brennen

Calcium carbonicum D12 2 × tägl.
kalt; Schuhe voller Wasser, Haut schält sich

Silicea D12 2 × tägl.
scharf, wundmachend, schwächend

Lycopodium D12 2 × tägl.
riecht nach Urin und Zwiebeln; linker Fuß warm, rechter Fuß kalt

Barium carbonicum D6 3 × tägl.
übel riechend; bei Kindern und Greisen

Graphites D12 2 × tägl.
stinkt; hormonell bedingt, bei fetten, schmierigen Kindern

▶ männliches Genitale

Sulfur D12 2 × tägl.
heiß, sauer, übel riechend

Thuja D12 2 × tägl.
warm, stinkt nach Fischlake

Petroleum D12 2 × tägl.
scharf, streng

▶ weibliches Genitale

Sulfur D12 2 × tägl.
heiß, sauer, übel riechend

Thuja D12 2 × tägl.
warm, stinkt nach Fischlake

Petroleum D12 2 × tägl.
scharf, streng

Sepia D12 2 × tägl.
sauer, übel, käsig

Crocus D12 2 × tägl.
geil

▶ Haare, bei Kindern

Calcium carbonicum D12 2 × tägl.
sauer, nachts, Hinterkopf; bei Anstrengung; phlegmatisch

Calcium phosphoricum D12 2 × tägl.
nachts, ganzer Kopf; bei Bewegung; überbeweglich

Silicea D12 2 × tägl.
nachts, Stirn, behaarter Kopf; bei Erschöpfung; apathisch

Chamomilla D30 bei Bedarf
heiß, Schädeldecke; zornig, unleidlich

▶ Handflächen

Sulfur D12 2 × tägl.
heiß, sauer, übel riechend

Pulsatilla D12 2 × tägl.
warm; voller Hemmungen, Erröten

Jodum D12 2 × tägl.
wässrig tropfend; Schilddrüsenüberfunktion

Ferrum phosphoricum D12 2 × tägl.
flüssig; tuberkulinisch; Erröten

Gelsemium D30 bei Bedarf
flüssig; bei Lampenfieber

Coffea D12 2 × tägl.
flüssig; bei freudigen Ereignissen

▶ Körper, außer am Kopf

Rhus toxicodendron D6 3 × tägl.
scharf

Sambucus D4 3 × tägl.
wie Holunderblüten; beim Erwachen

Sepia D12 2 × tägl.
sauer, stinkend

▸ **Oberschenkel**

Borax D3 3 × tägl.
v. a. bei warmem Wetter

▸ **Körper, bedeckte Teile**

Belladonna D30 bei Bedarf
Fieber, Delir, Halluzinationen

▸ **Körper, unbedeckte Teile**

Thuja D12 2 × tägl.
Herbstrheumatiker, Herbstasthmatiker

Schweiß – Modalität

▸ **beim Einschlafen**

Conium D30 bei Bedarf
warm

Arsenicum album D30 bei Bedarf
kalt

▸ **nachts, heftig**

Sulfur D12 2 × tägl.
heiß, sauer, übel riechend

Pulsatilla D12 2 × tägl.
warm, Träume voller Hemmungen

Mercurius solubilis D30 1 × tägl.
übel, klebrig, fettig, färbt die Wäsche gelb

Aranea diadema D12 2 × tägl.
heftig, kritisch

Psorinum D200 bei Bedarf
schwächend, aashaft

▸ **vor Regen und Sturm**

Rhus toxicodendron D30 bei Bedarf
Rheumatiker, Unruhe

Sklerodermie

▸ **wachsartige, derbe Verhärtung der Haut**

Acidum hydrofluoricum D6 3 × tägl.
plaqueartig, Zentrum hell, Rand blauviolett (lilac ring), destruktiv

Barium carbonicum D6 3 × tägl.
tuberkulinischer Beginn, „Säbelhieb" an der Stirn, Bandform an Extremitäten

Luesinum D200 1 × monatl.
zu beiden Arzneien, lange Zeit geben; *oder:*

Abrotanum D4 3 × tägl.
Maskengesicht, Madonnenfinger, proximal sich ausbreitend; *dazu:*

Tuberculinum GT D200
im Wechsel mit:

Medorrhinum D200
alle 14 Tage eine Gabe

Sonnenallergie

Natrium muriaticum D200 einmalig
Friesel; vorbeugend bei bekannter Neigung; eine Gabe bei Sonnenbeginn wiederholen

Acidum hydrofluoricum D6 2-stündl.
Friesel oder Blasen, wenn die unbedeckten Teile sich röten und brennen

Cantharis D30 bei Bedarf
winzige, heftig brennende Bläschen beim ersten Sonnenstrahl

Sonnenbrand

Belladonna D30 2-stündl.
rot wie eine Tomate, fröstelt; verlangt nach Wärme

Rhus toxicodendron D30 2-stündl.
heftiger Durst, trinkt in großen Zügen; ganzer Körper wie zerschlagen

Arsenicum album D30 2-stündl.
brennender Durst, aber trinkt nur winzige Schlucke; verlangt nach Wärme

Cantharis D30 2-stündl.
blasige Haut wie Verbrennung I. Grades

Calendula D4 stündl.
wenn die Blasen sich öffnen

Causticum D30 2-stündl.
wunde, verätzte Haut wie Verbrennung II. Grades

Arnica D30 2-stündl.
nicht vergessen (!); Körper wie geprügelt, große Angst berührt zu werden

Spritzenabszess

▶ durch Chemotherapeutika

Aranea diadema D12 2 × tägl.
heftigste, bissartige Schmerzen, blaurot zerfallende Wunde

Tuberkulose

▶ der Nase (Lupus vulgaris)

Kreosotum D4 3 × tägl.
Gewebe zerfällt, stinkt

Umlauf

▶ um den Nagel (Paronychie)

Belladonna D30 2 × tägl.
rot, hart; verlangt lokale Wärme

Hepar sulfuris D30 2 × tägl.
rot, weich, eitrig; verlangt lokale Wärme

Staphisagria D12 2 × tägl.
chronisch rot; unheilsam

Bufo D12 2 × tägl.
blaurot; immer wiederkehrend

Tarantula hispanica D12 2 × tägl.
chronisch blaurot; Schmerzen heftig, bissartig

Unterhautblutungen (Petechien)

Acidum sulfuricum D3 3 × tägl.
mit auslaufendem Rand; häufig bei Alkoholikern

Ledum D4 3 × tägl.
mit scharf umgrenztem Rand; Rheumatiker

Phosphorus D12 2 × tägl.
punktförmig hell; Werlhof, Leukämie

Lachesis D12 2 × tägl.
punktförmig dunkel; sieht dabei blass aus; Leukämie

Verbrennung

▶ I. Grades

Apis D30 2-stündl.
Röte, Hitze, stechendes Brennen, wässrige Schwellung; Kälte lindert

Aconitum D30 2-stündl.
hellrot, trockene Hitze, flacher, roter Ausschlag; Kälte lindert

Belladonna D30 2-stündl.
kräftig rot wie eine Tomate, flachroter Ausschlag; Wärme lindert

Arnica D30 2-stündl.
nicht vergessen (!), infolge Verletzung; wie zerschlagen, Berührungsangst

Hamamelis D4 alle 10 Min.
bei Verbrühung der Lippen, der Zunge, der Mundschleimhaut

▶ II. Grades

Rhus toxicodendron D30 2-stündl.
juckende Bläschen; kühler Umschlag tut gut, viel Durst auf Kaltes

Cantharis D30 2-stündl.
brennende Blasen; verlangt kühl

Arsenicum album D30 2-stündl.
brennende Bläschen; brennender Durst, trinkt wenig; verlangt Wärme

▶ III. Grades

Causticum D30 2-stündl.
rohes Fleisch, schmerzt wie verätzt

Pyrogenium D30 bei Bedarf
rohes Fleisch beginnt zu stinken

Calendula D4 stündl.
wenn die Blasen aufbrechen

Acidum carbolicum D6 3 × tägl.
eitrige, brennende, wund machende Geschwüre, starke Verschorfung

Verletzung

▶ Bluterguss

Acidum sulfuricum D3 2-stündl.
Rand wie ausgefranst, glasige Schwellung

▶ durch Glassplitter, vor allem der Finger

Silicea D12 2 × tägl.
ohne Eiterung

Hepar sulfuris D30 2 × tägl.
mit Eiterung

▶ Katzenbiss

Ledum D4 3 × tägl.
am Daumen; Katzenzähne sind wie eine Stichverletzung

Lachesis D12 2 × tägl.
bei anschließender Blutvergiftung

▶ Risswunde

Calendula D4 3 × tägl.
„pflanzliches Hepar sulfuris"; Stacheldraht, Hundebisse

Hamamelis D4 3 × tägl.
anhaltende, dunkle Blutung; verletzte Teile wie gequetscht

Acidum carbolicum D6 3 × tägl.
und Quetschung durch stumpfe Gegenstände, vor allem an den Fingerspitzen

▶ Schlangenbiss

Ledum D4 stündl.
Folge von Stich

▶ Schnittwunde

Staphisagria D3 3 × tägl.
auch Operationsschnitte

▶ Schürfwunde

Bellis D3 3 × tägl.
bis die Krusten abfallen; hinterlässt keine Narben; Knutschflecken

▶ Stichwunden

Ledum D4 3 × tägl.
auch Insektenstiche, Spritzen, Spritzenabszess; kalte Auflage lindert

Vitiligo

▶ entfärbte Hautpigmentstellen

Tuberculinum GT D200 1 × monatl.
Zeichen einer destruktiven Anlage, trotzdem hiermit beginnen

Calcium carbonicum D200 1 × monatl.
im Wechsel mit Tuberculinum bei eher rundlichen, freundlichen Menschen

Sepia D200 1 × monatl.
bei eher derben Menschen; *danach:*

Luesinum D200 1 × monatl.
zusätzlich:

Sulfur D200 1 × monatl.
bei kräftigen, roten oder schlanken, blassen, gebeugten Menschen; *oder:*

Selenium D12 2 × tägl.
bei schwachen, erschöpften, sexualneurotischen Menschen

Warzen

▶ **hornig, im Alter**

Beryllium D12 2 × tägl.
auch knotig entzündetes Kopfhaarekzem

Selenium D12 2 × tägl.
trocken, schuppig; am ganzen Körper

▶ **Feigwarzen, Feuchtwarzen; Diathese beachten!**

Calcium
carbonicum D200 1 × monatl.
tuberkulinisch; trocken oder nach saurem Schweiß riechend

Thuja D200 1 × monatl.
sykotisch; nässend, stinkend wie Fischlake

Sepia D200 1 × monatl.
sykotisch; übel riechend wie eine stinkende Meeresbucht

Acidum nitricum D200 1 × monatl.
destruktiv; durchdringend scharf, streng, übel riechend wie Pferdeharn

▶ **Fußsohlen, schmerzlos**

Natrium
muriaticum D200 1 × monatl.
eher männlich

Sepia D200 1 × monatl.
eher weiblich

▶ **Fußsohlen, schmerzhaft**

Antimonium crudum D4 3 × tägl.
Zunge dick weiß belegt; rüpelhaft verärgert, gehetzt, ungeduldig

Luesinum D200 1 × monatl.
zusätzlich

▶ **Hände**

Calcium carbonicum D12 2 × tägl.
groß, hart, zusammenfließend; um die Fingernägel

Causticum D12 2 × tägl.
flach, rund, hart; Fingerspitzen und Nasenspitze

Thuja D12 2 × tägl.
klein und groß, gefächert wie Blumenkohl, riechen nach altem Käse

Anacardium D12 2 × tägl.
viele kleine, flache; auf dem Handrücken

Antimonium crudum D4 3 × tägl.
viele kleine, harte Hörner; auch am Körper

Natrium sulfuricum D12 2 × tägl.
weich, glatt oder gestielt wie Pilze; auch Achsel, Hals, „Halskrause"

Wunden

▶ **nicht stehen wollende Blutung**

Hamamelis D4 alle 10 Min.
venös, dunkel

▶ **vereitert nach Verletzung**

Hepar sulfuris D30 2 × tägl.
warme Auflage lindert

Mercurius solubilis D30 1 × tägl.
kalte Auflage lindert

Wundliegen (Dekubitus)

▶ **Vorbeugung**

Abrotanum D4 3 × tägl.
schwache Gefäße, blasse Druckstellen; schwach, fröstelnd

Belladonna D6 3 × tägl.
aktiver Blutandrang, kräftig rote Druckstellen; kräftig, fröstelnd

Arnica D6 3 × tägl.
passiver Blutandrang, dunkelrote Druckstellen; kräftig, hitzig

▶ **akut**

Cantharis D6 3-stündl.
brennende Bläschen und Blasen auf rotem Grund, massive Schwellung

Lachesis D12 3 × tägl.
dunkelrot blutende Wunde, blauroter Rand

Rhus toxicodendron D6 3-stündl.
überbeanspruchte Druckstelle; Gefühl wie zerschlagen

Arsenicum album D6 3-stündl.
brennende, verbrannte Wunde, blasser, wässriger Rand

▶ **chronisch**

Carbo animalis D4 3 × tägl.
Wunde schwarz wie Kohle, Rand blass, wässrig geschwollen

Hepar sulfuris D30 1 × tägl.
Wunde eitert rahmig, mild, stinkt nach altem Käse

Silicea D12 2 × tägl.
Wunde eitrig nässend, scharf, Rand hart, blass

Kreosotum D4 3 × tägl.
Wunde eitrig-brandig zerfallend mit aashaft stinkendem Sekret

Pyrogenium D30 bei Bedarf
zusätzlich dazwischen, um die drohende Blutvergiftung zu vermeiden

Wundrose (Erysipel)

▶ **akut**

Apis D6 stündl.
hellrote Schwellung, stechender Spannschmerz; Kälte lindert

Belladonna D6 stündl.
hellrote Schwellung, Schüttelfrost; Wärme lindert

Cantharis D6 stündl.
stark brennende, wässrige Blasen auf hellrotem Grund

Rhus toxicodendron D6 stündl.
leicht brennende, juckende Bläschen auf dunkelrotem Grund; zerschlagen

▶ **wiederkehrend**

Crotalus D12 3 × tägl.
jährlich in der Schwüle; eher rechts; blutige Bläschen, septisch

Lachesis D12 3 × tägl.
jährlich im Frühjahr; eher links; bläulich, septisch; Kälte lindert

Anthracinum D12 2 × tägl.
bläulich schwarze Bläschen, geschwürig, Gangrän, wund, stinkt, brennt

▶ **wiederkehrend bei älteren Menschen**

Belladonna D6 stündl.
Rötung, Schwellung, Berührungsschmerz, Wärmeverlangen; *danach:*

Rhus toxicodendron D6 stündl.
wenn der Klopfschmerz vorüber ist; Bein wie zerschlagen

▶ **wiederkehrend; Zwischenbehandlung**

Sulfur D200 einmalig
sofort nach der akuten Phase zur Systemreinigung; *danach entweder:*

Calcium fluoratum D12 2 × tägl.
bei eher kräftigen Menschen; *oder:*

Silicea D12 2 × tägl.
bei eher schwächlichen Menschen

Haare

Behaarung

▸ **Damenbart**

Sepia D200   1 × monatl.
weich, wässrig, kräftig, derb

Natrium muriaticum D200   1 × monatl.
dünn, blass, ernst; stärker behaart als Sepia

▸ **im Kreuz bei Männern**

Sepia D6   3 × tägl.
dunkelhaarig

▸ **Lanugo, übermäßig**

Tuberculinum bovinum D200   1 × monatl.
beim Säugling und beim Erwachsenen

Haarausfall (Alopecia)

▸ **Augenbrauen**

Sulfur D12   2 × tägl.
Ekzem, trocken, nässend, juckend

Natrium muriaticum D200   1 × monatl.
Schuppen, juckend

Arsenicum album D12   2 × tägl.
Schuppen, brennend

Selenium D12   2 × tägl.
nach hormoneller und sexueller Überlastung

Alumina D12   2 × tägl.
Ausfall der äußeren Hälfte bei frostigen, ausgetrockneten Frauen

Thallium metallicum D6   3 × tägl.
Ausfall überall, auch an anderen Körperstellen; Vergiftung

▸ **durch Hirnverkalkung (A. sklerotica)**

Calcium carbonicum D12   2 × tägl.
allgemeine Verkalkung, Ekzeme

Barium carbonicum D6   3 × tägl.
Hirnverkalkung

Plumbum metallicum D6   3 × tägl.
Systemerkrankung

Secale D4   3 × tägl.
blasser Bluthochdruck

▸ **kreisrund (A. areata)**

Acidum hydrofluoricum D6   3 × tägl.
brüchige Haare

Phosphorus D12   2 × tägl.
feine Haare; beide Arzneien ergänzen sich; im täglichen Wechsel geben

▸ **nervös (A. nervosa)**

Acidum phosphoricum D6   3 × tägl.
Liebeskummer, Blutarmut

Kalium bromatum D12   2 × tägl.
Schilddrüse; Arme, Finger und Beine stets in Bewegung

Kalium phosphoricum D12   2 × tägl.
„alles liegt wie ein Berg vor mir"

Phosphorus D12   2 × tägl.
Schnittlauchhaare; feurig, erschöpft, unruhig

Silicea D12   2 × tägl.
trocken, schwach, blass, erschöpft, ruhig

▸ **total (A. totalis)**

Thallium metallicum D6   3 × tägl.
Vergiftung; 3 Monate lang; *danach:*

Pel talpae D6 3 × tägl.
ebenso 3 Monate lang; Kur bedarfsweise wiederholen

▶ **bei Trockenheit (A. sicca)**

Alumina D12 2 × tägl.
schleichende Krankheiten

Arsenicum album D12 2 × tägl.
Abmagerung

Graphites D12 2 × tägl.
hormonelle Unterfunktion

Lycopodium D12 2 × tägl.
Leber, Magen

Natrium muriaticum D200 1 × monatl.
Kummer, Blutarmut, Kopfschuppen

Selenium D12 2 × tägl.
Kraftlosigkeit, Sexualneurose

Nägel

Nägelkauen

▶ **bis zur Nagelwurzel**

Cina D200 1 × monatl.
nervös, grimassiert, verwurmt

Arsenicum album D200 1 × monatl.
pedantisch; nichts darf überstehen

Silicea D200 1 × monatl.
offenbar unsicher

Lycopodium D200 1 × monatl.
versteckt unsicher

**Natrium muriaticum
D200** 1 × monatl.
besorgt unsicher

Sulfur D200 1 × monatl.
nervös, juckt und kratzt sich überall

Medorrhinum D200 1 × monatl.
überaktiv in allen Aktionen

Niednagel

▶ **chronisch entzündet**

**Natrium muriaticum
D200** einmalig
sehr bewährt!

**Acidum
hydrofluoricum D6** 3 × tägl.
verhärtet

Muskeln

Dupuytren-Kontraktur
▶ Beugekontraktur der Finger

Abrotanum D4　　　3 × tägl.
Knoten und Stränge in der Hohlhand (Stadium I); 6 Wochen lang; *danach:*

Hekla lava D6　　　3 × tägl.
6 Wochen lang; *danach:*

Graphites D12　　　2 × tägl.
6 Wochen lang

Calcium fluoratum D4　　　3 × tägl.
im Grundgelenk (Stadium II); 2 Monate lang; *danach:*

Silicea D12　　　2 × tägl.
im Grundgelenk und Mittelgelenk (Stadium III); 3 Monate lang; *danach:*

Guaiacum D4　　　3 × tägl.
im Grundgelenk und Mittelgelenk, überstrecktes Endgelenk (Stadium IV)

Ganglion
▶ Überbein, Nervenknoten

Apis D6　　　3 × tägl.
akute Schwellung, warm, berührungsempfindlich

Acidum phosphoricum D6　　　3 × tägl.
bei schwachen Gelenken schwächlicher Menschen, die sich rasch erholen

Acidum benzoicum D3　　　3 × tägl.
bei harnsaurer Diathese kräftiger, roter Menschen

Silicea D12　　　2 × tägl.
chronisch bei schwachen, erschöpften Menschen, die sich nicht erholen

Krampfanfälle
▶ tetanisch (Tetanie)

Veratrum album D6　　　alle 10 Min.
akut

Nux vomica D30　　　in Wasser
gereizt, mürrisch, steigert sich hinein, hyperventiliert

Magnesium phosphoricum D4　　　alle 10 Min.
nervös, krampfig

Cuprum metallicum D6　　　alle 10 Min.
allgemeine Krampfneigung

Kresolum D12　　　2 × tägl.
bei Rückenmarkerkrankungen

Acidum hydrocyanicum D4　　　alle 10 Min.
mit blauen Lippen und blauer, kalter Nasenspitze

Krampfneigung (Spasmophilie)
▶ allgemein

Cuprum metallicum D30　　　bei Bedarf
Gefäßkrämpfe, Muskelkrämpfe, Hirnkrämpfe, Epilepsie; bei Neumond

Zincum metallicum D12　　　2 × tägl.
Hirnschädigung, Beinzappeln

Magnesium carbonicum D12　　　2 × tägl.
Bauch, Waden; wie mit Messern

Secale D4　　　3 × tägl.
Gefäßkrämpfe, Glieder

Veratrum album D6　　　alle 10 Min.
tetanische Krämpfe

Lähmung, unvollständig (Parese)

▶ **allgemein**

Gelsemium D6 3 × tägl.
akut; Fazialisnerv, nach Kinderlähmung, nach Diphtherie

Causticum D6 3 × tägl.
allmählich aufsteigend; Blase, Schließmuskel

Plumbum metallicum D6 3 × tägl.
Rückenmarkerkrankungen; Krämpfe, Zittern

▶ **aussichtslos**

Causticum D6 3 × tägl.
schleichende aufsteigende Entwicklung; Urinabgang ungewollt, unbemerkt

Baptisia D6 3 × tägl.
aufliegende Teile schmerzen, wie zerschlagen; Urin und Stuhl ungewollt

Diphtherinum D200 1 × monatl.
zusätzlich

▶ **Kinderlähmung (Poliomyelitis)**

Gelsemium D6 3 × tägl.
Kopfgrippe im Sommer, Lahmheit, Schwäche, Mattigkeit

Causticum D6 3 × tägl.
bei allmählicher Lahmheit von unten nach oben

Mercurius cyanatus D4 3 × tägl.
Zittern, Zuckungen, zuckende Krämpfe (klonisch)

Kresolum D12 2 × tägl.
zerrende Krämpfe (spastisch) und Stöße

Lathyrus D6 3 × tägl.
steife Muskeln, Beinkrämpfe; plötzliche Lähmung aller Glieder

▶ **bei Schlaganfall**

Causticum D6 3 × tägl.
wenn sonst gesundet; Stimmband, Blase; findet das richtige Wort nicht

Arnica D6 3 × tägl.
durch Hirnblutung

Hypericum D4 3 × tägl.
durch Hirnnervenquetschung

Muskelfibrillieren

▶ **Muskelhüpfen**

Phytolacca D4 3 × tägl.
Muskelhüpfen; Hinweis auf chronischen Eiterherd (Fokaltoxikose)

Secale D4 3 × tägl.
Sehnenhüpfen; Hinweis auf Diabetes, Hirnstörung

Muskelkater

Arnica D30 bei Bedarf
wie geprügelt; Bewegungsdrang, aber kann nicht, findet keinen Platz

Muskelschwund, progressiv

▶ **angeboren**

Plumbum metallicum D6 3 × tägl.
blass, trocken, kalt, verspannt; Streckmuskeln der Arme, „Fallhand"

Calabar D2 3 × tägl.
Rücken brennt, zwickt, krampft; Füße, Hände taub; Krämpfe auf Druck

Causticum D6 3 × tägl.
allmählich von unten nach oben steigend; Blase, Stimme, Augenlider

Gelsemium D6 3 × tägl.
funktionelle motorische Lähmung; Polio, Diphtherie, Erregung

▶ **erworben**

Plumbum metallicum D6 3 × tägl.
blass, trocken, kalt, verspannt; Streckmuskeln der Arme, „Fallhand"

Cuprum metallicum D6 3 × tägl.
noch mehr verkrampft als bei Plumbum metallicum; Wadenkrämpfe, Finger gebeugt, Daumen nach innen

Phosphorus D12 2 × tägl.
infolge fettiger Degeneration; Glieder, Rücken schwach; stolpert

Secale D4 3 × tägl.
alle Streckmuskeln; Spreizkrämpfe der Finger, „Kriechen" unter der Haut

Rheuma

▶ **Muskeln versteift (Polymyalgia rheumatica)**

Rhus toxicodendron D6 3 × tägl.
weiches Bindegewebe

Cimicifuga D3 3 × tägl.
Muskelbäuche

Colchicum D4 3 × tägl.
Sehnen, Hüllen, Bänder, Knochenhaut

Sanguinaria D6 3 × tägl.
akut; Nacken, Rücken, rechte Schulter

▶ **Schultern (Deltoidmuskel)**

Sanguinaria D6 3 × tägl.
rechts, akut; Nacken; nachts beim Umdrehen, kann Arm nicht mehr heben

Magnesium carbonicum D12 2 × tägl.
rechts; Leberbelastung; schlimmer im Bett, besser durch Wärme

Ferrum metallicum D12 2 × tägl.
eher rechts, wellenartig; Bewegen, Kühle lindern

Ferrum phosphoricum D12 2 × tägl.
nur links

Nux moschata D6 3 × tägl.
links; als ob die Knochen in Stücke zerschlagen wären; Herbst

Urtica urens D2 3 × tägl.
rechts und links; Waschen verschlimmert; löst Harnsäureablagerungen

Phytolacca D4 3 × tägl.
rechts und links; zieht nachts umher; besonders im nasskalten Herbst

Schleimbeutelentzündung (Bursitis)

▶ **akut und chronisch**

Apis D6 stündl.
akut, hochrot, geschwollen, stechende Schmerzen

Sticta D6 3 × tägl.
chronisch, blass; wirkt langsam aber sicher

Silicea D12 2 × tägl.
zum Ausheilen, falls noch nötig

Sehnenriss

Symphytum D4 3 × tägl.
zu gleichen Teilen mischen mit:

Ruta D3 3 × tägl.
davon 20 Tropfen je Gabe

Anacardium D4 3 × tägl.
falls starke Schmerzen weiterhin bestehen

Sehnenscheidenentzündung (Tendovaginitis)

▶ **Schmerz**

Ruta D3 3 × tägl.
Dauerschmerz; Gelenkschwäche

Rhus toxicodendron D6 3 × tägl.
akuter Bewegungsschmerz; leichte Wärme lindert

Marum verum D6 3 × tägl.
subakut; rheumatisch im Herbst

Hekla lava D6 3 × tägl.
chronisch; Überbeine

Überanstrengung

▶ wie zerschlagen

Rhus toxicodendron D30 bei Bedarf
Gelenke, Knochen, Kreuz

Arnica D30 bei Bedarf
Muskeln, Knochen, Kreuz

Wadenkrämpfe

▶ nachts

Magnesium phosphoricum D4 1 × tägl. abends
muss die Wade anfassen und massieren

Cuprum arsenicosum D6 1 × tägl. abends
muss aus dem Bett, auf dem kalten Boden fest auftreten

Gelenke

Gelenkauskugelung (Luxation)

▶ **gewohnheitsmäßig (habituell)**

Petroleum D12 2 × tägl.
Bänderschwäche

▶ **gewohnheitsmäßig, der Schultern**

Calcium fluoratum D12 2 × tägl.
lange geben; bei akuten Schmerzen:

Arnica D6 3 × tägl.
und

Ruta D3 3 × tägl.
und

Hypericum D4 3 × tägl.
zu gleichen Teilen mischen, 20 Tropfen je Gabe

Gelenk-, Harnröhren- und Bindehautentzündung

▶ **(Reiter-Syndrom)**

Acidum benzoicum D3 3 × tägl.
blass, kaltschweißig; kleine Gelenke, Kniegelenke, Gicht; 4 Wochen lang; *dann:*

Acidum oxalicum D4 3 × tägl.
rot, warmschweißig; Finger- und Zehengelenke; 4 Wochen lang; *dann:*

Acidum nitricum D6 3 × tägl.
blass, trocken; große Gelenke, Schienbein; 4 Wochen lang

Gelenkknacken

▶ **Finger**

Angustura D4 3 × tägl.
auch Nackenknacksen; nicht krankhaft, nur zum Erkennen von Prozessen

▶ **Knie**

Causticum D6 3 × tägl.
der trockene, „angeknackste" Mensch

Silicea D12 2 × tägl.
der trockene, „geknickte" Mensch

Gicht (Arthritis urica)

▶ **akut**

Aconitum D30 in Wasser
Brennen oder Eiseskälte, Taubheit; einschießend, krampfig

Belladonna D30 in Wasser
nach Durchnässen; Wärme lindert

Arnica D30 in Wasser
überanstrengte Gelenke, rechte Großzehe; Kälte lindert

Bryonia D30 in Wasser
scharf, stechend, schneidend bei der geringsten Bewegung

▶ **besser durch Kälte**

Acidum benzoicum D3 3 × tägl.
Urin stinkt scharf

Berberis D3 3 × tägl.
Schmerz am Beginn des Harnlassens

Ledum D4 3 × tägl.
Schmerzen ziehen in den Gliedern nach oben

> **Beachte:** Alle 3 Arzneien zu gleichen Teilen mischen, 20 Tropfen je Gabe.

▶ **besser durch Wärme**

Acidum benzoicum D3 3 × tägl.
Urin stinkt scharf

Berberis D3 3 × tägl.
Schmerz am Beginn des Harnlassens

Lithium carbonicum D4 3 × tägl.
rheumatische Schmerzen in der Herzgegend

> **Beachte:** Alle 3 Arzneien zu gleichen Teilen mischen, 20 Tropfen je Gabe.

▶ **chronisch**

Colchicum D4 3 × tägl.
kleine Gelenke; im Herbst schlimmer

Ledum D4 3 × tägl.
Großzehenballen, Ferse, Hüftgelenk

Antimonium crudum D4 3 × tägl.
und Magensymptome

Lycopodium D6 3 × tägl.
und Harnsymptome mit rotbraunem Ziegelmehl im Urin

Staphisagria D6 3 × tägl.
ganzer Mensch gichtig

Acidum benzoicum D3 3 × tägl.
und Harnsymptome mit scharf stinkendem Urin

▶ **Knoten an den Fingergelenken**

Ammonium phosphoricum D4 3 × tägl.
und Harnsäureablagerungen in den deformierten Gelenken

Guaiacum D4 3 × tägl.
alle Gelenke wie verkürzt; blass, destruktiv

Hüftgelenke

▶ **Arthrose mit Schmerzen**

Ledum D4 3-stündl.
heiße Schwellung, wenig Erguss; Schmerz zieht von unten nach oben

Causticum D6 3 × tägl.
wie verstaucht, Gelenke wie zu kurz

Kalium carbonicum D6 3 × tägl.
eher links; blitzartige Stiche wie elektrische Schläge

Magnesium carbonicum D12 2 × tägl.
eher rechts; wie zerbrochen, einschießend wie mit einem Messer

Colocynthis D4 3 × tägl.
Stiche, Krämpfe; geht am Stock

Calcium sulfuricum D6 3 × tägl.
bei jedem Wetterwechsel, besser beim Gehen

andere Calciumsalze D12 3 × tägl.
Calcium carbonicum lässt sich gehen, Calcium phosphoricum hält sich zurück, Calcium fluoratum ist stolz (Silicea verbirgt sein Leid)

▶ **Schmerzen wie gequetscht**

Bellis D3 3-stündl.
als fiele das Becken auseinander

▶ **Schmerzen mit Ausstrahlung zur Innenseite der Knie**

Tellurium metallicum D6 3 × tägl.
quer über den Oberschenkel

Kiefer

▶ **Gelenkarthrose, Knarren, Schaben**

Petroleum D12 2 × tägl.
auch Luxation des Kiefergelenkes

Acidum nitricum D6 3 × tägl.
Gelenkzerfall

▶ **Sperre**

Magnesium phosphoricum D4 stündl.
durch Muskelverkrampfung beim Kauen

Zincum metallicum D30 bei Bedarf
durch Muskelverkrampfung beim Gähnen

Kniegelenke

▶ **Arthrose, Geschwulst**

Calcium carbonicum D12 2 × tägl.
vom Arbeiten in kaltem Wasser; Wärme lindert; auch alle anderen Calciumsalze

Causticum D6 3 × tägl.
Verkürzungsgefühl in der Kniekehle; feuchte Wärme lindert

Kalium carbonicum D6 3 × tägl.
Stiche wie elektrische Schläge; Wärme lindert

Kalium jodatum D4 3 × tägl.
teigige Schwellung; nachts; Kälte lindert

Pulsatilla D6 3 × tägl.
Kälte lindert

Sepia D6 3 × tägl.
kann die Knie nicht aufeinander legen

Silicea D12 2 × tägl.
chronisch

Sulfur D6 3 × tägl.
in Ruhe und Bettwärme schlimmer

▶ **Entzündung, Röte, Hitze, Schwellung, Schmerz**

Apis D6 stündl.
hellrot; trockenes Fieber, kein Durst; Stiche, Kälte lindert

Bryonia D4 stündl.
hochrot; trockenes Fieber, viel Durst; Stiche bei Bewegen, Wärme tut gut

Lachesis D12 2 × tägl.
dunkelrot; trockenes Fieber, viel Durst; Kälte lindert

▶ **Entzündung, Erguss**

Apis D6 stündl.
hellrot; stechender Dauerschmerz; Kälte lindert

Bryonia D4 stündl.
hochrot; Stiche beim geringsten Bewegen; warme feuchte Auflage tut gut

Lachesis D12 2 × tägl.
dunkelrot; Kälte lindert

Kalium jodatum D4 3 × tägl.
blasse, teigige Schwellung; Nachtschmerz

Sulfur jodatum D4 3 × tägl.
zur Auflösung des Ergusses; als letzte Arznei geben

Kreuzarthrose (Ileosakralarthrose)

▶ **Gelenkversteifung**

Calcium carbonicum D12 2 × tägl.
3 Monate lang; *danach:*

Strontium carbonicum D12 2 × tägl.
ebenso 3 Monate lang; Kur wiederholen

Thallium metallicum D6 3 × tägl.
falls noch Schmerzen, 3 Monate lang; *danach:*

Tellurium metallicum D6 3 × tägl.
3 Monate lang; Kur bedarfsweise wiederholen

Meniskus

▶ **Verletzung**

Petroleum D12 2 × tägl.
und der Gelenke

PCP (progrediente chronische Polyarthritis)

▶ **Diathese**

> **Beachte:** Anlage ist generell destruktiv!

Tuberculinum GT D200 einmalig
immer die Erbnosoden in dieser Reihenfolge in 2-wöchentl. Abstand; *dann:*

Medorrhinum D200 einmalig
nach weiteren 2 Wochen:

Luesinum D200 einmalig
nach einem halben Jahr Kur wiederholen

▶ **Schmerzen**

Acidum benzoicum D3 3 × tägl.
kleine Gelenke

Berberis D3 3 × tägl.
alle Glieder, wunder Fersenschmerz, lahmes Kreuz

Lithium carbonicum D4 3 × tägl.
Fingergelenke, Herzgegend

> **Beachte:** Alle 3 Arzneien zu gleichen Teilen mischen, 20 Tropfen je Gabe.

Perthes

(allmähliche Bewegungseinschränkung der Hüfte)

Calcium phosphoricum D12 2 × tägl.
2 Monate lang; *danach:*

Calcium fluoratum D12 2 × tägl.
2 Monate lang; *danach:*

Silicea D12 2 × tägl.
2 Monate lang; *danach:*

Strontium carbonicum D12 2 × tägl.
2 Monate lang; *danach:*

Thallium metallicum D6 3 × tägl.
2 Monate lang; *danach:*

Tellurium metallicum D6 3 × tägl.
2 Monate; dazwischen Tuberculinum GT D200 und Luesinum D200 *im Wechsel*

Reiter-Syndrom (Gelenk-, Harnröhren-, Bindehautentzündung)

Acidum benzoicum D3 3 × tägl.
blass, kaltschweißig; kleine Gelenke, Kniegelenke, Gicht; 4 Wochen; *dann:*

Acidum oxalicum D4 3 × tägl.
rot, warmschweißig; Finger- und Zehengelenke; 4 Wochen lang; *dann:*

Acidum nitricum D6 3 × tägl.
blass, trocken; große Gelenke, Schienbein; 4 Wochen lang

Rheuma – Auslösung

▶ **akut**

Apis D6 stündl.
trockenes Fieber, kein Durst; Gelenke hellrot, Stiche, Kälte lindert

Bryonia D4 stündl.
trockenes Fieber, viel Durst; Gelenke hochrot, Stiche bei Bewegung

Ledum D4 2-stündl.
weniger Erguss als bei Bryonia; kleine Gelenke, von unten nach oben

Colchicum D4 2-stündl.
im Herbst; Muskelansätze, Knochenhaut, Gelenke dunkelrot geschwollen

Kalmia D2 stündl.
hohes Fieber; marternde Schmerzen, obere Arme, untere Beine, Herz

Phytolacca D4 stündl.
im Herbst; Schulter, Unterarme, Unterschenkel, Knochenhaut, umherfliegend

▶ Diathese

tuberkulinisch: wenn Rheuma mit Fieber begann (akut)
destruktiv: wenn Rheuma ohne Fieber begann (chronisch)

Tuberculinum GT D200 einmalig
immer die Erbnosoden in dieser Reihenfolge im 2-Wochen-Abstand; *dann:*

Medorrhinum D200 einmalig
nach weiteren 2 Wochen:

Luesinum D200 einmalig
nach einem halben Jahr Kur wiederholen

Silicea D12 2 × tägl.
wenn die Eltern Rheuma haben

▶ eher bei Frauen

Colchicum D4 3 × tägl.
im Herbst; kleine Gelenke; Herz wie umwunden, große Schwäche

Caulophyllum D4 3 × tägl.
Mittelhand, Endgliedgelenke der Hände, Verwachsungen deformieren

Calcium phosphoricum D12 2 × tägl.
bei jedem Wetterwechsel; Waschfrauenhände, Kreuz und Beine

Sepia D12 2 × tägl.
chronischer Kreuzschmerz; bei weichem Sitzen schlimmer

Cimicifuga D3 3 × tägl.
bei Nässe, Wind; Muskelrheuma, Rücken; plötzlich, heftig, nachts

Pulsatilla D12 2 × tägl.
bei Wärme, im Sommer; Knie, Knöchel, Fußwurzel; Unterhaut wie geschwürig

▶ im Herbst bei nasskaltem Wetter

Colchicum D4 3 × tägl.
Hand- und Fingergelenke, Knöchel, Zehen, Bindegewebe; abends; Schwäche

Rhus toxicodendron D6 3 × tägl.
Bänder, Muskelscheiden, Weichteilrheuma, tiefe Rückenmuskeln; Unruhe

Thuja D6 3 × tägl.
große Gelenke, Knie; nachts bis 4 Uhr, tags ab 16 Uhr; sykotisch

Natrium sulfuricum D12 2 × tägl.
alle Glieder; bei Nebel, an Binnenseen; große Frostigkeit

Aranea diadema D12 2 × tägl.
Gelenke, Muskeln; Fersenschmerz, Taubheit im Ulnarisgebiet (3. bis 5. Finger)

Phytolacca D4 3 × tägl.
Bindegewebe, Periost, unterhalb der Ellenbogen, unterhalb der Knie; wandernd

▶ bei Jugendlichen

Tuberculinum bovinum D200 1 × monatl.
Anlage; *und*

Umckaloabo D2 3 × tägl.
allergisch-entzündlich

▶ Schönwetter (trocken-warm)

Bryonia D4 3 × tägl.
liebt Regen, möchte sich bewegen, aber heftiger Bewegungsschmerz

Causticum D6 3 × tägl.
hasst trockene Kälte, liebt feuchte Wärme; ruhelos nachts

Nux vomica D6 3 × tägl.
hasst trockene Kälte, bei Bewegung schlimmer; fühlt sich wie verkatert

Hepar sulfuris D30 1 × tägl.
äußerst kälteempfindlich, liebt feuchte Wärme, Einhüllen; wie zerschlagen

Sarsaparilla D6 3 × tägl.
hasst feuchte Kälte, liebt feuchte Wärme; wandernde Schmerzen nachts

▸ Tripper

Thuja D6 3 × tägl.
Knie, Schienbein, wie vergrößert; im Herbst; braucht Wärme

Pulsatilla D6 3 × tägl.
Knie, Knöchel, Fußwurzeln; in der Wärme, im Sommer, abends; braucht Kälte

Kalium bichromicum D12 2 × tägl.
Knie; wandernd; im warmen Zimmer besser

Guaiacum D4 3 × tägl.
mehrere Gelenke, heiß, hart geschwollen, wie zu kurz, deformieren

▸ Wetterwechsel, vorher

Rhododendron D30 bei Bedarf
vor Gewitter

Rhus toxicodendron D30 bei Bedarf
Wechsel zu feuchtem Wetter

Formica rufa D30 bei Bedarf
Wechsel zu nasskaltem Wetter

Rheuma – Schmerz

▸ grabend, wühlend, schabend in der Nacht

Arnica D6 3 × tägl.
durch Überanstrengung; wie zerschlagen, findet keinen Platz im Bett

Mercurius solubilis D30 1 × tägl.
durch nasskaltes Wetter; in den langen Röhrenknochen

Hyoscyamus D12 2 × tägl.
durch Hirnschädigung; steife, krampfige Glieder

▸ wandernd

Pulsatilla D6 3 × tägl.
abends, Wärme

Kalium sulfuricum D6 3 × tägl.
wie bei Pulsatilla, wenn diese versagt

Bryonia D4 3 × tägl.
geringste Bewegung; seröse Häute

Colchicum D4 3 × tägl.
im Herbst; Gicht, Muskelansätze; große Schwäche

Kalium bichromicum D12 2 × tägl.
von einem Punkt ausgehend

Kalmia D2 3 × tägl.
marternder Bewegungsschmerz; große Schwäche

Rheuma – Modalität

▸ besser durch Alkohol

Acidum sulfuricum D6 3 × tägl.
Gelenk- und Nervenschmerzen

Ledum D4 3 × tägl.
von unten nach oben ziehend

Capsicum D6 3 × tägl.
Gelenke und Muskeln; nach Ruhe und in der Kälte schlimmer

▸ Bewegung erleichtert

Rhus toxicodendron D6 3 × tägl.
leichte Bewegung; Anfangsbewegung und fortgesetzte Bewegung schlimmer

Pulsatilla D6 3 × tägl.
leichte Bewegung

Lycopodium D6 3 × tägl.
leichte Bewegung

Ferrum metallicum D12 2 × tägl.
leichte Bewegung

Magnesium carbonicum D12 2 × tägl.
ständige Bewegung

Calcium fluoratum D12 2 × tägl.
fortgesetzte Bewegung; Anfangsbewegung schlimmer

▶ Bewegung verschlimmert

Bryonia D4 3 × tägl.
hält sich ruhig, da die leichteste Bewegung sticht

Causticum D6 3 × tägl.
ruhelos nachts, möchte sich bewegen

Kalmia D2 3 × tägl.
vor allem beim rheumatischen Fieber

Rhododendron D6 3 × tägl.
auch Ruhe verschlimmert, möchte sich bewegen

Cimicifuga D3 3 × tägl.
sehr ruhelos, möchte sich bewegen, aber kann nicht

Guaiacum D4 3 × tägl.
steif, schwach

Rheuma – Ort

▶ Brustkorbmuskeln

Arnica D6 3 × tägl.
wie geprügelt bei Nässe, Kälte, muskulärer Überanstrengung

Ranunculus bulbosus D4 3 × tägl.
wie gequetscht bei wechselhaftem, feuchtem Wetter

▶ Fußrücken

Ruta D3 3 × tägl.
Sehnen, Knochenhäute; *danach* Versuch mit:

Ledum D4 3 × tägl.
hartnäckige Schwellung; *oder mit:*

Viola odorata D4 3 × tägl.
Versuch lohnt sich

▶ große Gelenke

Bryonia D4 3 × tägl.
liebt Regen, möchte sich bewegen, aber heftiger Bewegungsschmerz

Causticum D6 3 × tägl.
gichtige Ablagerungen; Sehnen wie zu kurz; reckt sich, dehnt sich

Pulsatilla D6 3 × tägl.
Beingelenke, wandernd, abends in Wärme; Leber- und Magenstörung

Calcium carbonicum D12 2 × tägl.
Folge von Nässe, kaltem Wasser; Gichtknoten der Finger

▶ kleine Gelenke

Colchicum D4 3 × tägl.
Hände und Füße; geschwollen, dunkelrot, Druckschmerz; große Schwäche

Caulophyllum D4 3 × tägl.
Mittelhand, Endgliedgelenke der Hände; Verwachsungen deformieren

Ledum D4 3 × tägl.
Hände und Füße; nach oben ziehend; Gegenarznei bei Colchicum-Missbrauch

Rhododendron D6 3 × tägl.
Hände und Füße; „Barometerschmerzen", vor Wetterwechsel, vor Gewitter

Lithium carbonicum D4 3 × tägl.
Fingergelenke, Herz; Harn rotbrauner Satz, Harnflut bessert

Actaea D6 3 × tägl.
Hände und Füße; Gelenke schwellen, schmerzen nur während der Bewegung

▶ kleine Gelenke in den Wechseljahren

Sepia D6 3 × tägl.
chronisch, steif; Kreuz, Knie; besser durch Bewegung, frische Luft

Lachesis D12   2 × tägl.
akut oder schleichend, gespannt, berührungsempfindlich; nachts, beim Erwachen

Caulophyllum D4   3 × tägl.
chronisch, steif; Faustschluss nicht mehr möglich

▸ Knochenhaut und Muskeln

Rhus toxicodendron D6   3 × tägl.
weiches Bindegewebe

Cimicifuga D3   3 × tägl.
Muskelbäuche

Colchicum D4   3 × tägl.
Sehnen, Hüllen, Bänder, Knochenhaut

Sanguinaria D6   3 × tägl.
akut; Nacken, Rücken, rechte Schulter

Phytolacca D4   3 × tägl.
Bindegewebe, Knochenhaut, Schultern, Unterarme, Unterschenkel

Rheuma – Begleitbeschwerden

▸ mit Blasenbeschwerden

Causticum D6   3 × tägl.
unfreiwilliges, unbemerktes Harnträufeln

Sarsaparilla D6   3 × tägl.
am Ende des Harnens

Lycopodium D6   3 × tägl.
am Beginn des Harnens; rotbrauner, klarer Satz

Berberis D3   3 × tägl.
am Beginn des Harnens; rötlicher, trüber Satz

Acidum benzoicum D3   3 × tägl.
extrem stinkender, scharfer Urin

Lithium carbonicum D4   3 × tägl.
häufiges Harnen, Brennen, Krämpfe; schleimiger, braunroter Satz

▸ im Wechsel mit Durchfall

Arctium D4   3 × tägl.
dumpfe, wunde Schmerzen in den Muskeln; Bewegung verschlimmert

Abrotanum D4   3 × tägl.
bei Kälte, Nässe, Nebel; Kümmerling; an Lymphdrüsentuberkulose denken

Dulcamara D6   3 × tägl.
bei Wechsel zu feucht; wie zerschlagen, gelähmt; Bewegung bessert

Kalium bichromicum D12   2 × tägl.
kommt und geht plötzlich, wandernd, punktförmig, kälteempfindlich; Bewegung bessert

▸ mit Fußsohlenschmerz

Antimonium crudum D4   3 × tägl.
sehr empfindlich

▸ mit Furcht vor dem Herbst

Colchicum D4   3 × tägl.
alles schlimmer im Herbst; Gicht, Verdauung, Durchfall

Caulophyllum D4   3 × tägl.
kleine Gelenke werden unbeugsam, steif

Guaiacum D4   3 × tägl.
Bänder ziehen überall

▸ mit Herzbeteiligung

Kalmia D2   3 × tägl.
Herzstiche über die Schulter in den Rücken, in den Arm; Herzklappen

Lithium carbonicum D4   3 × tägl.
Stiche, Zucken, Flattern, Enge; Harnflut bessert; Herzklappen

Ledum D4   3 × tägl.
Druck und Beklemmung hinter dem Brustbein; von unten nach oben ziehend

Acidum benzoicum D3 3 × tägl.
nachts Stolpern und Klopfen; Entzündung des Muskels, der Herzhäute

Colchicum D4 3 × tägl.
wie mit einem breiten Band gequetscht; große Schwäche

▶ **mit nächtlichen Knochenschmerzen**

Acidum phosphoricum D6 3 × tägl.
Hüfte, Wirbelsäule; schabend wie mit Messern; Wärme lindert

Strontium carbonicum D12 2 × tägl.
lange Röhrenknochen; zieht, bohrt um 3 Uhr morgens; Wärme lindert

Asa foetida D4 3 × tägl.
Schienbeine; schießt, klopft, bohrt unerträglich in Ruhe

Mezereum D6 3 × tägl.
Schienbeine; zieht und bohrt jeden Winter; Kühle lindert

Mercurius solubilis D30 1 × tägl.
Knochen- und Knochenhautentzündung; reißt, schabt; große Unruhe; verlangt kühl, aber keine Kälte

▶ **mit Entzündung der Prostata**

Thuja D6 3 × tägl.
und zusätzlich:

Medorrhinum D200 1 × monatl.
sykotische Diathese

▶ **mit großer Schwäche**

Colchicum D4 3 × tägl.
mit Fieber, dunkelrote Schwellungen

Kalmia D2 3 × tägl.
ohne Fieber, ohne Schwellungen

▶ **Zeige- und Mittelfinger aufgetrieben**

Causticum D6 3 × tägl.
Sommerrheuma

Schlatter

▶ **der Jugendlichen**

Guaiacum D4 3 × tägl.
Knieschmerzen bei Belastung

Tennisarm (Epicondylitis)

▶ **Schmerz wie überanstrengt**

Formica rufa D30 jeden 2. Tag
kreisförmig um den Schmerzpunkt quaddeln und an Knochenhaut spritzen

Ruta D200 jeden 2. Tag
zusätzlich, da Knochenhaut überanstrengt; bei Misserfolg Versuch mit:

Arnica D6 3 × tägl.
Verletzung des Gewebes und der Gefäße; *und:*

Ruta D3 3 × tägl.
Verletzung der Knochenhaut; *und:*

Hypericum D4 3 × tägl.
zu gleichen Teilen mischen, 20 Tropfen je Gabe; Arm ruhig stellen!

Agaricus D6 3 × tägl.
häufig angezeigt bei sehr beweglichen, tuberkulinischen Menschen

Umknicken

▶ **Knöchelgelenke, häufig wiederkehrend**

Rhus toxicodendron D6 3-stündl.
akut, verrenkt

Calcium phosphoricum D12 2 × tägl.
schwache Gelenke überall

Causticum D6 3 × tägl.
trockene, knackende, wie zu kurze Gelenke

Natrium carbonicum D12 2 × tägl.
chronisch wiederkehrend

Strontium carbonicum D12 2 × tägl.
Karies und Wucherung der Gelenke

Verstauchung (Distorsion)

▶ **allgemein**

Rhus toxicodendron D6 3 × tägl.
Zerrung von Gelenkkapseln, Sehnen, Bändern; Fußballer, Tänzer, Tennisspieler

Knochen

Bruch

▸ allgemein

Symphytum D4 3 × tägl.
fördert Kallusbildung; Grünholzfraktur

Ruta D3 3 × tägl.
Knochenhaut und Sehnen schmerzen

Acidum carbolicum D6 3 × tägl.
offener Bruch, starke Verschorfung der Wunden

▸ Schwellung danach

Strontium carbonicum D12 2 × tägl.
nicht eindrückbar; warme Auflage tut gut

Bovista D6 3 × tägl.
eindrückbar

Eiterung (Osteomyelitis)

▸ chronisch, nach außen offen

Pyrogenium D30 bei Bedarf
bei aashaft stinkender Eiterung

Acidum hydrofluoricum D6 3 × tägl.
3 Monate lang im täglichen Wechsel mit dem ergänzenden

Silicea D12 2 × tägl.
die Wundabsonderungen sind dünn, scharf, wundmachend

Calcium fluoratum D12 2 × tägl.
folgt gut auf die beiden oberen Arzneien und heilt oft aus!

Asa foetida D4 3 × tägl.
bei widerlich stinkenden Wundsekreten; Schienbein zieht und bohrt in der Ruhe wie mit Messern

▸ chronisch, Fußknochen

Platinum muriaticum D4 3 × tägl.
mit tagsüber an- und abschwellendem Schmerz

▸ Fisteln

Calcium fluoratum D4 3 × tägl.
Sekret dünn, scharf, wundmachend; eher im Sommer; Kälte lindert

Acidum hydrofluoricum D6 3 × tägl.
Sekret dünn, scharf, ätzend; im Sommer schlimmer; Kälte lindert

Silicea D12 2 × tägl.
Sekret dünn, scharf, wundmachend; eher im Winter; Wärme lindert

Strontium carbonicum D12 2 × tägl.
1. Arznei für alle abbauenden Knochenprozesse; Bohren in den Röhrenknochen

Thallium metallicum D6 3 × tägl.
2. Arznei; heftig brennende Fußsohlen, Druckschmerz der Schienbeinkante

Tellurium metallicum D6 3 × tägl.
3. Arznei; Sekret riecht nach Heringslake; die drei Arzneien folgen gut aufeinander

Knochenhaut

▸ Entzündung (Periostitis) vor dem Eiterungsstadium

Mezereum D6 3 × tägl.
sehr berührungsempfindlicher, nächtlicher Knochenschmerz

▸ Entzündung, chronisch

Colchicum D4 3 × tägl.
Sehnen, Sehnenplatten, Bänder; Herbstrheuma, Gicht, Herz, Blähungen

Phytolacca D4 3 × tägl.
Bindegewebe, Schultern, Unterarme, Unterschenkel; Herbst, nachts

▶ **Verletzung**

Ruta D3 3 × tägl.
Prellungen, Schienbein, Beteiligung der Sehnen usw.

▶ **Krebs (Sarkom)**

Thallium metallicum D6 3 × tägl.
für tief greifende, degenerative Knochenprozesse; erregt, teilnahmslos

Kresolum D12 2 × tägl.
ist eher in Hochstimmung im Vergleich zur Schwere des Krankheitsbildes

Silicea D12 2 × tägl.
dicke, gelbe, stinkende Absonderungen

Osteoporose

▶ **Rückenschmerzen, Knochenbrüche**

Tuberculinum GT D200 einmalig
Therapiebeginn; *zusätzlich:*

Calcium fluoratum D12 2 × tägl.
zwei Monate lang; Knochenverdickungen; *danach:*

Strontium carbonicum D12 2 × tägl.
zwei Monate lang; Knochenfraß der langen Röhrenknochen; *danach:*

Thallium metallicum D6 3 × tägl.
zwei Monate lang; tief greifende Knochenprozesse; *danach:*

Radium bromatum D12 2 × tägl.
zwei Monate lang; Folge von viel Röntgen; blitzartige elektrische Schläge

Hypericum D30 bei Bedarf
bei Nervenschmerzen durch Knochenbrüche, vor allem der Wirbelkörperplatten

Perthes

▶ **Hinken, Bewegung eingeschränkt, schmerzt**

Calcium phosphoricum D12 2 × tägl.
Therapiebeginn, 3 Monate lang; tuberkulinisch; *danach:*

Calcium fluoratum D12 2 × tägl.
destruktiv; 2 Monate lang; *danach:*

Silicea D12 2 × tägl.
alle 3 Arzneien folgen gut aufeinander, ergänzen sich; nach 2 Monaten:

Strontium carbonicum D12 2 × tägl.

Thallium metallicum D6 3 × tägl.

Tellurium metallicum D6 3 × tägl.
in dieser Folge je 2 Monate

Tuberculinum GT D200 1 × halbjährl.
dazwischen geben und

Luesinum D200 1 × halbjährl.
4 Wochen später *dazwischen geben*

Rheuma

▶ **mit nächtlichen Knochenschmerzen**

Acidum phosphoricum D6 3 × tägl.
Hüfte, Wirbelsäule; schabend wie mit Messern; Wärme lindert

Strontium carbonicum D12 2 × tägl.
lange Röhrenknochen; zieht, bohrt um 3 Uhr morgens; Wärme lindert

Asa foetida D4 3 × tägl.
Schienbeine; schießt, klopft, bohrt unerträglich in Ruhe

Mezereum D6 3 × tägl.
Schienbeine; zieht und bohrt jeden Winter; Kühle lindert

Mercurius solubilis D30 1 × tägl.
Knochen- und Knochenhautentzündung; reißt, schabt; große Unruhe; verlangt kühl, aber keine Kälte

Sudeck-Syndrom

▶ **Pseudogelenkbildung nach Knochenbruch**

Aurum D6 3 × tägl.
chronisch-entzündliche Durchblutungs- und Stoffwechselstörung; 3 Monate lang

Thallium metallicum D6 3 × tägl.
nach Aurum geben; heftige, schlagartige Schmerzen, Aussetzen (Latenz) der Schmerzen mehrere Tage

Calcium fluoratum D4 3 × tägl.
Fokalherd?, entzündliche Noxe?

Beryllium D12 2 × tägl.
gestörte Phosphatase-Aktivität; Teil ist kalt

Symphytum D4 3 × tägl.
fördert Kallusbildung durch Leukozyten-Einwanderung

Bellis D3 3 × tägl.
tief sitzendes Wundheitsgefühl, Teil wie zerschlagen; Wärme lindert

Überbein

▶ **Exostose, Knochenauswuchs**

Hekla lava D6 3 × tägl.
sehr bewährt!

▶ **an den Fußknochen**

Mezereum D6 3 × tägl.
sehr berührungsempfindlicher, nächtlicher Knochenschmerz

Hekla lava D6 3 × tägl.
bei spangenartigen Knochenauswüchsen

Wachstumsstörung (Osteogenesis imperfecta)

▶ **Knochenbrüchigkeit, Minderwuchs; junger Mensch**

Calcium fluoratum D12 2 × tägl.
fortlaufend; zusätzlich monatlich die Erbnosoden; *zuerst:*

Tuberculinum GT D200 einmalig
danach:

Medorrhinum D200 einmalig
danach:

Luesinum D200 1 × monatl.
sehr lange

Symphytum D4 3 × tägl.
und

Arnica D6 3 × tägl.
bei jedem Bruch zusätzlich

▶ **Knochenbrüchigkeit, Minderwuchs; alter Mensch**

Silicea D12 2 × tägl.
blass, schwach

Strontium carbonicum D12 2 × tägl.
rot, kräftig; zusätzlich monatlich die Erbnosoden in dieser Folge:

Tuberculinum GT D200 1 × monatl.
danach:

Medorrhinum D200 1 × monatl.
danach:

Luesinum D200 1 × monatl.
sehr lange

Arnica D6 3 × tägl.
zusammen mit Symphytum D4 bei jeder Fraktur zusätzlich

Wirbelsäule

Bandscheibenteilvorfall

▶ **kurativ**

Calcium fluoratum D12   2 × tägl.
4 Wochen lang; *danach:*

Strontium carbonicum D12   2 × tägl.
4 Wochen lang; *danach:*

Thallium metallicum D6   3 × tägl.
4 Wochen lang; Kur wiederholen; wenn noch Beschwerden, *weiter mit:*

Radium bromatum D12   2 × tägl.
4 Wochen lang; *danach:*

Tellurium metallicum D6   3 × tägl.
4 Wochen lang; ebenso bedarfsweise wiederholen

Bechterew

▶ **Wirbelsäule schrumpft, verknöchert**

Erbnosoden D200   einmalig
in monatlichem Abstand: Tuberculinum GT D200, Medorrhinum D200, Luesinum D200; *dann:*

Luesinum D200   1 × monatl.
destruktiver Knochen-Gelenk-Prozess; *dazu zuerst:*

Calcium sulfuricum D6   3 × tägl.
mit Kreuzschmerz und Ischias bei jedem Wetterwechsel

andere Calciumsalze D12   2 × tägl.
Calcium carbonicum lässt sich gehen, Calcium phosphoricum hält sich zurück, Calcium fluoratum ist stolz; *später:*

Strontium carbonicum D12   2 × tägl.

Thallium metallicum D6   3 × tägl.

Tellurium metallicum D6   3 × tägl.
nacheinander je 2 Monate lang; *oder:*

Hekla lava D6   3 × tägl.
bei spangenartigen Knochenauswüchsen; *zusätzlich:*

Dulcamara D6   3 × tägl.
bei Auslösung: Durchnässen im Herbst, schlimmer bei feuchtem Wetter

Hängeschultern

▶ **bei Jugendlichen**

Phosphorus D12   2 × tägl.
schlank, zart, errötend, heiter, rasch erschöpft

Sulfur D12   2 × tägl.
schlank, kräftig, blass, schmuddelig, ernst, philosophiert

Hexenschuss

Rhus toxicodendron D6   stündl.
nach Überanstrengung; wie verrenkt, Anfangsbewegung schlimmer

Calcium fluoratum D4   stündl.
schwache Knochen; fortgesetzte Bewegung bessert

Bryonia D4   stündl.
schneidender Schmerz bei der geringsten Bewegung

Colocynthis D4   stündl.
stechender, einschießender Nervenschmerz

> **Beachte:** Die beiden letzten Arzneien auch im Wechsel alle 10 Minuten.

Ischias – Auslösung

▶ akut

Aconitum D30 bei Bedarf
plötzlich

Colocynthis D4 alle 10 Min.
einschießend

Rhus toxicodendron D30 bei Bedarf
rechts

▶ entzündlich, plötzlich

Aconitum D30 bei Bedarf
durch Kälte, Feuchtigkeit, Zugluft; Ärger, Aufregung; taub, kribbelt

Belladonna D30 bei Bedarf
durch Erkältung, Zugluft; sticht, nachts, bei Bewegen; steht auf

Nux vomica D30 bei Bedarf
durch trockene Kälte, Zugluft; schießt bis zum Fuß; zuckt, lahm, kalt

▶ nicht entzündlich, neuralgisch

Arsenicum album D30 bei Bedarf
nachts unerträglich, tagsüber beschwerdefrei; Wärme lindert

Chamomilla D30 bei Bedarf
brüllt vor Schmerz; je mehr Schmerz, desto heißer der Patient

Colocynthis D4 stündl.
bis zum Knie, zur Ferse; bei Bewegen, Kälte; Bein wie im Schraubstock

Gnaphalium D4 stündl.
bis zu den Zehen, heftig, taub, beim Liegen, Bewegen; muss sich setzen

▶ bei Muskelschwund

Plumbum metallicum D6 3 × tägl.
blitzartig, anfallsweise; Krämpfe entlang der Schmerzen

▶ bei Rheuma

Bryonia D4 stündl.
schießt von oben nach unten; Wärme und fester Druck lindern

Ledum D4 stündl.
zieht von unten nach oben; Kälte lindert

▶ in der Schwangerschaft

Aconitum D30 bei Bedarf
plötzliche Unterkühlung

Collinsonia D4 3 × tägl.
Verstopfung, Krampfadern an den Schamlippen

Rhus toxicodendron D30 bei Bedarf
rechts; Unterkühlung, Überanstrengung

Gnaphalium D4 3 × tägl.
links; muss auf dem Stuhl sitzen

Agaricus D4 3 × tägl.
kann nicht weich sitzen

▶ nach Überanstrengung

Arnica D30 bei Bedarf
wie geprügelt, wie gequetscht; Kühle lindert

Rhus toxicodendron D30 bei Bedarf
Sehnen und Bänder wie zerschlagen, wie verrenkt; Wärme lindert

Ischias – Modalität

▶ nur im Liegen

Rhus toxicodendron D30 bei Bedarf
bei leichtem Gehen schmerzlos

▶ nur im Sitzen

Ammonium muriaticum D4 3 × tägl.
im Liegen schmerzlos

▶ **nur im Stehen**

Gnaphalium D4 3 × tägl.
im Sitzen schmerzlos

Ischias – Ort

▶ **tief im Muskel**

Rhus toxicodendron D30 bei Bedarf
eher rechts; Folge von Unterkühlung, Überanstrengung

Nux vomica D30 bei Bedarf
Folge von Ärger, Aufregung, trockener Kälte

Tartarus stibiatus D6 3-stündl.
kollapsartig; jeder Hustenstoß erschüttert das Kreuz

Magnesium phosphoricum D4 3-stündl.
krampfartig; muss sich krümmen

▶ **linker Oberschenkel**

Kalium bichromicum D12 2-stündl.
quälend; Bewegen erleichtert

▶ **im Knie, Hauptschmerz**

Ruta D3 stündl.
schießt am Ischiasnerv hinunter; Anfangsbewegung; läuft auf und ab

Ischias – Begleitbeschwerden

▶ **mit Schweißausbruch**

Gelsemium D6 2-stündl.
und Erschöpfung

▶ **mit Taubheitsgefühl**

Gnaphalium D4 3 × tägl.
heftig; entlang der großen Nerven; im Sitzen gut

Kreuz

▶ **Ileosakralarthrose**

Calcium carbonicum D12 2 × tägl.
3 Monate lang; *danach:*

Strontium carbonicum D12 2 × tägl.
ebenso 3 Monate lang; Kur wiederholen

▶ **braucht feste Stütze beim Sitzen**

Natrium muriaticum D200 1 × monatl.
trocken; bewegt die Wirbelsäule hin und her

Kalium carbonicum D12 2 × tägl.
wässrig; Hirn schwach, Herz schwach, Kreuz schwach

Causticum D12 2 × tägl.
trocken; reckt und dehnt sich nach hinten

Sepia D12 2 × tägl.
wässrig; alles hängt, äußeres Gewebe und innere Organe

Helonias D12 2 × tägl.
überarbeitet, abgewrackt; Bewegung bessert alles

▶ **„gynäkologischer Kreuzschmerz"**

Sepia D6 3 × tägl.
bei gesenkter Gebärmutter; alles hängt: Gewebe, Organe, Gemüt

Kalium carbonicum D6 3 × tägl.
Hirn schwach, Herz schwach, Kreuz schwach

Lilium D4 3 × tägl.
Gefühl, als falle alles aus der Scheide, muss die Hand dagegen drücken

Helonias D12 2 × tägl.
abgewrackte Frauen; Bewegen bessert, Ablenken erquickt Gemüt

▶ **mit Ischias bei jedem Wetterwechsel**

Calcium sulfuricum D6　　3 × tägl.
durch kaltes Wasser, feuchte Kälte; ins Kreuz, in die Beine ausstrahlend

andere Calciumsalze D12　2 × tägl.
Calcium carbonicum lässt sich gehen, Calcium phosphoricum hält sich zurück, Calcium fluoratum ist stolz

Dulcamara D6　　　　　　3 × tägl.
bei Wechsel zu feuchtem Wetter

Thuja D6　　　　　　　　3 × tägl.
von warm zu kalt-feucht

▶ **nach Zangengeburt**

Hypericum D4　　　　　　3 × tägl.
Nervenquetschung

Nacken

▶ **Krampf**

Gelsemium D30　　　　bei Bedarf
bei Schwüle, Föhn; apathisch

Cimicifuga D3　　　　alle 10 Min.
bei Hysterie, bei Kopfschmerz

Zincum metallicum D12　　stündl.
beim Autofahren

Ignatia D30　　　　　　bei Bedarf
bei akuten Sorgen

▶ **Schleudertrauma**

Arnica D6　　　　　　　3 × tägl.
Therapiebeginn, immer zuerst geben, 4 Wochen lang; *danach:*

Hypericum D4　　　　　　3 × tägl.
4 Wochen lang; *danach:*

Ruta D3　　　　　　　　3 × tägl.
4 Wochen lang; auch als Mischung zu gleichen Teilen, 20 Tropfen je Gabe

Querschnittsverletzung

▶ **kurativ**

Arnica D6　　　　　　　3 × tägl.
4 Wochen lang; *dann:*

Hypericum D4　　　　　　3 × tägl.
4 Wochen lang; *dann:*

Mandragora D6　　　　　3 × tägl.
4 Wochen lang; *dann:*

Harpagophytum D4　　　3 × tägl.
4 Wochen lang; Kur bedarfsweise wiederholen

Rückenschmerzen

▶ **Brennen zwischen den Schulterblättern**

Phosphorus D12　　　　2 × tägl.
wie Feuer; Hitze hoch, Frost runter, als bewege sich Quecksilber darin

Lycopodium D12　　　　2 × tägl.
wie von heißen Kohlen, vor allem in der Ruhe, Bewegen erleichtert

▶ **letzter Brustwirbel schmerzt**

Zincum metallicum D30　bei Bedarf
dumpf, sticht; vor allem bei geistiger Erschöpfung

▶ **schlimmer nach Harnlassen**

Luesinum D200　　　　　einmalig
Goldkörnchen!

▶ **herzbedingt**

Cactus D3　　　　　　　3 × tägl.
Herzdruck, Herzkrampf, Druck und Krampf im Rücken

Kalmia D2　　　　　　　3 × tägl.
Herzziehen zur Schulter hin, Ziehen im Rücken

Spigelia D4 3 × tägl.
Herzstiche, Herzklopfen, Stiche und Klopfen im Rücken

▸ **rechts am unteren Schulterblattwinkel**

Chelidonium D3 3 × tägl.
dumpf, ziehend; Leberschmerz

Scheuermann

▸ **verkrümmt**

Calcium phosphoricum D12 2 × tägl.
und zusätzlich:

Tuberculinum bovinum D200 einmalig
tuberkulinische Vererbung (Anlage)

Schiefhals (Torticollis)

▸ **akut**

Phosphorus D30 2-stündl.
nach Verlegen; kühle Auflage lindert

Belladonna D30 2-stündl.
plötzlich durch Nasswerden des Kopfes; warme Auflage lindert

Lachnanthes D4 3 × tägl.
chronisch mit Kopfschmerz bis zur Nase; wie verrenkt

Menyanthes D4 3 × tägl.
chronisch mit Kopfschmerz im 1. Trigeminusast; Gegendruck lindert

Skoliose

▸ **gebeugt und in sich verdreht**

Calcium phosphoricum D12 2 × tägl.
muss sich mit allen Mitteln durchsetzen, erschöpft rasch

Calcium fluoratum D12 2 × tägl.
setzt sich vor allem mit Kraft durch, erschöpft nicht

Steißbeinschmerz

▸ **allgemein, häufiger bei Frauen**

Castor equi D30 einmalig
sehr bewährtes Goldkörnchen (!); meist seelisch bedingt

Ruta D3 3 × tägl.
eher in der Folge von Knochenhautverletzung

Tarantula hispanica D12 2 × tägl.
nach Entbindung

▸ **nach Fall**

Hypericum D30 einmalig
Folge von Nervenzerrung

Verletzung

▸ **Asthma danach**

Hypericum D30 bei Bedarf
nasskaltes Wetter verschlimmert

▸ **Rückenschmerzen danach**

Arnica D6 3 × tägl.
Therapiebeginn, immer zuerst geben, 4 Wochen lang; danach:

Hypericum D4 3 × tägl.
4 Wochen lang; bei Nichterfolg mit:

Natrium sulfuricum D12 2 × tägl.
versuchen; ebenso lange geben; Kur bedarfsweise wiederholen

▸ **Steißbeinschmerz danach**

Hypericum D30 einmalig
Folge von Nervenzerrung

Wurzelneuritis (Radikulitis)

Hypericum D4 3 × tägl.
Folge von Nervenverletzung

Arme

Durchblutungsstörung

▸ **Froschhände**

Acidum phosphoricum D6 3 × tägl.
eiskalt, feucht; nervöse Erschöpfung

Calcium fluoratum D12 2 × tägl.
dunkelrot, wie abgestorben in der Kälte; Gewebsschwäche

Silicea D12 2 × tägl.
blassrot, wie abgestorben in der Kälte; Gewebsschwäche

Pulsatilla D12 2 × tägl.
dunkelrot; Venenstau

Jodum D12 2 × tägl.
blaurot in der Kälte; blasses Gesicht, Schilddrüsenüberfunktion

Lachesis D12 2 × tägl.
blaurot in der Kälte; Schilddrüsenüberfunktion, Gefäßstau

Gelenkentzündung

▸ **akut, der Schultern (Deltoidmuskel)**

Sanguinaria D6 3 × tägl.
rechts, akut; Nacken, nachts beim Umdrehen, kann Arm nicht mehr heben

Magnesium carbonicum D12 2 × tägl.
rechts; Leberbelastung, schlimmer im Bett, besser durch Wärme

Ferrum metallicum D12 2 × tägl.
eher rechts, wellenartig; Bewegen, Kühle lindern

Ferrum phosphoricum D12 2 × tägl.
eher links

Nux moschata D6 3 × tägl.
links, als ob die Knochen in Stücke zerschlagen wären; Herbst

Urtica urens D2 3 × tägl.
rechts und links; Waschen verschlimmert; löst Harnsäureablagerungen

Phytolacca D4 3 × tägl.
rechts und links; zieht nachts umher, besonders im nasskalten Herbst

Gichtknoten

▸ **bei deformierten Fingergelenken**

Ammonium phosphoricum D4 3 × tägl.
und Harnsäureablagerungen in den Gelenken, chronische Gicht

Guaiacum D4 3 × tägl.
alle Gelenke, Sehnen wie zu kurz

Nervenschmerz (Neuralgie)

▸ **der Arme nachts**

Aconitum D30 bei Bedarf
plötzliches Erwachen durch Schmerz um Mitternacht

Aesculus D4 3 × tägl.
Venenstau; Kälte bessert; kräftig

Sanguinaria D6 3 × tägl.
Hitzestau, nur rechts, pulsierend; Kälte bessert

Arsenicum album D6 3 × tägl.
Nervenkrampf, brennt; Wärme bessert

Secale D4 3 × tägl.
Arteriolenkrampf, Hitzeempfindung, Haut aber kalt, Wärme bessert

Phlegmone

▶ **in der Hohlhand**

Hepar sulfuris D30 2 × tägl.
fördert die Eiterung; hart; verlangt Wärme

Mercurius solubilis D30 2 × tägl.
hart; verlangt Kälte

Rheuma

▶ **Zeige- und Mittelfinger aufgetrieben**

Causticum D6 3 × tägl.
Sommerrheuma

Schrunden, Einrisse

▶ **an den Händen**

Natrium carbonicum D12 2 × tägl.
Handrücken über den Fingergrundgelenken, trockene Hohlhand

Alumina D12 2 × tägl.
Hohlhand, Fingerspitzen; blutend

Petroleum D12 2 × tägl.
Hohlhand, Finger, Fingerkuppen; blutend, jeden Winter

Graphites D12 2 × tägl.
Hohlhand, Finger, Fingerspitzen; eitrig

Schweiß

▶ **übermäßig in den Handflächen**

Sulfur D12 2 × tägl.
heiß, sauer, übel riechend

Pulsatilla D12 2 × tägl.
warm; voller Hemmungen, Erröten

Jodum D12 2 × tägl.
wässrig tropfend; Schilddrüsenüberfunktion

Ferrum phosphoricum D12 2 × tägl.
flüssig; Erröten, tuberkulinisch

Gelsemium D30 bei Bedarf
flüssig bei Lampenfieber

Coffea D12 2 × tägl.
flüssig bei freudigen Ereignissen

Beine

Amputationsneuralgie

▶ **Phantomschmerz**

Allium cepa D3 3 × tägl.
sehr bewährt!

Arnica D6 3 × tägl.
Folge von Verletzung; wie zerschlagen

Staphisagria D3 3 × tägl.
Folge von Schnittverletzung; steif, sticht, krampft

Hypericum D4 3 × tägl.
Folge von Nervenquetschung, Nervendurchtrennung; sticht wie gequetscht

Symphytum D4 3 × tägl.
Folge von Knochenverletzung; wie gebrochen

Ammonium muriaticum D4 3 × tägl.
Fuß wie zu kurz

Beingeschwür

▶ **bei arteriellen Durchblutungsstörungen**

Arnica D6 3 × tägl.
Gefäßverkalkung; nach lokaler Verletzung

Abrotanum D4 3 × tägl.
schwache, brüchige Äderchen

Secale D4 3 × tägl.
Gefäßkrämpfe

▶ **bei venösen Durchblutungsstörungen**

Lachesis D12 2 × tägl.
dunkelroter Rand, dunkles Blutsickern; eher links; drohende Embolie

Crotalus D12 2 × tägl.
blutet stärker als Lachesis; eher rechts

Vipera D12 2 × tägl.
blasse Schwester der Lachesis; Beine wie zum Platzen, legt sie hoch

Aesculus D4 3 × tägl.
Beckenvenenstau, Splittergefühl, Kreuzschmerz, Hämorrhoiden

Carbo animalis D4 3 × tägl.
dunkler Rand, Wunde schwarz wie Kohle, Schwellung durch Stauung

▶ **narbig**

Acidum hydrofluoricum D6 3 × tägl.
hartnäckig hitzig, Venen erweitert; im Sommer schlimmer, Hitze, Schwüle

Calcium fluoratum D12 2 × tägl.
bläulicher, juckender Rand, leicht blutende Wunde; Kühle lindert

Silicea D12 2 × tägl.
schlechte Heilhaut, nässende, stinkende Wunde; verlangt Wärme

▶ **schmerzhaft**

Acidum nitricum D6 3 × tägl.
wie von Holzsplitter; dünner, scharf stinkender Eiter; sucht trockene Wärme

Hydrastis D4 3 × tägl.
dünnes, scharfes, eitriges Wundsekret; sucht feuchte Wärme

Kreosotum D4 3 × tägl.
Wundrand und Wundbett empfindungslos, Eiter stinkt nach Knoblauch; sucht Wärme

Asa foetida D4 3 × tägl.
bläulicher Rand, dünn-eitrige Wunde, stinkt aashaft, sehr empfindlich

Arsenicum album D6 3 × tägl.
wachsartiger Rand, blasse, brennende Wunde; braucht feuchte Wärme

Kalium bichromicum D12 2 × tägl.
Wunde wie ausgestanzt

▸ **schmerzlos durch Stauung**

Carduus D3 3 × tägl.
Pfortaderstau; 4 Wochen lang; *oder:*

Hamamelis D4 3 × tägl.
Beinvenenstau; 4 Wochen lang; *danach:*

Pulsatilla D6 3 × tägl.
4 Wochen lang; *dazu:*

Calcium fluoratum D12 1 × tägl. abends
zur Gewebsstärkung

Brand (Gangrän)

▸ **eitrig zerfallend**

> **Beachte:** Immer an Diabetes denken!

Secale D4 3 × tägl.
trockener Gewebsbrand; innere Hitze, äußerliche Kälte

Kreosotum D4 3 × tägl.
empfindungsloser Gewebsbrand, Eiter stinkt nach Knoblauch; sucht Wärme

Asa foetida D4 3 × tägl.
dünne, eitrige Wunde, stinkt aashaft, berührungsempfindlich

Arsenicum album D6 3 × tägl.
wachsartiger Rand, blasse Wunde, brennt nachts; braucht feuchte Wärme

Durchblutungsstörungen

▸ **der Arterien; rot**

Arnica D6 3 × tägl.
verkalkte Gefäße, verkalkte Menschen; tagsüber Schmerzen

Lachesis D12 2 × tägl.
vergiftete Gefäße, giftige Menschen; beim Erwachen Schmerzen

Aurum D6 3 × tägl.
brüchige Gefäße, gebrochene Menschen; nachts Schmerzen

▸ **der Arterien; blass**

Secale D4 3 × tägl.
abgehärmt; innen heiß, außen kalt; reibt, streckt Glieder; will Kälte

Cuprum metallicum D6 3 × tägl.
beklagenswert; springt aus dem Bett wegen der Krämpfe, umklammert die Beine

Plumbum metallicum D6 3 × tägl.
geschwunden; dehnt berührungsempfindliche Glieder, hält sie fest; will Wärme

Tabacum D6 3 × tägl.
funktionell; Gefäßkrämpfe, Übelkeit, Schwindel

Arsenicum album D6 3 × tägl.
ausgemergelt; Gefäße bröckelig, todelend; will nur noch Wärme

▸ **Füße kalt, feucht, blaurot**

Acidum hydrofluoricum D6 3 × tägl.
nachts heiß; Gewebsschwäche

Jodum D12 2 × tägl.
heißes, rotes Gesicht; Schilddrüsenüberfunktion

Hedera D6 3 × tägl.
eiskalt; Kropf bei Schilddrüsenüberfunktion

Fersenschmerz

Aranea diadema D12 2 × tägl.
Herbstrheuma; zieht entlang der Wade nach oben

Colchicum D4 3 × tägl.
Herbstrheuma; Knochenschmerz

Ledum D4 3 × tägl.
Rheuma; zieht von unten nach oben

Sepia D6 3 × tägl.
beginnendes Rheuma; eher bei Frauen

Secale D4 3 × tägl.
trockenes Fersengeschwür

Kalium jodatum D4 3 × tägl.
nässendes Fersengeschwür

Frostbeulen

▶ **Erfrierungen der Zehen**

Abrotanum D4 3 × tägl.
flohstichartige Schmerzen, feinste Venenzeichnung sichtbar

Petroleum D12 2 × tägl.
sehr schmerzhaft, sieht übel aus

Agaricus D4 3 × tägl.
juckt wie mit tausend Eisnadeln

Fußpilz

▶ **zwischen den Zehen**

Acidum hydrofluoricum D6 3 × tägl.
akut im Sommer; blasig, tiefe Risse

Calcium fluoratum D12 2 × tägl.
chronisch im Sommer; blasig, rissig

Silicea D12 2 × tägl.
chronisch im Winter; Bläschen, rissig

Hinken

▶ **bei Gefäßverschlusskrankheit (Claudicatio intermittens)**

Secale D4 3 × tägl.
blass; innen heiß, außen kalt; reibt und streckt Glieder; will Kälte

Cuprum metallicum D6 3 × tägl.
blass; springt aus dem Bett wegen der Krämpfe, drückt sie, tritt fest auf

Plumbum metallicum D6 3 × tägl.
wie bei Cuprum metallicum; berührungsempfindliche und schwindende Muskeln; sucht Wärme

Arnica D6 3 × tägl.
tuberkulinisch verkalkter, roter, kräftiger Mensch

Lachesis D12 2 × tägl.
sykotisch vergifteter, roter, einst kräftiger Mensch

Aurum D6 3 × tägl.
destruktiv gebrochener, roter, untersetzter Mensch

Hühneraugen

▶ **an den Zehen**

Causticum D6 3 × tägl.
Zunge sauber, evtl. Leukoplakien der Mundschleimhaut

Antimonium crudum D4 3 × tägl.
Zunge dick weiß belegt, wie angestrichen

Thuja D6 3 × tägl.
Zunge mit Zahneindrücken am Zungenrand

Krämpfe

▶ **Waden, nachts**

Magnesium phosphoricum D4 1 × tägl. abends
muss die Wade anfassen und massieren

Cuprum arsenicosum D6 1 × tägl. abends
muss aus dem Bett, auf dem kalten Boden fest auftreten

▶ **Zehen**

Causticum D6 3 × tägl.
nach unten

Cuprum metallicum D6 3 × tägl.
nach oben

Oberschenkelhaut

▶ **überempfindlich**

China D4 3 × tägl.
auf Kleiderreiben; Erschöpfung, zehrende Krankheiten, Genesungszeit

Rhus toxicodendron D6 3 × tägl.
nach Unterkühlung; Nervenentzündung

Dulcamara D6 3 × tägl.
nach Durchnässen bei feuchtkaltem oder feuchtwarmem Wetter

Rheuma

▶ **der Fußrücken**

Ruta D3 3 × tägl.
Sehnen, Knochenhäute; *danach* Versuch mit:

Ledum D4 3 × tägl.
hartnäckige Schwellung; *oder mit:*

Viola odorata D4 3 × tägl.
Versuch lohnt sich

Schrunden, Einrisse

▶ **an der Ferse**

Petroleum D12 2 × tägl.
tiefe, trockene Risse; nur im Winter; stinkende Schweißfüße

Graphites D12 2 × tägl.
hornige, teils eitrige Risse; Schwielen

Lycopodium D12 2 × tägl.
blutende, trockene Risse; kaltschweißige, brennende Fußsohlen

Schweiß

▶ **übermäßig an den Fußsohlen**

Sulfur D12 2 × tägl.
heiß, sauer, übel riechend; Brennen

Calcium carbonicum D12 2 × tägl.
kalt; Schuhe voller Wasser, Haut schält sich

Silicea D12 2 × tägl.
scharf, wundmachend, schwächend

Lycopodium D12 2 × tägl.
riecht nach Urin und Zwiebeln; linker Fuß warm, rechter Fuß kalt

Barium carbonicum D6 3 × tägl.
übel riechend; bei Kindern und Greisen

Graphites D12 2 × tägl.
stinkt; hormonell bedingt, bei fetten, schmierigen Kindern

Umknicken

▶ **der Knöchelgelenke, häufig wiederkehrend**

Rhus toxicodendron D6 3-stündl.
akut, verrenkt

Calcium phosphoricum D12 2 × tägl.
schwache Gelenke überall

Causticum D6 3 × tägl.
trockene, knackende, wie zu kurze Gelenke

Natrium carbonicum D12 2 × tägl.
chronisch wiederkehrend

Strontium carbonicum D12 2 × tägl.
Karies und Wucherung der Gelenke

Warzen

▶ **hornartig auf der Fußsohle**

Antimonium crudum D4 3 × tägl.
und

Luesinum D200 1 × monatl.
zusätzlich

Wassersucht

▶ **Lymphstau der Beine**

Hamamelis D4 3 × tägl.
venös, schmerzhaft, gequetscht

Pulsatilla D6 3 × tägl.
venös, schwer wie Blei

Serum anguillae D200 alle 14 Tage
in die Vene spritzen

▶ **nach Becken- oder Oberschenkel-venenthrombose**

Serum anguillae D200 1 × wöchentl.
unter die Haut spritzen

Apis D6 3 × tägl.
Haut gespannt, glänzt

Hamamelis D4 3 × tägl.
Haut teigig

Blut

Agranulozytose

▶ **Mangel an Knochenmarksubstanz**

Phosphorus D12 2 × tägl.
blass, zart, feuerrote Lippen

Lachesis D12 2 × tägl.
blass, kräftig, dunkelrote Lippen

Crotalus D12 2 × tägl.
stärkste Unterhautblutungen, flächenhaft; dunkelrot wie bei Lachesis

Blutarmut (Anämie)

▶ **aus unbekannter Ursache**

Natrium muriaticum D200 1 × monatl.
zusätzlich im ersten Monat:

Ferrum phosphoricum D12 2 × tägl.
im zweiten Monat:

China D4 3 × tägl.
im dritten Monat:

Manganum aceticum D4 3 × tägl.
Kur bedarfsweise wiederholen

Ferrum arsenicosum D4 3 × tägl.
bei appetitlosen Kindern

▶ **sekundär**

Natrium muriaticum D200 einmalig
Infektion, chronische Entzündung, Tumor, Krebs, Kummer

▶ **mit Blutungen**

Ferrum metallicum D12 2 × tägl.
hellrot, gussweise, mit Gerinnsel; Hitzewellen im Gesicht

▶ **mit Neuralgien**

China D4 3 × tägl.
durch Zugluft und Berührung der betroffenen Teile schlimmer

Bluterkrankheit (Hämophilie)

Hirudo D200 1 × monatl.
6 Monate lang; an Werlhof denken (!); *danach:*

Phosphorus D12 2 × tägl.
zart; leichtes Erröten, leichtes Erblassen; *oder:*

Lachesis D12 2 × tägl.
kräftig, hitzig, Hemdkragen muss geöffnet sein

Blutvergiftung

▶ **roter Streifen, herzwärts ziehend**

Apis D6 2-stündl.
hellrot, eher umschrieben; sticht, verlangt Kälte

Belladonna D30 1 × tägl.
kräftig rot, streifig; berührungsempfindlich, verlangt Wärme

Lachesis D12 2 × tägl.
dunkelrot; höchst berührungsempfindlich, verlangt Kühle

Bufo D12 2 × tägl.
blaurot; Wunden schwären vielerorts

Leukämie

▶ **allgemein**

Lachesis D12 2 × tägl.
Hauptarznei (!); Hautinfiltrate blaurot

Crotalus D12 2 × tägl.
vermehrte Unterhautblutungen

Naja D12 2 × tägl.
weniger Hautinfiltrate

▶ **mit ausgeprägter Blutarmut**

Kalium nitricum D4 3 × tägl.
Blutungen, Schwellungen, Herzschwäche, Atemnot; feuchte Kälte schlimmer

Arsenicum album D6 3 × tägl.
letzte Arznei (!); Abmagerung, hinfällige Ruhelosigkeit und Angst vor Tod

▶ **mit ausgeprägten, punktförmigen Blutungen**

Hirudo D200 bei Bedarf
dazwischen setzen

▶ **mit Milzschwellung**

China D4 3 × tägl.
und großer Schwäche

Ceanothus D4 3 × tägl.
falls Milzschwellung im Vordergrund steht

▶ **mit Schwäche**

Natrium muriaticum D200 einmalig
und zusätzlich:

Chininum arsenicosum D4 3 × tägl.
3 Monate lang

Perniciosa

▶ **Störung der Vitamin B_{12}-Aufspaltung**

> **Beachte:** Fehlende Magensäure, Schleimhautschwund!

Formica rufa D30 1 × wöchentl.
im entsprechenden Hautsegment quaddeln; Vitamin B_{12} spritzen!

Acidum phosphoricum D3 3 × tägl.
Therapiebeginn, 3 Monate lang; *danach:*

Acidum sulfuricum D3 3 × tägl.
3 Monate lang; *später:*

Uranium nitricum D12 2 × tägl.
dann:

Strontium carbonicum D12 2 × tägl.
dann:

Thallium metallicum D6 3 × tägl.
dann:

Tellurium metallicum D6 3 × tägl.
in dieser Folge je zwei Monate; Kur wiederholen

Polyzythämie

▶ **bei Kindern**

> **Beachte:** Vergrößerte Blutkörperchen im Knochenmark!

Phosphorus D12 2 × tägl.
falls die Blutplättchen am Krankheitsbefund beteiligt sind

Ceanothus D4 3 × tägl.
bei vordergründiger Milzschwellung

▶ **bei Erwachsenen**

Aurum D6 3 × tägl.
untersetzt; mürrisch-gereizt, depressiv; Hauptarznei; oft wiederholen

Arnica D6 3 × tägl.
athletisch; wenn Hautblutungen im Vordergrund stehen

Ceanothus D4 3 × tägl.
schwach; wenn Milztumor im Vordergrund steht

China D4 3 × tägl.
schwach; muss sich allgemein erholen; Milzarznei

Sulfur D6 3 × tägl.
kräftig; obwohl selten gebraucht, aber erwägen

Acidum hydrofluoricum D6 3 × tägl.
strähnig; destruktivste Knochenarznei; ebenso erwägen

▸ **Nachbehandlung**

Medorrhinum D200 1 × monatl.
zusammen mit:

Thuja D6 3 × tägl.
sykotische Diathese!

Luesinum D200 1 × monatl.
ab Beginn des Winters *zusammen mit:*

Abrotanum D4 3 × tägl.
zur Stärkung bei Schwäche und der kleinen Gefäße

Porphyrie

▸ **Urin rot oder dunkel**

> **Beachte:** Eiweißstoffwechselstörung!

Zincum metallicum D12 2 × tägl.
akute hepatische Form; nervös, schwache Glieder, Bauchkoliken, hoher Blutdruck, Herzrasen, Leukozyten erhöht (Appendizitis?)

Beryllium D12 2 × tägl.
erythropoetische Form; Nesselsucht, Blasen und Ödeme in der Sonne, Urin im Licht rot oder dunkel (Porphyrinurie), Milzschwellung (durch Hämolyse) und später rote Zähne

Sepsis

▸ **allgemein**

Pyrogenium D30 bei Bedarf
Fieber, stinkender Schweiß, Schüttelfrost, Puls verlangsamt (paradox)

Lachesis D12 3 × tägl.
heftiges, trockenes Fieber; viel Durst, verlangt Kälte

China D4 3 × tägl.
wiederkehrendes Fieber, zehrende Krankheiten; Frost, Schwächeschweiß

Chininum arsenicosum D4 3 × tägl.
chronisch; hinfällig, ohnmächtig

▸ **mit Durchfall**

Lachesis D12 3 × tägl.
dunkelblutig, schleimig; Hämmern im After, Afterkrampf

Pyrogenium D30 1 × tägl.
aashaft, blutig, schmerzlos

▸ **schleichend, durch chronische Entzündung**

Natrium muriaticum D200 1 × monatl.
blass, blutarm; *dazu entweder:*

China D4 3 × tägl.
zur Genesung; *oder:*

Chininum arsenicosum D4 3 × tägl.
zur Blutbildung

Pyrogenium D30 bei Bedarf
bei Schüttelfrost, wenn Puls niedrig bei hohem Fieber oder umgekehrt

Thrombozytopenie

▸ **allgemeine Therapie**

> **Beachte:** Verminderte Anzahl der Blutplättchen!

Hirudo D200 1 × monatl.
Haut- und Schleimhautblutungen

Unterhautblutungen (Petechien)

Acidum sulfuricum D3   3 × tägl.
mit auslaufendem Rand; häufig bei Alkoholikern

Ledum D4   3 × tägl.
mit scharf umgrenztem Rand; Rheumatiker

Phosphorus D12   2 × tägl.
punktförmig hell; Werlhof, Leukämie

Lachesis D12   2 × tägl.
punktförmig dunkel; blasse Phase, Leukämie

Werlhof

▸ **Blutplättchen vermindert, Gelenkschmerzen**

Phosphorus D12   2 × tägl.
blass, zart; feuerrote Lippen

Lachesis D12   2 × tägl.
rot, kräftig; dunkelrote Lippen

China D4   3 × tägl.
blass, schwächlich; Blutarmut

Manganum aceticum D4   3 × tägl.
blass, schwach; Nervenschmerzen

Hirudo D200   1 × monatl.
regelmäßig zusätzlich zu allen Arzneien

Drüsen

Addison
▸ Nebennierenrindenschrumpfung, Bronzehautkrankheit

Arsenicum album D6 3 × tägl.
Appetitmangel, große Schwäche, Übelkeit, Blutarmut, Unterzuckerung

Arsenicum album D6 alle 10 Min.
Addisonkrise; alle Empfindungen krisenhaft gesteigert; Eosinophilie, Na/K-Verhältnis < 20 (normal > 30)

Boeck'sches Sarkoid
▸ Brustraumtumor

Abrotanum D4 3 × tägl.
müde, matt, schwach, blass, abgemagert, tuberkulinisch

Silicea D12 2 × tägl.
erschöpft, blass, ängstlich, minderwertig, rachitisch, tuberkulinisch

Acidum hydrofluoricum D6 3 × tägl.
Morgenmensch, abends verzweifelt, destruktiv; folgt gut auf Silicea

Aurum D6 3 × tägl.
kräftig, untersetzt, melancholisch, destruktiv

Beryllium D12 2 × tägl.
blass, kalt, trocken, schwach, abgemagert, destruktiv

Geschlechtsdrüsen
▸ unterentwickelt (Hypogonadismus)

Aurum D6 3 × tägl.
eher männlich

Graphites D12 2 × tägl.
eher weiblich

Lymphdrüsenentzündung (Lymphadenitis)
▸ akut

Belladonna D30 3-stündl.
Entzündung des Drüsengewebes; rasche Schwellung; Hals, Achsel, Leiste

Apis D30 3-stündl.
oberflächliche Entzündung; Schwellung der Umgebung; kalte Auflage tut gut

Mercurius solubilis D30 1 × tägl.
nach Belladonna; großer Schmerz; Unterkieferdrüsen, harte Nackenknoten

Hepar sulfuris D30 2 × tägl.
bei drohender Eiterung; weiche Drüsen

▸ anhaltend

Mercurius solubilis D30 1 × tägl.
nach jeder Erkältung; Hals

Silicea D12 2 × tägl.
Eiterung, Drüsenfistel; Hals, Leiste

Jodum D12 2 × tägl.
hart, groß, schmerzlos; Nacken

Bromum D6 3 × tägl.
hart, elastisch; Hals; hellblonde, blauäugige Kinder

Carbo vegetabilis D6 3 × tägl.
hart, brennend, bläulich, vereiternd; Achsel, Leiste

Carbo animalis D4 3 × tägl.
hart wie Stein, bläulich gefärbt

▸ septisch

Lachesis D12 2 × tägl.
äußerst berührungsempfindlich, rötlich, bläulich, weich; Fieber trocken

Pyrogenium D30 6-stündl.
Fieber, stinkende Schweiße; Herz pocht, Puls langsam oder umgekehrt

Lymphdrüsenschwellung (Lymphadenome)

▸ **personenbezogen**

Calcium carbonicum D12 2 × tägl.
hart, fest, groß; nach Sulfur; rundliche, phlegmatische Kinder

Calcium phosphoricum D12 2 × tägl.
hart, klein, perlschnurartig im Nacken; dünne, zarte, hampelnde Kinder

Calcium fluoratum D12 2 × tägl.
hart, klein, solid, schmerzlos am Hals; dürre, eckige, wilde Kinder

Sulfur D12 2 × tägl.
alle Lymphdrüsen können befallen sein; kräftige Kinder

Graphites D12 2 × tägl.
eher weich, groß, empfindlich; Nacken, Achsel; fette, blasse, erkältliche Kinder

▸ **am Unterkiefer**

Conium D4 3 × tägl.
steinhart, klein, schmerzlos oder messerstichartige Empfindung

Cistus D6 3 × tägl.
hart mit gelegentlich entzündlicher Entartung bei Kieferbeschwerden, schlechter Mundgeruch, höchst empfindlich bei kalter Luft

Lapis D6 3 × tägl.
wenn große, harte Knoten weich werden; Blutarmut, großer Appetit

▸ **Ausheilung**

Barium carbonicum D6 3 × tägl.
groß, hart; wenn wiederholte Mandelentzündungen auftreten

Barium jodatum D4 3 × tägl.
klein, hart

Barium muriaticum D6 3 × tägl.
klein, steinhart

Unfruchtbarkeit

▸ **bei der Frau**

Aristolochia D12 2 × tägl.
die edle Pulsatilla; 6 Wochen lang; danach:

Pulsatilla D12 2 × tägl.
rundlich, lieblich, bäuerlich; 6 Wochen lang; danach:

Lilium D12 2 × tägl.
kräftig, feucht, träumt von Leidenschaft, kann sich aber nicht hingeben; 6 Wochen lang

Berberis D3 1 × tägl. abends
zusätzlich zu einer der obigen Arzneien

▸ **beim Mann**

Agnus castus D12 2 × tägl.
sexuelles Unvermögen, sexuelle Luftschlösser, Nerven zerrüttet

Caladium D12 2 × tägl.
Onanie, Samenverluste, verlangt nach zärtlichem Zuspruch

Selenium D12 2 × tägl.
exzessive Samenergüsse, exzessive Stimulanzien, erschöpft; kann nicht mehr

> **Beachte:** Die 3 Arzneien auch aufeinander folgend, je 6 Wochen; Kur wiederholen.

Nux vomica D12 2 × tägl.
bei Rauchern und Alkoholikern

Acidum sulfuricum D12 2 × tägl.
bei Alkoholikern

Gefäße

Äderchenerweiterung (Angiektasien)

▶ in der Haut

Aranea diadema D12 2 × tägl.
oder eines der anderen Spinnengifte; flohstichartige Hautausschläge

Abrotanum D4 3 × tägl.
schwache, brüchige Kapillare (Teleangiektasien)

Aurum D6 3 × tägl.
roseolenartig; an Lebererkrankung denken!

Aneurysma

▶ der großen Arterien

Arnica D6 3 × tägl.
rote, kräftige Menschen

Aurum D6 3 × tägl.
rote, untersetzte, melancholische Menschen

Arterienentzündung (Arteriitis)

▶ Blutaustritte in den Gliedern mit Schmerzen

Arnica D6 3 × tägl.
rote, kräftige Menschen; Tagschmerz, Teile wie zerschlagen, Petechien

Lachesis D12 2 × tägl.
rote, kräftige Menschen; Schmerz beim Erwachen, Schwellungen

Crotalus D12 2 × tägl.
mehr Blutungen als bei Lachesis

Aurum D6 3 × tägl.
melancholische Menschen; Schmerzen in der Nacht

Blutdruck, hoch (Hypertonie)

▶ rot

Arnica D6 3 × tägl.
Verkalkung der großen Gefäße, Herzvergrößerung

Aurum D6 3 × tägl.
destruktiv; Gefäßwandverhärtung, Leberverfettung, Nierenverfettung

Viscum album D12 2 × tägl.
funktionell; alte Menschen; Schwindel bei Lageänderung

Lachesis D12 2 × tägl.
hormonell; Schilddrüse, Eierstöcke, Stauungen

Sulfur D6 3 × tägl.
pastös, „verschlampt"; Leberschwellung, Stauungen

▶ blass

Barium carbonicum D6 3 × tägl.
dick; Gefäßverkalkung

Cuprum metallicum D6 3 × tägl.
dünn; Gefäßkrämpfe

▶ blass, mit Netzhautstörung (Retinopathie)

Plumbum metallicum D6 3 × tägl.
Gefäßstarre; verkalkte Gefäße

Phosphorus D12 2 × tägl.
Gefäßverfettung; brüchige Gefäße, Blutung; rot

Arsenicum album D6 3 × tägl.
Gefäßverfettung; blass

Secale D4 3 × tägl.
Gefäßkrämpfe

▶ blass, bei Nierenschaden

Arsenicum album D6 3 × tägl.
Gefäßdegeneration, fettige Degeneration der Niere (Nierenschrumpfung)

Secale D4 3 × tägl.
Krämpfe der kleinen Blutgefäße

▶ im Alter

Ginseng D3 3 × tägl.
Herzschwäche mit Unregelmäßigkeiten; depressiv, nervlich erschöpft

Viscum album D12 2 × tägl.
Schwindel, fällt nach hinten

▶ mit Beinschwellungen

Vipera D12 2 × tägl.
blass; Beine wie zum Platzen beim Hängenlassen

Quebracho D2 3 × tägl.
Atemnot bei Herzleiden

Berberis D3 3 × tägl.
nierenbedingt; *zusammen mit:*

Solidago D1 3 × tägl.
zu gleichen Teilen gemischt, 20 Tropfen je Gabe

Scilla D6 3 × tägl.
diastolischer Hochdruck, Altersherz, absolute Herzrhythmusstörungen

▶ bei Schlaganfall

Aconitum D30 2-stündl.
hochrot; panische Angst, sagt seine Todesstunde voraus; nach Ärger, nach Aufregung

Arnica D30 2-stündl.
kräftig rot; Verkalkung der großen Gefäße, plötzliche Blutung

Belladonna D30 2-stündl.
kirschrot; plötzliche Blutdruckkrise

Aurum D30 2-stündl.
dunkelrot; Leber, Gefäßwandverhärtung, Dauerhochdruck, Blutung

Gloninum D30 stündl.
blaurot; Nierenbeteiligung, plötzlicher Blutstau im Kopf

Blutdruckkrise

Aconitum D30 2-stündl.
Person hochrot; panische Angst, als hebe sich die Schädeldecke ab; Ärger, Aufregung

Belladonna D30 2-stündl.
Person kirschrot, eher rundlich, schwitzt; Schwüle

Gloninum D30 2-stündl.
blaurot, verwirrt; Gefäßverkalkung, Schlaganfall

Blutdruck, niedrig (Hypotonie)

▶ mit hohem Blutdruck wechselnd

Phosphorus D12 2 × tägl.
allmählich; Gefäßverfettung, Gefäßdegeneration

Tabacum D30 bei Bedarf
plötzlich; Gefäßkrämpfe

▶ mit Kopfweh, Schwindel

Gelsemium D6 3 × tägl.
zittert; MS, Parkinson

Veratrum album D6 3 × tägl.
blass, kaltschweißig

Tabacum D6 3 × tägl.
blass, kaltschweißig; Brechdurchfall

▶ bei Schlaganfall

Tabacum D30 2-stündl.
blass, elend, speiübel; außen kalt, innere Hitze; deckt sich auf

Veratrum album D30 2-stündl.
blass, kalt, friert, verträgt aber keine Zudecke

Arsenicum album D30 2-stündl.
leichenblass, kaltschweißig, todelend, Todesangst; deckt sich zu

▶ **mit Schwäche**

Kalium carbonicum D12 2 × tägl.
müde, matt; Hirn, Herz, Kreuz

Lachesis D12 2 × tägl.
hormonell bedingt, blass; bei Hochdruck rot und kräftig

Crataegus D2 3 × tägl.
auf Reisen und Wanderungen

Durchblutungsstörungen

▶ **Arterien; rot**

Arnica D6 3 × tägl.
verkalkte Gefäße, verkalkte Menschen; tagsüber Schmerzen

Lachesis D12 2 × tägl.
vergiftete Gefäße, giftige Menschen; Schmerzen beim Erwachen

Aurum D6 3 × tägl.
brüchige Gefäße, gebrochene Menschen; nachts Schmerzen

▶ **Arterien; blass**

Secale D4 3 × tägl.
abgehärmt; innen heiß, außen kalt, reibt, streckt Glieder; will Kälte

Cuprum metallicum D6 3 × tägl.
beklagenswert; springt aus dem Bett wegen der Beinkrämpfe, umklammert seine Beine mit den Händen

Plumbum metallicum D6 3 × tägl.
geschwunden; dehnt die berührungsempfindlichen Glieder, hält sie fest; will Wärme

Tabacum D6 3 × tägl.
funktionell; Gefäßkrämpfe, Übelkeit, Schwindel

Arsenicum album D6 3 × tägl.
ausgemergelt; Gefäße bröckelig, todelend; will nur noch Wärme

▶ **Füße: kalt, feucht, blaurot**

Acidum hydrofluoricum D6 3 × tägl.
nachts heiß; Gewebsschwäche

Jodum D12 2 × tägl.
heißes, rotes Gesicht; Schilddrüsenüberfunktion

Hedera D6 3 × tägl.
eiskalt; Schilddrüsenüberfunktion mit Kropf

▶ **im Gehirn, Verkalkung (Zerebralsklerose)**

Arnica D6 3 × tägl.
rot, starr, kräftig; lehnt Arzt ab, glaubt er vergifte ihn

Aurum D6 3 × tägl.
rot, untersetzt, schwermütig; sehnt sich nach dem Tod, suizidgefährdet

Strontium carbonicum D12 2 × tägl.
rot, cholerisch, starr, mürrisch, streitsüchtig; hüllt seinen Kopf ein

Barium carbonicum D6 3 × tägl.
blass, kindisch, verlangsamt, schwerfällig, verblödet, friert

Helleborus D4 3 × tägl.
blass, geschwollen, döst vor sich hin, dümmlich, gerunzelte Stirn

Hyoscyamus D12 2 × tägl.
blass, abgemagert, erregt, geile Reden; fühlt sich verfolgt, vergiftet

▸ im Gehirn mit Schlafstörungen

Cuprum metallicum D6 1 × tägl. abends
unruhig; Wadenkrämpfe, Fußkrämpfe

Zincum metallicum D12 1 × tägl. abends
unruhig; Beinunruhe

Ambra D3 3 × tägl.
ruhig; Gedanken reißen ab, Gedanken kreisen um Sorgen

Passiflora D2 3 × tägl.
ruhig; Gedanken kreisen um Tagesereignisse

▸ im Gehirn (Basilaris-Insuffizienz)

Cocculus D4 3 × tägl.
Leeregefühl, wie „Brett vor dem Kopf", Schraubstockgefühl, Schwindel

▸ Hände, „Froschhände"

Acidum phosphoricum D6 3 × tägl.
eiskalt, feucht; nervöse Erschöpfung

Calcium fluoratum D12 2 × tägl.
dunkelrot, wie abgestorben in der Kälte; Gewebsschwäche

Silicea D12 2 × tägl.
blassrot, wie abgestorben in der Kälte; Gewebsschwäche

Pulsatilla D12 2 × tägl.
dunkelrot; Venenstau

Jodum D12 2 × tägl.
blaurot, wenn kalt und blass; Schilddrüsenüberfunktion

Lachesis D12 2 × tägl.
blaurot in der Kälte; Schilddrüsenüberfunktion, Gefäßstau

Embolle

▸ der Lunge, im Hirn

Lachesis D12 3-stündl.
plötzlicher zerreißender Schmerz; blass, kaltschweißig, Ohnmacht

Hinken (Claudicatio intermittens)

▸ bei Gefäßverschlusskrankheit

Secale D4 3 × tägl.
blass; innen heiß, außen kalt; reibt und streckt Glieder; will Kälte

Cuprum metallicum D6 3 × tägl.
blass; springt aus dem Bett wegen Krämpfen, drückt sie, tritt fest auf

Plumbum metallicum D6 3 × tägl.
wie bei Cuprum; berührungsempfindliche, schwindende Muskeln; sucht Wärme

Arnica D6 3 × tägl.
tuberkulinisch verkalkter, roter, kräftiger Mensch

Lachesis D12 2 × tägl.
sykotisch vergifteter, roter, einst kräftiger Mensch

Aurum D6 3 × tägl.
destruktiv gebrochener, roter, untersetzter Mensch

Krampfadern (Varizen)

▸ Aussehen

Calcium fluoratum D12 2 × tägl.
steinharte Venen

Alumina D6 3 × tägl.
geschlängelt unter trockener Haut

▸ entzündet (Thrombophlebitis)

Hamamelis D4 3 × tägl.
beginnend; wie gequetscht

Apis D6   3 × tägl.
umschrieben hellrot, sticht

Lachesis D12   2 × tägl.
flächenhaft, blaurot, wie gebissen

> **Beachte:** Mikroembolien, Thromboembolie!

▶ eher bei Frauen

Pulsatilla D12   2 × tägl.
rund, lieblich, schwach; Leber schwach, Venen schwach

Sepia D12   2 × tägl.
kräftig, wässrig, derb; Leber derb, Venen derb

Carduus D3   3 × tägl.
runde, junge, dynamische Frauen

▶ zur Gefäßwandstärkung

Acidum sulfuricum D6   3 × tägl.
bei bläulich schimmernden Venen

Aesculus D4   3 × tägl.
bei vollen, hitzigen Venen

Calcium fluoratum D12   1 × tägl. abends
zusätzlich; bei allgemeiner Gewebsschwäche

Carduus D3   3 × tägl.
bei Leberstau

▶ mit Lymphstau

Calcium carbonicum D12   2 × tägl.
eindrückbar

Kalium carbonicum D12   2 × tägl.
teigig

Apis D6   3 × tägl.
glänzend

Carbo vegetabilis D6   3 × tägl.
bläulich, massiv

▶ eher bei Männern, Leberstau

Sulfur D6   3 × tägl.
rot; Leberschwellung, Pfortaderstau

Lycopodium D12   2 × tägl.
blass, hager; Leberzellschaden

Chelidonium D3   3 × tägl.
blass, eckig; Galle-Leberstau

▶ schmerzhaft

Apis D6   3 × tägl.
stechen, glänzen; entzündet

Aesculus D4   3 × tägl.
stechen; mit Hämorrhoiden

Hamamelis D4   3 × tägl.
kurzzeitig, wie gequetscht

Pulsatilla D12   2 × tägl.
langzeitig, schwer wie Blei

Lilium D12   2 × tägl.
berstend, chronisch

Lachesis D12   2 × tägl.
septisch entzündet

▶ in der Schwangerschaft

Pulsatilla D6   3 × tägl.
bestehende Krampfadern verschlimmern sich, Beinschwere

Hamamelis D4   3 × tägl.
Venen gestaut, Beine wie zerschlagen; Schwüle verschlimmert

Collinsonia D4   3 × tägl.
Krampfadern der Scham; Hämorrhoiden, Beckenstau, Verstopfung, Ischias

Millefolium D4   3 × tägl.
krampfartige Schmerzen entlang der Venen

Wassersucht

▶ nach Becken- oder Oberschenkel-
venenthrombose

Serum anguillae D200 1 × wöchentl.
unter die Haut spritzen

Apis D6 3 × tägl.
Haut gespannt, glänzt

Hamamelis D4 3 × tägl.
Haut teigig

Nerven

Epilepsie
▸ **allgemeine Therapie**

**Cuprum
metallicum D200**   1 × monatl.
Therapiebeginn, 3 Monate lang

**Argentum
nitricum D200**   1 × monatl.
bei Misserfolg mit Cuprum; erregbar, verlangt Süßes, verträgt es nicht

**Zincum
metallicum D200**   1 × monatl.
Beinunruhe, „Radfahren", verblödet, destruktiv

**Tuberculinum
bovinum D200**   einmalig
1. Erbnosode, nach anfänglicher Besserung; 4 Wochen danach:

Medorrhinum D200   einmalig
2. Erbnosode; nach weiteren 4 Wochen:

Luesinum D200   einmalig
3. Erbnosode; in dieser Reihenfolge; die Erbnosoden nach 6 Monaten eventuell wiederholen

▸ **mit anfänglichem Aufschrei nachts**

Cicuta D12   2 × tägl.
Gesicht blau, Zwerchfellkrampf (Schluckauf als Aura), bewusstlos

Oenanthe D12   2 × tägl.
blasses, gelbgrünes Gesicht, blutiger Schaum vor dem Mund, Zungenbiss

Hyoscyamus D12   2 × tägl.
rotes Gesicht, heftige Erregung und Zuckungen, tiefe Betäubung danach

▸ **Aura aus dem Bauch nach oben steigend**

Artemisia vulgaris D12   2 × tägl.
brutale Ausbrüche

▸ **mit blauem Gesicht**

Bufo D12   2 × tägl.
Kleinkinder und Pubertierende; sexuell enthemmt, hysterisch

Cicuta D12   2 × tägl.
kleine Anfälle; plötzliches Zucken, ohne Allgemeinbefinden zu stören

**Acidum
hydrocyanicum D4**   alle 10 Min.
schwach, benommen, bewusstlos

▸ **in der Pubertät beginnend**

Bufo D12   2 × tägl.
nach Onanie, später auch nach dem Verkehr

▸ **mit schwerer Störung der Hirnfunktionen**

Agaricus D12   2 × tägl.
albern, dreist, ungeschickt, unbeliebt, lernunfähig, Hampelmann

Helleborus D4   3 × tägl.
Hirnfunktionsmittel; seelisches Absacken

Hyoscyamus D12   2 × tägl.
gereizt, verlangsamt, spöttisch, mannstoll, Hexe

▸ **nach Unfall**

Arnica D6   3 × tägl.
erste Arznei bei jeder Verletzung; rot, kräftig

Hypericum D4 3 × tägl.
Verletzung von Nerven; rot, gedunsen, jammert

Cicuta D12 2 × tägl.
Hirnschock; blass, krampft

▶ **seelisches Verhalten unbeeinflusst**

Veratrum album D6 3 × tägl.
blass-blau, kaltschweißig; verlangt Wärme, verträgt sie nicht

Oenanthe D12 2 × tägl.
nachts im Schlaf ohne Erwachen, durchdringender Aufschrei zu Beginn

Causticum D12 2 × tägl.
beim Gehen im Freien; Abneigung gegen Süßes, mitleidend, trocken

▶ **mit religiösem Wahn**

Veratrum album D200 1 × monatl.
Gewissensangst, habe Böses begangen, Schlimmes stehe bevor

Sulfur D200 1 × monatl.
fromme Schwärmerei, fürchtet um sein Seelenheil

Anacardium D200 1 × monatl.
zwei Willen, möchte Gutes, tut nur Böses, flucht; blaue Augenränder

▶ **durch verweigerten Wunsch**

Cina D6 3 × tägl.
klagt, weint, stößt alle von sich

Fazialisparese

▶ **akut und chronisch**

Aconitum D30 bei Bedarf
plötzlich nachts, brennt

Belladonna D30 bei Bedarf
blitzartig, wellenartig, pulsierend

Gelsemium D6 3 × tägl.
spannend

Causticum D6 3 × tägl.
anhaltend

Gangunsicherheit (Ataxie)

▶ **Torkeln (lokomotorisch)**

Argentum nitricum D12 2 × tägl.
nach Erregung, im Dunkeln, bei Augenschluss; Beine wie gequetscht, wie aus Holz

Alumina D12 2 × tägl.
durch Austrocknung; Spinnweben im Gesicht, Fußsohlen geschwollen

Secale D4 3 × tägl.
durch Mangeldurchblutung; Kniescheibenreflex fehlt, Beugemuskelkrämpfe; Tabes

Acidum nitricum D6 3 × tägl.
destruktiv, Verkalkung; scharfe, blitzartige, spannende Schmerzen, Tabes

▶ **durch sexuelle Überreizung**

Nux vomica D12 2 × tägl.
plötzlich beim Gehen im Freien; Lähmungen

Acidum picrinicum D6 3 × tägl.
rasch erschöpft; Prickeln wie mit Nadeln, schmerzhafte Erektionen

Phosphorus D12 2 × tägl.
hinfällig, zittert beim Schreiben; blitzartige Schmerzen, Rücken brennt, Ameisenlaufen der Beine

Hirnhautentzündung (Meningitis)

▶ **Folgen; rot**

Tuberculinum bovinum D200 einmalig
schlägt sich mit der Hand an den Kopf, Kopfrollen; *zusätzlich:*

Arnica D6 3 × tägl.
kräftig; Geburtstrauma?; *oder:*

Phosphorus D12 2 × tägl.
kraftlos; Hirnstoffwechsel?

▶ **Folgen; blass**

Tuberculinum bovinum D200 einmalig
schlägt sich mit der Hand an den Kopf, Kopfrollen; *zusätzlich:*

Helleborus D4 3 × tägl.
verstört, dümmlich, gedunsen, wortkarg, ablehnend, schläft sitzend ein; *oder:*

Cuprum metallicum D6 3 × tägl.
blass-bläulich, krampfig, drückt den Krämpfen mit der Hand entgegen; *oder:*

Plumbum metallicum D6 3 × tägl.
wie bei Cuprum, nur die Muskeln schwinden schon

▶ **Folgen; böse**

Hyoscyamus D12 2 × tägl.
blass; Tobsucht, grimassenhaft, Veitstanz; bei Glanz, Wasserfließen

Stramonium D12 2 × tägl.
rot; sonst wie bei Hyoscyamus

Zincum metallicum D12 2 × tägl.
Folgetherapie, wenn sich die Kinder beruhigt haben

▶ **Folgen; Krampfanfälle**

Cuprum metallicum D200 1 × monatl.
zusätzlich zur Basisarznei bei Krämpfen überall; *oder:*

Zincum metallicum D200 1 × monatl.
bei Folgen einer unterdrückenden Behandlung

▶ **Folgen unbeeinflussbar**

Mercurius solubilis D30 3 × wöchentl.
zusätzlich:

Luesinum D200 1 × monatl.
3 × insgesamt

Hirnhautreizung (Meningismus)

▶ **akut**

Apis D6 stündl.
zurückgezogener Kopf, trockenes Fieber, durstlos, benommen, schreit schrill (Cri encéphalique), heiß, deckt sich ab

▶ **Folgen**

Calcium phosphoricum D12 2 × tägl.
überaktiv, laut, hampelnd

Berberis D3 3 × tägl.
müde, matt, schläfrig

Hirnhauttumor (Meningeom)

▶ **Hirnschwellung**

Helleborus D4 3 × tägl.
dösig, starr, bewusstlos, gerunzelte Stirn, Kaubewegungen, gieriger Durst

Cantharis D6 3 × tägl.
Blutandrang, klopfend, reißend; todesängstliche Unruhe, Harnverhaltung, Brennen

Apis D6 3 × tägl.
Kissenbohren, Kopfrollen, schreit schrill; eine Hälfte gelähmt, andere verkrampft

▶ **Lähmungen und Ausfallerscheinungen**

Argentum nitricum D6 3 × tägl.
krampfartig, veitstanzähnliche Bewegungen, steif, stolpert

Causticum D6 3 × tägl.
allmählich, krampfende Hälfte, stimmlos, unwillkürlicher Urinverlust

Lathyrus D6 3 × tägl.
plötzlich, krampfartig, Lähmung aller Glieder, kein Muskelschwund

▶ **sich verhärtend**

Acidum hydrofluoricum D6 3 × tägl.
4 Wochen lang; *danach:*

Calcium fluoratum D4 3 × tägl.
4 Wochen lang; *danach:*

Silicea D12 2 × tägl.
4 Wochen lang; *danach* personenbezogen:

Aurum D6 3 × tägl.
roter, machtstrebender Mensch

Platinum D6 3 × tägl.
blasser, besitzstrebender Mensch

Natrium muriaticum D200 1 × wöchentl.
edler, adliger, kummervoller Mensch

Hirnschaden

▶ **entzündlich oder traumatisch; Folge**

Helleborus D4 3 × tägl.
fortlaufend; *zusätzlich:*

Tuberculinum bovinum D200 1 × im Halbjahr
nach 4 Wochen:

Medorrhinum D200 1 × im Halbjahr
nach 4 Wochen:

Luesinum D200 1 × im Halbjahr
diese drei Erbnosoden besänftigen die Anlage (Diathese)

▶ **nach Impfungen**

Apis D30 1 × tägl.
bei Fieber mit Hirnhautreizung (Genick zurückgezogen), Cri encéphalique

Zincum metallicum D30 1 × tägl.
bei Hirnhautreizung mit Beinunruhe; Hirnschaden als Spätfolge

Silicea D12 2 × tägl.
allgemeine Schwäche, chronische Hirnleistungsschwäche, Hirnkrämpfe

Myrtillus D30 1 × wöchentl.
bleibt allmählich körperlich und geistig zurück

▶ **nach Unfall, Verletzung**

Arnica D6 3 × tägl.
Folge von Blutung; Kopfschmerz, Ängste

Hypericum D4 3 × tägl.
Folge von Nervenquetschung; Jammerneurose, Hypochondrie

Helleborus D4 3 × tägl.
wenn der Mensch blass und debil wird

Natrium carbonicum D12 2 × tägl.
Kopfschmerz als Spätfolge; schlimmer bei Sonne

Kissenbohren

▶ **Kind gefährdet!**

Tuberculinum bovinum D200 2 × jährl.
besänftigt die Anlage

Apis D6 3 × tägl.
Hirndruck gesteigert, Wasserkopf, Entzündung; schon blass, durstlos

Belladonna D6 3 × tägl.
heißer Kopf, kalte Füße, Entzündung, Hirnkrämpfe, Schielen, Starre

Helleborus D4 3 × tägl.
blass, dösig, gerunzelte Stirn, Kopfrollen; Wasserkopf, Folge von abgelaufenen Entzündungen im Hirn

Stramonium D12 2 × tägl.
rot, heftig; Entzündung, Hirndruck, Delir, Krämpfe, Schwindel

Zincum metallicum D12 2 × tägl.
sehr blass; Krämpfe, Hirnerweichung, Entzündung, Blutleere

Kopfrollen (Jactatio capitis)

▸ **durch Hirndruck**

Apis D6 3 × tägl.
rot, unruhig, erregt; Auslösung beachten: Sonne, Impfung, Infekt usw.

Helleborus D4 3 × tägl.
blass, dösig, stirnrunzelnd; z. B. nach Geburtstrauma, nach Hirnentzündung (Enzephalitis)

▸ **durch Hirnreizung**

Calcium phosphoricum D12 2 × tägl.
Suppenkaspar, überbeweglich

Agaricus D4 3 × tägl.
Hampelmann, überbeweglich

Hyoscyamus D12 2 × tägl.
„Schimpfhahn"; Geburtstrauma, nach Hirn- oder Hirnhautentzündung

Stramonium D12 2 × tägl.
„Draufhauer", Spielverderber; roter Bruder von Hyoscyamus

Zincum metallicum D12 2 × tägl.
Kümmerling; Hirnschaden, Epilepsie, z. B. als Folge von Impfungen!

▸ **durch sexuelle Erregung**

Tuberculinum bovinum D200 bei Bedarf
Therapiebeginn zur Terrainsäuberung; auch Kissenbohren

Cina D6 3 × tägl.
bei Wurmkindern

Staphisagria D12 2 × tägl.
mit geilen Phantasien

Tarantula hispanica D12 2 × tägl.
onaniert bei rhythmusstarker Musik

Millefolium D4 3 × tägl.
ganzer Oberkörper beteiligt; Erektion

Krampfneigung (Spasmophilie)

▸ **allgemein**

Cuprum metallicum D30 bei Bedarf
Gefäßkrämpfe, Muskelkrampf, Hirnkrämpfe, Epilepsie bei Neumond

Zincum metallicum D12 2 × tägl.
Hirnschädigung, Beinzappeln

Magnesium carbonicum D12 2 × tägl.
Bauch, Waden; wie mit Messern

Secale D30 bei Bedarf
Gefäßkrämpfe, Glieder

Veratrum album D6 alle 10 Min.
tetanische Krämpfe

▸ **blasse Anfälle, im Hirn ausgelöst**

Helleborus D4 3 × tägl.
Folge von Geburtstrauma, Hirn- oder Hirnhautentzündung; dösig, dümmlich

Hyoscyamus D12 2 × tägl.
Folge von Hirnentzündung; angriffslustig

Lähmung, krampfartig

▸ **spastische Spinalparalyse kleiner Kinder**

Strychninum phosphoricum D12 2 × tägl.
Rücken schmerzhaft empfindlich; Glieder müde, zerschlagen; Einschießen wie elektrischer Strom, Krämpfe bei jeder Bewegung, kann nur auf dem Rücken liegen

Lähmung, unvollständig (Parese)

▶ **allgemein**

Gelsemium D6 3 × tägl.
akut; Fazialisnerv, nach Kinderlähmung, nach Diphtherie

Causticum D6 3 × tägl.
allmählich aufsteigend; Blase, Schließmuskel

Plumbum metallicum D6 3 × tägl.
Rückenmarkerkrankungen; Krämpfe, Zittern

▶ **aussichtslos**

Causticum D6 3 × tägl.
schleichende Entwicklung aufsteigend; Urinabgang ungewollt, unbemerkt

Baptisia D6 3 × tägl.
die aufliegenden Teile schmerzen, wie zerschlagen; Urin und Stuhl gehen ungewollt ab

Diphtherinum D200 1 × monatl.
zusätzlich

▶ **Daumen**

Plumbum metallicum D6 3 × tägl.
Muskeln schwinden, Daumen neigt sich zur Handinnenfläche, Greifen erschwert

▶ **halbseitig, nachdem sonst gesundet**

Causticum D6 3 × tägl.
es ist ihm unmöglich, das richtige Wort zu finden (motorische Aphasie)

Baptisia D6 3 × tägl.
Taubheits- und Vergrößerungsgefühl; kann nur Flüssiges schlucken

Diphtherinum D200 1 × monatl.
aussichtslos

▶ **Oberlid nach Verletzung**

Ledum D4 3 × tägl.
da meist durch Stichverletzung verursacht

▶ **nach Schlaganfall**

Causticum D6 3 × tägl.
wenn sonst gesundet; Stimmbänder; unmöglich, richtige Worte zu finden

Arnica D6 3 × tägl.
durch Hirnblutung

Hypericum D4 3 × tägl.
durch Hirnnervenquetschung

▶ **Ulnarisnerv (Ulnarisparese)**

Calcium fluoratum D4 3 × tägl.
plötzlich; rechtes Ulnarisgebiet und linker Ring- und Kleinfinger taub

Natrium fluoratum D4 3 × tägl.
mit Muskelzucken, Muskelhüpfen

Lateralsklerose, amyotrophe

▶ **krampfende und schlaffe Lähmungen**

Plumbum metallicum D6 3 × tägl.
Muskeln schwinden, Hände fallen; höchst berührungsempfindlich; Krämpfe

Stannum metallicum D12 2 × tägl.
zittert beim Hinabgehen, bei Anstrengung; Schmerzen im Sonnenverlauf

Zincum metallicum D12 2 × tägl.
steif, krampfig; zittert, zuckt; Bewegen bessert; Beinunruhe nachts

Argentum nitricum D6 3 × tägl.
Unterschenkel schlaff, Krämpfe der Arme und Beine; stolpert; plötzlich einschießender Schmerz

Lathyrus D6 3 × tägl.
motorische Lähmung unterer Glieder, plötzlich; eher krampfend; erhöhte Reflexe

Missempfindungen der Haut (Parästhesien)

▶ **bei blassen Menschen**

Barium carbonicum D6   3 × tägl.
Verkalkung, Hirnabbau

Cuprum metallicum D6   3 × tägl.
Wadenkrämpfe; zittrig

Plumbum metallicum D6   3 × tägl.
Gefäßsklerose; blitzartig, krampfartig

Secale D4   3 × tägl.
Ameisenlaufen, als krieche etwas unter der Haut

Arsenicum album D6   3 × tägl.
nachts wie Feuer brennend, Wärme lindert

▶ **bei roten Menschen**

Aconitum D30   bei Bedarf
plötzlich, kurz vor Mitternacht

Arnica D30   bei Bedarf
als Folge einer Wirbelsäulenverletzung

Aurum D6   3 × tägl.
destruktive Wirbelsäulenerkrankungen

▶ **Ameisenlaufen**

Formica rufa D30   1 × wöchentl.
rheumatisch; bei allgemeinem Kribbeln unter die Haut spritzen

Platinum D12   2 × tägl.
nervenbedingt; am Stamm und im Gesicht

Argentum nitricum D12   2 × tägl.
nervös; am Kopf

Secale D4   3 × tägl.
arteriell; im Gesicht, an den Extremitäten

Lycopodium D12   2 × tägl.
nervenbedingt; in den Extremitäten

▶ **Brennen**

Phosphorus D12   2 × tägl.
zart; Haut, Organe; Kühle bessert

Arsenicum album D6   3 × tägl.
schwach; Haut, Organe; Wärme bessert

Sulfur D12   2 × tägl.
kräftig; Haut, Körperteile; Kälte bessert

▶ **funktionell**

Aconitum D30   bei Bedarf
nervlich

Cuprum metallicum D30   bei Bedarf
zentralnervös

Tabacum D30   bei Bedarf
Gefäßkrämpfe

Secale D30   bei Bedarf
Arteriolenkrämpfe

▶ **Kältegefühle**

Spinnengifte D12   2 × tägl.
alle haben umschriebene Kälteempfindungen der Haut

Carbo vegetabilis D6   3 × tägl.
an der Zunge

Agnus castus D12   2 × tägl.
am männlichen Genitale

▶ **nachts**

Aconitum D30   bei Bedarf
vor Mitternacht

Arsenicum album D6   3 × tägl.
nach Mitternacht

Secale D4   3 × tägl.
viel Frieren mit brennender Haut, beim Anfassen ist sie aber eiskalt

Hamamelis D4   3 × tägl.
venöser Gefäßstau

Pulsatilla D6 3 × tägl.
Nacken und Kreuz starr

Aesculus D4 3 × tägl.
rheumatisch, venöse Stauung

▸ **wie mit tausend Nadeln**

Agaricus D12 2 × tägl.
kalt wie Eisnadeln

Arsenicum album D6 3 × tägl.
brennend wie Feuer

▸ **Prickeln**

Aconitum D30 bei Bedarf
taub, kalt; Fazialislähmung durch trocken-kalten Wind, Glieder gelähmt

Staphisagria D12 2 × tägl.
Steifheit, Zerschlagenheit, Nervenschmerzen, Rheuma

Cannabis indica D6 3 × tägl.
Lähmung der Glieder, Lähmung des Willens, kataleptische Starre

▸ **Taubheitsgefühle**

Acidum nitricum D12 2 × tägl.
am Kopf

Platinum D12 2 × tägl.
Schläfen, Stirn, auch Beine

Gelsemium D6 3 × tägl.
Zunge zittert

Nux moschata D12 2 × tägl.
Zunge klebt am Gaumen

▸ **überempfindlich an den Oberschenkeln**

China D4 3 × tägl.
auf Kleiderreiben; Erschöpfung, zehrende Krankheiten, Genesungszeit

Rhus toxicodendron D6 3 × tägl.
nach Unterkühlung; Nervenentzündung

Dulcamara D6 3 × tägl.
nach Durchnässen bei feuchtkaltem oder feuchtwarmem Wetter

Multiple Sklerose

▸ **destruktive Diathese**

Tuberculinum GT D200 einmalig
trotz Degeneration hiermit beginnen

Morbillinum D200 einmalig
Masern-Nosode; tuberkulinisch, rot, saftig

Diphtherinum D200 einmalig
Diphtherie-Nosode; destruktiv, blass, trocken

Luesinum D200 1 × monatl.
bei geistigem Abbau; schlechtes Omen; die Nosoden 1 × jährlich in monatlichem Abstand

▸ **Blasenlähmung**

Strychninum phosphoricum D12 2 × tägl.
Krämpfe bei jeder Bewegung; kann nur auf dem Rücken liegen

▸ **Kopfweh, Schwindel, Linsenschlottern**

Conium D12 2 × tägl.
Kopfweh bei leerem Magen, Drehschwindel bei Kopfdrehen, mangelhafte Akkomodation

Cocculus D12 2 × tägl.
Gefühl von Leere im Kopf, enge Pupillen, trübsichtig, Mouches volantes

Gelsemium D6 3 × tägl.
Bandkopfweh, Hinterkopfschwindel, Doppeltsehen, mangelhafte Akkomodation, weite Pupillen

▸ **Sprachschwierigkeiten, Halskrämpfe**

Causticum D12 2 × tägl.
Stimmbänder lahm, krampfend; findet das richtige Wort nicht

Agaricus D12 2 × tägl.
Silbenstottern; Hals eng wie zusammengeschnürt

▸ **unwillkürlicher Stuhl**

Aloe D6 3 × tägl.
bei einer Blähung, beim Urinieren

Silicea D12 2 × tägl.
Schließmuskelkrampf, Schließmuskelschwäche

Alumina D12 2 × tägl.
Schließmuskellähmung

▸ **Umklammerungsgefühl**

Colocynthis D4 3 × tägl.
einschießende, messerscharfe Schmerzen

Theridion D12 2 × tägl.
Überempfindlichkeit gegen Geräusche, Schwindel, Schmerz, innere Kälte

▸ **Wadenkrämpfe**

Cuprum metallicum D6 3 × tägl.
muss kräftig mit der Hand dagegendrücken, muss auftreten; vor allem nachts

Magnesium phosphoricum D4 3 × tägl.
Gegendruck und warmes Fußbad lindern

Zincum metallicum D12 2 × tägl.
mit Zittern, Zucken, Beinunruhe, muss sich bewegen, Bewegen erleichtert

Muskelschwund, progressiv (Muskelatrophie)

▸ **angeboren**

Plumbum metallicum D6 3 × tägl.
blass, trocken, kalt, verspannt; Streckmuskeln der Arme, „Fallhand"

Calabar D2 3 × tägl.
Rücken brennt, zwickt, krampft; Füße, Hände taub; Krämpfe auf Druck

Causticum D6 3 × tägl.
allmählich von unten nach oben steigend; Blase, Stimme, Augenlider

Gelsemium D6 3 × tägl.
funktionelle motorische Lähmung; Polio, Diphtherie, Erregung

▸ **erworben**

Plumbum metallicum D6 3 × tägl.
blass, trocken, kalt, verspannt; Streckmuskeln der Arme, „Fallhand"

Cuprum metallicum D6 3 × tägl.
noch mehr verkrampft; Wadenkrämpfe, Finger gebeugt, Daumen nach innen

Phosphorus D12 2 × tägl.
infolge fettiger Degeneration; Glieder, Rücken schwach; stolpert

Secale D4 3 × tägl.
alle Streckmuskeln; Spreizkrämpfe der Finger, „Kriechen" unter der Haut

Nervenentzündung (Neuritis)

▸ **akut**

Aconitum D30 3-stündl.
durch Kälte; Taubheit und Kälte der befallenen Teile; nachts; ruhelos

▸ **Alkoholneuritis**

Cimicifuga D3 3 × tägl.
Rücken, Muskeln; tief sitzend

Ledum D4   3 × tägl.
von unten nach oben ziehend

Plumbum metallicum D6   3 × tägl.
mit Muskelschwund

▸ **chronisch brennend**

Arsenicum album D6   3 × tägl.
brennt nachts; Wärme lindert

Phosphorus D12   2 × tägl.
brennt tagsüber; Kälte lindert

▸ **des Genitalnervs (N. pud.)**

Clematis D6   3 × tägl.
Samenstrang schmerzt

▸ **des Sehnervs (Retrobulbärneuritis)**

Phosphorus D12   2 × tägl.
zentrale Gesichtsfeldausfälle (zentrales Skotom), bis zur Blindheit

▸ **traumatisch**

Rhus toxicodendron D30   3-stündl.
durch Kälte, Nässe, Überanstrengung; reißt, schießt, nachts; ruhelos

Arnica D6   stündl.
wund, zerschlagen; Kühle lindert

Bellis D3   stündl.
noch stärkeres Wundheitsgefühl als bei Arnica

Hypericum D4   stündl.
wund, scharf schneidend; nach Nervenverletzung

▸ **Wirbelsäule-Nervenwurzeln (Radikulitis)**

Hypericum D4   3 × tägl.
Folge von Nervenverletzung

Nervenschmerz (Neuralgie)

▸ **akut**

Aconitum D30   bei Bedarf
rot, heiß, plötzlich; durch kalten Wind, Zugluft; Angst; nachts; Kälte bessert

Belladonna D30   bei Bedarf
kommt und geht plötzlich, wellenartig, pulsierend, rechts; Wärme bessert

Gelsemium D30   bei Bedarf
plötzlich bei Wetterwechsel, Gehstörungen; benommen, lähmig; Kühle bessert

Colocynthis D4   alle 10 Min.
plötzlich einschießend, messerscharf; Krümmen, Druck, Wärme lindern

Chamomilla D30   bei Bedarf
unerträglich; nachts; viel Hitze; nervös, barsch, unleidlich

▸ **Amputationsneuralgie, Phantomschmerz**

Allium cepa D3   3 × tägl.
sehr bewährt!

Arnica D6   3 × tägl.
Folge von Verletzung; wie zerschlagen

Staphisagria D3   3 × tägl.
Folge von Schnittverletzung; steif, sticht, krampft

Hypericum D4   3 × tägl.
Folge von Nervenquetschung, Nervendurchtrennung; sticht wie gequetscht

Symphytum D4   3 × tägl.
Folge von Knochenverletzung; wie gebrochen

Ammonium muriaticum D4   3 × tägl.
Fuß wie zu kurz

▶ **über dem Auge (supraorbital)**

Stannum metallicum D12 2 × tägl.
tagsüber; beginnt langsam, hört langsam auf (Sonnenverlauf)

Cimicifuga D3 3 × tägl.
jeden Nachmittag bis Abend; Gebärmutterreflex!

Cedron D4 3 × tägl.
jeden Abend auf die Minute wieder; links; Augen brennen

Spigelia D4 3 × tägl.
zuckend, ziehend, stechend; bei Berührung läuft Schauder über Körper

▶ **unter dem Auge (infraorbital)**

Belladonna D6 3 × tägl.
abends bis Mitternacht; schneidend; Tränen, Speichelfluss; Wärme lindert

Calcium carbonicum D12 2 × tägl.
rechts, über Jochbein zum Ohr; häufiges Wasserlassen; Wärme lindert

▶ **im Bauch**

Colocynthis D30 bei Bedarf
nach Erregung, Erkältung; presst, sticht; Ruhe, Wärme, Druck lindern

Nux vomica D30 bei Bedarf
nach Ärger, Erkältung; eher links

▶ **bei Blutarmut**

China D4 3 × tägl.
durch Zugluft und Berührung der betroffenen Teile schlimmer

▶ **Brustwarzen**

Ranunculus bulbosus D4 3 × tägl.
auch Rippenneuralgie

Cimicifuga D3 3 × tägl.
unter der linken Brust; Eierstöcke?

▶ **chronisch**

Arsenicum album D6 3 × tägl.
verzweifelt, Unruhe, nachts, steht auf; liebt Wärme

> **Beachte:** An Diabetes denken!

Rhus toxicodendron D6 3 × tägl.
Unruhe; nachts, bleibt im Bett; linde Wärme bessert; nach Durchnässen

Gnaphalium D4 3 × tägl.
taub, gefühllos, nur im Sitzen; mit Wadenkrämpfen, Ischias

Cedron D4 3 × tägl.
jeden Tag zur gleichen Stunde, auch nachts; links; Trigeminus

Kalium bichromicum D12 2 × tägl.
kommt und geht plötzlich; Wetterextreme; Wärme lindert; Kopf, Ischias

▶ **Eierstöcke**

Colocynthis D4 3 × tägl.
nach Erregung, Erkältung; zieht, presst, sticht; Wärme, Druck lindern

▶ **Fazialisnerv**

Magnesium phosphoricum D4 3 × tägl.
schießend, in Intervallen; 14 Uhr; Wärme lindert

Pulsatilla D6 3 × tägl.
akut; rheumatisch

▶ **nach Gürtelrose**

Arsenicum album D30 1 × tägl.
nachts brennend

▶ **Kiefer**

Aconitum D30 bei Bedarf
nach Wind, Sturm; anhaltend, prickelnd, unerträglich; „es muss was geschehen"

Verbascum D6 3 × tägl.
als wäre Kiefer mit Zangen gequetscht; schlimmer durch Druck, Kauen, Kaltluft

Plantago major D6 3 × tägl.
scharf; schießt zwischen Zähnen und Ohren hin und her

Capsicum D6 3 × tägl.
rechts; fein, durchdringend, brennend; beim Einschlafen; durch Luftzug

▶ **nach Malaria**

Natrium muriaticum D200 bei Bedarf
hartnäckig; schlimmer an der See, gegen Mittag

China D4 3 × tägl.
abgemagert, schwach, ruhelos, blutarm; schlimmer bei Berührung, Zugluft

Arsenicum album D12 2 × tägl.
kümmerlich; wie brennende Nadeln, nachts; ruhelos; Wärme lindert

Cedron D4 3 × tägl.
eher links; jeden Abend zur gleichen Zeit auf die Minute genau!

▶ **Samenstränge**

Clematis D6 3 × tägl.
wie gequetscht, pressend; eher rechts, nachts

Spongia D4 3 × tägl.
Stiche schießen durch die Samenstränge nach oben; geschwollen

Acidum oxalicum D4 3 × tägl.
ziehend, von einem Punkt ausgehend

▶ **im Sonnenverlauf**

Stannum metallicum D12 2 × tägl.
langsam zunehmend, langsam abnehmend

Platinum D12 2 × tägl.
wie in einen Schraubstock gepresst

▶ **Wimpern**

Prunus D4 3 × tägl.
Auge wie von hinten nach außen gepresst

Cimicifuga D3 3 × tägl.
schießend, reißend, Gefühl wie geschwollen

Secale D4 3 × tägl.
krampfig

Natrium muriaticum D200 einmalig
an der See, gegen Mittag

Mezereum D6 3 × tägl.
brennt nachts; kaltes Gefühl im Auge

▶ **Zähne**

Staphisagria D6 3 × tägl.
von hohlen Zähnen mit Karies

Mercurius solubilis D30 1 × tägl.
von Amalgamfüllungen; nachts

Mezereum D6 3 × tägl.
von toten Zähnen; nachts

Spigelia D4 3 × tägl.
Zähne des Oberkiefers; rheumatisch; zuckt, zieht, periodisch; Angst

Kalmia D2 3 × tägl.
Zähne des Oberkiefers; mehr rechts, reißend, anhaltend; Erregung

▶ **Zunge**

Crotalus D12 2 × tägl.
Zungenzittern, Zungenkrebs

Nervenverletzung

▶ **Quetschung**

Hypericum D30 in Wasser
z. B. durch Schnitt am Finger

Neurofibromatose

▸ (Recklinghausen)

Medorrhinum D200　　1 × monatl.
im Wechsel mit:

Luesinum D200　　1 × monatl.
von Generation zu Generation (dominant) vererbtes Krankheitsbild!; *dazu:*

Abrotanum D4　　3 × tägl.
3 Monate lang; *danach:*

Silicea D12　　2 × tägl.
3 Monate lang; *danach:*

Calcium fluoratum D12　　2 × tägl.
3 Monate lang; *danach:*

Barium carbonicum D6　　3 × tägl.
3 Monate lang; Kur wiederholen

Parkinson

▸ kurativ

Cocculus D4　　3 × tägl.
4 Wochen lang; *danach:*

Conium D4　　3 × tägl.
4 Wochen lang; *danach:*

Argentum metallicum D12　　2 × tägl.
wenn blass; 4 Wochen lang; *oder:*

Agaricus D4　　3 × tägl.
wenn rot; 4 Wochen lang

▸ rot

Belladonna D6　　3 × tägl.
tagsüber starr, nachts Visionen, Geister, Ungeheuer; schreit auf

Stramonium D12　　2 × tägl.
alles noch heftiger, Wut, Zerstörung, Aufschreien, erkennt niemanden

Glonoinum D30　　bei Bedarf
erkennt sein Zuhause nicht mehr, möchte nach Hause, obwohl er zu Hause ist

Agaricus D4　　3 × tägl.
„tausend Eisnadeln unter der Haut", Zucken, Ticks, Veitstanzkrämpfe

▸ blass

Argentum nitricum D12　　2 × tägl.
erdfahl, trocken; Schwindel im Dunkeln, stottert; Beine wie Holz oder wie Watte

Hyoscyamus D12　　2 × tägl.
tagsüber abgewandt gegen die Wand; nachts Visionen: Fratzen, Fremde, will fliehen

Heloderma D12　　2 × tägl.
Gefühl umschriebener Eiseskälte; Glieder zucken, schütteln; reckt sich

Kresolum D12　　2 × tägl.
kindisch-heiter, geschwätzig, gestikuliert; hört Glocken, sieht Küchenschaben

▸ Endarznei

Strontium carbonicum D12　　2 × tägl.
starr, mürrisch, streitsüchtig, schlechtes Gewissen; Rucken der Glieder

Rippenneuralgie (Interkostalneuralgie)

Ranunculus bulbosus D4　　3 × tägl.
auch Brustwarzenneuralgie

Säuferdelir (Delirium tremens)

▸ akut

Hyoscyamus D200　　in Wasser
geschwätzig; Flockenlesen; wähnt sich verfolgt, vergiftet; entblößt sich, flieht

Cannabis indica D200　　in Wasser
rot, redselig; Objekte bedrängen; übertreibt Zeiten, Entfernungen

Belladonna D200　　in Wasser
rot, wild; Visionen von Ratten, Mäusen; will entfliehen

Stramonium D200 in Wasser
rot, wahnsinnig; Angst, Schreck; Tiere kommen aus jeder Ecke; flieht

Calcium carbonicum D200 1 × monatl.
ängstlich; Visionen von Ratten, Mäusen; nach Belladonna und Stramonium

Cimicifuga D200 in Wasser
sieht Ratten und Mäuse

▶ **wiederholt**

Opium D200 bei Bedarf
Furcht, Terror; Tiere und Geister springen von überall auf ihn zu

Lachesis D200 bei Bedarf
Halswürgen, Aufschrecken; Vögel und Schlangen bewegen sich auf ihn zu

Cantharis D200 bei Bedarf
blass-gelb; versucht unaufhörlich zu beißen, sexuell erregt; Harnbrennen

Arsenicum album D200 bei Bedarf
schwach, zittert; sieht Geister; Käfer und Würmer krabbeln auf ihm rum, versucht, sie abzubürsten

Schlaganfall

▶ **Lähmungen**

Barium carbonicum D6 3 × tägl.
auf Hirnblutung folgende Lähmung, Therapiebeginn

Plumbum metallicum D6 3 × tägl.
in aufsteigenden Potenzen bis D200; mit Lähmung der Handstrecker

Cuprum metallicum D6 3 × tägl.
in aufsteigenden Potenzen bis D200; mit krampfartiger Lähmung

Phosphorus D12 2 × tägl.
bei eher zarten Menschen nach Hirnblutung

Crotalus D12 2 × tägl.
bei eher kräftigen Menschen nach Hirnblutung

▶ **Sprachverlust, Stimmbandlähmung**

Hyoscyamus D12 2 × tägl.
bei frischer Lähmung

Causticum D6 3 × tägl.
bei alter Lähmung

Syringomyelie

▶ **mit blauen Lippen**

Laurocerasus D4 3 × tägl.
mit Zysten in Herzsegmenten

Tetanie

▶ **allgemein**

Veratrum album D6 alle 10 Min.
akut

Nux vomica D30 in Wasser
gereizt, mürrisch, steigert sich hinein, hyperventiliert

Magnesium phosphoricum D4 alle 10 Min.
nervös, krampfig

Cuprum metallicum D6 alle 10 Min.
allgemeine Krampfneigung

Kresolum D12 2 × tägl.
bei Rückenmarkerkrankungen

Acidum hydrocyanicum D4 alle 10 Min.
mit blauen Lippen und blauer, kalter Nasenspitze

Tick

▶ **konvulsiv (Gesichtszucken)**

**Magnesium
phosphoricum D4** 3 × tägl.
schmerzhaft, muss warme Hand dagegendrücken

Agaricus D4 3 × tägl.
besonders der Lider, Gefühl wie tausend Eisnadeln unter der Haut

Gelsemium D6 3 × tägl.
reißt, zuckt, krampft, besser nach Harnflut; tiefrot wie betrunken

Lycopodium D6 3 × tägl.
eher links, schmerzlos; blass, hager, ordentlich

Hyoscyamus D12 2 × tägl.
grimassiert, gestikuliert; wilde, funkelnde Augen; bei Glanz, Wasser

Tarantula hispanica D12 2 × tägl.
grimassiert wenn unbeachtet, Kältegefühl im Tick; manische Unruhe

▶ **nervös; durch Alkoholabusus**

Absinthium D12 2 × tägl.
auch Kinder von Alkoholikern; rot, heftig, zornig, brutal; klaut gerne

Trigeminusneuralgie

▶ **akut**

Aconitum D30 bei Bedarf
plötzlich nachts, brennt zum Schreien; Erkältung, Zugluft; Kälte besser

Belladonna D30 bei Bedarf
blitzartig, wellenartig, pulsierend, rechts, Mitternacht; Wärme besser

Chamomilla D30 bei Bedarf
nachts, durch Ärger, Zahnung, muss herumgehen; Kälte bessert

Colocynthis D4 alle 10 Min.
stechend, reißend, krampfig, links; Wärme und Druck bessern

▶ **chronisch**

Arsenicum album D12 2 × tägl.
periodisch um Mitternacht, Brennen; Wärme bessert

Cedron D4 3 × tägl.
periodisch täglich auf die Minute genau, links

**Magnesium
phosphoricum D4** 3 × tägl.
periodisch um 14 Uhr, anfallsartig, krampfig, rechts; Wärme, Druck besser

Plantago major D6 3 × tägl.
periodisch wiederkehrend, hin und her schießend bis zu den Ohren

Verbascum D6 3 × tägl.
periodisch 2 × täglich, wie gequetscht durch Zangengriff, schmerzt bei Zahndruck; Kälte lindert

Veitstanz, großer (Chorea major)

Tarantula hispanica D12 2 × tägl.
„wie von der Tarantel gestochen", Musik und Beachtung beruhigen

Lyssinum D200 bei Bedarf
„wie ein tollwütiger Hund"; bei Glanz, bei fließendem oder tropfendem Wasser

Veitstanz, kleiner (Chorea minor)

Agaricus D12 2 × tägl.
krampfiges Zucken, Gesicht, Hals, Glieder, blitzartig; wie im Rausch

Mygale D12 2 × tägl.
Kopf wird plötzlich nach links und hinten geworfen, nicht im Schlaf!

Wasserkopf (Hydrozephalus)

▶ **akut**

Belladonna D6 3 × tägl.
feuchtes Fieber, Aufschreien, Zähneknirschen, klopfender Kopfschmerz

Apis D6 3 × tägl.
trockenes Fieber, Kissenbohren, Kopfrollen, Aufschrei, Stiche; durstlos

Calcium carbonicum D12 2 × tägl.
frühe Stadien; Bauch aufgetrieben, Glieder ungeschickt, Kopfschweiß nachts, häufiges Schreien ohne Grund

▶ **personenbezogen**

Calcium carbonicum D12 2 × tägl.
blass, munter, altklug, großköpfig, dicker Bauch, Kopfschweiß, Durchfall

Calcium phosphoricum D12 2 × tägl.
bleich, kalt, unruhig, Kind verlangt ständig die Brust oder Kartoffeln und Salz

Barium carbonicum D6 3 × tägl.
möchte nicht spielen, großköpfig, ausgezehrt, dürrer Nacken, große Drüsen

Silicea D12 2 × tägl.
rotes Gesicht, kalte Glieder, großer schweißbedeckter Kopf; schreckt nachts aus dem Schlaf auf

Zincum metallicum D12 2 × tägl.
starrer Blick, Beinunruhe, rollt Kopf, bohrt ihn in das Kissen; hinten heiß, vorne kalt

Sulfur D12 2 × tägl.
Augen halboffen, Kopf fällt nach hinten, starr, zuckt, Großzehenkrämpfe

▶ **seröse Ausschwitzung (Exsudation)**

Helleborus D4 3 × tägl.
dösig, gerunzelte Stirn, Kaubewegungen, gieriger Durst, schreit schrill (Cri encéphalique)

Cantharis D6 3 × tägl.
Blutandrang, klopfend, reißend, todesängstliche Unruhe, Harnverhaltung, Brennen

Apocynum D2 3 × tägl.
Stirnhöcker, offene Fontanellen, schielt; stete unwillkürliche einseitige Bewegungen der Glieder, kein schrilles Schreien!

▶ **mangelhafte Auflösung (Resorption)**

Apis D6 3 × tägl.
am Beginn und am Ende

Zittern (Tremor)

▶ **der Glieder**

Barium carbonicum D6 3 × tägl.
Verkalkung

Gelsemium D6 3 × tägl.
Erregung, Ärger

Tabacum D6 3 × tägl.
Durchblutung, Verkalkung

Kalium bromatum D12 2 × tägl.
Nerven; trommelt ständig mit den Fingern auf dem Tisch

Mercurius solubilis D30 1 × tägl.
Hirn- und Rückenmarkerweichung

Teil 2

Auslösung, Verfassung, Anlage, Geist und Gemüt

Auslösung (Ätiologie)

Alkoholmissbrauch

Person

▶ **rot, warm, kräftig**

Sulfur D200　　　　　1 × monatl.
kräftig rot

Stramonium D200　　1 × monatl.
leuchtend rot

Opium D200　　　　　1 × monatl.
dunkelrot

▶ **blass, kalt, schwach**

Hyoscyamus D200　　1 × wöchentl.
erschreckend blass

**Carbo
vegetabilis D200**　　　1 × wöchentl.
leichenblass, blaue Lippen

**Arsenicum
album D200**　　　　　1 × wöchentl.
wächsern blass, Totenmaske

Luesinum D200　　　 1 × monatl.
3 × insgesamt

Alkoholismus

▶ **bei Frauen**

Sepia D200　　　　　1 × monatl.
vernachlässigt sich und die Familie, „verschlampt"

Verlangen nach Alkohol vor der Periode

Pulsatilla D12　　　　2 × tägl.
nach Wein, Likör; trinkt alleine, ist ungern alleine

Alkoholentwöhnung

Quercus e glandibus D3　　bei Bedarf
bei Verlangen 30 Tropfen oder Kügelchen

Alkoholmissbrauch

▶ **akut**

Nux vomica D30　　　bei Bedarf
vorbeugend vor und nach Gelagen; übel, würgt, zittert, morgens

Cannabis indica D200　　bei Bedarf
rot, gewalttätig, geistig aktiv, redselig, übertreibt Dinge

Ranunculus bulbosus D4　alle 10 Min.
beruhigt akute Anfälle von Säuferdelir (Delirium tremens)

▶ **chronisch**

**Acidum
sulfuricum D30**　　　1 × tägl. abends
blass, kalt, verschrumpelt, „verschlampt", hastig, erbricht sauer; nach Nux vomica

Capsicum D30　　　1 × tägl. morgens
erbricht morgens, Magen brennt, appetitlos, ruhelos, zittert; Delirium

▶ **gelegentlich**

Stramonium D200　　bei Bedarf
tobsüchtig, tritt Möbel, schlägt auf die Familie ein; ängstlich, schreckhaft

Alkoholrausch

▶ **Verhalten**

Nux vomica D30 bei Bedarf
mürrisch, eifersüchtig, beleidigend, tätlich, will sich ertränken

Belladonna D30 bei Bedarf
spielt Komödie, enthemmte Reden und Taten; krampft, zerstört, Mordlust

Opium D30 bei Bedarf
sehr fröhlich, dann stumpfsinnig, schläft ein

Lachesis D30 bei Bedarf
redet ununterbrochen, enthemmte Worte und Taten, eifersüchtig, mürrisch

Causticum D30 bei Bedarf
redelustig, schreit, mürrisch, übermäßig sexuell erregt

Hyoscyamus D30 bei Bedarf
eifersüchtig, tätlich, schreit, will sich nackt ausziehen, Mordlust

Beschwerden bei Trinkern

▶ **Alkoholorgie, morgens danach**

Nux vomica D30 bei Bedarf
Katerkopf, miserabler Mundgeschmack, miserables Lebensgefühl

Cocculus D12 stündl.
Leeregefühl, Schwindel im Kopf; schusselig, lässt die Tasse fallen

Carbo vegetabilis D30 bei Bedarf
Hinterkopfweh; leerer, hängender, geblähter Oberbauch, Gärungsdurchfall

▶ **Blutungen aus Magen und Darm**

Ledum D4 alle 10 Min.
rot, schaumig; elegante, unglaubwürdige Whiskytrinker

Opium D30 alle 10 Min.
dunkel, schaumig; redet viel Dampf, schläft über dem Trinken ein

▶ **Erbrechen**

Nux vomica D30 bei Bedarf
Exzesse, isst und trinkt unmäßig

Acidum sulfuricum D30 bei Bedarf
morgendliches Säurewürgen

> **Beachte:** Bei Trinkwunsch eine Gabe wiederholen und Willensstärke üben.

Kalium bichromicum D12 2 × tägl.
nach Biergenuss

▶ **Krämpfe**

Zincum metallicum D12 2 × tägl.
Hirnkrämpfe, epileptische Anfälle

▶ **Leberzirrhose**

Nux vomica D6 3 × tägl.
akut; isst und trinkt unmäßig und raucht tags und nachts

Sulfur D6 3 × tägl.
pyknisch, rot; säuft insgeheim weiter aus Lust

Lachesis D12 2 × tägl.
kräftig, hitzig, rot; säuft weiter aus Verzweiflung

Acidum hydrofluoricum D6 3 × tägl.
Leber steinhart

Arsenicum album D6 3 × tägl.
Leberschrumpfung; ziemlich am Ende

Ammonium muriaticum D4 3 × tägl.
schlaff, kraftlos; Stuhl hart, bröckelig mit glasigem Schleim

▶ **Lügen**

Opium D200   1 × monatl.
rot, erregt, macht viel Dampf

Carbo vegetabilis D200   1 × monatl.
blass, erschöpft

▶ **Nervenentzündung (Alkoholneuritis)**

Cimicifuga D3   3 × tägl.
Rücken, Muskeln; tief sitzend

Ledum D4   3 × tägl.
von unten nach oben ziehend

Plumbum metallicum D6   3 × tägl.
mit Muskelschwund

▶ **nervöser Tick**

Absinthium D12   2 × tägl.
rot, heftig, zornig, brutal; klaut gerne; auch Kinder von Alkoholikern

Säuferdelir

▶ **akut**

Hyoscyamus D200   in Wasser
geschwätzig; hascht nach Flocken in der Luft; fühlt sich verfolgt, vergiftet; entblößt sich, flieht

Cannabis indica D200   in Wasser
rot, redselig; Objekte bedrängen; übertreibt Zeiten, Entfernungen

Belladonna D200   in Wasser
rot, wild; Visionen von Ratten, Mäusen; will entfliehen

Stramonium D200   in Wasser
rot, wahnsinnig; Angst, Schreck; Tiere kommen aus jeder Ecke; flieht

Calcium carbonicum D200   1 × monatl.

ängstlich; Visionen von Ratten, Mäusen; nach Belladonna und Stramonium

Cimicifuga D200   in Wasser
sieht Ratten und Mäuse

▶ **wiederholt**

Opium D200   bei Bedarf
Furcht, Terror; Tiere und Geister springen von überall auf ihn zu

Lachesis D200   bei Bedarf
Halswürgen, Aufschrecken; Vögel und Schlangen bewegen sich auf ihn zu

Cantharis D200   bei Bedarf
blass-gelb; versucht unaufhörlich zu beißen, sexuell erregt; Harnbrennen

Arsenicum album D200   bei Bedarf
schwach, zittert; sieht Geister; Käfer und Würmer krabbeln auf ihm herum, versucht sie abzubürsten

Säuferwahn

Acidum sulfuricum M   bei Bedarf
fühlt sich angegriffen, ausgelacht, verhöhnt, verfolgt

Anacardium M   bei Bedarf
folgt zwei Willen mit entgegengesetzten Aufträgen, hört Stimmen

Lachesis M   bei Bedarf
geschwätzige Eifersucht

Kalium bichromicum M   bei Bedarf
gereizt, gedrückt, ängstlich, menschenscheu

Arsenicum album M   bei Bedarf
sieht Tiere, hört Stimmen; nach häufigem geringem Alkoholgenuss

Luesinum M   bei Bedarf
lacht und weint ohne Grund, verzweifelt, gedrückt, hirnschwach

Angst

▸ allgemein

> **Angst** ist ungerichtet, unerklärlich, personenbezogen, subjektbezogen! Sie ist umso tief greifender, je giftiger die Ursubstanz der gewählten Arznei ist!
> **Furcht** ist auf eine Sache bezogen, objektbezogen!

▸ abgelehnt zu werden, in der Gesellschaft

Aconitum D30 bei Bedarf
man bemerke sein Herzklopfen, seine Erregtheit

Arnica D200 1 × monatl.
man bemerke seine Verletzlichkeit

Aurum D200 1 × monatl.
man könne ihm das Schlachtfeld seiner „Ellbogenmacht" entziehen

Calcium carbonicum D200 1 × monatl.
man bemerke seine Unbeholfenheit

Pulsatilla D200 1 × monatl.
man betrachte sie als „mittelalterlich", sie sei nicht „emanzipiert"

Silicea D200 1 × monatl.
man bemerke die Unvollkommenheit in ihm

▸ vor Abwärtsbewegung

Borax D30 bei Bedarf
schreit; „außer sich"

Argentum nitricum D30 bei Bedarf
erblasst; Magen hebt sich; fällt

Ferrum metallicum D12 2 × tägl.
errötet; Herz klopft

▸ vor Alleinsein

Aconitum D30 in Wasser
könne sich der Todesstunde nähern, möchte Hand gehalten haben

Phosphorus D200 bei Bedarf
könne von Unheil bedroht werden, möchte gestreichelt werden

Sepia D200 bei Bedarf
könne melancholisch werden; erträgt aber keinen Menschen

Argentum nitricum D200 bei Bedarf
könne sterben

Arsenicum album D200 bei Bedarf
könne sich umbringen

Stramonium D200 bei Bedarf
könne von Geistern erschreckt werden

▸ vor dem Altern

Phosphorus D200 1 × monatl.
fürchtet, weniger gut auszusehen

Arsenicum album D200 bei Bedarf
fürchtet sich vor den zwingenden Krankheiten des Alters

Lachesis D200 1 × monatl.
fürchtet, „Gelegenheiten" zu verpassen

▸ vor der Angst beim Denken daran

Calcium carbonicum D200 1 × monatl.
tuberkulinisch; hilfesuchend

Acidum nitricum D200 1 × monatl.
destruktiv; klebrig

▸ arm zu sterben

Ambra D30 bei Bedarf
ständig in Sorge, Geschäfte könnten fehlschlagen; schüchtern, schlaflos

Bryonia D200   1 × monatl.
wie bei Ambra; mürrisch, reizbar, gallig

**Calcium
carbonicum D200**   1 × monatl.
und verlassen zu sein

Sepia D200   1 × monatl.
und zu verhungern

Sulfur D200   1 × monatl.
und angesammelten Besitz zu verlieren

▸ **bei Aufwärtsbewegung**

Acidum nitricum D200   1 × monatl.
Schwäche, Gelenkknacken

▸ **beim Augenschließen**

Calcium carbonicum D12   2 × tägl.
Angst steigt aus der Seele; ist verlassen

Arnica D12   2 × tägl.
Angst, jemand könnte ihn berühren, ihn vergiften

Lachesis D12   2 × tägl.
Angst vor unbewussten Impulsen, verliert die intellektuelle Sicht

Argentum nitricum D12   2 × tägl.
Angst zu stolpern, macht große Schritte

Theridion D12   2 × tägl.
Angst vor Geräuschen

▸ **vor Bakterien, vor Verschmutzung**

Arsenicum album D200   1 × monatl.
„Herr und Frau Saubermann"; Angst vor verdorbenen Lebensmitteln

Silicea D200   1 × monatl.
bügelt allabendlich mit heißem Eisen seine Geldscheine

▸ **vor Beengung, vor Enge**

Aconitum D30   bei Bedarf
Herzenge

Ambra D30   bei Bedarf
Enge durch Menschen

Lachesis D200   1 × monatl.
Hitzeenge

Jodum D200   1 × monatl.
Bewegungsenge

Lycopodium D200   1 × monatl.
Bauchenge

Pulsatilla D200   1 × monatl.
Stauungsenge

▸ **vor Begegnung**

Ambra D30   bei Bedarf
Angst macht schlaflos; greift an

Arnica D200   bei Bedarf
könne berührt werden

▸ **lebendig begraben zu werden**

Lachesis D200   bei Bedarf
und keiner merke es

▸ **über Brücken, über Wasser zu gehen**

Ferrum metallicum D12   2 × tägl.
auch bei stehenden, ruhigen Gewässern

Bromum D6   3 × tägl.
beim Schauen auf strömende Gewässer

▸ **vor und in der Dunkelheit**

**Calcium
carbonicum D200**   1 × monatl.
sieht Geister

Stramonium D200   1 × monatl.
sieht erschreckende Fratzen

Phosphorus D200   1 × monatl.
sieht grinsende Fratzen

Causticum D200   1 × monatl.
hört unheimliche Geräusche

Lycopodium D200 1 × monatl.
sieht furchterregende Schreckbilder

▸ **ein Entgegenkommender schlage auf ihn ein**

Arnica D200 bei Bedarf
ahnt das Trauma und zieht es an; Angst vor Gewalttätigkeit folgert, dass dieser Mensch auch gewalttätig sein kann!

▸ **vor Erfolg**

Calcium carbonicum D200 1 × monatl.
gibt seine blühende Karriere oder sein Geschäft auf wegen verlorenem Sinn oder wegen überwältigender Verantwortung

Silicea D200 1 × monatl.
gibt auf dem Höhepunkt auf, wenn Probleme zu groß werden

▸ **morgens beim Erwachen**

Natrium muriaticum D200 bei Bedarf
Urangst, ungenügend zu sein; verlorenes Salz der Erde, verkümmerte Seele

Silicea D200 bei Bedarf
Urangst, minderwertig zu sein; verlorener Halt

Lachesis D200 1 × monatl.
Urangst vor der „Sünde"; verlorener Kosmos

Barium carbonicum D200 1 × monatl.
Urangst, sich zu blamieren; verlorene Chance

Arsenicum album D200 1 × monatl.
es könnte etwas von ihm verlangt werden

Graphites D200 1 × monatl.
schwach, träge; verlorene Spannkraft

▸ **vor dem Erwachen nachts**

Luesinum D200 1 × monatl.
alles Zerstörerische verschlimmert sich in der Nacht

Lachesis D200 1 × monatl.
Schlangen kommen in der Nacht, winden sich unbemerkt um Hals und Brust

▸ **vor dem Fliegen**

Ignatia D30 1 × abends zuvor
und morgens und eventuell 1 Stunde vor dem Start; unbegründete Angst

Cimicifuga D30 1 × vor dem Start
und bei Bedarf; Gefühl der Panik wegen Platzangst

Chininum sulfuricum D30 je 1 × vorher
Ohrensausen bei Abflug und Landung

Borax D30 1 × vorher
vor der Landung; Abwärtsbewegung!

▸ **vor spitzen Gegenständen**

Silicea D200 1 × monatl.
vor Scheren, Spritzen, Messern

▸ **vor Geräuschen**

Silicea D12 2 × tägl.
äußerst schreckhaft und überempfindlich

Causticum D12 2 × tägl.
Möbel und Holzdielen knarren, „Einbrecher kommen"

Aconitum D30 bei Bedarf
vor lauten Menschen, lauter Musik, vor Streit

Kalium bromatum D12 2 × tägl.
ruhelos, argwöhnisch, erschöpft, schlaflos

Ignatia D30 bei Bedarf
schreckhaft, hysterisch

▶ **nicht wieder gesund zu werden**

Anacardium D200　　　1 × monatl.
Geistes- und Gedächtnisschwäche; Angst gelähmt zu werden

Cimicifuga D200　　　1 × monatl.
sei unheilbar krank

Veratrum album D200　　1 × monatl.
sei in die Hölle verdammt

▶ **vor Gewalttätigkeit, Grausamkeit**

**Calcium
carbonicum D200**　　　1 × monatl.
kann nicht verstehen, warum andere sich grundlos böse verhalten

Arnica D200　　　1 × monatl.
zieht sie an sich; kann auch gewalttätig sein

▶ **Gewissensangst
(schlechtes Gewissen)**

Arsenicum album D200　　bei Bedarf
als habe er noch immer nicht genügend getan

Ignatia D200　　　bei Bedarf
als habe er ein Verbrechen begangen; seufzt und schluchzt untröstlich

Alumina D200　　　1 × monatl.
als habe er jemanden ermordet

Veratrum album D200　　bei Bedarf
als habe er etwas Böses getan und sei verdammt

Zincum metallicum D200　bei Bedarf
als sei er eines Verbrechens schuldig

▶ **vor Gewitter**

Phosphorus D30　　　stündl.
vor dem Blitz; macht alle Läden zu und verkriecht sich im Keller

Natrium carbonicum D12　2 × tägl.
übel gelaunt

Sepia D12　　　2 × tägl.
aber auch unheimlich fasziniert vom Gewitter

▶ **von Höhen hinunterzuschauen**

Argentum nitricum D30　bei Bedarf
„Hochhaussyndrom"; Tiefe zieht an, fährt in den Magen

Ferrum metallicum D12　2 × tägl.
von Brücken auf stehendes oder fließendes Wasser

▶ **vor Hunden**

**Calcium
carbonicum D200**　　　1 × monatl.
vor großen Hunden; vor der Größe anderer

▶ **vor schwarzen Hunden**

Arsenicum album D200　　bei Bedarf
schwarz ist der Tod; trägt gerne schwarz

▶ **vor Katzen**

**Tuberculinum
bovinum D200**　　　einmalig
vor ihrer Unberechenbarkeit (oder vor der eigenen?)

Hyoscyamus D200　　　bei Bedarf
vor den Krallen; eine krallende Katze braucht ebenso diese Arznei

▶ **Kinder: aus dem Bett genommen
zu werden**

Calcium carbonicum D30　bei Bedarf
rundliches Kind; Aufwärtsbewegung verschlimmert

**Calcium
phosphoricum D30**　　　bei Bedarf
schlankes Kind; Aufwärtsbewegung verschlimmert

▶ **Kinder: beim Legen ins Bett**

Borax D30 bei Bedarf
Abwärtsbewegung verschlimmert

▶ **Kinder: beim Wiegen**

Silicea D30 bei Bedarf
Bewegung verschlimmert die Schwäche

▶ **vor Lebererkrankungen**

Lycopodium D200 bei Bedarf
was Angst macht, zieht an; was anzieht, macht Angst

▶ **vor Lungenerkrankungen**

Stannum metallicum D200 bei Bedarf
depressive Ängste bei solchen Erkrankten

▶ **wenn sich jemand nähert**

Anacardium D200 1 × monatl.
fühlt sich von Feinden umgeben

Arnica D200 1 × monatl.
man könne auf ihn einschlagen

Silicea D200 1 × monatl.
man könne ihn berühren

Thuja D200 1 × monatl.
könne zerbrechen

▶ **es könne etwas passieren**

Aconitum D30 bei Bedarf
unruhig und unnütz aufgeregt; Angst vor Unheil, Unglück

▶ **Platzangst**

Aconitum D30 bei Bedarf
Herzrasen, Unruhe, „muss sterben"

Argentum nitricum D200 1 × monatl.
Magenkrämpfe, Stolpern, Vernichtungsgefühl

Lachesis D200 1 × monatl.
Erstickung, Hitzewallungen

Jodum D200 1 × monatl.
Erstickung, Bewegungsdrang

Lycopodium D200 1 × monatl.
Umschnürung in der Taille; wird wild

Pulsatilla D200 1 × monatl.
Umschnürung vom Herzen abwärts, Stauung; weint

▶ **über leere Plätze zu gehen**

Argentum nitricum D200 1 × monatl.
an einer bestimmten Ecke vorbeizugehen

▶ **plötzlich, unbegründet**

Aconitum D30 in Wasser
Herzangst, Todesangst mit aufgeregter Unruhe; eher abends

▶ **vor einer Reise**

Aconitum D30 bei Bedarf
plötzliche Angst, es könne etwas schiefgehen; ruhelos

Argentum nitricum D30 bei Bedarf
wegen Terminangst, könnte Flug verpassen; hastig, kommt trotzdem viel zu früh

Gelsemium D30 bei Bedarf
zittrig aufgeregt wegen ungerichteter Erwartungsangst; lähmig

Bryonia D30 1 × tägl. morgens
1 Woche vor Abreise bei bedenklichen Sorgen, sein Geschäft zu verlassen; grantig

▶ **vor Schlaflosigkeit, durch Übernächtigung**

Cocculus D12 2 × tägl.
Tagesereignisse behindern Einschlafen; Aufschrecken

Angst   Teil 2 Auslösung

Acidum nitricum D6 3 × tägl.
erwacht halbstündlich aus Halbschlaf, schläft nach 2 oder 4 Uhr nicht mehr ein

▸ vor Schlaganfall, vor Herzinfarkt

Arnica D200 bei Bedarf
vor jeglicher Gewalt und Verletzung

Aurum D200 1 × monatl.
weiß um seinen Bluthochdruck

▸ vor Schmerzen

Chamomilla D30 bei Bedarf
verfällt in ungebärdigen Ärger mit schrillen Zwischenschreien

Ignatia D30 bei Bedarf
fällt in Ohnmacht

Colocynthis D30 bei Bedarf
verfällt in galligen Ärger

▸ vor Schule, vor Prüfungen

Gelsemium D30 bei Bedarf
eher rundlich, rot; einnehmen, sobald das Ereignis plagt

Argentum nitricum D30 bei Bedarf
schlank, blass; stolpert über Ereignis, über seine Füße; rast zum Klo

Arsenicum album D30 bei Bedarf
totenmaskenähnliche Angst; verlässt das Klo nicht mehr

Strophantus D4 alle 10 Min.
trotzdem Herzklopfen und Brett vor dem Kopf, dabei gut vorbereitet

Medorrhinum D200 bei Bedarf
gut vorbereitet, aber nach anfänglichem Schwung zunehmende Gedächtnisschwäche mit der Dauer der Prüfung oder Klassenarbeit

▸ in der Schwangerschaft

Aconitum D30 bei Bedarf
Todesangst, sagt die Todesstunde voraus

Arsenicum album D30 bei Bedarf
Angst vor dem Tod, Angst sterben zu müssen

Capsicum D30 bei Bedarf
Angst mit Heimweh und roten Bäckchen, will zur Mutter

Cimicifuga D30 bei Bedarf
Angst, es könne etwas schiefgehen

Pulsatilla D30 bei Bedarf
Angst vor drohendem Unheil mit Heulen und Wehklagen

Veratrum album D30 bei Bedarf
Angst mit geschwätziger Schwermut

▸ um sein Seelenheil

Sulfur D200 1 × monatl.
fürchtet um sein Heil, während ihm das der anderen völlig egal ist

Pulsatilla D200 1 × monatl.
betet wie eine erstarrte Madonna

Lycopodium D200 1 × monatl.
verwirrte, traurige Gedanken um sein Seelenheil; erschöpft

Veratrum album D200 1 × monatl.
betet inbrünstig

Arsenicum album D200 1 × monatl.
glaubt, auf ewig verdammt zu sein; sei der Gnade Gottes nicht würdig

▸ vor und in der Sesselbahn

Argentum nitricum D30 bei Bedarf
vor der Höhe; Tiefe zieht magisch an

▸ vor dem Sterben

Arsenicum album D30 bei Bedarf
hasst den Tod oder umarmt ihn

Argentum nitricum D30 bei Bedarf
stolpert dem Tod entgegen, wenn alleine

▶ eine Straße zu überqueren

Argentum nitricum D200 bei Bedarf
die Häuser könnten auf ihn einstürzen

Aconitum D200 bei Bedarf
eine geschäftige Straße zu überqueren; es könnte etwas passieren

▶ vor Tadel

Ignatia D30 bei Bedarf
krampft; von leichten Magenkrämpfen bis zum epileptischen Anfall

Calcium carbonicum D200 1 × monatl.
sinnt still auf Rache, wird böse; scheitert als Erwachsener

Silicea D200 1 × monatl.
zieht sich zurück, wird schwach, geknickt, ungenügend, lebensmüde

Pulsatilla D200 1 × monatl.
fühlt sich vernichtet, weint, traut sich nicht mehr

Natrium muriaticum D200 1 × monatl.
ungehalten, holt aus, möchte zuschlagen

Arsenicum album D200 1 × monatl.
fängt an, sich mit Worten zu verteidigen

Staphisagria D200 1 × monatl.
zornig; unterdrückt oder unberechenbar

Opium D200 einmalig
antwortet mit aufgebauschten Lügen

▶ vor dem Telefonieren

Lycopodium D200 1 × monatl.
Situationsänderung!

▶ vor Tieren

Calcium carbonicum D200 1 × monatl.
Mäuse, Vögel oder ganz bestimmte, ausgesuchte Tiere

Sepia D200 1 × monatl.
Ratten

Lac caninum D200 1 × monatl.
Schlangen

Crotalus D200 1 × monatl.
Spinnen

Arsenicum album D200 1 × monatl.
Ungeziefer

Phosphorus D200 1 × monatl.
Pferde

▶ vor dem Tod

Aconitum D30 in Wasser
sagt die Todesstunde voraus; ruhelos, eher abends

Phosphorus D200 bei Bedarf
Tod erscheint ihm in der Nacht

Sepia D200 bei Bedarf
vor Hungertod

Platinum D200 bei Bedarf
Tod steht nahe bevor, handelt mit ihm

Cimicifuga D200 bei Bedarf
weil sie unheilbar krank sei

Anacardium D200 bei Bedarf
weil er in die Hölle müsse, der Teufel warte dort auf ihn

▶ vor einem schrecklichen Traum

Erigeron D200 bei Bedarf
vorher euphorisch!

▶ vor Überraschungen

Aconitum D30 in Wasser
Herzklopfen, Herzanfall

Coffea D30 in Wasser
Weinen, Kopfschmerz; auch bei erfreulichem Anlass

Ferrum metallicum D12 2 × tägl.
Herzklopfen, Erröten

Gelsemium D30 in Wasser
Zittern, Schwäche, Lahmheit

Strophantus D4 alle 10 Min.
Herzklopfen, Hirnleere

Staphisagria D200 bei Bedarf
Zittern bei schlechten Nachrichten

▸ **Urbangnis**

Calcium carbonicum D200 1 × monatl.
am Beginn des Lebens, am Beginn des Lebendigen

Lachesis D200 1 × monatl.
in der Mitte des Lebens, Lebenskrise inmitten des Lebendigen

Arsenicum album D200 1 × monatl.
am Ende des Lebens, am Ende des Lebendigen

▸ **verfolgt zu werden, beim Gehen**

Anacardium D200 bei Bedarf
Vorsicht: Beginnende Wahnvorstellung!

▸ **vergiftet zu werden, von Anwesenden**

Hyoscyamus D200 bei Bedarf
alle sind Feinde

Lachesis D200 bei Bedarf
lehnt Arzt und Nahrung ab

Arnica D200 bei Bedarf
lehnt Arzt und Arznei ab

Rhus toxicodendron D200 bei Bedarf
im Fieberdelir

Belladonna D200 bei Bedarf
im Fieberdelir, im akuten Wahn

Stramonium D200 bei Bedarf
im akuten Wahn

▸ **wenn etwas von ihm verlangt wird**

Arsenicum album D200 bei Bedarf
glaubt immer, nicht genügend vorbereitet zu sein

▸ **sich zu verlieben**

Sepia D200 bei Bedarf
unfähig zu geben und zu empfangen; kann sich nicht hingeben

Natrium muriaticum D200 bei Bedarf
unfähig offen zu sein; kann sich nicht öffnen

▸ **verrückt zu werden**

Calcium carbonicum D200 1 × monatl.
Angst vor Krankheit, um seine Gesundheit

Cimicifuga D200 bei Bedarf
unbegründet; „es muss etwas geschehen"

Alumina D200 bei Bedarf
depressive, furchtsame Schwäche

Jodum D200 bei Bedarf
meidet Arzt und Leute

▸ **zu versagen**

Calcium carbonicum D200 1 × monatl.
vor Älteren, Klügeren und Mächtigen

Silicea D200 1 × monatl.
glaubt, auf ewig zur Minderwertigkeit verdammt zu sein

Pulsatilla D200 1 × monatl.
Haus und Familie könne ihr entgleiten

Lycopodium D200 1 × monatl.
Würde und Wirkung könne ihm entgleiten

Aurum D200 1 × monatl.
Macht könne ihm entgleiten

Sulfur D200 1 × monatl.
Besitz könne ihm entgleiten

▶ vor Verspätung

Arsenicum album D200 1 × monatl.
entwirft übergenaue zeitliche Schlachtpläne

Natrium muriaticum D200 1 × monatl.
will so schnell wie möglich dort sein; verzeiht Verspätung anderer nicht; ärgert sich nur, aber sagt nichts; beklagt sich jedoch bei Dritten

Argentum nitricum D200 1 × monatl.
Terminangst; kommt stets zu früh angehastet

▶ vor Wasser

Phosphorus D200 1 × monatl.
dunkle, stehende Gewässer; ein tropfender Wasserhahn macht verrückt

Hyoscyamus D200 bei Bedarf
tiefschwarze Seen mit glänzender Oberfläche; flippt aus

Stramonium D200 bei Bedarf
Lichtreflexe auf nassen Straßen und Gewässern; krampft

Lyssinum D200 bei Bedarf
glänzende Gewässer; tropfender Wasserhahn verwirrt, macht tollwütig

Sulfur D200 1 × monatl.
schmutzige Gewässer; „Wasser ist was für Leute, die schmutzig sind"

▶ vor der Zukunft

Calcium carbonicum D200 1 × monatl.
unbeholfener Schwarzseher

Sepia D200 1 × monatl.
mit trüben Gedanken um Hungersnot, Armut und Krankheit

Sulfur D200 1 × monatl.
um sein selbstsüchtiges Seelenheil

Psorinum D200 bei Bedarf
Geschäfte könnten schieflaufen; stets menschenscheu mit dem Sterben beschäftigt

Phosphorus D200 bei Bedarf
es könne ein Unheil geschehen

Natrium muriaticum D200 1 × monatl.
ohne Hoffnung, ohne Halt

Ärger

Auslösung

▶ **ärgert sich selbst über Ärger**

Nux vomica D30 bei Bedarf
schimpft und nörgelt an sich rum

Staphisagria D30 bei Bedarf
unterdrückt ihn, schweigt, zittert

▶ **chronischer Ärger**

Ignatia D30 bei Bedarf
Kloß im Hals, Hirnbasiskopfweh, widersprüchlichste Erscheinungen

Folgen

▶ **alle Beschwerden schlimmer**

Sepia D12 2-stündl.
Schwäche, Lahmheit

▶ **Allergie nach Aufregung**

Bovista D30 bei Bedarf
Nesselsucht; matt, abgeschlagen

▶ **Durchfall**

Aconitum D30 bei Bedarf
Schreck, Kolik

Argentum nitricum D30 bei Bedarf
Herzklopfen, Stimme versagt

Chamomilla D30 bei Bedarf
Krämpfe, Regel bleibt aus

Coffea D30 bei Bedarf
Herzklopfen, überempfindlich

Colocynthis D30 bei Bedarf
Kolik zum Krümmen

Veratrum album D30 bei Bedarf
Krämpfe, Ohnmacht

Petroleum D12 2 × tägl.
Schwindel, appetitlos

▶ **Erbrechen nach Aufregung**

Argentum nitricum D30 bei Bedarf
Brechwürgen, krampfhaft, erschöpfend

Veratrum album D30 bei Bedarf
große Mengen, erschöpfend

▶ **Kolik**

Bryonia D30 in Wasser
Ärger über seinen Ärger, ihm läuft die Galle über

Colocynthis D30 in Wasser
Ärger über Unrecht, messerscharfe Magen-, Gallenkolik zum Krümmen

Chamomilla D30 in Wasser
Ärger über alles, hitzig, überempfindlich, Magen-, Nabelkolik

Nux vomica D30 in Wasser
Ärger über die Fliege an der Wand, Magenkolik

Argentum nitricum D30 in Wasser
Ärger über seine Unsicherheit, verschluckt ihn, führt zur Magenkolik

▶ **Leberbeschwerden**

Bryonia D30 bei Bedarf
Gelbsucht, Kopfweh

Lycopodium D200 bei Bedarf
Magenweh

▶ **schlaflos**

Aconitum D30 bei Bedarf
Herz pocht und stolpert

Nux vomica D30 bei Bedarf
Kopfweh, Magenweh, Regel bleibt aus

Sulfur D30 bei Bedarf
Schwäche

Zincum metallicum D30 bei Bedarf
Unruhe, Zittern

▶ **Verstopfung**

Opium D30 bei Bedarf
Hirnkrämpfe, Schlaganfall, Harnverhaltung

▶ **Zittern**

Aconitum D30 in Wasser
rot; Herz pocht, Beine versagen

Gelsemium D30 in Wasser
dunkelrot; alles zittert

Staphisagria D30 in Wasser
kräftig rot; zittert nach schlechten Nachrichten

Argentum nitricum D30 in Wasser
blass; Herz pocht, Stimme versagt

Arsenicum album D30 in Wasser
leichenblass; ergeht sich über Unachtsamkeiten, über Unordnung

Zincum metallicum D30 in Wasser
blass; eingefallen, dunkle Augenringe; schlaflos

Arzneimissbrauch

Auslösung

▶ Abführmittel

Hydrastis D4 3 × tägl.
schleimige, blutige Stühle

Nux vomica D30 1 × tägl.
bis zur Besserung; zunehmende Verstopfung

▶ Antibiotika

Sulfur D12 2 × tägl.
Ausschläge, Durchfall

▶ Chinin (Malaria-Vorbeugung)

Lachesis D12 2 × tägl.
Leberschwellung

Arsenicum album D12 2 × tägl.
Leber- und Milzschwellung

Stannum metallicum D12 3 × tägl.
Nervenschmerzen über den Augen

▶ Eisen

Pulsatilla D6 3 × tägl.
Magenbeschwerden, Durchfall oder Verstopfung

▶ Homöopathika

Camphora D1 3 × tägl.
Gegenmittel zu allen pflanzlichen homöopathischen Arzneien

Chamomilla D30 1 × tägl.
Überreaktion auf homöopathische Arzneien; nervöse Unruhe, Durchfall

▶ Insektizide

Okoubaka D2 3-stündl.
Frieselausschlag, juckt mäßig

▶ Kortison

Phosphorus D12 2 × tägl.
Übererregung, Verfettung, Unterhautblutungen; *gleichzeitig mit:*

Cortison D10 1 × tägl. morgens
bei Kortison-Dauertherapie

▶ Magnesium

Rheum D6 3 × tägl.
Durchfall, Blähungen

▶ Opium (Morphium)

Chamomilla D30 bei Bedarf
vorübergehende, heftige Gemütserregungen

▶ Psychopharmaka

Phosphorus D12 2 × tägl.
Euphorie, Erschöpfung

Kalium bromatum D12 2 × tägl.
Tranquilizer erregen: Glieder ständig in Bewegung

Agaricus D12 2 × tägl.
ebenso umgekehrte Wirkung: Übererregung, Ticks, Krämpfe

▶ Überdigitalisierung

Pulsatilla D6 3 × tägl.
Ängste, Reizblase

Folgen

▶ allgemein

Nux vomica D30 1 × tägl.
3 × insgesamt bei Verdauungsproblemen

Sulfur D200 einmalig
bei Symptomenarmut am Beginn einer homöopathischen Behandlung

Hydrastis D4 3 × tägl.
Allergie der Schleimhäute

Opium D30 jeden 2.Tag
Verstopfung ohne Stuhldrang

Selenium D12 2 × tägl.
Schwäche, Erschöpfung

Rheum D6 3 × tägl.
wässrige, schleimige, wundmachende Durchfälle bei Kindern

▶ Akne als Folge der Pille

Agnus castus D4 3 × tägl.
Akne rot; auch vor der Periode bei Gelbkörperschwäche der Eierstöcke

Lachesis D12 2 × tägl.
Akne dunkelrot; allgemein gestörter Hormonhaushalt

▶ Ekzem

Sulfur D12 2 × tägl.
Antibiotika; frieselartiger, heftig juckender Ausschlag am Stamm

Okoubaka D2 3-stündl.
Insektizide, Antibiotika; frieselartig, mäßig juckend

▶ Magen-Darm-Störungen

Nux vomica D30 1 × tägl.
Übelkeit, zunehmende Verstopfung

Pulsatilla D6 3 × tägl.
Übelkeit, Blähungen, Durchfälle

Carbo vegetabilis D30 1 × tägl.
Völle im Oberbauch, Blähungen; drücken zum Herzen, Atemnot

Hydrastis D4 3 × tägl.
Neigung zu Schleimhautblutungen

Opium D30 bei Bedarf
Verstopfung ohne Stuhldrang bei Bettlägerigen

Camphora D1 3 × tägl.
Übelkeit, Schwindel, heftige Durchfälle

Rheum D6 3 × tägl.
wundmachende Durchfälle bei Kindern

▶ Schwäche nach Periduralanästhesie

Rhus toxicodendron D30 bei Bedarf
lähmungsartige Schwäche in den Beinen

Blutverlust

▶ erschöpft, blass

China D4 3 × tägl.
blutarm, appetitlos; auch nach Säfteverlust jeder Art

Abrotanum D4 3 × tägl.
hohläugig, appetitlos

Acidum phosphoricum D6 3 × tägl.
teilnahmslos

Carbo vegetabilis D30 bei Bedarf
kalt, reaktionslos

▶ überempfindlich

Natrium muriaticum D200 einmalig
abgemagert, trockene Blutwallungen

Ferrum phosphoricum D12 2 × tägl.
Herzklopfen, feuchte Blutwallungen

Phosphorus D12 2 × tägl.
leicht verängstigt, reizbar

Arnica D30 bei Bedarf
ängstlich, zerschlagen; Vorsicht bei Annäherung ans Bett!

Drogensucht

> **Beachte:** Keine Droge ist harmlos! Sie bereitet den Weg zur stärkeren Droge. Sucht ist immer zerstörerisch!

Motivation

Lachesis D200 1 × monatl.
Langeweile, Neugier, könnte was verpassen, will die Welt erneuern

Arsenicum album D200 1 × monatl.
Langeweile, Größenwahn (Kokain), will hoch hinaus

Hyoscyamus D200 1 × monatl.
Liebesenttäuschung, Größenwahn (Kokain)

Nux vomica D200 1 × monatl.
will „in" sein, chaotischer Lebensstil

Sulfur D200 1 × monatl.
Flucht vor Arbeit, Verantwortung; Eigenbrötler mit chaotischem Weltbild

Capsicum D200 1 × monatl.
Langeweile, Unsicherheit, Heimweh; sehnt sich nach einem Zuhause

Causticum D200 1 × monatl.
Widerspruch, Heimweh

Folgen

▶ **allgemein**

Cannabis indica D200 1 × monatl.
euphorisch, berauscht, schwebt, fliegt, weint

Opium D30 1 × tägl.
Verstopfung ohne Drang

Avena sativa D2 stündl.
nervös, hektisch, schlaflos, drohendes Delirium

Acidum sulfuricum D30 bei Bedarf
vernachlässigt, „verschlampt", verschrumpelt

Carbo vegetabilis D30 bei Bedarf
blass, erschöpft; sehnt sich nach Zuhause

▶ **bewusstlos**

Lachesis D200 bei Bedarf
blaurot, Starre, geschwätziges Delir; Zunge zittert, bleibt an der Zahnleiste hängen

Acidum muriaticum D200 bei Bedarf
vergehend blass; trockene, braunschwarz belegte Zunge, röchelnde Atmung

Opium D200 bei Bedarf
dunkelrot; berauscht, benommen, stöhnend, schwitzend; schreckhaft

Hyoscyamus D200 bei Bedarf
blass; geschwätzig murmelndes Delir; bewusstlos, zuckt, schreit auf, deckt sich ab, stöhnt, will fliehen; trockene Kehle, unfreiwilliger Stuhl, unfreiwilliger Harn

Carbo vegetabilis D200 bei Bedarf
blau gedunsen, schwitzig, Lippen blau; kurzatmig, Angst ums Herz, Luftverlangen

Agaricus D200 bei Bedarf
regungslos, zuckt in Händen und Füßen, jammert vor Schmerzen

Hilfe

▶ **bei Entwöhnung**

Avena sativa D2 3 × tägl.
gegen hektische Nervosität; *und:*

Passiflora D2 3 × tägl.
gegen unerträgliche Schmerzen; *und:*

Zincum valerianicum D12 2 × tägl.
zu gleichen Teilen gemischt, 20 Tropfen je Gabe

Entzündungen

Absonderung

▶ eitrig

Hepar sulfuris D30 2 × tägl.
grün, sahnig

Hydrastis D4 3 × tägl.
dünn, wundmachend

Thuja D6 3 × tägl.
dick, sämig

▶ schleimig

Kalium sulfuricum D6 3 × tägl.
weißlich

Hepar sulfuris D30 2 × tägl.
eitrig

Hydrastis D4 3 × tägl.
zäh, gelb

Thuja D6 3 × tägl.
grün

▶ übel riechend

Kalium bichromicum D12 2 × tägl.
gummiartig

Sulfur D6 3 × tägl.
wie faule Eier

Hydrastis D4 3 × tägl.
dick, zäh, eitrig

Mater perlarum D4 3 × tägl.
chronisch, unbehandelt, vernachlässigt

Tellurium metallicum D6 3 × tägl.
Knochenfraß, Knoblauchgeruch

▶ vernachlässigt, unbehandelt

Balsamum peruvianum D4 3 × tägl.
chronisch

Mater perlarum D4 3 × tägl.
übel riechend; Knochenfraß körpernaher Knochenenden

▶ verstopft, krustig

Lachesis D12 2 × tägl.
Unterleib; alles staut

Luffa D6 3 × tägl.
Nase; akut

Kalium bichromicum D12 2 × tägl.
Nebenhöhlen, Bronchien, Unterleib

Sulfur D6 3 × tägl.
Nase, Nebenhöhlen, Unterleib; chronisch

▶ wässrig

Allium cepa D3 stündl.
drinnen

Arsenicum album D6 2- bis 3-stündl.
draußen

▶ wundmachend

Kalium bichromicum D12 2 × tägl.
zäh, fadenziehend

Mercurius corrosivus D30 1 × tägl.
dünn, eitrig

Hydrastis D4 3 × tägl.
dick, zäh, gelb

Entzündungsstadium

▶ hyperämisch (Blutfülle, Rötung)

Aconitum D30 bei Bedarf
aktiv (rasche Entwicklung), hellrot; trocken, plötzlich, heftig; ängstlich, unruhig

Belladonna D30 bei Bedarf
aktiv, rot; schweißig, hitzig; friert, benommen, ruhig

Glonoinum D30 bei Bedarf
aktiv, dunkelrot; schweißig, hitzig; beklommen, unruhig

Ferrum phosphoricum D12 2 × tägl.
aktiv, hellrot; Herzklopfen, Blutandrang; bemerkt das Fieber nicht

Arnica D30 bei Bedarf
passiv (langsame Entwicklung), hellrot, gedunsen; erschüttert; Verletzungsfolge, Schlaganfall

Opium D30 bei Bedarf
passiv, dunkelrot; unruhig, schreckhaft; Schockfolge, Schlaganfall

▶ **ödematöse Durchtränkung (wässrige Schwellung)**

Apis D6 stündl.
hellrot, glänzt; Haut und Schleimhäute

Cantharis D6 stündl.
rot, massiv, blasig; Haut, Niere, Blase

Helleborus D4 2- bis 3-stündl.
blass, massiv; Gehirn, Niere

▶ **fibrinöse Ausschwitzung (Fibrinbelag)**

Bryonia D4 2-stündl.
stechende Schmerzen, Erguss; mäßige Wärme lindert; alle serösen Häute

Jodum D12 3 × tägl.
schmerzlos; Kühle lindert; Bindegewebe, alle Drüsen

▶ **Leukozyteneinwanderung (Eiter)**

Hepar sulfuris D30 2 × tägl.
Eiterstippchen; Eiter rahmig, mild

Mercurius solubilis D30 1 × tägl.
Eiterflächen; Eiter dünn, scharf

▶ **Erythrozytenauswanderung (Blutaustritt)**

Lachesis D12 2 × tägl.
starke, dunkelrote Blutzersetzung und Blutungsneigung; Herzenge

Crotalus D12 2 × tägl.
noch stärkere, dunkelrote, schwarze Blutzersetzung und Blutungsneigung

Phosphorus D12 2 × tägl.
starke, hellrote Blutzersetzung und Blutungsneigung

▶ **Auflösung, Ausheilung (Resorption)**

Sulfur D6 3 × tägl.
auch Sulfur jodatum D4 (Abszess, Erguss); jegliche Entzündung

Chelidonium D3 3 × tägl.
chronische Lungenentzündung links

Lycopodium D6 3 × tägl.
chronische Lungenentzündung rechts

Calcium fluoratum D4 3 × tägl.
chronische Knocheneiterung

Silicea D12 2 × tägl.
Abszesse, Wunden, Knochen, Fisteln

Thallium metallicum D6 3 × tägl.
Knochen, Knochenkrebs (Sarkom), Metastasen

▶ **lebensbedrohliche Eiterung**

Anthracinum D12 2 × tägl.
Milzbrand-Nosode; zum Beispiel Gangrän, Phlegmone, Ekzem, Wunde, Pickel, Abszess

▶ **Sepsis (akut)**

Lachesis D12 3 × tägl.
rot; trockene Hitze, viel Durst, später blass, starke Blutungsneigung

Crotalus D12 3 × tägl.
rot; trocken, dann kollapsig; noch stärkere Blutungsneigung

Arsenicum album D6 stündl.
blass; erst trockene Hitze, dann kaltschweißig, leichenblass

Pyrogenium D30 3-stündl.
dunkelrot; trockene Hitze, friert, dann Schüttelfrost, warmer Schweiß

China D4 stündl.
zusätzlich zu Pyrogenium bei Schüttelfrost; blass; bedrohlicher Verfall

▶ **Subsepsis (schleichend)**

Natrium muriaticum D200 1 × monatl.
blass, blutarm; *dazu entweder:*

China D4 3 × tägl.
zur Genesung; *oder:*

Chininum arsenicosum D4 3 × tägl.
zur Blutbildung

Pyrogenium D30 bei Bedarf
bei Schüttelfrost, wenn Puls niedrig bei hohem Fieber oder umgekehrt

Fokalherd

▶ **Streuherd**

Phytolacca D4 3 × tägl.
und

Echinacea D2 3 × tägl.
zu gleichen Teilen mischen, je Gabe 20 Tropfen

Mercurius solubilis D30 1 × tägl.
Herd provozieren

Fernsehen, Computer (Sucht/Folgen)

▸ **Leistungsschwäche, vor allem bei Kindern**

Phosphorus D30 bei Bedarf
erregt, Albträume, Ängste

Cocculus D12 2 × tägl.
überdreht, schlaflos, schusselig

▸ **Schlaflosigkeit**

Ambra D3 stündl.
durch Sorgen; verspricht sich, Gedanken reißen ab

Calcium carbonicum D12 2 × tägl.
durch Grausamkeiten; Gedankenzustrom, angstvolle Träume

Causticum D12 2 × tägl.
durch Mitgefühl; unruhig, schreckt nachts auf, tagsüber schläfrig

▸ **Überanstrengung**

Ruta D3 3 × tägl.
Augen gereizt, drücken, brennen

Calcium carbonicum D12 2 × tägl.
Kopfschmerz, Sehstörungen

Geburtsschaden

Folgen

▸ **Therapiebeginn**

Arnica D6 3 × tägl.
Folge von Blutung, Verletzung, Erschütterung; Angst; auch für die Mutter!

Hypericum D4 3 × tägl.
Folge von Nervenquetschung; jammert, hypochondrisch

Helleborus D4 3 × tägl.
wenn blass, debil, ablehnend, redeunlustig, gedunsen, gerunzelte Stirn

> **Beachte:** Diese 3 Arzneien je 6 Wochen aufeinander folgen lassen!

Apis D6 3 × tägl.
bei Hirnschwellung, Neigung zu Wasserkopf, überstreckter Kopf, Fieber

Cuprum metallicum D6 3 × tägl.
Sauerstoffmangel bei Geburt; Krämpfe, v. a. der unteren Glieder, durch festen Druck gelindert

▸ **Hirnleistungsschwäche**

Barium carbonicum D6 3 × tägl.
verdummt, unbeholfen, dicklich, klebrig

Agaricus D4 3 × tägl.
hampelnd, dauernd abgelenkt, „Hirnfutter"

▸ **Hirnschaden, personenbezogen**

Calcium phosphoricum D12 2 × tägl.
zart, dünn, appetitlos, redelustig, überschwänglich

Calcium fluoratum D12 2 × tägl.
eckig, dürr, wild, laut

Grippe

Erkältlichkeit

▶ **Beginn**

Aconitum D30 bei Bedarf
eher bei schlanken, kantigen Menschen; trockenes Kratzen in Nase, Hals

Belladonna D30 bei Bedarf
eher bei runden, dicklichen Menschen; brennendes Kratzen im Hals

▶ **steigt in die Bronchien ab**

Bryonia D4 3 × tägl.
tief sitzender Hackhusten, beim Übergang ins Warme

Ipecacuanha D4 3 × tägl.
grobblasiger Husten; rote Wangen, saubere Zunge, anhaltende Übelkeit!

Tartarus stibiatus D6 3 × tägl.
feinblasiger Husten; blass, gedunsen; belegte Zunge

Ammonium carbonicum D4 3 × tägl.
tief sitzender Husten mit Kreislaufschwäche

Carbo vegetabilis D30 bei Bedarf
sehr schwach, reißt die Fenster auf, will frische Luft zugefächelt haben

Arsenicum album D30 bei Bedarf
sehr schwach, kaltschweißig, schließt die Fenster, will rundum Wärme

Grippe – Vorbeugung

Camphora D1 1 Tropfen tägl.
ab kaltfeuchter Jahreszeit vor Verlassen des Hauses

Influencinum D200 1 × monatl.
ab Oktober unter die Haut spritzen

Influencinum D30 1 × wöchentl.
bei beginnender Erkältung

Tuberculinum bovinum D200 1 × monatl.
3 × insgesamt; bei jährlichen Rückfällen

Grippe – Auslösung

▶ **allgemein**

Aconitum D30 bei Bedarf
Zugluft

Belladonna D30 bei Bedarf
Entblößung

Dulcamara D30 bei Bedarf
Unterkühlung, Durchnässung

Rhus toxicodendron D30 bei Bedarf
Überanstrengung, Unterkühlung

Nux vomica D30 bei Bedarf
trockene Kälte, Zugluft

Antimonium crudum D30 bei Bedarf
Kaltbaden an heißen Tagen

▶ **Frisörbesuch**

Belladonna D30 bei Bedarf
Kopfschmerz, Nackenkrampf, Nervenschmerzen

▶ **Herbst, chronisch**

Marum verum D6 3 × tägl.
ab September 4 Wochen lang; *danach:*

Grindelia D4 3 × tägl.
weitere 4 Wochen; *danach:*

Senega D2 3 × tägl.
ebenso 4 Wochen lang; jährlich wiederholen!

▸ **kühle Nächte nach heißen Tagen**
Dulcamara D30   1 × tägl.
Stockschnupfen, wunder Rachen

▸ **immer mit Beginn der Periode**
Sepia D6   3 × tägl.
trockener Nasenkatarrh

▸ **schöne, trockene Tage**
Hepar sulfuris D30   2 × tägl.
liebt feuchte Wärme

Causticum D30   1 × tägl.
liebt Trübwetter

Bryonia D30   1 × tägl.
liebt lauwarmen Regen

▸ **Einbruch warmer Tage nach Kälte**
Gelsemium D30   1 × tägl.
schlapp, apathisch, Hinterkopfschmerz

▸ **chronische Unterkühlung**
Rhus toxicodendron D6 3 × tägl.
Rücken und Glieder wie zerschlagen; Ischias in Ruhe und nachts; Wärme lindert

▸ **Winter, im Hals beginnend**
Pyrogenium D30   bei Bedarf
wund, brennt; *zusätzlich:*

Phytolacca D4   3 × tägl.
dunkelroter Rachen, Schmerz zieht zu den Ohren, schmerzende Glieder

Grippe – Ort
▸ **allgemein**
Sticta D6   3 × tägl.
in der Nase

Phytolacca D4   3 × tägl.
im Hals, dunkelroter Rachenring

Phosphorus D12   2 × tägl.
im Hals, Kratzen, Brennen

Kalium sulfuricum D6   3 × tägl.
in den Bronchien, weißlich zähes Sekret

▸ **Brust**
Eupatorium perfoliatum D30   1 × tägl.
wunder Rachen, heiser, Kopfschmerz; zerbrochene Knochen; Gallebeschwerden

Bryonia D4   3 × tägl.
tief sitzender Hackhusten, insbesondere beim Übergang ins Warme

Rhus toxicodendron D30 1 × tägl.
tief sitzender Kitzelhusten gegen Abend; Niesen, nächtliche Unruhe

▸ **Darm**
Veratrum album D30   1 × tägl.
im Sommer

Arsenicum album D30   1 × tägl.
im Winter

▸ **Hals**
Phytolacca D4   3 × tägl.
dunkelroter Hals, harte und empfindliche Lymphdrüsen

Dulcamara D6   3 × tägl.
wunder Hals, Augen tränen, Husten und Muskeln schmerzen

▸ **Kopf**
Gelsemium D30   1 × tägl.
matt, müde, friert; wunde Muskeln, wunde Nase, Niesen; Bandkopfschmerz

▸ **Magen**
Nux vomica D30   1 × tägl.
wie verkatert; Kopfschmerz, Nase trocken verstopft, Kitzel, Niesen

▶ **Magen Darm**

Baptisia D6 3 × tägl.
faulige Stühle, fauliger Mundgeruch

▶ **Ohrtrompete (Tube)**

Pulsatilla D6 3 × tägl.
milde Absonderung

Kalium sulfuricum D6 3 × tägl.
weiß-klare, milde Absonderung

Kalium chloratum D4 3 × tägl.
weiß-zähe Absonderung, wund

Grippe – Begleitbeschwerden

▶ **Bettnässen**

Dulcamara D6 3 × tägl.
durch nasskalte Füße, durch Sitzen auf kalten Steinen

Pulsatilla D6 3 × tägl.
durch nasskalte Füße, Wärme bessert

▶ **Fieber**

Aconitum D30 bei Bedarf
trockenes, unruhiges, ängstliches Fieber; Kühle suchend

Belladonna D30 bei Bedarf
schwitziges Fieber; Wärme suchend

Eupatorium perfoliatum D30 bei Bedarf
trockenes Fieber; Knochen wie zerbrochen

Rhus toxicodendron D30 bei Bedarf
unruhiges Fieber; Muskeln wie zerschlagen

Nux vomica D30 bei Bedarf
durstloses Fieber; Magenweh, Kopfweh

▶ **Fließschnupfen**

Arsenicum album D6 3 × tägl.
draußen

Allium cepa D3 3 × tägl.
drinnen

Gelsemium D30 1 × tägl.
wunde Nase, wunde Muskeln

Sticta D6 3 × tägl.
Tränenfluss, Kopfschmerz, zermürbender Husten

Arsenicum jodatum D6 3 × tägl.
heftiges Fließen draußen; Frösteln im Wechsel mit Hitze

▶ **Geruchsverlust**

Natrium muriaticum D200 einmalig
zusätzlich:

Luffa D6 3 × tägl.
verstopfte Nase, verstopfte Nebenhöhlen

▶ **Geruchs- und Geschmacksverlust**

Natrium muriaticum D200 1 × monatl.
während und danach anhaltend; alles taub

Pulsatilla D6 3 × tägl.
während, alles mild

Sanguinaria D6 3 × tägl.
während, alles brennt

Magnesium muriaticum D6 3 × tägl.
danach, alles trocken

▶ **Müdigkeit, Mattheit, Zerschlagenheit**

Eupatorium perfoliatum D30 1 × tägl.
Knochen wie zerhackt

Rhus toxicodendron D30 1 × tägl.
Muskeln wie geprügelt

Causticum D30 1 × tägl.
wunde, zerschlagene Muskeln; Harn tröpfelt beim Husten

Gelsemium D30   1 × tägl.
wundes Gefühl in den Muskeln

▶ **Nasenwurzelschmerz**

Luffa D6   3 × tägl.
Druck; drinnen trockene, schorfige Nase

Nux vomica D30   1 × tägl.
dumpfer Druck; Nase trocken, kitzelt; Hals kratzt

Sticta D6   3 × tägl.
Völlegefühl; Nase verstopft

▶ **Niesen**

Sabadilla D6   3 × tägl.
Fließschnupfen, Tränen, Frösteln; Husten beim Niederlegen

Allium cepa D3   3 × tägl.
Fließschnupfen drinnen

Gelsemium D30   1 × tägl.
wunder Fließschnupfen, wunde Muskeln

Rhus toxicodendron D30   1 × tägl.
trocken mit Kitzelhusten in der oberen Luftröhre

Arsenicum jodatum D6   3 × tägl.
heftiger Fließschnupfen draußen

▶ **anhaltende Schwäche danach**

Natrium muriaticum D200   einmalig
blass, schwach, niedergeschlagen; möchte nur liegen

Castoreum D200   einmalig
abgeschafft, abgehärmt; bewältigt seine Probleme nicht mehr

Phosphorus D12   2 × tägl.
rasch erschöpft, rasch erholt im Wechsel

Influencinum D30   1 × wöchentl.
kann sich nicht erholen, grippale Erscheinungen dauern fort

▶ **Stirnkopfschmerz**

Eupatorium perfoliatum D30   1 × tägl.
bei erschütterndem Husten

Sabadilla D6   3 × tägl.
bei erschütterndem Niesen

Nux vomica D30   1 × tägl.
verkatert von oben bis unten

Sticta D6   3 × tägl.
bei unstillbarem Quälhusten

Heimweh

Ursache und Folge

▶ eher bei Kindern

Acidum phosphoricum D6 3 × tägl.
erschöpft vom Kummer; zieht sich zurück, liegt nur noch auf dem Bett

Ignatia D30 bei Bedarf
seufzt und weint elegisch, weiß nicht mehr, was sie soll noch will

Pulsatilla D30 bei Bedarf
rastlos, ratlos, müde, trostsuchend

Natrium muriaticum D200 bei Bedarf
still, schweigt, seufzt, weint im Alleinsein

Carbo animalis D30 bei Bedarf
schweigt, verfällt, wird blass, bläulich

Capsicum D30 bei Bedarf
rote Wangen; unterdrückt Weinen, verweigert Essen

▶ eher bei Erwachsenen

Aurum D30 bei Bedarf
wird an sich selbst und am Leben irre; sehnt sich haltsuchend nach der Mutter oder nach den Kindern

Opium D30 bei Bedarf
teilnahmslos, hilflos, ängstlich, schreckhaft; in Lügennetze verstrickt; sehnt sich nach Vergebung

Staphisagria D30 bei Bedarf
vom Leben enttäuscht durch Unterdrückung persönlicher Wünsche, entrüstet über die Menschen; sehnt sich nach Verstehen und Geborgenheit

Impfungen

Impfung

▶ Angst davor

Silicea D200 bei Bedarf
vor spitzen Gegenständen; Übelkeit danach

▶ Vorbeugung

Myrtillus D200 einmalig
vor jeder Impfung; *oder:*

Thuja D30 einmalig
vor und nach jeder Impfung

Medorrhinum D200 einmalig
nach Pockenimpfung zusammen mit Thuja

Pyrogenium D30 einmalig
vor und nach DTP-Impfung (Diphtherie-Tetanus-Pertussis)

**entsprechende Nosode
in D200** einmalig
vor der entsprechenden Impfung, spätestens nach der Impfung

Impffolgen

▶ BCG: Bacille Calmette-Guérin (Tuberkulose)

Tuberculinum GT D200 einmalig
nach der Impfung

Silicea D12 2 × tägl.
bei zunehmender Schwäche

Berberis D3 3 × tägl.
Tuberkulose nach Impfung; 2 Wochen lang; *danach:*

Pulsatilla D12 2 × tägl.
lange geben

▶ DTP (Diphtherie-Tetanus-Pertussis)

Pyrogenium D30 bei Bedarf
bei Fieber, Schüttelfrost, stinkendem Schweiß; später: Erkältlichkeit, Bronchitis jeden Winter

Gelsemium D6 3 × tägl.
bei Lahmheit, Mattigkeit

Tetanus D200 einmalig
bei geistigem Leistungsabfall

Cuprum arsenicosum D6 3 × tägl.
bei nächtlichem Husten

▶ Hirnschaden

Apis D30 1 × tägl.
bei Fieber mit Hirnhautreiz (Genick zurückgezogen), Cri encéphalique

Zincum metallicum D30 1 × tägl.
bei Hirnhautreizung mit Beinunruhe; Hirnschaden als Spätfolge

Silicea D12 2 × tägl.
allgemeine Schwäche, chronische Hirnleistungsschwäche, Hirnkrämpfe

Myrtillus D30 1 × wöchentl.
bleibt allmählich körperlich und geistig zurück

▶ Masern

Morbillinum D200 einmalig
nach der Impfung

Silicea D12 2 × tägl.
bei Atemnot, Durchfall

Camphora D1 bei Bedarf
bei Kreislaufschwäche

Carbo vegetabilis D30 bei Bedarf
bei Ohnmachtsneigung

Moschus D12   2 × tägl.
bei Hirnentzündung

▶ Pocken

Myrtillus D200   einmalig
immer vor oder nach der Impfung

Thuja D6   3 × tägl.
herpesartige Pusteln

Tartarus stibiatus D6   3 × tägl.
bei stark eitrigen Pusteln

Kalium chloricum D4   3 × tägl.
bei geschwürigen, schokoladefarbenen Pusteln

▶ Polio

Gelsemium D30   bei Bedarf
bei jeder Kopfgrippe im Sommer; verhindert Polio

Poliomyelitis D200   einmalig
(Stauffen-Pharma); nach der Impfung *zusammen mit:*

Causticum D6   3 × tägl.
bei Lahmheit von unten nach oben

Gelsemium D6   3 × tägl.
bei allgemeiner Lahmheit, Schwäche, Mattigkeit, Bandkopfschmerz

Variolinum D200   einmalig
bei chronischer Oberlidlähmung (Ptose)

Lathyrus D6   3 × tägl.
bei steifen Muskeln, Beinkrämpfen; plötzliche Lähmung aller 4 Glieder bei Jugendlichen

▶ Scharlach

Scarlatinum D200   einmalig
nach der Impfung, Nierenentzündung, Rheuma, auch als Spätschaden

Phytolacca D4   3 × tägl.
bei rheumatischen Beschwerden

Thuja D6   3 × tägl.
Erkältungserscheinungen mit grünem Hustenauswurf und grünem Schnupfen

Cantharis D6   3 × tägl.
Blasenentzündung

Barium carbonicum D6   3 × tägl.
hart geschwollene Lymphdrüsen

▶ Tetanus

Arnica D30   einmalig
bei jeder Verletzung; wirkt intensiver schützend als das Serum

Tetanus D200   einmalig
Schwäche, Leistungsabfall, Konzentrationsstörungen in der Schule

Infektionen

Fieber, Entzündungsart

▶ **akut**

Aconitum D30 einmalig
hellrot; trocken, plötzlich, heftig; ängstlich, unruhig, starker Durst

Belladonna D30 einmalig
rot; dampft schweißig, friert; benommen, ruhig; mäßiger Durst

Veratrum viride D30 3-stündl.
rot; Kopf heiß, Glieder kalt und blassbläulich, Schweiß; keine Angst

Apis D30 3-stündl.
hellrot, gedunsen, trocken; unruhig; stechende Schmerzen, kein Durst

Ferrum phosphoricum D12 2 × tägl.
hellrot; Herzklopfen, Blutandrang; bemerkt das Fieber nicht, spielt

Chamomilla D30 3-stündl.
eine Wange rot, die andere blass, heiße Kopfdecke; unleidlich, schrill schreiend

**Eupatorium
perfoliatum D30** 3-stündl.
rheumatisch, durch Unterkühlung, Muskeln und Gelenke wie geprügelt

▶ **schleichend**

Mercurius solubilis D30 1 × tägl.
bis zur Besserung; dann jeden 2. Tag

▶ **septisch**

Lachesis D12 3 × tägl.
rot, trocken, viel Durst, später blass, Kollaps; starke Blutungsneigung

Crotalus D12 3 × tägl.
rot, trocken, dann kollapsig; *beachte:* noch stärkere Blutungsneigung!

Arsenicum album D6 2-stündl.
erst trockene Hitze, Blässe, dann kaltschweißig, leichenblass

Pyrogenium D30 3-stündl.
dunkelrot, trockene Hitze, friert, dann Schüttelfrost, warmer Schweiß

China D4 stündl.
zusätzlich zu Pyrogenium bei Schüttelfrost; blass, bedrohlicher Verfall

> **Beachte:** Blässe beim Fieber weist immer auf einen bedrohlichen Prozess hin!

Fieber, Begleitbeschwerden

▶ **Delir**

Belladonna D30 in Wasser
Angst vergiftet zu werden, versteckt sich

Lachesis D30 bei Bedarf
lehnt Arzt, angebotene Arznei, Nahrung und Getränke ab; Angst, er werde vergiftet

Baptisia D30 bei Bedarf
Körper sei in Stücke zerfallen, sucht sie zusammen; stumpfsinnig

Agaricus D12 stündl.
springt aus dem Bett, zittert am ganzen Körper

Cuprum metallicum D30 bei Bedarf
beißt in die Bettwäsche, beißt in die eigenen und in andere Hände

▶ **Krämpfe**

Belladonna D30 bei Bedarf
rot; funkelnde Augen, große Pupillen, starrer Blick, verwirrt; will Wärme

Cuprum metallicum D30 bei Bedarf
blass; Zuckungen, Krämpfe am ganzen Körper; Kollaps, blaue Lippen; will Kälte

▶ **Schüttelfrost**

Pyrogenium D30 einmalig
sofort im Beginn geben; kalt, verlangt Wärme, dann hitzig, schweißig

China D4 stündl.
zusätzlich; bedrohliche Sepsis; Fieber mit kritischem Schweiß

Baptisia D30 bei Bedarf
heiß, rot, stinkt, Kopf, nachts; bösartige Infektion, Fieberdelir

Cantharis D30 bei Bedarf
heiß, Uringeruch, Kopf, Blasen, Ergüsse der Serosa, Harnwegsinfekte

Brucellose (Bang-Krankheit, Brucella abortus)

Bang D200 1 × monatl.
bakterielle Lebensmittelvergiftung; Rinderprodukte; habituelle Fehlgeburt

Cholera

> **Symptomatologie**
> plötzliches Auftreten, reichlich wässrige Stühle (Reiswasserdurchfall), Erbrechen, rasche allgemeine Austrocknung, Kollaps, Krämpfe, spärlicher Harn, Urämie, Herzrhythmusstörungen, Bewusstlosigkeit, Koma

▶ **akut**

Veratrum album D6 stündl.
Reiswasser- oder Spinatstühle; gleichzeitig Erbrechen, schneidende Krämpfe vorher, Vergehen während, Ohnmacht nachher, blaues Gesicht, kalter Schweiß, kalte Körperoberfläche, inneres Brennen; deckt sich ab

Arsenicum album D6 stündl.
spärliche, braungelbe, grüne Stühle; Durst auf kleine Schlucke; ruhelos

Cuprum metallicum D6 stündl.
Krämpfe überall, Trockenheit, Blaufärbung, vergebliches Würgen

Jatropha D6 stündl.
Erbrochenes ist zäh, eiweißartig; Krämpfe, Kälte

▶ **fortgeschritten**

Acidum hydrocyanicum D4 alle 10 Min.
letztes Stadium; alle Absonderungen stoppen; blau, schwach; Tetanie

Carbo vegetabilis D6 alle 10 Min.
fast erloschen; alle Funktionen schwach; will Luft zugefächelt haben

▶ **ohne Ausscheidungen (Cholera sicca)**

Camphora D1 alle 10 Min.
plötzlich kraftlos, blau, eiskalt, trocken, steif, quiekt; vom Magen steigt Brennen auf, Zunge kalt, Kollaps; Wärme erleichtert

▶ **bei Säuglingen (Cholera infantum)**

Aconitum D30 2-stündl.
Spinatstühle, Fieber; ruhelos; Ohnmacht bevor Stuhlentleerung einsetzt

Arsenicum album D6 stündl.
wenig Unverdautes wird entleert; ruhelos; rasche Abmagerung

Secale D4 stündl.
viel Unverdautes wird entleert; ruhig, trocken, runzelig; Zucken, Finger gespreizt

Veratrum album D6 stündl.
viel Stühle wie Reiswasser oder Spinat; alles kalt und feucht; deckt sich ab!

Elaterium D4 stündl.
viel olivgrünes Wasser wird entleert, gussartig

Croton D4 stündl.
viel Gelbes oder Wasser wird entleert, gleich nach Essen und Trinken

▶ **bei Kleinkindern (Cholera infantum)**

Podophyllum D6 stündl.
Stühle wässrig, unverdaut, schussartig, morgens; verweigert Essen

Calcium carbonicum D12 3-stündl.
Stühle grün, unverdaut, wässrig, sauer, abends; verlangt Eier, erbricht Milch

Calcium phosphoricum D12 3-stündl.
ausgezehrte Kinder mit Verlangen nach Schinken, Speck und Salami

Argentum nitricum D6 stündl.
geräuschvolle Spinatstühle bei mumifizierten Kindern; verlangt Süßes

Psorinum D30 3 × tägl.
eitrige Stühle mit haftendem, aashaftem Geruch, nachts; ruhelos

Dengue-Fieber (Siebentagefieber)

▶ **Verlauf**

Eupatorium perfoliatum D30 2 × tägl.
Serumtyp 1 bis 3; akutes, hohes Fieber, Muskeln und Knochen wie zerschlagen (engl.: break bone fever); Fieberrücklauf spätestens am 3. Tag; 3. bis 5. Tag eventuell masern- oder scharlachähnlicher Ausschlag

Crotalus D30 bis zu stündl.
Serumtyp 2 bis 4 (hämorrhagisch; Sterblichkeit um 50 %); ab 7. Tag wieder Fieber, Blutungen aus allen Körperöffnungen (und in allen Organen)

▶ **Vorbeugung**

Staphisagria D12 1 × tägl. morgens
schützt vor Stichen der Aëdes-Mücke

Diphtherie

Mercurius cyanatus D4 3 × tägl.
flächenhafte, geschwürig eitrige Auflagen

Gelbfieber

▶ **akut**

Aconitum D30 3-stündl.
plötzlich hohes, trockenes Fieber, Frost, springender Puls; ruhelos

Gelsemium D30 3-stündl.
dunkelrotes Gesicht; Bandkopfschmerz, dumpf; benommen

Belladonna D30 3-stündl.
purpurrotes Gesicht; schwere, pulsierende Kopfschmerzen; dampft feucht

Bryonia D30 3-stündl.
nach Aconitum; hohes Fieber, übel, erbricht bei geringster Bewegung

Ipecacuanha D4 alle 10 Min.
Erbrechen in den ersten Stadien bei sauberer Zunge und ständiger Übelkeit

Camphora D1 alle 10 Min.
Kälte des ganzen Körpers, Kollaps

▶ **später**

Arsenicum album D6 stündl.
anhaltendes, schwarzes, blutiges Erbrechen; Gesicht gelb, Brennen

Lachesis D12 3-stündl.
erbricht, empfindlicher Bauch, braune Zunge; Delir, langsame Sprache

Acidum sulfuricum D6 stündl.
blutet schwarz, schwitzt stark, erschöpfend; stinkende Stühle

Crotalus D12 3 stündl.
erbricht schwarze Masse, blutet aus allen Öffnungen; gelbe Haut, Sepsis

Carbo vegetabilis D30 2-stündl.
3. Stadium; Kollaps, Kälte, stinkende Absonderungen, große Schwäche

▶ **Vorbeugung**

Crotalus D12 1 × tägl. morgens
vor Ort viel Limonensaft trinken

Staphisagria D12 1 × tägl. morgens
schützt vor Stichen der Aëdes-Mücke

Hirnhaut-, Hirnentzündung

▶ **akut**

Apis D6 stündl.
rotes Fieber ohne Durst; Stiche, Kopf zurückgezogen, schrille Schreie

Bryonia D4 stündl.
rotes Fieber mit viel Durst; Stiche, Schwindel, Erbrechen bei geringster Bewegung

Helleborus D4 stündl.
blasses Fieber; Stirnrunzeln, Kopfrollen, Kissenbohren, Kauen, Zupfen

Lachesis D12 3-stündl.
rotes Fieber, trocken, viel Durst; Frost, Kopf heiß, Körper kalt

▶ **Folgen; rotes Aussehen**

Tuberculinum bovinum D200 einmalig
schlägt sich mit der Hand an den Kopf, Kopfrollen; *zusätzlich:*

Arnica D6 3 × tägl.
kräftig; Geburtstrauma?

Phosphorus D12 2 × tägl.
kraftlos; Hirnstoffwechsel?

▶ **Folgen; blasses Aussehen**

Tuberculinum bovinum D200 einmalig
schlägt sich mit der Hand an den Kopf, Kopfrollen; *zusätzlich:*

Helleborus D4 3 × tägl.
verstört, dümmlich, gedunsen, wortkarg, ablehnend, schläft sitzend ein

Cuprum metallicum D6 3 × tägl.
blass-bläulich, krampfig; drückt den Krämpfen mit der Hand entgegen

Plumbum metallicum D6 3 × tägl.
gleiche Empfindungen, nur die Muskeln schwinden schon

▶ **Folgen; böser Charakter**

Hyoscyamus D12 2 × tägl.
blass; Tobsucht, grimassenhaft, Veitstanz; bei Glanz und Wasserfließen

Stramonium D12 2 × tägl.
rot; sonst gleiche Erscheinungen wie bei Hyoscyamus

Zincum metallicum D12 2 × tägl.
Folgetherapie, wenn sich die Kinder beruhigt haben

▶ **Folgen; Krämpfe**

Cuprum metallicum D200 1 × monatl.
zusätzlich zur Basisarznei bei Krämpfen überall; *oder:*

Zincum metallicum D200 1 × monatl.
bei Folgen einer unterdrückenden Behandlung

▶ **Folgen; verblödete Erscheinung**

Tuberculinum bovinum D200 1 × monatl.
schlägt sich mit der Hand an den Kopf, Kopfrollen; *zusätzlich:*

Helleborus D4 3 × tägl.
verstört, dümmlich, gedunsen, wortkarg, ablehnend, schläft sitzend ein

▸ **Folgen; sonstige**

Cocculus D4 3 × tägl.
starkes Linsenschlottern

Gelsemium D6 3 × tägl.
Augen- und Lidschwäche, Lidlähmung

Argentum nitricum D6 3 × tägl.
Lahmheit

Lathyrus D6 3 × tägl.
krampfartige Lähmung

Kreosotum D4 3 × tägl.
Blase

▸ **Folgen; unbeeinflussbar**

Mercurius solubilis D30 1 × tägl.
zusätzlich:

Luesinum D200 1 × monatl.
3 × insgesamt

Hepatitis, epidemisch

▸ **akut**

Phosphorus D12 2 × tägl.
Leberzellschaden; *zusätzlich:*

Carduus D3 3 × tägl.
bei roten, runden, dicken, gutmütigen Menschen; *oder:*

Chelidonium D3 3 × tägl.
bei blassen, dünnen, eingegangenen Menschen; *oder:*

Berberis D3 3 × tägl.
bei fahlen, müden Menschen

> **Beachte:** Drei Tage fasten; bei Verstopfung morgens ein Esslöffel Bittersalz auf ¼ Liter lauwarmes Wasser, in einem Zug trinken!

▸ **anhaltend (persistierend)**

Sulfur D6 3 × tägl.
pyknisch, rund

Lycopodium D6 3 × tägl.
asthenisch, hager

▸ **septisch**

Lachesis D12 2 × tägl.
heftige Leberschwellung

Crotalus D12 2 × tägl.
mit heftigen schwarzen Blutungen; Kaffeesatzerbrechen

▸ **späte 1. Konsultation**

Carduus D3 3 × tägl.
4 Wochen; *dann:*

Chelidonium D3 3 × tägl.
4 Wochen; *dann:*

Taraxacum D3 3 × tägl.
4 Wochen; galliger Durchfall, fröstelt nach Essen, Landkartenzunge; *oder nur:*

Lycopodium D6 3 × tägl.
dumpf, ziehend; schnell satt, wie ein enger Gürtel um die Taille

Hepatitis, chronisch-aggressiv

▸ **bei Umwandlung in Zirrhose, 1. Konsultation**

Carduus D3 3 × tägl.
4 Wochen; *dann:*

Chelidonium D3 3 × tägl.
4 Wochen; *dann:*

Taraxacum D3 3 × tägl.
4 Wochen lang

▸ **bei Umwandlung in Zirrhose, 2. Konsultation**

Nux vomica D3 3 × tägl.
und

Quassia D3 3 × tägl.
zu gleichen Teilen gemischt, 20 Tropfen je Gabe

▶ **bei zunehmender Mattigkeit**

Natrium muriaticum D200 einmalig
zusätzlich:

China D4 3 × tägl.
4 Wochen; *danach:*

Chininum arsenicosum D4 3 × tägl.
4 Wochen lang

▶ **bei zunehmender Schwäche**

Lycopodium D6 3 × tägl.
je länger die Krankheit dauert, desto mehr ist es angezeigt

Plumbum metallicum D6 3 × tägl.
bei beginnender Leberschrumpfung;
zusätzlich:

Berberis D3 3 × tägl.
zur Galleverflüssigung

▶ **Vorbeugung auf Reisen**

Natrium sulfuricum D12 1 × tägl.
in Gebieten mit feuchtem, heißem, schwülem Klima

Chionanthus D6 2 × tägl.
in Gebieten mit trockenem Klima oder in Sumpfgebieten

Keuchhusten

▶ **allgemein**

Belladonna D30 bei Bedarf
abends; Hustenanfälle nachts, trocken, bellend; Kind verlangt Wärme

Drosera D4 3 × tägl.
hohl klingender Husten um Mitternacht bis 2 Uhr

Spongia D4 3 × tägl.
giemender Husten beim Niederlegen, um Mitternacht

Coccus cacti D4 3 × tägl.
wie Raucherhusten; dick, glasig, fadenziehend; beim Niederlegen, Erwachen

Cuprum metallicum D30 bei Bedarf
zusätzlich; Würgehusten; Gesicht wird beim Husten blau

▶ **Komplikationen**

Sanguinaria D6 3 × tägl.
hartnäckiger, trockener Husten überdauert; Gesicht wie rot angemalt

Bromum D6 3 × tägl.
Reizhusten, Räuspern; im warmen Zimmer, beim Niederlegen; trinkt kleine Schlucke kaltes Wasser

Corallium rubrum D6 3 × tägl.
Bluthusten

▶ **Vorbeugung**

Belladonna D30 1 × tägl.
bei Infektion der Umgebung oder bei Epidemie

Kinderkrankheit

▶ **Schulschwierigkeit danach**

Sulfur D12 2 × tägl.
unruhig, bringt keine zwei Gedanken zusammen

Helleborus D4 3 × tägl.
dösig mit gerunzelter Stirn

Malaria

▶ **Anfälle**

China D4 3 × tägl.
Tertiana; unregelmäßige Anfälle von kurzem Frost und durstlosem Fieber

Nux vomica D6 3 × tägl.
Frost täglich spät nachmittags; blaue Fingernägel, durstlos; Magen-Darm-Beschwerden

Arsenicum album D6 3 × tägl.
starke, anhaltende Anfälle, Typho-Malaria; Brennen, Durst, Angst

**Eupatorium
perfoliatum D30** bei Bedarf
wechselhafte Anfälle; Frost im Rücken, Schädeldach drückt, zerschlagen

Gelsemium D6 3 × tägl.
vor allem Kinder; aufsteigender Frost, will sich festhalten wegen Schütteln

> **Beachte:** Falls möglich aus Enzianwurzel, 3 g pro Tasse, einen kalten Auszug zubereiten, der 4 Std. zieht; filtern vor dem Trinken.

▶ **Folgen**

**Natrium
muriaticum D200** bei Bedarf
hartnäckig, ungleiche Stadien; anhaltender Frost um 10 Uhr, Herpes

China D4 3 × tägl.
abgemagert, schwach, ruhelos, Schwellungen, spärlicher Ziegelmehlurin

Arsenicum album D6 3 × tägl.
sehr mager; hinfällige Ruhelosigkeit; je länger die Krankheit dauert, desto mehr ist diese Arznei angezeigt

Ceanothus D4 3 × tägl.
wenn Leber- und Milzschwellung im Vordergrund stehen; heftige Onanie

▶ **Neuralgie**

**Natrium
muriaticum D200** bei Bedarf
hartnäckig; schlimmer an der See, gegen Mittag

China D4 3 × tägl.
abgemagert, schwach, ruhelos, blutarm; schlimmer bei Berührung, Zugluft

Arsenicum album D6 3 × tägl.
kümmerlich; wie brennende Nadeln, nachts; ruhelos; Wärme lindert

Cedron D4 3 × tägl.
eher links; jeden Abend zur gleichen Zeit auf die Minute genau!

▶ **Vorbeugung**

Natrium muriaticum M einmalig
eine Woche vor Abreise, nach 8 Wochen bedarfsweise wiederholen

Staphisagria D12 1 × tägl. morgens
schützt vor Stichen der Anopheles-Mücke

Maltafieber
(Brucellose, Brucella melitensis)

Arsenicum album D30 2 × tägl.
bakterielle Lebensmittelvergiftung im Mittelmeerraum durch Produkte von Schafen und Ziegen; wellenförmige Fieberschübe

Masern

▶ **allgemein**

Aconitum D30 bei Bedarf
bei anfänglichem, plötzlichem, trockenem Fieber; verlangt nach Kälte

Apis D30 bei Bedarf
bei beginnendem Ausschlag; Schwellungen, kein Durst

Euphrasia D12 2 × tägl.
verheult; Bindehautentzündung, lichtempfindlich; „Scheibenwischer der Hornhaut"

Pulsatilla D6 3 × tägl.
„verrotzt"; Schnupfen, mild, zäh, gelbgrün

Bryonia D4 3 × tägl.
verschleimt; Anfangshusten hart, trocken, schmerzt stechend

Sticta D6 3 × tägl.
trockene Hustenattacken, die den Husten verschlimmern

Sulfur D30 bei Bedarf
starker Juckreiz; fördert Ausschlag

▸ **Ausschlag**

Belladonna D30 3-stündl.
purpurrot

▸ **Bindehautentzündung, akut**

Euphrasia D12 2 × tägl.
lichtscheu, wundmachende Tränen; geht dem Masernausschlag oft voraus

▸ **Bindehautentzündung, chronisch**

Graphites D12 2 × tägl.
verklebt, lichtscheu

Pulsatilla D6 3 × tägl.
verklebt, mild

Argentum nitricum D6 3 × tägl.
verklebt, eitrig, wund

▸ **Komplikationen**

Silicea D12 2 × tägl.
Atemnot, Durchfall

Camphora D1 bei Bedarf
Kreislaufschwäche

Carbo vegetabilis D30 bei Bedarf
Ohnmachtsneigung

Moschus D12 2 × tägl.
Hirnentzündung

Zincum metallicum D12 2 × tägl.
Hirnkrämpfe

▸ **Vorbeugung**

Belladonna D30 1 × tägl.
bei Infektion in der Umgebung oder bei Epidemie

Mumps (Ziegenpeter)

▸ **allgemein**

Belladonna D30 bei Bedarf
bei anfänglichem Fieber; verlangt nach einem warmen Schal

Mercurius solubilis D30 1 × tägl.
weiche Schwellung, Speichelfluss; verlangt Kühle; *beachte:* Keimdrüsen!

Barium carbonicum D6 3 × tägl.
harte Schwellung; bis zur Auflösung geben

Plumbum metallicum D6 3 × tägl.
bei Keimdrüsenentzündung (Orchitis), Hirnhautentzündung (Meningitis)

Anthracinum D12 2 × tägl.
bei gewebsbrandiger Eiterung; *beachte:* bedrohlich!

▸ **Komplikationen**

Pulsatilla D6 3 × tägl.
Brustdrüse, Eierstock, Hoden

Clematis D6 3 × tägl.
Hoden, Samenstrang

Pocken

▸ **Beginn**

Aconitum D30 3-stündl.
plötzlich hohes Fieber, durstig; ruhelos

Gelsemium D30 3-stündl.
Rückenschmerzen, Bandkopfschmerzen, dumpf; benommen

Belladonna D30 3-stündl.
purpurrotes Gesicht; schwere, pulsierende Kopfschmerzen; dampft feucht

Veratrum viride D30 3-stündl.
Kopf heiß, Glieder kalt und blass-bläulich, Rückenschmerzen, Schweiß

Bryonia D30 3-stündl.
nach Aconitum; hohes Fieber, übel, erbricht, Kopfschmerz bei Bewegung

▶ Ausschlag

Tartarus stibiatus D6 3-stündl.
beste Arznei (!); Blasen, Pusteln an Haut und Schleimhaut, lockerer Husten, quälender Lendenschmerz, eventuell Gastritis; auch vorbeugend

Thuja D6 3-stündl.
milchige, flache, schmerzhafte Pusteln, dunkel entzündeter Grund, stinkt

Rhus toxicodendron D6 3-stündl.
Bläschenbeginn; schwarze Pusteln; zerschlagen, blutiger Durchfall

Variolinum D30 6-stündl.
Bläschen gehen in Pusteln über

Arsenicum album D6 3-stündl.
flache, bläuliche, blutige Pusteln; Durchfall, Schwäche, brennende Hitze

▶ Folge

Anacardium D12 2 × tägl.
Gedächtnisverlust

Poliomyelitis (Kinderlähmung)

Gelsemium D30 1 × tägl.
Kopfgrippe im Sommer, Lahmheit, Schwäche, Mattigkeit

Causticum D6 3 × tägl.
bei allmählicher Lahmheit von unten nach oben

Mercurius cyanatus D4 3 × tägl.
Zittern, Zuckungen, zuckende Krämpfe

Kresolum D12 2 × tägl.
zerrende Krämpfe und Stöße

Lathyrus D6 3 × tägl.
steife Muskeln, Beinkrämpfe; plötzliche Lähmung aller Glieder

Röteln

▶ allgemein

Aconitum D30 bei Bedarf
bei anfänglichem, plötzlichem, trockenem Fieber; verlangt nach Kälte

Zincum metallicum D30 bei Bedarf
falls Ausschlag nur schwach erscheint

Sulfur D30 einmalig
nach der Erkrankung

▶ Ausschlag

Aconitum D30 3-stündl.
hellrot

▶ Vorbeugung

Aconitum D30 1 × tägl.
bei Infektion in der Umgebung oder bei Epidemie

Ruhr

▶ akut

Cantharis D6 2-stündl.
weiße, blutige, schleimige Schabsel; heftiger Dauerkrümmkrampf

Colocynthis D4 2-stündl.
blutige, schleimige Stühle; Krümmkrämpfe nur während des Stuhls

Colchicum D4 2-stündl.
wässrige, blutige Stühle; Blähbauch, Kolik und Afterkrampf nach dem Stuhl

▶ **fortgeschritten**

Arsenicum album D6 stündl.
wenige, unverdaute, schleimige, blutige Stühle; Durst auf kleine Schlucke; ruhelos

Mercurius corrosivus D30 2-stündl.
blutige Stühle, wund; messerscharfe Krämpfe, anstrengende Entleerung, „nie fertig"

Sulfur D6 stündl.
plötzliche, frühe, spärliche, wässrige, blutige Stühle; Dauerkrämpfe

Nux vomica D6 stündl.
frühe Stühle; häufiger Drang; Krämpfe besser nach Stuhl

Rhus toxicodendron D6 stündl.
Stühle wässrig, aashaft; heftige Schmerzen die Oberschenkel hinunter

Lachesis D12 3-stündl.
stinkende, dunkel blutige Stühle; Afterkrampf

Baptisia D6 stündl.
stinkende Stühle; schmerzlose Krämpfe; hinfällig

Scharlach

▶ **allgemein**

Apis D30 3-stündl.
trockene Hitze ohne Durst, glatte Zunge; Ausschlag geschwollen

Belladonna D30 3-stündl.
dampfender Schweiß, warmes Einhüllen, Erdbeerzunge; Ausschlag flach

Lachesis D12 2 × tägl.
septischer Verlauf, trocken, Frost, viel Durst; Ausschlag blaurot

Lycopodium D6 3 × tägl.
wenn Kind in der 2. Entzündungsphase blass und schwach wird

Mercurius solubilis D30 1 × tägl.
eitrige Halsentzündung, große, belegte Zunge, stinkender Nachtschweiß

Acidum nitricum D6 3 × tägl.
eitrige, geschwürige Halsentzündung, Atem riecht streng und scharf

▶ **Ausschlag**

Apis D30 3-stündl.
hellrot geschwollen

▶ **Komplikationen**

Ailanthus D6 3 × tägl.
Fieber, Frost, kalter Schweiß; Ausschlag großfleckig, dunkelrot

Rhus toxicodendron D30 1 × tägl.
bei Juckreiz

Barium carbonicum D6 3 × tägl.
harte, große Lymphdrüsen bleiben

Thuja D6 3 × tägl.
Erkältungsinfekt mit Husten und Schnupfen

Cantharis D6 3 × tägl.
Entzündung der Harnblase

▶ **Vorbeugung**

Belladonna D30 1 × tägl.
bei Infektion in der Umgebung oder bei Epidemie

Schlafkrankheit (Trypanosomiasis)

▶ **(West- und Zentralafrika)**

Nux moschata D200 1 × tägl.
vorbeugend Muskatnuss lutschen!

Staphisagria D12 1 × tägl. morgens
schützt vor Stichen der Tsetse-Mücke

Syphilis

▸ Primärstadium (Lues I)

Mercurius solubilis D30 1 × tägl.
weicher Schanker, Bubonen, Fieber, speckige, dreckige, üble Geschwüre

**Mercurius
jodatus flavus D30** 1 × tägl.
harter Schanker, wenig Schmerz, kein Eiter

**Mercurius
bijodatus rubrum D30** 1 × tägl.
harter Schanker, schmerzlos

Mercurius corrosivus D30 1 × tägl.
sich ausbreitende Geschwüre mit eingerissenen Rändern, akute Bubonen

Arsenicum album D6 3 × tägl.
nach Mercurius; heftig brennende, sich ausbreitende Geschwüre

Carbo animalis D4 3 × tägl.
harte Bubonen, Achsel- und Leistendrüsen hart wie Stein, Kupferflecke

▸ Sekundärstadium (Lues II)

Mercurius solubilis D30 1 × tägl.
Halsschmerz, nächtliche, nagende Knochenschmerzen, geschwürige Papeln

Kalium bichromicum D12 2 × tägl.
Mund- und Rachengeschwüre wie ausgestanzt

Hepar sulfuris D30 2 × tägl.
kreisrunder Haarausfall; Papeln stechen, rot; wässriger Eiter

Acidum nitricum D6 3 × tägl.
Papeln bluten, splitterartiger Schmerz, Bubonen eitern; Kopfknochen schmerzen bohrend, berührungsempfindlich; Kupferflecke

Lycopodium D6 3 × tägl.
Halsgeschwüre, dunkelgraue Kupferflecke an der Stirn

▸ Tertiärstadium (Lues III)

Aurum D6 3 × tägl.
Gummen, stinkende Knochenkaries der Nase; Melancholie

Kalium jodatum D4 3 × tägl.
nagende Knochenschmerzen Stirn, Nase; Gummen; zerebrospinale Gefäße

Mezereum D6 3 × tägl.
Knochenschmerz nachts, Schienbein schwillt, Pusteln, Nervenschmerzen

Asa foetida D4 3 × tägl.
Schienbeinschmerz nachts, Gummen mit dünnem aashaftem Eiter, Nekrosen

Stillingia D4 3 × tägl.
Röhrenknochen, qualvolle Knoten am Kopf und Schienbein

Phytolacca D4 3 × tägl.
Muskelansätze, rheumatische Nervenschmerzen nachts; bei feuchter Kälte

▸ ererbt (Lues connata)

Mercurius dulcis D12 2 × tägl.
kindliche Syphilis; Geschwüre im Mund und Rachen

Luesinum D200 1 × monatl.
falls das Kind überlebt

Tetanus (Wundstarrkrampf)

▸ allgemein

Nux vomica D6 alle 10 Min.
Kopf zurückgebeugt, Gesicht verzerrt, Atemnot durch äußere Eindrücke

**Strychninum
phosphoricum D12** alle 10 Min.
Atemkrampf, Kaumuskelkrampf, blaues Gesicht, klarer Verstand

**Acidum
hydrocyanicum D4** alle 10 Min.
Dauerkrämpfe, blaue Lippen, Schaum vor dem Mund, rückwärts gebeugt

351

Cicuta D12 alle 10 Min.
plötzlich steif, zuckt, beugt Kopf zurück bei Berührung, Augen fixiert

Calabar D2 alle 10 Min.
Krämpfe der Wirbelsäule und der Beine im Wechsel, wechselnde Pupillenöffnung

Stramonium D12 alle 10 Min.
Gliederkrämpfe, Schlundkrampf, Brustkrampf; durch Licht und Berührung

▸ **Krampf beginnt in der Wunde**

Ledum D30 in Wasser
verletzte Teile werden eiskalt

▸ **durch verwundete Sohlen, Handflächen, Finger**

Belladonna D30 in Wasser
starke Rötung

Hypericum D30 in Wasser
Nervenschmerzen

Ledum D30 in Wasser
Stichwunde

▸ **Vorbeugung**

Arnica D30 einmalig
die Verletzung geht dem Tetanus immer voraus

Toxoplasmose

Umckaloabo D2 3 × tägl.
und gelegentlich:

Toxoplasmose M einmalig
zusätzlich

Tripper (Gonorrhoe)

▸ **akut; 1. Wahl**

Aconitum D30 3-stündl.
Urin spärlich, heiß, brennt, Harnröhre trocken, Krabbeln

Gelsemium D6 3 × tägl.
Ausfluss gering, Harnröhre wund, brennt; Nebenhoden entzündet

Cannabis sativa D4 3 × tägl.
Ausfluss eitrig, Harnröhre brennt heftig beim Harnen, Penisende dunkelrot geschwollen

Mercurius solubilis D30 1 × tägl.
Ausfluss grün, nachts, Blase krampft; Vorhaut verengt, geschwollen, entzündet

Cantharis D6 3 × tägl.
Ausfluss eitrig, blutig, brennt grabend; erregt mit Erektionen, Blase krampft

Copaiva D6 3 × tägl.
Ausfluss eitrig, milchig, brennt, steter Harndrang, Veilchengeruch; Nesselsucht

▸ **akut; 2. Wahl**

Argentum nitricum D6 3 × tägl.
Ausfluss dick, gelb, eitrig, geschwollen, nachts; sexuelle Träume mit Ergüssen

Capsicum D6 3 × tägl.
Ausfluss dick, eitrig, brennt wie Pfeffer, feine Stiche am Ausgang; Fettsüchtige

Petroselinum D4 3 × tägl.
Harnröhre juckt, Schmerz zieht zur Peniswurzel; Reizblase, erreicht das Klo nicht mehr

Cannabis indica D6 3 × tägl.
wie Cannabis sativa mit schmerzhaften Erektionen und Dauererektion

Cubeba D6 3 × tägl.
Ausfluss klebrig, Veilchengeruch; harnt andauernd, Krampf danach, Prostata mit entzündet

▸ **chronisch**

Sulfur D6 3 × tägl.
Ausfluss „verschlampt", Harnröhre gereizt, wund, brennt; Medorrhinum D200 dazwischen setzen

Sepia D6 3 × tägl.
hartnäckig; Ausfluss spärlich, milchig-grünlich, eher morgens

Pulsatilla D6 3 × tägl.
bei phlegmatischen Menschen; Ausfluss mild, dick, gelb bis grün

Natrium muriaticum D200 3 × wöchentl.
Ausfluss glasig, Harn träufelt nach, schneidender Schmerz

Thuja D6 3 × tägl.
Ausfluss dünn, gelb bis grün

Acidum nitricum D6 3 × tägl.
Ausfluss dünn, wund, brennt; Splitterschmerz, Feigwarzen

▶ **durch Medikamente unterdrückt**

Pulsatilla D6 3 × tägl.
Hoden-, Nebenhodenentzündung

Clematis D6 3 × tägl.
Hodenentzündung, Samenstrangneuralgie

Gelsemium D6 3 × tägl.
Hodenentzündung

Tuberkulose

▶ **allgemein**

Stannum metallicum D12 2 × tägl.
abgemagert, schwach, kann kaum noch husten

Phosphorus D12 2 × tägl.
Bluthusten bei jungen Menschen, engbrüstig, schnell wachsend

Sulfur D6 3 × tägl.
Frühstadium mit Hitzegefühl, vor allem in der Brust, stinkende Nachtschweiße

Silicea D12 2 × tägl.
eitriges Stadium; fröstelnde, ältere Leute; Lungenabszess, Nachtschweiß

Acidum nitricum D6 3 × tägl.
vor Kavernenbildung; Blutandrang, Bluthusten; *beachte:* Wärme schlimmer!

Calcium carbonicum D12 2 × tägl.
3. Stadium, große Kavernen bei Schwächlichen, Bleichen, Erkältlichen

▶ **des Hodens**

Teucrium scorodonia D3 3 × tägl.
vor allem der Nebenhoden; junge, schlanke Männer

▶ **der Nase (Lupus vulgaris)**

Kreosotum D4 3 × tägl.
stinkender Gewebszerfall

▶ **nach BCG-Impfung**

Berberis D3 3 × tägl.
2 Wochen lang; *danach:*

Pulsatilla D12 2 × tägl.
lange geben

Typhus

▶ **anfänglich**

Sulfur D200 alle 10 Min.
solange, bis der erleichternde Schweißausbruch eintritt

Baptisia D6 3-stündl.
dumpfer Ausdruck, alles stinkt, Delir: „als sei er in Stücke zerfallen"

Rhus toxicodendron D6 3-stündl.
rotes Dreieck Zungenspitze; ruhelos, Kinnzittern; Stuhl unwillkürlich

Bryonia D4 3-stündl.
alles schmerzt bei geringster Bewegung, Delir: „möchte nach Hause"

Arnica D6 3-stündl.
ähnlich wie bei Baptisia; wie geprügelt, Hautblutungen, Stuhl und Urin gehen unwillkürlich ab; Gleichgültigkeit, Stupor, starr

▸ **fortgeschritten mit Blutungen**

Lachesis D12 3 × tägl.
schleimig, dunkel

Acidum nitricum D6 3-stündl.
schleimig, eitrig

Millefolium D4 3-stündl.
hellrot, aktiv

Hamamelis D4 3-stündl.
dunkel, passiv

Colchicum D4 3-stündl.
aufgetriebener Bauch und Ruhelosigkeit

Carbo vegetabilis D6 3-stündl.
am Rande der Auflösung, pulslos, will Luft zugefächelt haben

Acidum muriaticum D4 3-stündl.
rutscht zum Bettende hinunter; Schleimhautgeschwüre, Zunge rasselt

Gelsemium D6 3-stündl.
rotes Gesicht (!); wie geprügelt, apathisch, schläfrig; Bandkopfschmerz, Frost

▸ **fortgeschritten mit Delirium**

Lachesis D12 3 × tägl.
Stupor mit hängendem Kiefer, geschwätziges Delir; Zunge zittert, hängt

Opium D30 2 × tägl.
dunkelrotes Gesicht; Cheyne-Stokes-Atmung (aufgrund von Herzschwäche)

Nux moschata D6 3-stündl.
Zunge klebt am Gaumen, kein Durst (!); unbeweglicher Ausdruck

Kalium phosphoricum D12 3 × tägl.
geistige Schwäche, Depression; braune Zunge, fauliger Atem, fauliger Stuhl

Acidum phosphoricum D6 stündl.
seelische Apathie; glasiger Blick, Blähbauch, Rumpeln, Stuhl schmerzlos

Hyoscyamus D12 3-stündl.
zupft an der Bettdecke; Sehnenhüpfen, hängender Kiefer; Stuhl unfreiwillig

▸ **fortgeschritten mit Schwäche**

Arsenicum album D6 3-stündl.
hinfällige Ruhelosigkeit; großer Durst, kleine Schlucke; 0 bis 3 Uhr

China D4 3-stündl.
aufgetriebener Bauch

Windpocken
▸ **allgemein**

Antimonium crudum D4 3 × tägl.
Bläschen verheilen ohne Narben, falls Krusten nicht abgekratzt werden

Sulfur D30 bei Bedarf
Juckreiz unerträglich; auch einige Gaben nach der Erkrankung

Cantharis D30 bei Bedarf
Brennen unerträglich

▸ **Bläschen**

Antimonium crudum D4 3 × tägl.
bis die Krusten abfallen, verhindert Narbenbildung

▸ **Komplikationen**

Antimonium crudum D4 3 × tägl.
Husten nach der Erkrankung

Insektenstiche/Parasiten

▸ Bienenstich

Apis D30 stündl.
hellrote, wässrige, stechende Schwellung; Kühle lindert; in D200 alle 5 Min. beim anaphylaktischen Schock

> **Beachte:** Johanniskrautöl (Hypericum-Öl) auf der Haut schreckt Bienen ab!

▸ Mückenstich

Apis D30 stündl.
Schwellung wie beim Bienenstich; Kühle lindert

Ledum D30 stündl.
als Folge von Stichverletzung verstanden; Kühle lindert

Lachesis D12 3 × tägl.
dunkelrote Umgebung des Stiches, drohende Blutvergiftung

Acidum carbolicum D6 stündl.
Bläschen, Eiter, Brennen, drohende Blutvergiftung

Staphisagria D12 1 × tägl. morgens
vorbeugend; verhütet gleichsam Tropenkrankheiten durch Stechmückenübertragung

> **Beachte:** Zitronell-Öl auf Wattebausch und/oder auf die Haut verjagt Stechmücken!

▸ Wespen

Vespa crabro D30 stündl.
das Gift der Wespe; bedarfsweise wiederholen

Arsenicum album D30 stündl.
bei großer, ruheloser, hinfälliger Schwäche

Lachesis D12 stündl.
bei Herzbeschwerden

> **Beachte:** Bei einem anaphylaktischen Schock durch Wespen- oder Bienenstich hilft immer **Apis D200** alle 5 Minuten eine Gabe!

▸ Zecken

Apis D30 stündl.
im Beginn; schmerzt wie Bienenstich; kühl halten

Ledum D30 stündl.
später; als Folge von Stichverletzung verstanden; evtl. wiederholen

Lachesis D12 2 × tägl.
wenn der Biss dunkelrot wird und Blutvergiftung droht

> **Beachte:** Alkoholflasche darüber stülpen, Zecke entgegen dem Uhrzeigersinn herausdrehen!

Kummer

Kränkung

▶ Demütigung

Natrium muriaticum D200 1 × monatl.
distanziert in sich und zu sich selbst, Lebensunlust, Depression

Acidum phosphoricum D200 1 × monatl.
schwach, blass, elegisch, immer wieder verliebt

Ignatia D30 bei Bedarf
akut; verwaltet und verschweigt Kränkung wie Natrium; ohne Depression

Ambra D200 1 × tägl. abends
Tagessorgen, Geschäftssorgen; verliert den roten Faden, Schlaf gestört

Hyoscyamus D200 bei Bedarf
sehr bewährt nach Liebesenttäuschung; Unruhe, Eifersucht, Abmagerung

Acidum picrinicum D200 1 × monatl.
schwach, blass, eckig, apathisch; glaubt, es lohne sich nicht mehr

Kummer

▶ mit Aggressionen

Sepia D200 bei Bedarf
geradeaus und unverhohlen aggressiv

Lachesis D200 bei Bedarf
windet sich und schmiedet aggressive Intrigen

▶ mit Entrüstung

Staphisagria D200 1 × monatl.
„entrüsteter Schlucker"; Magen, Blähsucht; Handlung gelähmt

▶ mit unterdrücktem Hass

Aurum D200 1 × monatl.
Lebensunlust, Verzweiflung, Selbstmord

Staphisagria D200 1 × monatl.
Zorn, geile Entartung

Stannum metallicum D200 1 × monatl.
Kopfschmerz im Sonnenverlauf

Colocynthis D200 1 × wöchentl.
Gallenkolik, Bauchkrämpfe

▶ durch Tagessorgen

Ambra D3 3 × tägl.
Alltagssorgen, schlaflos

Acidum succinicum D12 2 × tägl.
wie bei Ambra; folgt gut danach

Bryonia D30 bei Bedarf
Geschäftssorgen, träumt davon

Liebeskummer

▶ Jugendlicher und Junggebliebener

Acidum phosphoricum D6 3 × tägl.
rundlich, zart

Acidum picrinicum D6 3 × tägl.
eckig, eckt an

Hyoscyamus D30 bei Bedarf
hektisch, schamlos

Helleborus D200 bei Bedarf
traurig, gleichgültig, abgestumpft

Nahrung
(Verlangen, Abneigung, Unverträglichkeit)

Äpfel

Tellurium metallicum D12 2 × tägl.
heftiges Verlangen

Austern

Lachesis D12 2 × tägl.
begierig auf Austern

Phosphorus D12 2 × tägl.
Abneigung gegen alle Meerestiere

Bryonia D4 3 × tägl.
isst wenig auf einmal; verdirbt sich den Magen

Lycopodium D12 2 × tägl.
isst immer mehr; verdirbt sich den Magen

Brot

▸ **Abneigung**

Natrium muriaticum D200 1 × monatl.
Schwarzbrot oder Brot schmeckt ihm besser als alles andere

China D4 3 × tägl.
Völle, Blähsucht, bitteres Aufstoßen

Lycopodium D12 2 × tägl.
Schwarzbrot

Kalium carbonicum D12 2 × tägl.
Völle und Blähkolik nach Schwarzbrot

▸ **Unverträglichkeit**

Bryonia D12 2 × tägl.
Magenschmerzen

China D4 3 × tägl.
bitteres Aufstoßen

Causticum D12 2 × tägl.
verdorbener, drückender Magen

Acidum phosphoricum D6 3 × tägl.
Übelkeit nach Schwarzbrot

▸ **Verlangen**

Natrium muriaticum D200 1 × monatl.
Brot mit Butter und Salz

Mercurius solubilis D30 2 × wöchentl.
Brot mit dick Butter drauf

Arsenicum album D12 2 × tägl.
Roggenbrot mit Butter und Senf oder Schmalz

Magnesium carbonicum D12 2 × tägl.
trockenes Brot mit Butter und Milch dazu

Ferrum metallicum D12 2 × tägl.
Brot mit Butter, aber kein Schwarzbrot

Ignatia D12 2 × tägl.
Schwarzbrot

Strontium carbonicum D12 2 × tägl.
hartes Schwarzbrot und Milch dazu

Abrotanum D4 3 × tägl.
Brot in gekochter Milch

Butter

Arsenicum album D12 2 × tägl.
Verlangen; auch nach Schmalz

Mercurius solubilis D30 2 × wöchentl.
Verlangen oder Abneigung

Phosphorus D12 2 × tägl.
Abneigung

Pulsatilla D12   2 × tägl.
Abneigung; fauliges Aufstoßen

China D4   3 × tägl.
Abneigung; bitteres Aufstoßen, Blähungen

Carbo vegetabilis D30   bei Bedarf
Völle, Blähungen, Sodbrennen

Eier

Calcium carbonicum D12   2 × tägl.
begierig auf weich gekochte Eier

Ferrum metallicum D12   2 × tägl.
Abneigung; Magen verstimmt, Erbrechen

Sulfur D12   2 × tägl.
Sodbrennen

Chininum arsenicosum D4   stündl.
verdorbener Magen

Eis (oder Kalttrinken)

▶ **Durchfall, Erbrechen**

Arsenicum album D6   stündl.
Durchfall, sobald es im Magen warm wird

Phosphorus D12   2-stündl.
Erbrechen, sobald es im Magen warm wird

Nux moschata D6   stündl.
Durchfall spärlich, schleimig, mit viel vergeblichem Drang

▶ **Verlangen oder unverträglich**

Phosphorus D12   2 × tägl.
liebt Kaltes, weil es überall brennt

Veratrum album D6   3 × tägl.
liebt Kaltes trotz äußerlicher Kälte

Pulsatilla D6   3 × tägl.
mag es, aber verdirbt sich den Magen, erbricht

Arsenicum album D6   3 × tägl.
mag nur Warmes; Eis macht Magenbrennen, Erbrechen

Fett

▶ **Abneigung oder Verlangen**

Acidum nitricum D6   3 × tägl.
begieriges Verlangen

Sulfur D12   2 × tägl.
gieriges Verlangen

Nux vomica D12   2 × tägl.
Begierde

China D4   3 × tägl.
Abneigung gegen fette und schwere Speisen; Blähsucht, Schwäche

Carbo vegetabilis D6   3 × tägl.
Abneigung gegen fettes Fleisch; Blähsucht, Herzenge, müde

Petroleum D12   2 × tägl.
Abneigung gegen fette und schwere Speisen; Durchfall

Pulsatilla D12   2 × tägl.
Abneigung gegen fette und schwere Speisen; Blähsucht, Übelkeit

▶ **Unverträglichkeit**

Arsenicum album D12   2 × tägl.
schon beim Anblick oder Geruch von Fett und fetten Speisen

Pulsatilla D12   2 × tägl.
Magen, übel; stößt faulig auf, Erbrechen oder Durchfall nach fetten und schweren Speisen

Sepia D12   2 × tägl.
Völle, wie ein schwerer Stein im Magen

Ferrum metallicum D12   2 × tägl.
bitteres Aufstoßen nach fetten und schweren Speisen

Carbo vegetabilis D30   bei Bedarf
fauliges Aufstoßen nach fetten und schweren Speisen; Gesicht dunkelrot gestaut

Asa foetida D4   stündl.
stinkendes Aufstoßen nach fetten und schweren Speisen; blasses Gesicht

Ipecacuanha D4   stündl.
Übelkeit nach fetten und schweren Speisen; blasses Gesicht mit roten Wangen

Fisch

Natrium muriaticum D200   1 × monatl.
starkes Verlangen nach Meer und Salz; aber auch Übelkeit

Veratrum album D6   3 × tägl.
Verlangen nach Hering, Sardinen

Acidum nitricum D6   3 × tägl.
Verlangen nach Hering, nach Salzigem

Pulsatilla D12   2 × tägl.
Verlangen nach Hering, nach Saurem

Phosphorus D12   2 × tägl.
Verlangen, aber Abneigung gegen Hering

Graphites D12   2 × tägl.
ausgeprägte Abneigung

Cuprum arsenicosum D6   3 × tägl.
Magen verstimmt

Colchicum D4   3 × tägl.
Übelkeit schon beim Geruch

Fleisch

▶ **Abneigung**

Calcium carbonicum D12   2 × tägl.
treibt Leib auf; muss Gürtel öffnen

Graphites D12   2 × tägl.
nur gekochtes Fleisch

Lycopodium D12   2 × tägl.
v. a. gekochtes Fleisch und nach täglichem Genuss

Carbo animalis D4   3 × tägl.
v. a. fettes Fleisch; *beachte:* krebsverdächtig!

Pulsatilla D12   2 × tägl.
v. a. fettes Fleisch, Schweinefleisch

China D4   3 × tägl.
v. a. fette und schwere Speisen

Sepia D12   2 × tägl.
v. a. salziges Fleisch

▶ **Abneigung oder Verlangen**

Lilium D12   2 × tägl.
Heißhunger

Magnesium carbonicum D12   2 × tägl.
oder Ekel nach täglichem Fleischgenuss; macht Hitze und trockene Haut

Ferrum metallicum D12   2 × tägl.
oder Magen verstimmt

Kreosotum D4   3 × tägl.
geräuchertes Fleisch

▶ **Durchfall nach vergifteter, verdorbener Nahrung**

Arsenicum album D6   stündl.
wichtige Reisearznei (!); schwächend, braun bis blutig, nachts; sehr übel

▶ **Unverträglichkeit**

Beachte: Krebsverdächtig!

Causticum D12   2 × tägl.
Übelkeit; Aufstoßen von Wasser nach frischem Fleisch (Carpaccio)

Colchicum D4 3 × tägl.
Übelkeit schon beim bloßen Riechen

Ferrum phosphoricum D12 2 × tägl.
Sodbrennen

Ptelea D6 3 × tägl.
Magen verstimmt

Kalium bichromicum D12 2 × tägl.
schwerer Druck im Magen

Arsenicum album D12 2 × tägl.
Ekel, Erbrechen schon bei Geruch

Lachesis D12 2 × tägl.
Flüssiges kann besser geschluckt werden

Gebäck

▸ **Kuchen**

Calcium carbonicum D12 2 × tägl.
Verlangen oder Unverträglichkeit mit saurem Aufstoßen

Magnesium carbonicum D12 2 × tägl.
Verlangen trotz saurem Aufstoßen

Antimonium crudum D12 2 × tägl.
Übelkeit nach Gebäck

Gemüse

Magnesium muriaticum D6 3 × tägl.
starkes Verlangen

Alumina D12 2 × tägl.
Verlangen, mit trockenem Reis

Magnesium carbonicum D12 2 × tägl.
Abneigung; unverträglich, saures Aufstoßen

Geräuchertes

▸ **und Speck**

Calcium phosphoricum D12 2 × tägl.
starkes Verlangen, Rauchfleisch; neigt zur Unverträglichkeit

Tuberculinum bovinum D200 einmalig
Verlangen; Pizza

Causticum D12 2 × tägl.
Verlangen; italienische Salami, kein Speck

starke Gewürze

▸ **Verlangen**

Phosphorus D12 2 × tägl.
braucht beständige Anregung, sonst wird er müde und langweilig

Sulfur D12 2 × tägl.
braucht würzige Anregungen, sonst wird er arbeitsscheu und philosophiert

Nux vomica D12 2 × tägl.
braucht abwechslungsreiche Würze, die nicht immer verträglich ist

China D4 3 × tägl.
braucht sie, um seinen Magen in Schwung zu bringen

Hülsenfrüchte

▸ **Unverträglichkeit**

Pulsatilla D12 2 × tägl.
Völle, Druck, Sodbrennen

Lycopodium D12 2 × tägl.
alles geht in Gas über

Bryonia D12 2 × tägl.
Magen drückt wie ein Stein

China D4 3 × tägl.
alles gärt

Käse

Mandragora D6 3 × tägl.
Begierde

Argentum nitricum D12 2 × tägl.
Abneigung und Verdauungsstörung oder Verlangen nach scharfem Käse

Ptelea D6 3 × tägl.
Magen verstimmt durch Käse

Hepar sulfuris D30 1 × wöchentl.
Widerwille gegen gewürzten Käse, besonders Roquefort

Acidum nitricum D6 3 × tägl.
Abneigung gegen gewürzten Käse

Mercurius solubilis D30 2 × wöchentl.
Widerwille gegen Schweizer Käse

Knoblauch

▶ **und Zwiebeln**

Pulsatilla D12 2 × tägl.
Magen verstimmt auf beides

Lycopodium D12 2 × tägl.
Völle, Winde, Sodbrennen, Aufstoßen auf beides

Sabadilla D6 3 × tägl.
Widerwille gegen beides; beißendes Aufstoßen

Allium cepa D3 3 × tägl.
isst rohe Zwiebeln, verträgt sie

Thuja D12 2 × tägl.
Begierde oder Widerwille auf Zwiebeln; Magen verstimmt danach

Kulinarische Erlesenheiten

Arsenicum album D12 2 × tägl.
demonstriert seine gesammelte Kenntnis über genusssüchtige Dinge

Nux vomica D12 2 × tägl.
konsumiert genusssüchtig

Sulfur D12 2 × tägl.
sammelt alles genusssüchtig

Tuberculinum bovinum D200 1 × monatl.
suggeriert Genusssucht

Limonade

Belladonna D30 2 × wöchentl.
Verlangen, besonders nach Zitronenlimonade; roter, kräftiger Mensch, „braves Kind"

Acidum nitricum D6 3 × tägl.
Verlangen; blasser, frostiger Mensch

Milch

▶ **Abneigung**

Calcium carbonicum D12 2 × tägl.
und ebensolches Verlangen

Natrium carbonicum D12 2 × tägl.
wegen Blähsucht

Pulsatilla D12 2 × tägl.
morgens zum Frühstück

Sepia D12 2 × tägl.
zu schwer; Magen hängt

Carbo vegetabilis D6 3 × tägl.
zu schwer; Aufstoßen

Lac defloratum D12 2 × tägl.
Übelkeit

Phosphorus D12 2 × tägl.
gekochte Milch

Silicea D12 2 × tägl.
Muttermilch

▶ **Aufstoßen**

Calcium carbonicum D12 2 × tägl.
sauer

**Magnesium
carbonicum D12** 2 × tägl.
sauer

China D4 3 × tägl.
sauer, Sodbrennen; Aufstoßen verschlimmert den Zustand

Sulfur D12 2 × tägl.
lautstark, sauer

**Natrium
muriaticum D200** 1 × monatl.
faulig

▶ **Erbrechen und/oder Durchfall**

**Magnesium
carbonicum D12** 2 × tägl.
mit Koliken wie Messerschneiden; zum Schreien, reibt sich den Bauch

Aethusa D6 3 × tägl.
stärkster Brechdurchfall bei Säuglingen; Erbrochenes wie geronnen

Calcium carbonicum D12 2 × tägl.
saurer Durchfall; erbricht weiße Gerinnsel

Sulfur D12 2 × tägl.
stinkender Durchfall; mag so gerne Milch wie bei Calcium, aber keine Eier

▶ **Kopfschmerzen**

Bromum D6 3 × tägl.
linksseitig; besser durch Rechtslage mit den Armen über dem Kopf

▶ **verdorbener Magen**

Calcium carbonicum D12 2 × tägl.
Übelkeit

Pulsatilla D12 2 × tägl.
Übelkeit

Acidum nitricum D6 3 × tägl.
Übelkeit

Ferrum metallicum D12 2 × tägl.
Magen schmerzt; zu fett, zu schwer

Arsenicum album D12 2 × tägl.
Magen schmerzt

China D4 3 × tägl.
Sodbrennen

▶ **Verlangen**

**Tuberculinum
bovinum D200** 1 × monatl.
kalte Milch, ganzjährig; Schweinefleisch, Speck, Geräuchertes, Süßes

Psorinum D200 1 × monatl.
kalte Milch, eher sommers

Rhus toxicodendron D6 3 × tägl.
kalte, süße Milch

Calcium carbonicum D12 2 × tägl.
heiße Milch

Bryonia D12 2 × tägl.
warme Milch

Manganum aceticum D4 3 × tägl.
Sauermilch

Nahrung

▶ **frisch; Verlangen**

Acidum phosphoricum D6 3 × tägl.
Frisches und Saftiges; Obst

Phosphorus D12 2 × tägl.
Frisches und Kaltes; Eis, Saures, Salziges, Würziges

Veratrum album D6 3 × tägl.
Frisches und Kaltes; Eis, saures Obst, Salziges, Hering

▶ **gekocht; Abneigung**

Lycopodium D12 2 × tägl.
besonders Fleisch

Graphites D12   2 × tägl.
nur gekochtes Fleisch; Magenschmerzen

Silicea D12   2 × tägl.
lieber alles kalt

Petroleum D12   2 × tägl.
gekochte, fette und schwere Speisen

▶ **kalt; Verlangen**

Pulsatilla D12   2 × tägl.
Saures, Hering

Calcium phosphoricum D12   2 × tägl.
Saures, Pikantes

Phosphorus D12   2 × tägl.
Frisches, Eis, Saures

Veratrum album D6   3 × tägl.
Frisches, Eis, Hering

Lycopodium D12   2 × tägl.
trotz krampfender Magenschmerzen

▶ **warm; Verlangen oder Abneigung**

Arsenicum album D12   2 × tägl.
kann nicht heiß genug sein

China D4   3 × tägl.
Widerwille gegen Heißes

Petroleum D12   2 × tägl.
Widerwille gegen warme, gekochte Speisen

Ferrum metallicum D12   2 × tägl.
Verlangen oder Abneigung

Lycopodium D12   2 × tägl.
Verlangen, auch nach kalten Speisen, je nach Magen- und Leberzustand

Nudeln

▶ **besonders Spaghetti**

Calcium carbonicum D12   2 × tägl.
Verlangen

Natrium muriaticum D200   1 × monatl.
Verlangen, aber Magen verstimmt

Obst

▶ **Äpfel**

Guaiacum D4   3 × tägl.
Verlangen

Lyssinum D200   einmalig
Abneigung

China D4   3 × tägl.
unverträglich; Blähungen, Durchfall

Sulfur D12   2 × tägl.
unverträglich; saures Aufstoßen

Arsenicum album D12   2 × tägl.
verdorbener Magen

▶ **Birnen**

Borax D30   bei Bedarf
Magen verstimmt und Fieber!

▶ **Durchfall**

Pulsatilla D12   2 × tägl.
Aufstoßen; Durchfall v. a. nach Pflaumen: wässrig, schleimig, ständig wechselnd

China D4   3 × tägl.
alles gärt im Magen, saures Aufstoßen; Durchfall v. a. nach sauren Kirschen

Antimonium crudum D12   2 × tägl.
nach saurem Obst

Veratrum album D6   3 × tägl.
nach Weintrauben, Melone, Pfirsich

▶ Unverträglichkeit

Arsenicum album D12 2 × tägl.
verdorbener Magen, v. a. nach Äpfeln, Melone

Sulfur D12 2 × tägl.
saures Aufstoßen, v. a. nach Äpfeln, Erdbeeren

Psorinum D200 bei Bedarf
verdorbener Magen mit Aufstoßen, v. a. nach Pfirsichen

Lycopodium D12 2 × tägl.
Magenkrämpfe, v. a. nach kaltem Obst

Natrium carbonicum D12 2 × tägl.
Aprikosen

Sepia D12 2 × tägl.
Feigen

Ipecacuanha D4 alle 10 Min.
anhaltende Übelkeit

▶ Verlangen

Antimonium crudum D12 2 × tägl.
nur saures Obst

Veratrum album D6 3 × tägl.
vorwiegend saures Obst

Acidum phosphoricum D6 3 × tägl.
frisches, saftiges Obst

Alumina D12 2 × tägl.
trockenes Obst

Medorrhinum D200 einmalig
unreifes Obst; grüne Äpfel!

Rohes

▶ Verlangen

Sulfur D12 2 × tägl.
nach allem, was roh ist

Calcium carbonicum D12 2 × tägl.
nach rohen Kartoffeln

Salz

Natrium muriaticum D200 1 × monatl.
sehr begierig nach Salzverlust, aber auch Übelkeit schon beim Denken daran

Phosphorus D12 2 × tägl.
unverträglich oder begeisterter Salzschlecker

Argentum nitricum D12 2 × tägl.
will seinen Magen stärken

Graphites D12 2 × tägl.
Verlangen oder Abneigung; möchte lieber weinen als schwarzsehen

Carbo vegetabilis D6 3 × tägl.
Verlangen; um das Salz der Tränen vergießen zu können

Medorrhinum D200 einmalig
Verlangen; möchte gern wieder ans Meer fahren

Sepia D12 2 × tägl.
Abneigung; Salz erweicht Gewebe und Seele

Saures

▶ Unverträglichkeit

Acidum phosphoricum D6 3 × tägl.
Blähsucht, bitteres Aufstoßen

Ferrum phosphoricum D12 2 × tägl.
Sodbrennen

▶ Verlangen

> **Beachte:** Schwäche!

Magnesium carbonicum D12 2 × tägl.
saure, saftige Früchte

Sonstiges Teil 2 Auslösung

Lachesis D12 2 × tägl.
Mixed Pickles mit Vorliebe

Sulfur D12 2 × tägl.
Mixed Pickles, Würziges

Calcium phosphoricum D12 2 × tägl.
Pikantes

Hepar sulfuris D30 2 × wöchentl.
scharf gewürzte Essiggurken

Pulsatilla D12 2 × tägl.
Verdauung klappt besser!

▶ **Verlangen und Unverträglichkeit**

Antimonium crudum D12 2 × tägl.
Gurken, Obst, Pickles; erbricht nach saurem Wein, Durchfall nach saurem Obst

Phosphorus D12 2 × tägl.
begierig, aber zu viel zehrt ihn zu sehr auf; stößt auf

Arsenicum album D12 2 × tägl.
nicht immer verträglich

Sepia D12 2 × tägl.
verträgt nichts Anregendes

Ferrum metallicum D12 2 × tägl.
verlangt danach, weil blutarm, aber leichte Übelkeit

Schweinefleisch

Tuberculinum bovinum D200 einmalig
Verlangen; sowie nach Speck und Geräuchertem

Crotalus D12 2 × tägl.
Verlangen

Pulsatilla D12 2 × tägl.
Abneigung, Magen verstimmt, Übelkeit

Cyclamen D12 2 × tägl.
Abneigung, Magen verstimmt; kalte Pulsatilla

Ipecacuanha D4 alle 10 Min.
Übelkeit

Sonstiges

▶ **Abneigungen**

Staphisagria D12 2 × tägl.
Suppen

Graphites D12 2 × tägl.
Suppen

Zincum metallicum D12 2 × tägl.
Kalbfleisch

▶ **Allergie**

Antimonium crudum D12 2 × tägl.
Saures

Arsenicum album D12 2 × tägl.
Saures, Roggenbrot

Pulsatilla D12 2 × tägl.
Saures, Fleisch

Calcium carbonicum D12 2 × tägl.
Milch, Eier, Süßes, Kuchen, Fleisch

Sulfur D12 2 × tägl.
Milch, Süßes, Fett

Nux vomica D30 bei Bedarf
Fett, Gewürze

Petroleum D12 2 × tägl.
Fett, Fleisch

Lycopodium D12 2 × tägl.
Süßes, Fleisch

▶ **Magenbeschwerden**

Natrium sulfuricum D12 2 × tägl.
Blähsucht nach Milch; Bauch kollert, gurgelt

Carbo vegetabilis D30 bei Bedarf
Übelkeit nach Suppen

**Magnesium
carbonicum D12** 2 × tägl.
Erbrechen nach Suppen, saures Aufstoßen nach Kohlgemüse

Bryonia D4 3 × tägl.
verdorbener Magen nach Sauerkraut

Alumina D12 2 × tägl.
Druck, Schwere, Übelkeit, bitteres Aufstoßen nach Kartoffeln

▶ **Verlangen**

Ferrum metallicum D12 2 × tägl.
Tomaten

Uranium nitricum D12 2 × tägl.
roher Schinken

Cocculus D12 2 × tägl.
Senf

Sepia D12 2 × tägl.
Essig

Hepar sulfuris D30 2 × wöchentl.
Essig, würzig, scharf

Sanguinaria D6 3 × tägl.
würzig, scharf

Lac caninum D6 3 × tägl.
würzig, scharf, Salz

**Natrium
muriaticum D200** 1 × monatl.
bittere Sachen

Süßes

▶ **Abneigung**

Causticum D12 2 × tägl.
saures Aufstoßen, seelische Übelkeit; schlanker, unruhiger Mensch

Graphites D12 2 × tägl.
seelische Übelkeit; fetter, träger Mensch

Phosphorus D12 2 × tägl.
besonders Puddings

**Mercurius
solubilis D30** 2 × wöchentl.
Brennen im Magen

▶ **Verlangen**

**Tuberculinum
bovinum D200** einmalig
tuberkulinisches Zeichen

Calcium carbonicum D12 2 × tägl.
besonders Kuchen, Zucker

Sulfur D12 2 × tägl.
und Abneigung

Medorrhinum D200 einmalig
sykotisches Zeichen

Lycopodium D12 2 × tägl.
trotz Blähsucht, aber Verdauung klappt besser mit süßen Getränken

**Magnesium
carbonicum D12** 2 × tägl.
besonders Kuchen trotz saurem Aufstoßen

Kalium carbonicum D12 2 × tägl.
besonders Zucker

▶ **Verlangen und Unverträglichkeit**

Argentum nitricum D12 2 × tägl.
„Zuckerschlecker"; Aufstoßen, Durchfall

Calcium carbonicum D12 2 × tägl.
saures Aufstoßen, schlimmer durch Essen

Sulfur D12 2 × tägl.
saures Aufstoßen, besser durch Essen

Magnesium muriaticum D6 3 × tägl.
Sodbrennen

China D4 3 × tägl.
geht in Gas über, Sodbrennen, Schwäche

Zincum metallicum D12 2 × tägl.
Sodbrennen, scharfes Aufstoßen; Abneigung

Unverdauliches

▶ **Verlangen mit sichtbarem Vergnügen**

Calcium carbonicum D12 2 × tägl.
Kalk, Kreide, Sand

Calcium phosphoricum D12 2 × tägl.
Kalk, Kreide

Alumina D12 2 × tägl.
Stärke, Lehm

Acidum nitricum D6 3 × tägl.
Kreide, Bleistifte, Erde

Tarantula hispanica D12 2 × tägl.
Sand

Wasser

Staphisagria D12 2 × tägl.
Widerwille gegen klares Wasser und Unverträglichkeit

Arsenicum album D12 2 × tägl.
keine Verdauung bei zu wenigem Trinken

Graphites D12 2 × tägl.
ebenso unverträglich Süßes, Salz, Fleisch

Causticum D12 2 × tägl.
ebenso unverträglich Süßes, frisches Fleisch, Geräuchertes

Natrium muriaticum D200 1 × monatl.
ebenso unverträglich Fisch, Salz

Narkose

Folgen

▶ allgemein

Hyoscyamus D200 in Wasser
bewusstlos, stöhnt, schreit, deckt sich ab, will aus dem Bett fliehen

Opium D200 in Wasser
berauscht, benommen, stöhnt, schwitzt, träge verstopft

Phosphorus D200 in Wasser
Kopfschmerzen, Erbrechen, Verwirrung, erwacht nicht richtig, „Dämmerzustand"

Lachesis D200 in Wasser
akute Verfolgungsideen

Nux vomica D200 in Wasser
erbricht, krampfartig verstopft

▶ Gedächtnisverlust

Medorrhinum D200 bei Bedarf
oder auffallende Verschlechterung des bis dahin guten Gedächtnisses

Periduralanästhesie

▶ Schwäche nach

Rhus toxicodendron D30 bei Bedarf
lähmungsartige Schwäche in den Beinen

Rückenmarkpunktion

Ledum D4 3 × tägl.
Folge von Stich

Hypericum D4 3 × tägl.
Folge von Nervenverletzung; Lähmung

Nikotin

Beschwerden
▶ **durch Rauchen oder Tabakrauch**

Ignatia D30 bei Bedarf
unerklärliche Abneigung gegen die geliebte Zigarette

Sepia D200 1 × monatl.
höchst geruchsempfindlich

Lycopodium D200 1 × monatl.
Widerwille, Übelkeit und Sodbrennen beim Rauchen; Leber, Magen krampft

Argentum metallicum D200 1 × monatl.
Widerwille, selbst beim Denken daran; Magen krampft

Tabacum D30 bei Bedarf
Übelkeit nach dem Rauchen

Ipecacuanha D4 alle 10 Min.
anhaltende Übelkeit, Erbrechen nach dem Rauchen

▶ **Erbrechen**

Ipecacuanha D4 alle 10 Min.
anhaltende Übelkeit

▶ **Magenbeschwerden**

Sepia D6 3 × tägl.
Leeregefühl am Mageneingang, nicht besser durch Essen; fauliger Geschmack

Nux vomica D6 3 × tägl.
Steingefühl im Magen, Essen verschlimmert; saures Sodbrennen

▶ **Schwindel**

Conium D12 2 × tägl.
Gegenstände drehen sich beim fixierten Schauen

Nikotinvergiftung
▶ **kollapsig durch Rauchen**

Convallaria D2 alle 10 Min.
scharfe Stiche hinter dem Brustbein, „als höre das Herz auf zu schlagen"

Latrodectus D6 alle 10 Min.
heftiger Krampfschmerz linke Brust zur Achsel, Marmorhaut, Todesangst

Rauchen
▶ **bessert**

Aranea diadema D12 2 × tägl.
Asthma; Neigung aller Spinnengifte

Kalium bichromicum D12 2 × tägl.
Magendruck

Raucherentwöhnung

Tabacum D30 1 × tägl. morgens
Kopfdruck, Übelkeit, Kreislaufstörungen; *zusätzlich:*

Plantago major D6 3 × tägl.
Gereiztheit, Verstimmtheit, Kiefer-Fazialis-Nervenschmerzen; *oder:*

Caladium D12 2 × tägl.
Schwindel, Erschöpfung

Ohnmacht

Vergehensgefühl, Kollaps, Schock

▶ blass

Camphora D1 alle 5 Min.
plötzlich blau, eiskalt, trocken; bitte zudecken

Carbo vegetabilis D30 alle 10 Min.
verglimmt, übel, trocken; Blähbauch, blaue Lippen und Nase; bitte zudecken

Tabacum D30 alle 10 Min.
wie Nikotinvergiftung: elend, Herzdruck, als bliebe das Herz stehen, bitte zudecken

Veratrum album D30 alle 10 Min.
kalter Schweiß, reichlich; ruhig; bitte nicht zudecken

Arsenicum album D30 alle 10 Min.
kalter Schweiß, wenig; ruhelos; bitte zudecken

Hyoscyamus D30 alle 10 Min.
beim Anblick oder Hören von fließendem Wasser; erregt, zuckt; Stuhl und Urin gehen unfreiwillig ab

▶ rot

Aconitum D30 alle 10 Min.
hellrot; drohender Kollaps; Todesangst, ruhelos

Arnica D30 alle 10 Min.
kräftig rot; apathisch, schreckhaft

Gelsemium D30 alle 10 Min.
tiefrot; apathisch, zittert

Opium D30 alle 10 Min.
dunkelrot; apathisch, ruhig

▶ nach Sport

Tarantula hispanica D12 alle 10 Min.
ähnlich wie bei Arsenicum album, leichenblass, kaltschweißig

▶ nach jedem Stuhlgang

Terebinthina D6 alle 5 Min.
bei blutender Darmentzündung

Operation

Augenoperation, Folgen

▸ **allgemeine Störungen**

Aconitum D30 bei Bedarf
Hauptarznei (!); Augen wie voll von feinem Sand

Asarum D6 3 × tägl.
Zucken im Auge, Erbrechen, Durchfall

Crocus D12 2 × tägl.
Hämmern und Zucken im Auge

Rhus toxicodendron D6 3 × tägl.
Regenbogenhaut entzündet oder sonstige eitrige Entzündung

Senega D2 3 × tägl.
löst Linsentrümmer auf

Strontium carbonicum D12 2 × tägl.
Gegenstände sind blutig gefärbt

▸ **Kopfschmerz**

Rhus toxicodendron D6 3 × tägl.
Schmerzen vom Auge zum Kopf ziehend

Bryonia D4 3 × tägl.
stechend mit Erbrechen

▸ **Schläfenschmerz**

Ignatia D4 3 × tägl.
heftig drückend

Thuja D6 3 × tägl.
stechend

Gallenblasenoperation, Folgen

▸ **chronischer Durchfall**

Colocynthis D4 3 × tägl.
kolikartig, stichartig

Hydrastis D4 3 × tägl.
schleimig, blutig, stinkend

Colchicum D4 3 × tägl.
ruhrartig, schwächend

Leptandra D4 3 × tägl.
pechschwarz, unverdaut, gussartig, teerartig stinkend

Gebärmutteroperation, Folgen

▸ **allgemein**

Lachesis D12 2 × tägl.
unterdrückte Periode (!); Hitze, Schweiß, Frost, Verwirrung

▸ **Reizblase**

Sabal D1 3 × tägl.
plötzlich heftiger Drang, erreicht kaum das Klosett

Katheterismus

Staphisagria D30 bei Bedarf
1 Gabe vorher; mildert Blasenhalskrampf

Arnica D30 bei Bedarf
1 Gabe nachher; mildert Verletzungsfolgen, Schmerz und Blutung

Magenoperation (Billroth II), Folgen, Dumping-Syndrom

Zincum metallicum D12 2 × tägl.
Speisen rutschen durch den Magen

Acidum muriaticum D4 3 × tägl.
verträgt keine Milch

Operation, Vorbereitung

▶ **dem Patienten vorher geben!**

Medorrhinum D200 einmalig
falls Sie den Patienten als lithämisch/sykotisch einschätzen, um Einschränkungen des Gedächtnisses durch Narkosevergiftung zu vermeiden

▶ **dem Patienten mitgeben!**

Arnica D200 einmalig
am Tag der Operation morgens; vermeidet Blutungen, Schmerzen; bei Nachblutungen

Nux vomica D30 einmalig
gleich nach der Operation; vermeidet Erbrechen, spastische Verstopfung

Staphisagria D3 2-stündl.
ab dem Tag nach der Operation; vermeidet Narbenkomplikationen

Opium D200 einmalig
bei Darmverschlingung (Ileus); träge Verstopfung

Causticum D200 einmalig
bei Harnverhaltung durch Blasenlähmung

Staphisagria D200 einmalig
bei Harnverhaltung durch Blasenhalskrampf

▶ **Embolievorbeugung**

Lachesis D12 2 × tägl.
bei schweren Krampfadern 1 Woche vor und 1 bis 2 Wochen nach der Operation

Operation, Folgen

▶ **Darmverschlingung (Ileus)**

Opium D200 in Wasser
„Totenstille" über dem Bauch

▶ **Erbrechen, krampfartige Verstopfung**

Nux vomica D30 bei Bedarf
krampfartige Magen-Darm-Beschwerden

▶ **Genesungszeit verzögert**

China D4 3 × tägl.
Folge von Säfteverlust; blass, schwach, blutarm

▶ **Harnverhaltung (Anurie)**

Staphisagria D30 bei Bedarf
Blasenkrampf, Druck; tröpfchenweiser Urinabgang

Causticum D30 bei Bedarf
Blasenlähmung; unbemerkter Abgang

▶ **Lähmung**

Hypericum D4 3 × tägl.
durch Nervenverletzung

▶ **Laparotomieschmerzen**

Arnica D30 bei Bedarf
ganzer Bauch wie zerschlagen

Staphisagria D3 3-stündl.
Narbenschmerz

▶ **Narkosevergiftung**

Hyoscyamus D200 in Wasser
bewusstlos, stöhnt, schreit, deckt sich ab, will aus dem Bett fliehen

Opium D200 in Wasser
berauscht, benommen, stöhnt, schwitzt; träge, trockene Stuhlverstopfung

Phosphorus D200 in Wasser
Kopfschmerzen, Erbrechen, Verwirrung, erwacht nicht richtig, „Dämmerzustand"

Lachesis D200 in Wasser
akute Verfolgungsideen

Nux vomica D200 in Wasser
erbricht, krampfartig verstopft

▶ **Querschnittsläsion**

Arnica D6 3 × tägl.
4 Wochen lang; *dann:*

Hypericum D4 3 × tägl.
4 Wochen lang; *dann:*

Mandragora D6 3 × tägl.
4 Wochen lang; *dann:*

Harpagophytum D4 3 × tägl.
4 Wochen lang; Kur bedarfsweise wiederholen

▶ **Regel bleibt aus**

Lachesis D12 2 × tägl.
Stauungen, besser, wenn alles in Fluss kommt

▶ **Schluckauf, unstillbar**

Cuprum metallicum D30 in Wasser
krampfartig

▶ **Schock, Kreislaufversagen, 1. Wahl**

Camphora D1 alle 10 Min.
Temperatur und Blutdruck fallen gleich nach Operation ab; plötzlich blau, eiskalt, zittert, seufzt

Carbo vegetabilis D30 alle 10 Min.
großer Säfteverlust; noch blauer als Camphora, trocken, Starre, Atemrasseln

Veratrum album D30 alle 10 Min.
plötzlich hinfällig, kalter Schweiß, blass, verzerrtes Gesicht, Tetanie

Opium D30 alle 10 Min.
gefühllos, Starre, dunkelrot bis blau, Cheyne-Stokes-Atmung

▶ **Schock, Kreislaufversagen, 2. Wahl**

Arsenicum album D30 alle 10 Min.
hinfällige Ruhelosigkeit, Ängstlichkeit, blass, kalter Schweiß

Digitalis D3 alle 10 Min.
bläulich, blass, Puls langsam, unregelmäßig, schwach; Leeregefühl im Magen

China D4 alle 10 Min.
wie bei Carbo; nur erregt, ängstlich

Arnica D30 alle 10 Min.
Folge von Verletzung; alles wie geprügelt, Übelkeit, starr, bewusstlos

▶ **Schwäche, anhaltend**

Natrium muriaticum D200 1 × tägl.
apathisch

Arsenicum album D30 2 × tägl.
ruhelos

▶ **Verstopfung**

Opium D30 1 × tägl.
Darmverschlingung

Staphisagria D30 in Wasser
Darmlähmung

▶ **Verwachsungen im Bauch (Adhäsionen)**

Bellis D3 3 × tägl.
punktförmige Schmerzen

Raphanus D4 3 × tägl.
Kolikschmerzen durch eingeklemmte Blähungen

Reise

Allgemeines

▶ Angst vor einer Reise

Aconitum D30 bei Bedarf
plötzliche Angst, es könne etwas schiefgehen; ruhelos

Argentum nitricum D30 bei Bedarf
wegen Terminangst, könnte Flug verpassen; hastig, kommt trotzdem viel zu früh

Gelsemium D30 bei Bedarf
Reisefieber(!); zittrig aufgeregt wegen ungerichteter Erwartungsangst; lähmig

Bryonia D30 1 × tägl. morgens
1 Woche vor Abreise bei bedenklichen Sorgen, sein Geschäft zu verlassen; grantig

▶ Bauchkolik

Belladonna D30 bei Bedarf
beugt sich rückwärts

Colocynthis D30 bei Bedarf
beugt sich vorwärts

▶ Blasenreizung junger Urlauber

Staphisagria D12 2 × tägl.
Frauen, die ungewohnt und zu häufig Venus spielen

Clematis D6 3 × tägl.
Männer, die ungewohnt der Venus häufige Opfer bringen; Samenstrangneuralgie!

▶ Durchfall bei Angst, Erregung, Schreck

Argentum nitricum D30 bei Bedarf
dünne, vertrocknete Kinder; Essen fällt zum After durch; wegspritzend

Gelsemium D30 bei Bedarf
Schreck, Angst vor Ereignissen; plötzlich, gelb, durchscheinend

Opium D30 bei Bedarf
dunkelrotes Gesicht; erstarrt vor Schreck und alles geht unfreiwillig in die Hose

Veratrum album D30 bei Bedarf
blasses, kaltschweißiges Gesicht; Gefühl zu vergehen, aber verlangt Kälte

Pulsatilla D30 bei Bedarf
liebreizende Mädchen und schüchterne Jungen; Aufregung bei Vorhaben

▶ Durchfall im Sommer

Aconitum D30 3-stündl.
plötzlich; heiße Tage, kalte Nächte; Stühle häufig, spärlich; Krämpfe

Belladonna D30 3-stündl.
plötzlich; Kopfnässe; rundliche, rote Kinder und Jugendliche

Ferrum phosphoricum D12 2-stündl.
allmählich; Sommerwärme; Fieber, Stühle unverdaut; keine Krämpfe

Antimonium crudum D30 3-stündl.
allmählich; Baden und Schwimmen an heißen Tagen; Zunge dick weiß belegt

Bryonia D30 3-stündl.
eiskalte Getränke, kühler Wind, kühle Sommernacht, kühles Bad; übergroßer Durst

Dulcamara D30 3-stündl.
äußerst empfindlich auf Kälte, v. a. Wechsel zu feuchtkalt oder feuchtkaltes Sitzen

China D4 stündl.
rasche Entkräftung, Abmagerung

Iris D6 stündl.
mit saurem Erbrechen, Zähne werden davon stumpf

Essen   Teil 2   Auslösung

▸ Durchfall und Erbrechen bei Kindern im Sommer

Aethusa D6   stündl.
gleich wieder Hunger

Antimonium crudum D30   stündl.
nach kaltem Essen an heißen Tagen

Pulsatilla D30   stündl.
nach Kaltem, Speiseeis, Fett

Ailanthus D6   stündl.
schleichend, Fieber, Sepsis, bösartiger Verlauf

▸ Erschöpfung durch überschäumende Liebesspiele

Anacardium D30   1 × tägl.
und mehr der Kultur und Kunst des Landes widmen!

▸ Impfreaktion, Vorbeugung

Myrtillus D200   einmalig
vor jeder Impfung, *oder:*

Silicea D30   einmalig
vor und nach jeder Impfung; eher schlanke Kinder

Thuja D30   einmalig
vor und nach jeder Impfung; eher rundliche Kinder

entsprechende Nosode in D200   einmalig
vor der entsprechenden Impfung, spätestens nach der Impfung

▸ Übelkeit des jungen Mannes nach tollen Sexspielen

Acidum phosphoricum D200   bei Bedarf
erschöpft, enttäuscht!

▸ verliebte Schwärmerei junger Damen

Ignatia D30   1 × tägl.
rettet die Urlaubsstimmung der Familie!

Essen

▸ Brechdurchfall, Durchfall

Veratrum album D30   alle 10 Min.
Reiswasser- oder Spinatstühle; kaltfeuchter Körper; deckt sich ab

Arsenicum album D30   alle 10 Min.
wenig Stuhl, grün; viel Durst auf kleine Schlucke Wasser; ruhelos, kaltfeucht, deckt sich zu

Cuprum metallicum D30   alle 10 Min.
krampfig; Krämpfe überall, blaue, kalte, trockene Haut; deckt sich ab

Secale D30   alle 10 Min.
unverdaut, wässrig; runzelige, trockene, kalte Haut, gespreizte Finger; deckt sich ab

Iris D6   alle 10 Min.
wässrig, gelb, grün, sauer; morgens, 14 bis 15 Uhr

Jatropha D6   alle 10 Min.
Reiswasserstühle, eiweißartig; Krämpfe, Kälte

▸ Brechdurchfall, Erbrechen

Veratrum album D30   alle 10 Min.
Erbrechen heftig, reichlich, grün; trinkt viel

Arsenicum album D30   alle 10 Min.
nach zu kalten Speisen, nach Obst, Milch, Eis, verdorbener Nahrung; Säure, Galle ohne Erleichterung; 0 bis 3 Uhr; trinkt wenig

Cuprum metallicum D30   alle 10 Min.
Magen krampft, blaues Gesicht, vergebliche Würgeversuche

Secale D30 alle 10 Min.
erbricht Galle, Blut; verfällt rasch, runzelig; großer Durst, kein Schweiß

Jatropha D6 alle 10 Min.
Erbrechen zäh, eiweißartig, Krämpfe, Kälte

Kreosotum D4 alle 10 Min.
erbricht unverdaute Nahrung lange nach dem Essen; wenn wie Kaffeesatz: Urlaub abbrechen und Arzt aufsuchen!

▶ **Durchfall nach Alkoholgenuss**

Nux vomica D30 bei Bedarf
frühmorgens; häufiger Drang, Bauchkrämpfe besser nach Stuhl

▶ **Durchfall nach Bier**

Kalium bichromicum D12 3-stündl.
morgens, dünn, schaumig; viel Drang

▶ **Durchfall nach Eis und Kalttrinken**

Arsenicum album D6 stündl.
sobald es im Magen erwärmt wird

Phosphorus D12 2-stündl.
Erbrechen, sobald es im Magen erwärmt wird

Nux moschata D6 stündl.
spärlich, schleimig, mit viel vergeblichem Drang

▶ **Durchfall nach Essen und Trinken**

Rheum D6 3 × tägl.
durch Bewegung nach dem Essen; Darmkolik danach hält an; friert dabei

Ferrum metallicum D12 2 × tägl.
auch während der Mahlzeit; erleichternd

Arsenicum album D30 bei Bedarf
durch kalte Speisen, kalte Getränke; fortschreitende Schwäche

Aloe D6 stündl.
mit Winden und Harn gleichzeitig; erleichtert, aber fühlt sich schwach

Croton D4 3 × tägl.
mit Übelkeit und Erbrechen

▶ **Durchfall erst Stunden nach dem Essen**

Oleander D12 2 × tägl.
explosive Breistühle, unverdaut, ungewollt mit Blähungen, im Wechsel mit krampfartiger Verstopfung

▶ **Durchfall von Unverdautem nach dem Essen**

China D4 3 × tägl.
und nachts; schleimig, grün, schwarz, schmerzlos; Geruch leichenartig

Arsenicum album D6 3 × tägl.
und nach Mitternacht; dunkel, schleimig, blutig, brennt; Geruch wie verwest

Ferrum metallicum D12 2 × tägl.
und in der Nacht; wässrig, Blähungen, schmerzlos, geruchlos

Podophyllum D6 stündl.
und frühmorgens; reichlich, gelb, wässrig, mehlige Auflagerung, stinkt

▶ **Durchfall nach Fettem**

Pulsatilla D30 bei Bedarf
besonders Fett am Schweinefleisch, mag aber Butter

▶ **Durchfall nach Fleischvergiftung, nach Verdorbenem**

Arsenicum album D6 stündl.
sehr übel; braun bis blutig; schwächend, nachts

▶ **Durchfall nach Milch**

Magnesium carbonicum D12 2 × tägl.
mit Koliken wie Messerschneiden; geht auf und ab, reibt sich den Bauch

Calcium carbonicum D12   2 × tägl.
und erbricht weiße Gerinnsel

Sulfur D12   2 × tägl.
mag so gerne Milch wie bei Calcium carbonicum, aber keine Eier

▸ **Durchfall nach Obst**

Pulsatilla D6   3 × tägl.
wässrig, schleimig, ständig wechselnd

China D4   3 × tägl.
vor allem nach sauren Kirschen

▸ **Durchfall nach Saurem**

Antimonium crudum D30   bei Bedarf
trotz Verlangen nach Saurem

▸ **Durchfall nach Süßem**

Argentum nitricum D30   bei Bedarf
trotz Verlangen nach Süßem; nascht gerne

▸ **Erbrechen, akut**

Ipecacuanha D4   alle 10 Min.
anhaltend; vor allem nach schwerem oder fettem Essen; saubere Zunge!

Antimonium crudum D30   stündl.
im Sommer; durch Magenüberfüllung, nach saurem Essen und Trinken; weiß belegte Zunge!

Aethusa D6   alle 10 Min.
bei Kindern; in hohem Bogen nach dem Essen oder große, grüne Gerinnsel von Milch

Phosphorus D30   stündl.
großer Durst auf Kaltes, wird sofort erbrochen

Iris D6   alle 10 Min.
sauer; Erbrochenes macht die Zähne stumpf

▸ **Kostumstellung in fremden Ländern (Klimawechsel)**

Okoubaka D2   3 × tägl.
heftige Nesselsucht oder/und leichte Verdauungsstörungen; auch vorbeugend eine Woche vor Abreise

Aloe D6   3 × tägl.
explosionsartige Durchfälle mit Blähungen; Kollern und Rumpeln im Bauch; Windabgang mit Stuhlbeimengung

▸ **Magenbeschwerden mit Kopfschmerz**

Nux vomica D30   2 × tägl.
Übersäuerung nach üppigem Feiern; Sodbrennen, saures Erbrechen, Verstopfung

Iris D6   3 × tägl.
Übersäuerung, galliges Erbrechen

Pulsatilla D30   bei Bedarf
Untersäuerung, Speiseerbrechen nach deftigen Steaks, Kuchen, Eis; Völle, Aufstoßen, Übelkeit, Erbrechen

Bryonia D30   bei Bedarf
Stein im Magen mit quälendem Durst, bitteres Aufstoßen, Leber drückt beim Durchatmen, bei der geringsten Bewegung; bitteres Erbrechen

Antimonium crudum D30   bei Bedarf
überfüllter Magen, „Fressattacken", Ekel vor Speisen; saures Erbrechen nach schweren Speisen, nach sauren Getränken; Zunge weiß belegt

▸ **Überessen, Neigung**

Nux vomica D12   2 × tägl.
Schlemmer; Durcheinanderessen; chronische Magenschleimhautentzündung

Antimonium crudum D12   2 × tägl.
chronische Magenschleimhautentzündung durch zu viel Kaltes, durch Überessen

Bryonia D12 2 × tägl.
isst wenig, aber oft; Völle, Übelkeit, galliges Erbrechen von Speisen

Natrium carbonicum D12 2 × tägl.
„Zuckerschlecker"; Völle, Blähsucht, anhaltende Übelkeit

China D30 bei Bedarf
Völle, Blähsucht, Kopfschmerz, hinfällige Schwäche, Appetitverlust

Carbo vegetabilis D30 bei Bedarf
Völle und Blähsucht drücken zum Herzen, Atemnot

▸ **Überessen, Kopfschmerz**

Nux moschata D30 bei Bedarf
schon nach geringen Mengen; schnell satt, gebläht

▸ **Überessen, Übelkeit und Erbrechen**

Ipecacuanha D4 stündl.
eher im Sommer; Überessen bei wenig Appetit; Brechreiz, anhaltende Übelkeit

Tartarus stibiatus D6 stündl.
wie bei Ipecacuanha, aber dick-weiß belegte Zunge, besser nach Erbrechen

Kalium bichromicum D12 stündl.
v. a. nach Fleisch (*beachte:* krebsverdächtig!); Übelkeit, Brechreiz

▸ **Überessen, Ohnmacht**

Veratrum album D30 bei Bedarf
Übelkeit, Brechreiz, Durchfall; nicht warm zudecken!

Tabacum D30 bei Bedarf
stärker als bei Veratrum; leichenblass, todelend; nicht warm zudecken!

Arsenicum album D30 bei Bedarf
v. a. nach Verdorbenem; Übelkeit, Durchfall; warm zudecken!

▸ **Völle, Blähung, Aufstoßen nach dem Essen**

Argentum nitricum D30 bei Bedarf
Trommelbauch nach wenig Essen; Druck erleichtert, Aufstoßen nicht

Nux vomica D30 bei Bedarf
Magen schwer wie ein Stein; Druck unangenehm, vergebliches Aufstoßen

Carbo vegetabilis D30 bei Bedarf
alle Nahrung gärt, vor allem Fettes; Druck beengt, Aufstoßen erleichtert

Sulfur D30 bei Bedarf
aufgetriebener Magen nach wenig Essen und viel Säure

Infektionen

▸ **Brucellose (Bang-Krankheit)**

Bang D200 1 × monatl.
bakterielle Lebensmittelvergiftung; Rinderprodukte; habituelle Fehlgeburt

▸ **Grippe, Auslösung**

Aconitum D30 bei Bedarf
Zugluft

Belladonna D30 bei Bedarf
Entblößung

Dulcamara D30 bei Bedarf
Unterkühlung, Durchnässung

Rhus toxicodendron D30 bei Bedarf
Überanstrengung, Unterkühlung

Nux vomica D30 bei Bedarf
trockene Kälte, Zugluft

Antimonium crudum D30 bei Bedarf
Kaltbaden an heißen Tagen

▸ **Hepatitis, Vorbeugung**

Natrium sulfuricum D12 1 × tägl.
in Gebieten mit feuchtem, heißem und schwülem Klima

Chionanthus D6 2 × tägl.
in Gebieten mit trockenem Klima oder in Sumpfgebieten

▶ Hepatitis, akut

Phosphorus D12 2 × tägl.
Leberzellschaden; *zusätzlich:*

Carduus D3 3 × tägl.
bei roten, runden, dicken, gutmütigen Menschen; *oder:*

Chelidonium D3 3 × tägl.
bei blassen, dünnen, eingegangenen Menschen; *oder:*

Berberis D3 3 × tägl.
bei fahlen, müden Menschen

> **Beachte:** 3 Tage fasten, danach nur reife Papaya und Joghurt essen.

▶ Hepatitis, septisch

Lachesis D12 2 × tägl.
heftige Leberschwellung

Crotalus D12 2 × tägl.
mit heftigen schwarzen Blutungen; Kaffeesatzerbrechen

▶ Maltafieber (Brucellose)

Arsenicum album D30 2 × tägl.
bakterielle Lebensmittelvergiftung im Mittelmeerraum durch Produkte von Schafen und Ziegen; wellenförmige Fieberschübe

▶ Toxoplasmose

Umckaloabo D2 3 × tägl.
durch rohe Eier und rohes Fleisch (Tartar) oder Katzenkot („Katzenkratzkrankheit") hervorgerufene weit verbreitete chronische Infektion; gelegentlich:

Toxoplasmose M einmalig
zusätzlich

Insekten

▶ Bienenstich

Apis D30 stündl.
hellrote, wässrige, stechende Schwellung wie Bienenstich; Kühle lindert

> **Beachte:** Auch beim anaphylaktischen Schock durch Bienenstich hilft immer:

Apis D200 alle 5 Min. eine Gabe!
Schwellung von Körperteilen und des Kehlkopfes mit Ohnmacht

▶ Mückenstich

Ledum D30 stündl.
als Folge von Stichverletzung verstanden; Kühle lindert

Lachesis D12 stündl.
dunkelrote Umgebung des Stiches, drohende Blutvergiftung

Acidum carbolicum D6 stündl.
Bläschen, Eiter, Brennen, drohende Blutvergiftung

Staphisagria D12 1 × tägl. morgens
vorbeugend; verhütet gleichsam Tropenkrankheiten durch Stechmückenübertragung

> **Beachte:** Zitronell-Öl auf Wattebausch und/oder Haut verjagt Stechmücken! Johanniskrautöl (Hypericum-Öl) auf Haut schreckt Bienen ab!

▶ Wespenstich

Vespa crabro D30 stündl.
das Gift der Wespe; bedarfsweise wiederholen

Arsenicum album D30 stündl.
bei großer, ruheloser, hinfälliger Schwäche

Lachesis D30 stündl.
bei Herzbeschwerden

Apis D200 alle 5 Min. eine Gabe!
beim anaphylaktischen Schock, hilft immer!

▶ **Zeckenbiss**

Apis D30 stündl.
im Beginn; schmerzt wie Bienenstich, kühl halten

Ledum D30 stündl.
später, falls Apis erfolglos; als Folge von Stichverletzung verstanden

Lachesis D12 2 × tägl.
wenn der Biss dunkelrot wird und Blutvergiftung droht

> **Beachte:** Alkoholflasche darüber stülpen, Zecke entgegen dem Uhrzeigersinn herausdrehen!

Schlafen

▶ **Lärmbelastung**

Theridion D12 2 × tägl.
überempfindliches Gehör, Schwindel

> **Dazu:** Ohrstöpsel aus der Apotheke!

Verletzungen

▶ **Erste Hilfe**

Arnica D30 einmalig
bei allen Verletzungen zuerst; vermindert Schmerz und inneres, unsichtbares Bluten; danach erst unterscheiden!

Cuprum metallicum D30 2 × tägl.
Muskelriss

Rhus toxicodendron D30 2 × tägl.
Verrenken, Verzerren

Aconitum D30 2 × tägl.
Augenverletzung

Bellis D30 2 × tägl.
Brustverletzung mit Bluterguss; Schürfwunden

Conium D30 2 × tägl.
Brustverletzung mit Gewebsverhärtung

Hypericum D30 2 × tägl.
Rückenverletzung; Finger-, Zehenquetschung

▶ **„Zweite Hilfe" in der Unterkunft/ im Hotel**

Acidum sulfuricum D3 3 × tägl.
Bluterguss

Calendula D4 3 × tägl.
Risswunden

Staphisagria D3 3 × tägl.
Schnittwunden

Bellis D3 3 × tägl.
Schürfwunden

Ledum D4 3 × tägl.
Stichwunden

▶ **Tetanusvorbeugung**

Arnica D30 1 × tägl.
bei jeder offenen Wunde; außer:

Hypericum D30 1 × tägl.
bei offenen Quetschwunden oder Verletzungen der Finger und Zehen

Wetter

▶ **bei Föhn**

Tuberculinum bovinum D200 1 × monatl.
tuberkulinische Diathese

Crataegus D2 3 × tägl.
Stirnkopfschmerz, Herzbeklemmung

Gelsemium D30 bei Bedarf
Bandkopfschmerz, Schwindel; müde, matt, teilnahmslos

Rhododendron D6 3 × tägl.
Rheuma der kleinen Gelenke

▶ **vor Gewitter**

Phosphorus D30 stündl.
fühlt die elektrische Spannung in den Nerven; verkriecht sich in einer dunklen Ecke

Rhododendron D30 stündl.
fühlt die elektrische Spannung in den Zähnen, in den Gliedern; muss sich bewegen

▶ **bei Gewitter**

Phosphorus D30 einmalig
Angst vor dem Blitz; verkriecht sich, bis alles vorüber ist

Sepia D12 2 × tägl.
Angst, aber auch unheimlich fasziniert

Natrium carbonicum D12 2 × tägl.
übel gelaunt

Silicea D12 2 × tägl.
Asthma

Carcinosinum D200 1 × monatl.
begeistert, fasziniert

▶ **trockene Hitze**

Natrium muriaticum D200 bei Bedarf
Wasserstau, Ödeme der Beine, der Hände, im Gesicht

Natrium carbonicum D12 2 × tägl.
völlig abgespannt, Kopfweh zum Platzen, angstbetonte Niedergeschlagenheit

Lachesis D30 1 × tägl.
bei tropischer Hitzewelle; alles gestaut

▶ **Kälte, Erkältlichkeit; Kopfschmerz**

Aconitum D30 bei Bedarf
trockene, kalte Winde, Sturm, Zugluft

Belladonna D30 bei Bedarf
Entblößen des Kopfes, nach Haarewaschen

Hepar sulfuris D30 2 × tägl.
geringste Zugluft an schönen, trockenen Tagen

Silicea D12 2 × tägl.
geringste Zugluft an nasskalten Tagen

▶ **Regenwetter, feuchte Wärme**

Natrium sulfuricum D12 2 × tägl.
Asthma oder Ekzem oder Rheuma oder melancholische Schwäche

▶ **Reise in kälteres Klima**

Dulcamara D30 3-stündl.
Grippe, Rheuma, Durchfall

▶ **Schnee**

Aconitum D30 3-stündl.
Unterkühlung durch kalten, trockenen Nordwind; Schüttelfrost, Zittern, Kopfweh

Camphora D1 alle 5 Min.
Kälteschock, plötzliche Erschöpfung, Kollaps, Muskelstarre, pulslos

Euphrasia D12 2 × tägl.
Schneeblindheit, Brennen, Sandgefühl, Tränen, Lichtscheue, geschwollene Bindehaut

▶ **Schwüle, feuchte Hitze**

Gelsemium D30 3-stündl.
müde, schlapp, teilnahmslos; relativ frostig, Bandkopfschmerz

Carbo vegetabilis D30 3-stündl.
Stoffwechsel stockt, Oberbauch aufgebläht, drückt aufs Herz, Atemnot; erschöpft

Crotalus D30 3-stündl.
hitzig, aufgeregt oder frostig, kollapsig; Herzdruck, Herzklopfen, Schweiß erlöst

▸ Sonne, Allergie

Natrium muriaticum D200 einmalig
vorbeugend bei bekannter Neigung; eine Gabe bei Sonnenbeginn wiederholen

Acidum hydrofluoricum D6 2-stündl.
wenn die unbedeckten Teile sich röten und brennen; Friesel oder Blasen

Cantharis D30 bei Bedarf
winzige, heftig brennende Bläschen beim ersten Sonnenstrahl

▸ Sonne, direkte Bestrahlung: Erste Hilfe

Natrium carbonicum D12 stündl.
dumpfer, schwerer Kopfschmerz, ängstlich verstimmt

Belladonna D30 3-stündl.
Blutandrang zum Kopf, pulsierender Stirn- und Schläfenkopfschmerz bis zum Nacken

Cantharis D30 3-stündl.
Sonnenbrand

Glonoinum D30 3-stündl.
Sonnenstich; bewusstlos

Natrium sulfuricum D12 stündl.
mit Schwäche bei hoher Luftfeuchtigkeit

▸ Sonnenbrand

Belladonna D30 2-stündl.
rot wie eine Tomate, fröstelt, verlangt nach Wärme

Rhus toxicodendron D30 2-stündl.
heftiger Durst in großen Zügen; ganzer Körper wie zerschlagen

Arsenicum album D30 2-stündl.
brennender Durst, aber trinkt nur winzige Schlucke, verlangt nach Wärme

Cantharis D30 2-stündl.
blasige Haut wie Verbrennung I. Grades

Calendula D4 stündl.
wenn sich die Blasen öffnen

Causticum D30 2-stündl.
wunde, verätzte Haut wie Verbrennung II. Grades

Arnica D30 2-stündl.
nicht vergessen (!); Körper wie geprügelt, große Angst berührt zu werden

▸ Sonnenstich

Lachesis D200 einmalig
immer zuerst geben; danach das Simile

Aconitum D30 2-stündl.
Unruhe, geht auf und ab; Delir, spricht vom nahenden Tod

Apis D30 2-stündl.
trockenes Fieber, stechende Kopfschmerzen (Hirnschwellung), Delir

Lachesis D30 2-stündl.
dunkelrotes Gesicht, später blass; panische Angst, Erstickungsgefühl

Glonoinum D30 2-stündl.
hochrotes Gesicht; Delir, weiß nicht, wo er ist, möchte nach Hause

Arsenicum album D30 2-stündl.
kaltschweißiges Totenmaskengesicht; Frost, Angst, will aus dem Bett

▸ Sonne, Hitze, Überwärmung; Kopfschmerz; rot

Aconitum D30 2-stündl.
hochrot; panische Angst; Schädeldecke hebt sich ab

Belladonna D30 2-stündl.
kirschrot, eher rundlich; schwitzt; pulsierend

Glonoinum D30 2-stündl.
blaurot; verwirrt; pochend

Lachesis D30 2-stündl.
tiefrot; benommen; klopfend

▶ **Sonne, Hitze, Überwärmung; Kopfschmerz; blass**

Apis D30 2-stündl.
motorische Unruhe

Helleborus D30 2-stündl.
döst vor sich hin oder läuft unmotiviert auf und ab

Zincum valerianicum D12 stündl.
findet keine Ruhe im Bett, muss Beine bewegen

▶ **Wetterwechsel, Durchfall**

Dulcamara D6 3 × tägl.
zu kaltfeucht; oder wenn auf heiße Tage kalte Nächte folgen (Wüste, Berge); oder beim Übergang vom warmen in kalten Raum

▶ **Wind, Sturm**

Rhododendron D6 stündl.
vorher Nervenschmerzen in den Zähnen, Unterarmen und Beinen; taub, kribbeln

Natrium carbonicum D12 stündl.
warme trockene Süd- und Südwestwinde; Kopfschmerz, ängstliche Melancholie

Rhus toxicodendron D30 3-stündl.
kalte, stürmische Luft; Kopfweh, Erkältung; Cabriofahrer!

Dulcamara D30 3-stündl.
kalte, stürmische Luft abends nach einem warmen Tag

Hepar sulfuris D30 2 × tägl.
trocken-kalter Wind; Augen entzündet, erkältet, Kopfweh

Spigelia D4 stündl.
feuchtkalter Wind; linksseitiges Nervenkopfweh, Herz klopft

Calcium phosphoricum D12 stündl.
nasskalter Wind; Rheuma der kleinen Gelenke

Reise mit Auto oder Bus

▶ **Kreuzschmerz, Ischias**

Bryonia D30 bei Bedarf
Stiche schießen ins Kreuz, kann sich nicht bewegen; bei Gallenkolik, durch Ärger ausgelöst, den sie nur mit fletschenden Zähnen äußern, falls angesprochen

Rhus toxicodendron D30 bei Bedarf
Steifigkeit im Kreuz, rutscht hin und her; besser bei leichtem Auf- und Abgehen

Nux vomica D30 bei Bedarf
Harnverhaltung; falls bekannt (Prostataleiden), schon vorher nehmen; Kreuz verkrampft, ausgelöst durch leichte Aufregung über Verkehr und Insassen

▶ **Nackensteife**

Zincum metallicum D30 bei Bedarf
Nacken verkrampft, einschießende Stiche am 12. Brustwirbel; Zeichen von Ermüdung!

Aconitum D30 bei Bedarf
Nervenschmerz in der Schulter durch Zugluft (offenes Fenster)

▶ **Reisekrankheit; Schwindel, Übelkeit**

Cocculus D12 stündl.
erbricht im Schwall

Petroleum D12 stündl.
würgt elendig

Arsenicum album D6 stündl.
würgt sterbenselend

Calcium carbonicum D12 stündl.
Schwindel, Krankheitsgefühl

Hyoscyamus D30 bei Bedarf
aufgeregt, geschwätzig, verstimmt, beleidigt

Teil 2 Auslösung   Reise

▶ Übermüdung des Fahrers

Senega D30 stündl.
tränende, schmerzende Augen, wie geschwollen; reibt sie ständig

Ruta D3 stündl.
überanstrengte Augen, brennen wie Feuerbälle, jede Faser wie gereizt

Phosphorus D30 bei Bedarf
übermüdet, erschöpft, wird leichenblass

Nux moschata D30 bei Bedarf
gähnt, gebläht, rülpst

Camping

▶ Feuchtigkeit, Regenwetter

Natrium sulfuricum D12 3-stündl.
Asthma oder Rheuma oder romantisch-melancholische Schwäche

Dulcamara D6 stündl.
Unterkühlung, Erkältung; steife Lenden, Hexenschuss

▶ Nesselsucht durch Nesseln oder Gras

Apis D30 stündl.
Brennen durch Kälte besser

Urtica urens D2 stündl.
Brennen durch Wärme besser

▶ Vipernbiss

Ledum D30 stündl.
Folge von Stichverletzungen; falls Messer zur Hand, Bissstelle mit scharfem Messer sofort tief herausschneiden!

Arsenicum album D30 stündl.
bei großer, ruheloser, hinfälliger Schwäche

Vipera D12 stündl.
bei Herzbeschwerden

Belladonna D30 einmalig
zur Beruhigung des Betroffenen nach den obigen Arzneien

Reise per Eisenbahn

▶ fahrkrank

Tabacum D30 bei Bedarf
Drehschwindel, Elendigkeit durch Erschütterung des Zuges, vor allem im zu warmen Abteil; Fenster öffnen, Augen schließen!

Cocculus D12 stündl.
Schwindel durch kurvenreiche Strecke; Kopf und Körper ruhig halten!

Calcium carbonicum D12 stündl.
Schwindel, Krankheitsgefühl

▶ Platzangst

Cimicifuga D30 bei Bedarf
Gefühl der Panik

Reise mit Fahrrad

▶ Beschwerden bei Radtouren

Arnica D30 bei Bedarf
Muskelkater, Radsturz

Cuprum metallicum D30 bei Bedarf
Muskelkrämpfe

Calendula-Salbe bei Bedarf
empfindlicher Hintern

Rhus toxicodendron D30 bei Bedarf
Achillessehnen überanstrengt, gezerrt, entzündet

Secale D30 bei Bedarf
taube Zehen durch Unterkühlung

Reise per Flugzeug

▶ Angst vor dem Fliegen

Ignatia D30
1 × abends zuvor und morgens und eventuell 1 Stunde vor dem Start; unbegründete Angst

Cimicifuga D30
    1 × vor dem Start und bei Bedarf
Gefühl der Panik wegen Platzangst

▶ **Bewegungskrankheit**

Cocculus D12   stündl.
mehr Schwindel, besonders nach vorheriger Übermüdung

Petroleum D12   stündl.
mehr Übelkeit bei Turbulenzen, etwas Essen lindert

Nux vomica D30   bei Bedarf
mehr Brechreiz durch Schwindel wie betrunken, besonders nach Essen und Ärger

▶ **Starten und Landen**

Belladonna D30   1 Stunde vor Bedarf
Ohrendruck, Kopfdruck, Übelkeit

**Chininum
sulfuricum D30**   je 1 × vorher
Ohrensausen

Borax D30   1 × vorher
vor der Landung; Abwärtsbewegung!

▶ **Zeitverschiebung bei Fernflügen (Jet lag)**

**Eupatorium
perfoliatum D30**   1 × tägl.
Muskeln müde, steif, Knochen wie zerschlagen

Nux vomica D30   1 × tägl.
Schädel brummt wie verkatert, besonders bei Flügen *mit* der Sonne

Cocculus D12   1 × tägl.
Schwindel durch Übernächtigung, besonders bei Flügen *gegen* die Sonne

Reise ins Gebirge (Bergsteigen, Skifahren)

▶ **Angst, von Höhen hinunterzuschauen**

Argentum nitricum D30   bei Bedarf
„Hochhaussyndrom"; Tiefe zieht an, fährt in den Magen

Bromum D30   bei Bedarf
von Brücken auf fließendes Wasser

Ferrum metallicum D12   2 × tägl.
von Brücken auf stehendes oder fließendes Wasser

▶ **Augenentzündung**

Aconitum D30   bei Bedarf
zugige, kalte, trockene Luft; oder durch Fremdkörper!

Belladonna D30   bei Bedarf
grelles Licht, durch Schnee reflektierte Sonne; Augen rot, heiß, weite Pupillen

Apis D30   bei Bedarf
rote, brennende, stechende Augen

Euphrasia D12   2 × tägl.
Stechen, Brennen, Sandgefühl, Tränen, Lichtscheue, Bindehaut geschwollen; schneeblind!

▶ **Erschöpfung beim Bergsteigen**

Arnica D30   stündl.
Anhäufung von Stoffwechselgiften; Milchsäure steigt, Blutzucker sinkt; zerschlagen, Puls und Atem beschleunigt, erhöhte Temperatur

> **Beachte:** Erst ausruhen, dann absteigen ins Tal! Viel Tee und Säfte zum Nierenspülen!

Teil 2 Auslösung   Reise

▸ Erschöpfung bei Skilangläufern, Abfahrtsläufern

Arnica D30 1 × stündl.
Muskeln steif, schmerzen, krampfen; *zusätzlich*:

Strophantus D200 einmalig
bei schwerem Atem, schnellem Puls, Erregung

> **Beachte:** Erst absteigen, dann ausruhen! Viel Tee und Säfte zum Nierenspülen!

▸ Frostbeulen, Erfrierungen

Secale D4 stündl.
abgestorbene Finger und Zehen, bleich, gefühllos, geschwollen

Arsenicum album D6 stündl.
abgestorbene Glieder, Kälteschauer; Brennen der Teile nach leichter Erwärmung

Agaricus D4 3 × tägl.
juckt wie mit tausend Eisnadeln, vor allem nachts; auch vorbeugend

Abrotanum D4 3 × tägl.
flohstichartige Schmerzen; feinste Venenzeichnung sichtbar

Petroleum D12 2 × tägl.
sehr schmerzhaft, sieht übel aus; alte Frostbeulen, die jeden Winter aufblühen

▸ rascher Höhenwechsel

Coca D30 3-stündl.
Höhenkoller bis ca. 2500 m Höhe; rauschartig benommen, das Herz klopft und klemmt, Ohrensausen, ungerichtete, ziellose Angst (Arznei in der Schweiz noch erhältlich)

Coca D2 alle 15 Min.
Höhenkoller über ca. 2500 m Höhe; auch vorbeugend zu nehmen

Arsenicum album D30 stündl.
anstatt Coca; bei Lebensgefahr alle 10 Min. geben

Sulfur D30 3-stündl.
nach Arsen, wenn die rauschartigen Beschwerden vorüber sind

Crataegus D2 alle 10 Min.
matt, müde, zerschlagen; niedergeschlagen, ängstlich, reizbar; Kopf, Herz und Brust beklommen; Herz pocht, verlangsamt, stolpert

▸ Kälteschock

Aconitum D30 3-stündl.
durch trocken-kalten Nordwind; Schüttelfrost, Zittern, Kopfweh

Camphora D1 alle 5 Min.
plötzliche Erschöpfung, Kollaps, Muskelstarre, pulslos

▸ Ohrenschmerzen durch Skifahren

Dulcamara D30 2 × tägl.
bei feuchtkalter Witterung

Hepar sulfuris D30 2 × tägl.
bei trocken-kalter Witterung

▸ reisekrank im Lift

Argentum nitricum D30 bei Bedarf
Magen hebt sich oder senkt sich

Borax D30 bei Bedarf
Angst bei jeder Abwärtsbewegung

▸ Schrunden durch Kälte

Antimonium crudum D12 2 × tägl.
Lippen, Hände, Füße, Fersen reißen ein

Natrium muriaticum D200 einmalig
Riss in der Mitte der Unterlippe

▸ Verstauchung, Verrenkung

Rhus toxicodendron D30 stündl.
falls geschlossene Verletzung

Arnica D30 stündl.
falls offene Verletzung; bandagieren!

Reise per Schiff

▸ **seekrank**

Tabacum D30 bei Bedarf
Drehschwindel; schließt die Augen; krampfiges Erbrechen, blassblaue Lippen

Petroleum D12 stündl.
Auf- und Abschwindel; Übelkeit, würgendes Erbrechen durch das Stampfen des Bugs

Cocculus D12 stündl.
Schwindel beim Kopfheben, bei Bewegung; schwallartiges Erbrechen durch das Schlingern des Schiffes

Wanderung

▸ **Blasen**

Allium cepa D30 bei Bedarf
sehr bewährt!

Cantharis D30 bei Bedarf
Blase nicht aufstechen, dient als Infektionsschutz (!); eiskalte Umschläge erlaubt

▸ **Muskeln**

Arnica D30 stündl.
Muskelkater

Cuprum metallicum D30 bei Bedarf
Muskelkrämpfe

▸ **Sehnen**

Rhus toxicodendron D30 2 × tägl.
Zerrung der Achillessehne, Entzündung der Kniescheibensehne

> **Beachte:** Mit Arnica-Gel oder Ruta-Öl einreiben, bandagieren!

▸ **Verletzung durch Nesseln**

Urtica urens D2 stündl.
Jucken, Brennen

Reise ans Wasser (Seen, Meer)

▸ **Erste Hilfe bei Ertrunkenen**

Lachesis D200 einmalig
noch vor künstlicher Beatmung Nase und Lippen damit befeuchten

▸ **Schwimmen, Muskelkrampf**

Cuprum metallicum D30 einmalig
auf dem Rücken ans Ufer treiben und fest massieren

▸ **Schwimmen, Verletzung durch Quallen**

Rhus toxicodendron D30 2 × tägl.
Jucken, Brennen, Bläschen, Fieber

▸ **Schwimmen, Unterkühlung**

Antimonium crudum D30 2 × tägl.
Kälteschauer, Kopfweh, Nierenschmerz, Durchfall, Fieber

▸ **Stiche, Bisse durch Wassertiere**

Ledum D30 1 × tägl.
Stacheln entfernen, Wunde mit:

Calendula-Salbe 2 × tägl.
einreiben und verbinden

Silicea D12 2 × tägl.
wenn Stachel abbricht, zurückbleibt, sich entzündet

▸ **Unverträglichkeit von Meeresluft**

Natrium muriaticum D200 bei Bedarf
zu salzhaltige Meeresluft; Bronchitis, Asthma, Ekzem, Kopfschmerz

Natrium sulfuricum D12 3-stündl.
zu feuchtwarme Meeresluft; Bronchitis, Asthma, Ekzem, Durchfall, Rheuma

Jodum D30 bei Bedarf
zu warme, jodhaltige Meeresluft am Strand; Bronchitis, Asthma, Erregung, Aufregung

Bromum D30 bei Bedarf
zu warme oder zu kalte Meeresluft, aber eine Bootsfahrt bessert; Katarrh, Unruhe

Tropenreise

> **Beachte:** Süßes, unreife Mango (Ruhrgefahr) meiden; Limonensaft trinken, Melonen essen (nur eine Sorte auf einmal!), viel trinken! In der Sonne: orangefarbige oder orange gestreifte Kleidung tragen; Essen, was dort üblich ist, abends Hauptmahlzeit, grünen Chili (Cayenne-Pfeffer) in Speisen mischen, dem Volk in den Kochtopf schauen oder in einheimischen Restaurants essen; Körnerfutter und Müsli zu Hause lassen!

▶ Amöbenruhr (Bakterienruhr), akut

Cantharis D6 stündl.
ausgelöst durch verunreinigtes Trinkwasser; Durchfälle und Leibschmerzen; weiße, blutige, schleimige Schabsel, heftiger Dauerkrümmkrampf

Colocynthis D4 stündl.
blutige, schleimige Stühle, Krümmkrämpfe nur während des Stuhls

Colchicum D4 stündl.
wässrige, blutige Stühle, Blähbauch, Kolik und Afterkrampf nach dem Stuhl

▶ Amöbenruhr, fortgeschritten

Arsenicum album D6 stündl.
wenig, unverdaut, schleimig, blutig; Durst auf kleine Schlucke; ruhelos

Mercurius corrosivus D30 stündl.
blutig, wund; messerscharfe Krämpfe, anstrengende Entleerung, „nie fertig"

Sulfur D6 stündl.
plötzlich, frühmorgens, spärlich, wässrig, blutig; Dauerkrämpfe

Nux vomica D6 stündl.
häufiger Drang; Krämpfe besser nach Stuhl

Rhus toxicodendron D6 stündl.
wässrig, aashaft; heftige Schmerzen die Oberschenkel hinunter

Lachesis D12 stündl.
stinkend, dunkel blutig; Afterkrampf

Baptisia D6 stündl.
stinkend; hinfällig; schmerzlose Krämpfe

▶ Cholera, akut

Sulfur D200 alle 2 Std.
solange bis der Schweiß kommt; unterbricht den Krankheitsprozess

Veratrum album D30 alle 15 Min.
Reiswasser- oder Spinatstühle, gleichzeitig Erbrechen, Vergehen während, Ohnmacht nachher, schneidende Krämpfe vorher, blaues Gesicht, kalter Schweiß, kalte Körperoberfläche, inneres Brennen; deckt sich ab

Arsenicum album D30 alle 15 Min.
spärliche, braungelbe, grüne Stühle, Durst auf kleine Schlucke; ruhelose Angst

Cuprum metallicum D30 alle 15 Min.
Krämpfe überall, Trockenheit, Blaufärbung, vergebliches Würgen

Jatropha D6 alle 10 Min.
das Erbrochene ist zäh, eiweißartig; Krämpfe, Kälte

Camphora D1 alle 5 Min.
plötzlich kraftlos, blau, eiskalt, trocken, steif, quiekt; vom Magen steigt Brennen auf, Zunge kalt, Kollaps; Wärme erleichtert

▶ **Dengue-Fieber (Siebentagefieber)**

Eupatorium perfoliatum D30 2 × tägl.
Serumtyp 1 bis 3; akutes, hohes Fieber, Muskeln und Knochen wie zerschlagen (engl.: break bone fever); Fieberrücklauf spätestens am 3. Tag; 3. bis 5. Tag, eventuell masern- oder scharlachähnlicher Ausschlag

Crotalus D30 bis zu stündl.
Serumtyp 2 bis 4 (hämorrhagisch; Sterblichkeit um 50 %); ab 7. Tag wieder Fieber, Blutungen aus allen Körperöffnungen (und in allen Organen)

▶ **Dengue-Fieber, Vorbeugung**

Staphisagria D12 1 × tägl. morgens
schützt vor Stichen der Aëdes-Mücke

▶ **Filariose (Wuchereria, Brugia, Loa loa)**

> **Beachte:** Grüner Chili hält die Hautwürmer, deren Larven durch Insekten übertragen werden, fern oder verjagt sie!

Hydrocotyle D4 3 × tägl.
bei weichen Gewebsschwellungen (Elephantiasis arabum)

Silicea D12 2 × tägl.
bei verhärteten Gewebsschwellungen

▶ **Gelbfieber, akut**

Aconitum D30 3-stündl.
plötzlich hohes, trockenes, Fieber, Frost, springender Puls; ruhelos

Gelsemium D30 3-stündl.
dunkelrotes Gesicht; Bandkopfschmerz; dumpf, benommen

Belladonna D30 3-stündl.
purpurrotes Gesicht; schwere, pulsierende Kopfschmerzen; dampft feucht

Bryonia D30 3-stündl.
nach Aconitum; hohes Fieber, übel, erbricht bei geringster Bewegung

Ipecacuanha D4 alle 10 Min.
Erbrechen in den ersten Stadien bei sauberer Zunge und ständiger Übelkeit

Camphora D1 alle 10 Min.
Kälte des ganzen Körpers, Kollaps

▶ **Gelbfieber, spätere Stadien**

Arsenicum album D6 stündl.
anhaltendes, schwarzes, blutiges Erbrechen; Gesicht gelb, Brennen

Lachesis D12 3-stündl.
erbricht; empfindlicher Bauch, braune Zunge; Delir, langsame Sprache

Acidum sulfuricum D6 2-stündl.
blutet schwarz, schwitzt stark, erschöpfend; stinkende Stühle

Crotalus D12 3-stündl.
erbricht schwarze Masse, blutet aus allen Öffnungen, gelbe Haut, Sepsis

Carbo vegetabilis D30 2-stündl.
3. Stadium; Kollaps, Kälte, stinkende Absonderungen, große Schwäche

▶ **Gelbfieber, Vorbeugung**

Crotalus D12 1 × tägl. morgens
vor Ort viel Limonensaft trinken

Staphisagria D12 1 × tägl. morgens
schützt vor Stichen der Aëdes-Mücke

▶ tropische Grippe

Eupatorium perfoliatum D30   2 × tägl.
häufigste Arznei (!); wie rheumatisches Fieber; Muskeln und Knochen wie zerschlagen

▶ Malaria, akut

China D4   3 × tägl.
„Tertiana"; unregelmäßige Anfälle von kurzem Frost und durstlosem Fieber

Nux vomica D6   3 × tägl.
Frost täglich spätnachmittags, blaue Fingernägel, durstlos; Magen-Darm-Beschwerden

Arsenicum album D6   3 × tägl.
starke, anhaltende Anfälle, Typho-Malaria; Brennen, Durst, Angst

Eupatorium perfoliatum D30   1 × tägl.
wechselhafte Anfälle; Frost im Rücken, Schädeldach drückt, zerschlagen

Gelsemium D6   3 × tägl.
vor allem Kinder; aufsteigender Frost, will sich festhalten wegen Schütteln

> **Beachte:** Falls möglich aus Enzianwurzel, 3 g pro Tasse, einen kalten Auszug zubereiten, der 4 Std. zieht; vor dem Trinken filtern.

▶ Malaria, Vorbeugung

Natrium muriaticum D200   einmalig
1 Woche vor Abreise, nach 4 Wochen bedarfsweise wiederholen

Staphisagria D12   1 × tägl. morgens
schützt vor Stichen der Anopheles-Mücke

▶ Schlafkrankheit (West- und Zentralafrika)

Nux moschata D200   1 × tägl.
vorbeugend Muskatnuss lutschen!

Staphisagria D12   1 × tägl. morgens
schützt vor Stichen der Tsetse-Mücke

▶ Schlangenbiss

Ledum D30   stündl.
Folge von Stich; Bissstelle mit scharfem Messer sofort tief ausschneiden!

Arsenicum album D30   stündl.
bei großer, ruheloser, hinfälliger Schwäche

Lachesis D12   stündl.
bei Herzbeschwerden

Vipera D12   stündl.
bei Biss durch Viper

> **Beachte:** Golondrina-Tinktur auf alle Wunden geben; bei Klapperschlange Indigo-Pulver, bei Mokassin- oder Buschmeisterschlange Cedronsamen auf die Wunde streuen und gleichzeitig kauen.

▶ Skorpionstich

Scorpio D200   einmalig
Stachel entfernen, Meersalz oder auch Kochsalz als Paste auf die Wunde!

▶ Spinnenbiss

Tarantula cubensis D6   stündl.
bis zum Aufsuchen eines örtlichen Arztes; *notfalls auch:*

Ledum D4   stündl.
Folge von Stich

▶ Zeckenbiss

Apis D30   stündl.
im Beginn; schmerzt wie Bienenstich; kühl halten

Ledum D30   stündl.
später, falls Apis versagt; als Folge von Stichverletzung verstanden; evtl. wiederholen

Lachesis D12   2 × tägl.
wenn der Biss dunkelrot wird und Blutvergiftung droht

> **Beachte:** Alkoholflasche darüber stülpen, Zecke entgegen dem Uhrzeigersinn herausdrehen!

▶ Typhus, akut

Sulfur D200   alle 10 Min.
solange bis der erleichternde Schweißausbruch eintritt

Baptisia D6   stündl.
dumpfer Ausdruck, alles stinkt; Delir: „als sei er in Stücke zerfallen"

Rhus toxicodendron D6   stündl.
rotes Dreieck Zungenspitze, Kinnzittern, Stuhl unwillkürlich; ruhelos

Bryonia D4   stündl.
alles schmerzt bei geringster Bewegung; Delir: „möchte nach Hause"

Arnica D6   stündl.
ähnlich Baptisia; wie geprügelt; Hautblutungen, Stuhl und Urin gehen unwillkürlich ab; Gleichgültigkeit, Stupor, starr

Röntgenbestrahlung

Lymphstau

▶ **blass, wächsern, teigig**

Apis D6 3 × tägl.
warm, Kälte lindert; durstlos

Arsenicum album D6 3 × tägl.
kalt, Wärme lindert; viel Durst, trinkt wenig

Natrium muriaticum D200 1 × wöchentl.
fröstelt, Wärme lindert; viel Durst, trinkt viel

Serum anguillae D12 1 × tägl.
unter die Haut der gesunden Seite spritzen

▶ **Gewebe, Narben**

Calcium fluoratum D12 2 × tägl.
wuchernde Narben (Keloide)

Strontium carbonicum D12 2 × tägl.
harte Schwellung

▶ **venös**

Hamamelis D4 3 × tägl.
wie zerschlagen

Pulsatilla D6 3 × tägl.
schwer wie Blei

▶ **Verbrennung, Geschwüre**

Abrotanum D4 3 × tägl.
Kapillarstärkung

Radium bromatum D12 2 × tägl.
Röntgenkater; verfällt gangränös, wuchernde Narben

Acidum nitricum D6 3 × tägl.
dünne Absonderung, übel riechend

Kreosotum D4 3 × tägl.
verfällt eitrig, aashaft stinkend

Petroleum D12 2 × tägl.
eiternd, fressend, übel riechend

Schlaganfall

Erste Hilfe

Arnica D30 2-stündl.
rot; Bett ist zu hart, möchte weich liegen, Erschütterung schmerzt

Opium D30 2-stündl.
dunkelrot; Bett ist zu weich, möchte hart liegen, Erschütterung schmerzlos

Belladonna D30 2-stündl.
kirschrot; bewusstlos, weite Pupillen, Krämpfe, Urinabgang

Hyoscyamus D30 2-stündl.
blass; plötzliche Ohnmacht ohne Vorzeichen mit anfänglichem Aufschrei, Stuhlabgang unfreiwillig

Phosphorus D30 stündl.
hellrot; nach vorherigem Nasenbluten ohne Anlass

Laurocerasus D4 alle 10 Min.
blaurot; plötzlich ohne Vorzeichen, Koma ohne Erwachen, Gesichtskrämpfe, kaltschweißig

Auslösung

▶ **hoher Blutdruck**

Aconitum D30 2-stündl.
hochrot; panische Angst, sagt die Todesstunde voraus; Ärger, Aufregung

Arnica D30 2-stündl.
kräftig rot; Verkalkung der großen Gefäße, plötzliche Blutung

Aurum D30 2-stündl.
dunkelrot; Leberstau, Gefäßwandverhärtung, Dauerhochdruck, Blutung

Belladonna D30 2-stündl.
kirschrot; plötzliche Blutdruckkrise

Glonoinum D30 stündl.
blaurot; Nierenbeteiligung, plötzlicher Blutstau im Kopf

▶ **niedriger Blutdruck**

Veratrum album D30 2-stündl.
blass, kalt, friert, elend; deckt sich auf

Tabacum D30 2-stündl.
blass, elend, speiübel, außen kalt, innen heiß; deckt sich auf

Arsenicum album D30 2-stündl.
leichenblass, kaltschweißig, todelend, Todesangst; deckt sich zu

Folgen

▶ **allgemein**

Barium carbonicum D6 3 × tägl.
auf Hirnblutung folgende Lähmung; Therapiebeginn

Plumbum metallicum D6 3 × tägl.
in aufsteigenden Potenzen bis D200; mit Lähmung der Handstrecker

Cuprum metallicum D6 3 × tägl.
in aufsteigenden Potenzen bis D200; mit krampfartiger Lähmung

Phosphorus D12 2 × tägl.
bei eher zarten Menschen nach Hirnblutung

Crotalus D12 2 × tägl.
bei eher kräftigen Menschen nach Hirnblutung

▶ **Halbseitenlähmung, wenn sonst gesundet**

Causticum D6 3 × tägl.
es ist ihm unmöglich, das richtige Wort zu finden (motorische Aphasie)

Baptisia D6 3 × tägl.
Taubheits- und Vergrößerungsgefühl;
kann nur Flüssiges schlucken

Diphtherinum D200 1 × monatl.
aussichtslos

▶ **Sprachverlust,
Stimmbandlähmung**

Hyoscyamus D12 2 × tägl.
bei frischer Lähmung

Causticum D6 3 × tägl.
bei alter Lähmung

Schreck, Schock

▶ allgemein

Aconitum D30 bei Bedarf
unruhig, panisch, ängstlich aufgeregt

Arnica D30 bei Bedarf
regungslos, wie erschlagen

Opium D30 bei Bedarf
apathisch, erstarrt, Spucke bleibt weg

Ignatia D30 bei Bedarf
hysterisch, weiß nicht, was er tut

Anhalonium D30 bei Bedarf
erregt, zittert, aufgebracht

Hyoscyamus D30 bei Bedarf
erregt, lacht, weint, krampft, flieht

Nux moschata D30 bei Bedarf
stimmlos, sprachlos; es hat ihm die Sprache verschlagen

Natrium muriaticum D200 bei Bedarf
kummervoll; Schock lange zurückliegend; kann das Erlebte nicht vergessen

▶ Neugeborenes

Aconitum D30 einmalig
„raus in die Kälte"; Unruhe, Zittern

Schule

Angst, Stress

▸ **vor und bei Prüfungen**

Gelsemium D30 bei Bedarf
eher rundliche, rote Schüler; einnehmen, sobald das Ereignis plagt

Argentum nitricum D30 bei Bedarf
schlanke, blasse Schüler; stolpert über Ereignisse, über seine Füße; rast zum Klo

Arsenicum album D30 bei Bedarf
totenmaskenähnliches Aussehen, Schüler verlässt das Klo nicht mehr

Ignatia D30 bei Bedarf
überaus sensibel, zart, gewissenhaft; verliert plötzlich die Nerven

Strophantus D4 alle 10 Min.
Herzklopfen und Brett vor dem Kopf, obwohl gut vorbereitet

▸ **nur vor Prüfungen**

Silicea D200 1 × monatl.
ruhig und klar bei Prüfungen, aber eventuell zunehmend erschöpft

Kopfweh

▸ **vor der ersten Pause**

Magnesium carbonicum D12 2 × tägl.
nervöses Kopfweh, beginnt bereits nachts; bleibt in der Pause im Klassenzimmer, geht auf und ab, isst Schulbrot, nachdem das Frühstück mürrisch abgelehnt wurde

▸ **gegen Schulende**

Calcium phosphoricum D12 2 × tägl.
geistige Anstrengungen; Knochennahtschmerzen, stützt Kopf auf, appetitlos

Phosphorus D12 2 × tägl.
geistig erschöpft; Hinterkopfweh; hungrig, Essen bessert; liebenswert

Petroleum D12 2 × tägl.
geistig erschöpft; Hinterkopfweh; hungrig, Essen bessert; reizbar, zornig

Cocculus D12 2 × tägl.
übernächtigt, zu viel Fernsehen; Kopfweh mit Leere im Hirn

Natrium muriaticum D200 1 × monatl.
schwüle Hitze, geistig erschöpft; zu viel Kummer zu Hause

▸ **durch Hunger**

Sulfur D200 1 × monatl.
wenn das Pausenbrot nicht rechtzeitig eingenommen werden kann

Psorinum D200 1 × monatl.
beim Übergehen eines Pausenbrotes

▸ **durch muffige Luft im Klassenzimmer**

Pulsatilla D12 2 × tägl.
rund; braucht Frischluft, fröstelt

Lycopodium D12 2 × tägl.
hager; braucht die Kälte

▸ **mit Ohnmacht**

Acidum hydrofluoricum D200 1 × monatl.
durch übermäßige Konzentration oder durch Einhalten von Stuhl und Urin; wird rot, kollabiert; zarter Knochenbau, schlank, untergewichtig, hellhäutig, hellhaarig

▶ **nach körperlicher Überanstrengung**

Ignatia D30 bei Bedarf
nach ungewohnten Anstrengungen

Carbo vegetabilis D30 bei Bedarf
Hinterkopf; langsames Denken, arbeitsschwach, konzentrationsschwach

Leistungsschwäche

▶ **akademisch schwach – anlagebedingt**

Tuberculinum bovinum D200 1 × monatl.
Sprechen

Carcinosinum D200 1 × monatl.
Lesen; gleichgültig

Psorinum D200 1 × monatl.
Lesen; verzweifelt

Luesinum D200 1 × monatl.
Rechnen, Logik

Medorrhinum D200 1 × monatl.
Schreiben

▶ **akademisch verspätet**

Natrium muriaticum D200 1 × monatl.
lernt spät rechnen

Lycopodium D200 1 × monatl.
lernt spät schreiben

Calcium carbonicum D200 1 × monatl.
in allem zu langsam, bemüht sich sehr

Sulfur D200 1 × monatl.
in allem zu langsam, bemüht sich nicht

▶ **überfordert**

Natrium carbonicum D12 2 × tägl.
Gedächtnis- und Intelligenzschwäche im Laufe des Studierens

▶ **unterfordert**

Arsenicum album D200 1 × monatl.
alles oder nichts (!); hängt teilnahmslos in der Bank

Lachesis D200 1 × monatl.
weiß zuviel, gibt seine Wachsamkeit auf, aber nicht seine Kommentare

Sulfur D200 1 × monatl.
weiß zuviel, wird lauthals arbeitsscheu, „wozu der ganze Sch..."

Müdigkeit, Konzentrationsschwäche

▶ **begriffsstutzig**

Belladonna D200 1 × monatl.
für vorstellungshaftes Denken

Sulfur D200 1 × monatl.
für Ideen; kennt nur seine eigenen

Pulsatilla D200 1 × monatl.
für Worte und Wortbedeutungen

Staphisagria D200 1 × monatl.
für räumliche Vorstellung

Calcium carbonicum D200 1 × monatl.
für Weltgeschehen; weiß nicht mal, was mit ihm geschieht

▶ **faul (arbeitsscheu bei vorhandenem Arbeitsvermögen)**

Calcium carbonicum D200 1 × monatl.
kann, wenn er will, aber unfähig durchzuhalten; pflegt seine kindliche Weltfremdheit

Aurum D200 1 × monatl.
geistig ohne Schwung, tut so, als strenge alles gewaltig an

Sepia D200 1 × monatl.
träger Geist, nimmt alles lässig

Graphites D200   1 × monatl.
träger Geist, verlorengegangene Spannkraft, gibt nur noch behäbige Antworten

Carbo vegetabilis D200   1 × monatl.
träger Geist, müde, denkunfähig

▶ hirnmüde

Agaricus D12   2 × tägl.
albern, trödelt, grimassiert; „homöopathisches Studentenfutter"

Phosphorus D30   1 × tägl.
geistig überfordert; allgemein schwach

Helleborus D4   3 × tägl.
dösig, dümmlich, abweisend, wortkarg

Cocculus D12   2 × tägl.
hampelt, dusselig, kopfleer; „Fernsehkinder"

Silicea D12   2 × tägl.
versagt aus Minderwertigkeit

Zincum metallicum D12   2 × tägl.
versagt wegen „zu langer Leitung"; verzinkt sich und wird undurchlässig

Medorrhinum D200   1 × monatl.
versagt wegen Gedächtnisschwäche, obwohl gut vorbereitet

▶ lernt schnell, vergisst schnell

Calcium carbonicum D200   1 × monatl.
kaum dass er das Buch weglegt, hat er das Gelesene vergessen

Sulfur D200   1 × monatl.
nimmt mühelos auf, nichts bleibt haften

Staphisagria D200   1 × monatl.
aufnahmebereit, aber gedanklich abgetreten

Silicea D200   1 × monatl.
mangelnde Festigkeit der Gedanken

Schulversagen

▶ nach Kinderkrankheit

Sulfur D12   2 × tägl.
unruhig, bringt keine zwei Gedanken zusammen

Helleborus D4   3 × tägl.
dösig mit gerunzelter Stirn

▶ „Null Bock"

Calcium carbonicum D12   2 × tägl.
gibt auf, wenn seine Mühe nicht anerkannt wird; „lohnt sich doch nicht"

Sulfur D12   2 × tägl.
weiß schon alles oder nichts; „ist sowieso egal"

Phosphorus D12   2 × tägl.
widmet sich schöneren Dingen; verweigert alles, was diesen entgegensteht

Arsenicum album D12   2 × tägl.
weiß alles besser; „was können die mir schon beibringen"

▶ unfähig

Capsicum D200   1 × monatl.
höchst vergesslich

Barium carbonicum D200   1 × monatl.
dümmlich, kann sich auf nichts konzentrieren, endet immer mit Tränen

Sonne

▸ **Lichtdermatose**

Acidum hydrofluoricum D6 2-stündl.
Brennen; Blasen klein, groß oder zusammenlaufend

▸ **Sonnenallergie**

Natrium muriaticum D200 einmalig
vorbeugend bei bekannter Neigung; eine Gabe bei Sonnenbeginn wiederholen

Acidum hydrofluoricum D6 2-stündl.
wenn die unbedeckten Teile sich röten und brennen; Friesel oder Blasen

Cantharis D30 2-stündl.
winzige, heftig brennende Bläschen beim ersten Sonnenstrahl

▸ **Sonnenbrand**

Belladonna D30 2-stündl.
rot wie eine Tomate, fröstelt; verlangt nach Wärme

Rhus toxicodendron D30 2-stündl.
heftiger Durst in großen Zügen; ganzer Körper wie zerschlagen

Arsenicum album D30 2-stündl.
brennender Durst, aber trinkt nur winzige Schlucke; verlangt nach Wärme

Cantharis D30 2-stündl.
blasige Haut wie Verbrennung I. Grades

Calendula D4 stündl.
wenn sich die Blasen öffnen

Causticum D30 2-stündl.
wunde, verätzte Haut wie Verbrennung II. Grades

Arnica D30 2-stündl.
nicht vergessen (!); Körper wie geprügelt, große Angst berührt zu werden

▸ **Sonnenstich**

Lachesis D200 einmalig
immer zuerst geben; danach das Simile

Aconitum D30 2-stündl.
Unruhe, geht auf und ab; Delir, spricht vom nahenden Tod

Apis D30 2-stündl.
trockenes Fieber, stechende Kopfschmerzen (Hirnschwellung), Delir

Lachesis D30 2-stündl.
dunkelrotes Gesicht, später blass; panische Angst, Erstickungsgefühl

Glonoinum D30 2-stündl.
hochrotes Gesicht; Delir, weiß nicht, wo er ist, möchte nach Hause

Arsenicum album D30 2-stündl.
Totenmaskengesicht; Frost, Angst, will aus dem Bett

Überanstrengung

▸ der Augen

Ruta D3 stündl.
Augen brennen wie Feuerbälle, jede Faser wie gereizt

Onosmodium D4 stündl.
Augen dumpf, schwer, wund, ohne Rötung; Hinterkopfweh, Schwäche

Agaricus D4 3 × tägl.
heftiges Lidzucken, Sehschwäche, Grauer Star

Asarum D6 3 × tägl.
Augen steif, brennen oder werden kalt empfunden; schlimmer bei Sonne, kalte Auflage lindert

Calcium carbonicum D12 2 × tägl.
nach zuviel Fernsehen; Kopfschmerz, Sehstörungen

▸ geistig

Phosphorus D30 bei Bedarf
Hinterkopfschmerz; matt, erschöpft, eingefallen, leichenblass

Acidum phosphoricum D6 3 × tägl.
zart, blass, erschöpft, seufzt, zieht sich zurück; Kummer

Silicea D12 2 × tägl.
zart, dürr, geknickt, fröstelnd, schreckhaft

▸ körperlich

Rhus toxicodendron D30 bei Bedarf
Kreuz, Muskeln wie zerschlagen, möchte ruhen, dreht sich hin und her

Arnica D30 bei Bedarf
Kreuz, Muskeln wie geprügelt, möchte ruhen, findet keine Ruhe

▸ wie zerschlagen

Rhus toxicodendron D30 bei Bedarf
Gelenke, Knochen, Kreuz

Arnica D30 bei Bedarf
Muskeln, Knochen, Kreuz

Unfall

elektrischer Schlag

Phosphorus D30 bei Bedarf
blass; Kribbeln, Zittern, Aufregung, Angst

Nux vomica D30 bei Bedarf
scheintot; starr, verkrampft, bewusstlos

Lachesis D30 bei Bedarf
blau verfärbtes Gesicht

Gehirnerschütterung

▶ **frisch**

Arnica D30 2 × tägl.
„alles ist zu hart", möchte weich liegen; Erschütterung schmerzt

Opium D30 2 × tägl.
„alles ist zu weich", will hart liegen; Erschütterung macht schmerzlos

▶ **Kopfweh**

Arnica D30 2 × tägl.
rot

Hyoscyamus D30 2 × tägl.
blass

Natrium carbonicum D12 2 × tägl.
noch nach vielen Jahren

▶ **Krämpfe**

Cicuta D12 2 × tägl.
wie epileptischer Anfall; bewusstlos

▶ **Schwindel**

Arnica D30 2 × tägl.
rot

Hyoscyamus D30 2 × tägl.
blass

Natrium carbonicum D12 2 × tägl.
noch nach vielen Jahren; *oder:*

Natrium sulfuricum D12 2 × tägl.
6 Wochen lang; *danach:*

Cicuta D12 2 × tägl.
6 Wochen lang; Kur bedarfsweise wiederholen

Hirnverletzung

▶ **allgemein**

Arnica D6 3 × tägl.
Folge von Blutung; Kopfschmerz, Ängste

Hypericum D4 3 × tägl.
Folge von Nervenquetschung; Jammerneurose, Hypochondrie

Helleborus D4 3 × tägl.
wenn der Mensch blass und debil wird

Natrium carbonicum D12 2 × tägl.
Kopfschmerz als Spätfolge; schlimmer bei Sonne

▶ **will aus dem Bett fliehen**

Stramonium D30 bei Bedarf
rot

Hyoscyamus D30 bei Bedarf
blass

Nierenversagen

▶ **Crush-Syndrom, akut**

Serum anguillae D200 bei Bedarf
in die Vene spritzen; Wirkungsrichtung: vegetativ-zentral

Erfrierung

▶ **Schmerzen nach der Wiederbelebung**

Carbo vegetabilis D30　　　stündl.
brennend

Arsenicum album D30　　　stündl.
feurig

Verbrühung

▶ **Lippen, Zunge, Mund**

Hamamelis D4　　　alle 10 Min.
Bezug zum Venenblut

Ertrinken

▶ **Erste Hilfe**

Lachesis D200　　　einmalig
noch vor künstlicher Beatmung Nase und Lippen damit befeuchten

Verbrennung

▶ I. Grades

Apis D30   2-stündl.
Röte, Hitze, stechendes Brennen, wässrige Schwellung; Kälte lindert

Aconitum D30   2-stündl.
hellrot, trockene Hitze, flacher, roter Ausschlag; Kälte lindert

Belladonna D30   2-stündl.
kräftig rot wie eine Tomate, flachroter Ausschlag; Wärme lindert

Arnica D30   2-stündl.
nicht vergessen (!); infolge Verletzung; wie zerschlagen, Berührungsangst

Hamamelis D4   alle 10 Min.
bei Verbrühung der Lippen, der Zunge, der Mundschleimhaut

▶ II. Grades

Rhus toxicodendron D30   2-stündl.
juckende Bläschen; viel Durst auf Kaltes; kühler Umschlag tut gut

Cantharis D30   2-stündl.
brennende Blasen; verlangt Kühle

Arsenicum album D30   2-stündl.
brennende Bläschen, brennender Durst, trinkt wenig; verlangt Wärme

▶ III. Grades

Causticum D30   2-stündl.
rohes Fleisch, schmerzt wie verätzt

Pyrogenium D30   bei Bedarf
rohes Fleisch beginnt zu stinken

Calendula D4   stündl.
wenn die Blasen aufbrechen

Acidum carbolicum D6   3 × tägl.
eitrige, brennende, wundmachende Geschwüre, starke Verschorfung

Vergiftung

Beachte: Geben Sie nach Beurteilung der Notwendigkeit zuerst Brechmittel (Salzwasser, Senfwasser, Backpulverwasser, Kernseifenlösung); bei Abweichungen siehe in den einzelnen Rubriken. Bei Vergiftungen mit Säuren und Laugen wegen der Gefahr des Magendurchbruchs den Patienten nicht zum Erbrechen bringen. Säuren mit Backpulverlösung und Glaubersalz, Laugen mit wasserverdünntem Essig in großen Mengen entgegenwirken; hinterher mit Holzkohlepulver (Carbo medicinalis) neutralisieren. Dies sind Sofortmaßnahmen, der Notarztwagen ist unerlässlich!

Allgemeines

▸ Kollaps (Vergiftungsschock)

Arsenicum album D30 alle 10 Min.
erbricht, entkräftet, trotzdem unruhig; eingefallen, aschfahl, ängstlich

Aconitum D30 alle 10 Min.
Schock, Todesangst; wirft sich umher, stöhnt laut

Veratrum album D30 alle 10 Min.
kaltschweißig, blau, eingefallen, spitze Nase, Atem kalt, erbricht häufig

Carbo vegetabilis D30 alle 10 Min.
blass, alles kalt, blaue Lippen; verlangt, dass man ihm Luft zufächelt

Cuprum metallicum D30 alle 10 Min.
Kollaps mit starken Krämpfen; dabei läuft Gesicht blau an

Cantharis D30 alle 10 Min.
heftiges Brennen in Niere, Blase, Harnröhre; Harnversuch quält

▸ Sofortmaßnahmen

Arsenicum album D30 alle 15 Min.
Schock und Kollaps vorbeugend bei unbekanntem Gift

Nux vomica D30 alle 5 Min.
wenn der Betroffene trotz Brechmittel nicht erbrechen kann

Nahrungsmittelvergiftung

▸ allgemein

Arsenicum album D30 alle 10 Min.
Brechdurchfall mit großer ängstlicher Unruhe, Schwäche

Cuprum arsenicosum D6 alle 5 Min.
bei heftigen krampfenden, schneidenden Bauchschmerzen und krampfendem Erbrechen

Belladonna D30 alle 10 Min.
rotes Gesicht, trockene Schleimhäute, keine Ausscheidungen

Urtica urens D2 alle 10 Min.
Nesselausschlag

Carbo vegetabilis D30 alle 10 Min.
beginnt mit Zusammenschnürung des Halses; Schwindel, Taumel, Atemnot, Kollaps; Bauch aufgetrieben, Gesicht leichenblass, Lippen blau; Luft zufächeln!

Mercurius corrosivus D30 alle 10 Min.
schwere Atemnot, blutiges Erbrechen, fortschreitende Lähmung (z. B. nach Roggenallergie)

Stramonium D30 alle 10 Min.
nach verdorbenen Kartoffeln; keine Schmerzen, großes Unbehagen, macht seltsame Bewegungen

Spezifisches — Teil 2 Auslösung

▶ Nachbehandlung

Bryonia D30 2 × tägl.
bei trockener Kehle, Verstopfung, Kopfweh, starkem Durst

Acidum aceticum D4 3 × tägl.
bei Schwäche

Spezifisches

▶ Arsen (Unkrautvertilgung, Rattengift)

Opium D30 alle 15 Min.
dazu Milch mit Eiweiß trinken lassen, dann Brechmittel einsetzen

China D30 2 × tägl.
bei anhaltender Schwäche

Nux vomica D30 2 × tägl.
bei anhaltend empfindlichem Magen

▶ Barbiturate (Schlafmittel)

Nux moschata D30 alle 10 Min.
dazu Muskatpulverlösung nach Brechmittel einsetzen

▶ Blei (Farben, Farbstoff, Kitt)

Nux vomica D30 alle 10 Min.
zur Nachbehandlung:

Acidum sulfuricum D3 stündl.
Schleimhaut, Sickerblutungen

▶ Chlor

Natrium muriaticum D200 alle 30 Min.
bei Augenreizung; dazu Zigarette rauchen oder Rauch einatmen lassen

▶ Desinfektionsmittel (Karbolsäure)

Arsenicum album D30 alle 10 Min.
dazu Alkohol in jeder Form (außer Bier) trinken lassen

Acidum aceticum D4 stündl.
bei anhaltender Schwäche danach

▶ Eisentabletten

Arsenicum album D30 alle 10 Min.
nach Backpulverlösung verdünnten Tomatensaft trinken lassen

China D4 3 × tägl.
zur Nachbehandlung

▶ Giftpflanzen, Beeren, Pilze

Phosphorus D30 2 × tägl.
zur Nachbehandlung; vorher Kaffee trinken lassen, kein Tee!

▶ Jod (antiseptische Mittel)

Arsenicum album D30 alle 10 Min.
dazu erst Kartoffelmehl oder Weizenmehl mit Wasser trinken lassen, dann Brechmittel einsetzen

▶ Kohlenmonoxid (Leuchtgas)

Belladonna D30 alle 10 Min.
dunkelrotes Gesicht; Hirnreiz, rasendes Kopfweh; *beachte:* Gewaltausbrüche!

Carboneum sulfuricum D30 alle 10 Min.
rotes bis blaues Gesicht; übel, Brechwürgen, betäubendes Kopfweh

Opium D30 alle 15 Min.
bei dunkelrotem bis blauem Gesicht; starre Bewusstlosigkeit, Atemstillstand

▶ Kupfer (Pflanzenspray, Rattengift)

Belladonna D30 alle 10 Min.
Milch mit Eiweiß trinken lassen, dann Brechmittel einsetzen; Bauchkrämpfe

Hepar sulfuris D30 2 × tägl.
bei anhaltend empfindlichem Magen

▶ **Opium, Morphium, Kodein, Heroin (Pupillen eng!)**

Nux vomica D3 alle 5 Min.
wenn bei Bewusstsein; dazu starken heißen, türkischen Kaffee verabreichen, danach Brechmittel einsetzen

Nux vomica D30 2 × tägl.
zur Nachbehandlung der Überempfindlichkeit

▶ **Phosphor (Feuerwerk, Streichhölzer, Rattengift)**

Nux vomica D30 alle 10 Min.
schwarzen Kaffee nach Brechmittel einsetzen; danach keine Öle und Fette essen

Terebinthina D4 stündl.
bei Herzbeschwerden

Carduus D3 3 × tägl.
bei Leberbeschwerden

▶ **Quecksilber (Thermometer, Pflanzenspray, Desinfektion)**

Belladonna D30 alle 10 Min.
die Restbeschwerden im geistigen Bereich behandeln mit:

Aurum D30 1 × tägl.
bei Depressionen

Hepar sulfuris D30 2 × tägl.
bei Überempfindlichkeit (auch körperlich)

▶ **Silbernitrat (Tinte, Reinigungsmittel)**

Arsenicum album D30 alle 10 Min.
Salzwasser zum Erbrechen und Neutralisieren

Natrium muriaticum D200 1 × tägl.
3 × insgesamt; zur Nachbehandlung der verätzten Schleimhäute

▶ **Strychnin (Rattengift)**

Veratrum viride D30 nach jedem Krampf
beeinflusst die Körperkrämpfe

▶ **Zink (Unkrautvertilgung, Schweißpaste)**

Camphora D200 alle 10 Min.
danach längere Zeit keinen Alkohol trinken

Verletzung

Folge
▸ allgemein

Arnica D30 einmalig
jede Verletzung, Verwundung, innerlich, äußerlich, offen, geschlossen, auch Gehirnerschütterung, Muskelkater, Operationen, Zahnziehen; dämpft die Blutung, nimmt den Schmerz; erst danach unterscheiden!

Art der Verletzung
▸ Bluterguss

Acidum sulfuricum D3 2-stündl.
Rand wie ausgefranst, glasige Schwellung

▸ elektrischer Schlag

Phosphorus D30 bei Bedarf
blass; Kribbeln, Zittern, Aufregung, Angst

Nux vomica D30 bei Bedarf
scheintot; starr, verkrampft, bewusstlos

Lachesis D30 bei Bedarf
blau verfärbtes Gesicht

▸ Glassplitter, vor allem der Finger

Silicea D12 2 × tägl.
ohne Eiterung

Hepar sulfuris D30 2 × tägl.
mit Eiterung

▸ Injektionen

Ledum D4 3 × tägl.
Folge von Stich

Aranea diadema D12 2 × tägl.
Folge von Danebenspritzen von Chemotherapeutika

▸ Quetschung

Hypericum D30 in Wasser
Nervenverletzung

Acidum carbolicum D6 alle 10 Min.
durch stumpfe Gegenstände

Bisse
▸ Hund

Calendula D4 3 × tägl.
Hundezähne verursachen Risswunden

Lyssinum D200 einmalig
beugt Tollwut vor

▸ Katze

Ledum D4 3 × tägl.
am Daumen; Katzenzähne verursachen Stichverletzung

Lachesis D12 2 × tägl.
bei anschließender Blutvergiftung

▸ Schlange

Ledum D30 stündl.
Folge von Stich; Bissstelle mit scharfem Messer sofort tief ausschneiden!

Arsenicum album D30 stündl.
bei großer, ruheloser, hinfälliger Schwäche

Lachesis D30 stündl.
bei Herzbeschwerden

> **Beachte:** Golondrina-Tinktur auf alle Wunden geben; bei Klapperschlange Indigo-Pulver, bei Mokassin- oder Buschmeisterschlange Cedronsamen auf die Wunde streuen und gleichzeitig kauen.

▸ Skorpion

Scorpio D200　　　　　einmalig
Stachel entfernen, Meersalz oder auch Kochsalz als Paste auf die Wunde!

▸ Spinne

Tarantula cubensis D6　　stündl.
bis zum Aufsuchen eines örtlichen Arztes; *notfalls auch:*

Ledum D4　　　　　　stündl.
Folge von Stichverletzung

Gehirnerschütterung

▸ allgemein

Arnica D30　　　　　2 × tägl.
„alles ist zu hart", möchte weich liegen, Erschütterung schmerzt

Opium D30　　　　　2 × tägl.
„alles ist zu weich", will hart liegen, Erschütterung macht schmerzlos

▸ Kopfschmerz danach

Arnica D30　　　　　2 × tägl.
Therapiebeginn, auch wenn Ereignis lange zurückliegt; *danach:*

Natrium carbonicum D12　2 × tägl.
2 bis 3 Monate lang; *bei Nichterfolg mit:*

Natrium sulfuricum D12　2 × tägl.
versuchen; ebenso lange geben

▸ mit Krämpfen

Cicuta D12　　　　　2 × tägl.
wie epileptischer Anfall; bewusstlos

▸ Schwindel danach

Natrium sulfuricum D12　2 × tägl.
4 Wochen lang; *danach:*

Cicuta D12　　　　　2 × tägl.
4 Wochen lang; Kur bedarfsweise wiederholen

Ort der Verletzung

▸ Boxerauge

Acidum sulfuricum D3　2-stündl.
Rand wie ausgefranst, glasige Schwellung

Ledum D4　　　　　2-stündl.
Rand glatt, wie gemalt; kalte Auflage lindert

▸ Brustdrüse

Bellis D3　　　　　3 × tägl.
der Brustwarzen

Conium D30　　　　3 × wöchentl.
Knoten nach Stoß

▸ Gelenke, Meniskus

Petroleum D12　　　2 × tägl.
und absolute Ruhestellung!

▸ Gelenke, Verstauchung

Rhus toxicodendron D6　3 × tägl.
Zerrung von Gelenkkapseln, Sehnen, Bändern; Fußballer, Tänzer, Tennis

▸ Knochenbruch

Symphytum D4　　　3 × tägl.
Grünholzfraktur; fördert Kallusbildung

Ruta D3　　　　　3 × tägl.
Knochenhaut und Sehnen schmerzen

Acidum carbolicum D6　3 × tägl.
offener Bruch; starke Verschorfung der Wunden

▸ Knochenbruch, chronische Schwellung danach

Strontium carbonicum D12　2 × tägl.
warme Auflage lindert

Bovista D6　　　　3 × tägl.
eindrückbare Schwellung

▶ **Knochenhaut**

Ruta D3 3 × tägl.
Prellungen, Schienbein, Beteiligung der Sehnen usw.

▶ **Linse**

Conium D4 3 × tägl.
mit anschließendem Grauen Star

▶ **Muskeln, Riss**

Arnica D30 2 × tägl.
Schmerzen, Bluterguss, traumatische Entzündung

Calendula D4 3 × tägl.
nach Arnica, falls die Schmerzen andauern

Bryonia D30 2 × tägl.
sehr starke Schmerzen bei der geringsten Bewegung und Besserung durch Ruhigstellung

Cuprum metallicum D30 2 × tägl.
sehr starke, krampfartige Schmerzen

▶ **Muskeln, Sehnenriss**

Symphytum D4 3 × tägl.
zu gleichen Teilen mischen mit:

Ruta D3 3 × tägl.
davon 20 Tropfen je Gabe

Anacardium D4 3 × tägl.
falls starke Schmerzen weiter bestehen

▶ **Nerven**

Hypericum D30 in Wasser
Schnitt, Quetschung

▶ **Oberlid**

Ledum D4 3 × tägl.
Lidlähmung

▶ **Rippen**

Bellis D3 3 × tägl.
sehr bewährt; auch Rippenbruch; „wie ein Schlag auf die Brust"

▶ **Wirbelsäule, Asthma danach**

Hypericum D30 bei Bedarf
schlimmer bei nasskaltem Wetter

▶ **Wirbelsäule, Rückenschmerz danach**

Arnica D6 3 × tägl.
Therapiebeginn, immer zuerst geben, 4 Wochen lang; *danach:*

Hypericum D4 3 × tägl.
4 Wochen lang; *bei Nichterfolg mit:*

Natrium sulfuricum D12 2 × tägl.
versuchen; ebenso lange geben; Kur bedarfsweise wiederholen

▶ **Wirbelsäule, Schleudertrauma**

Arnica D6 3 × tägl.
Therapiebeginn, immer zuerst geben, 4 Wochen lang; *danach:*

Hypericum D4 3 × tägl.
4 Wochen lang; *danach:*

Ruta D3 3 × tägl.
4 Wochen lang; auch als Mischung zu gleichen Teilen, 20 Tropfen je Gabe

Wunden

▶ **Risse**

Calendula D4 3 × tägl.
Stacheldraht, Hundebisse; „pflanzliches Hepar sulfuris"

Hamamelis D4 3 × tägl.
anhaltende, dunkle Blutung; verletzte Teile wie gequetscht

Acidum carbolicum D6 3 × tägl.
und Quetschung durch stumpfe Gegenstände, vor allem der Fingerspitzen

▶ **Schnitt**

Staphisagria D3 3 × tägl.
auch Operationsschnitte

▶ **Schürfung**

Bellis D3 3 × tägl.
bis die Krusten abfallen; hinterlässt keine Narben; „Knutschflecken"!

▶ **Stich**

Ledum D4 3 × tägl.
auch Insektenstiche, Spritzen, Spritzenabszess; kalte Auflage lindert

▶ **nicht stehen wollende Blutung**

Hamamelis D4 alle 10 Min.
venös, dunkel

▶ **vereitert**

Hepar sulfuris D30 2 × tägl.
warme Auflage lindert

Mercurius solubilis D30 1 × tägl.
kalte Auflage lindert

Wetter

Föhn

**Tuberculinum bovinum
D200** 1 × monatl.
tuberkulinische Diathese, wetterempfindlich

Crataegus D2 3 × tägl.
Stirnkopfschmerz, Herzbeklemmung

Gelsemium D30 bei Bedarf
Bandkopfschmerz, Schwindel, müde, matt

Rhododendron D6 3 × tägl.
Rheuma der kleinen Gelenke

Frost

▶ Frostbeulen, Erfrierungen

Secale D4 stündl.
abgestorbene Finger und Zehen, bleich, gefühllos, geschwollen

Arsenicum album D30 stündl.
abgestorbene Glieder, Kälteschauer; Brennen der Teile nach leichter Erwärmung

Agaricus D4 3 × tägl.
juckt wie mit tausend Eisnadeln, vor allem nachts; auch vorbeugend

Abrotanum D4 3 × tägl.
flohstichartige Schmerzen, feinste Venenzeichnung sichtbar

Petroleum D12 2 × tägl.
sehr schmerzhaft, sieht übel aus; alte Frostbeulen, die jeden Winter aufblühen

Gewitter

▶ vor Gewitter

Phosphorus D30 stündl.
fühlt die elektrische Spannung in den Nerven; verkriecht sich in einer dunklen Ecke

Rhododendron D6 stündl.
fühlt die elektrische Spannung in den Zähnen, in den Gliedern; muss sich bewegen

Sepia D12 2 × tägl.
Asthma schlimmer

▶ bei Gewitter

Phosphorus D30 stündl.
Angst vor dem Blitz; macht alle Läden zu und verkriecht sich im Keller

Natrium carbonicum D12 2 × tägl.
übel gelaunt, ängstlich

Sepia D12 2 × tägl.
Angst beim Alleinsein, aber auch unheimlich fasziniert vom Gewitter

Carcinosinum D200 2 × tägl.
unheimlich fasziniert von der Naturgewalt

Silicea D12 2 × tägl.
Asthmaanfall

▶ empfindlich auf Donner und Blitz

Psorinum D200 1 × monatl.
frostig, sieht schmutzig aus; alle Ausscheidungen stinken aashaft

Herbst

▶ Asthma

Lactuca D4   3 × tägl.
trocken, krampfend; wenn gleichzeitig aufsteigendes Kloßgefühl im Hals

Natrium sulfuricum D12   2 × tägl.
Nebel, kaltfeuchtes Wetter, Wechsel zu feuchtem Wetter (kalt oder warm)

Thuja D6   3 × tägl.
Durchnässen, Kälte, Wetterwechsel; bis 4 Uhr nachts; warme Umschläge

▶ Grippe, akut

Nux vomica D30   1 × tägl.
bei trockener Kälte, Zugluft; nachts Nase zu, wacht deshalb ständig auf

Rhus toxicodendron D30   1 × tägl.
bei trockener oder feuchter Kälte; nächtliche Unruhe

Dulcamara D30   1 × tägl.
bei Nässe, Kälte, Unterkühlung am Abend; Stockschnupfen

Natrium sulfuricum D12   2 × tägl.
bei Feuchtigkeit, Nebel; jeden Herbst aufs Neue

Thuja D6   3 × tägl.
bei Nässe, Kälte; nachts Nase zu bis 4 Uhr, schläft erst danach ein

▶ Grippe, chronisch

Marum verum D6   3 × tägl.
ab September 4 Wochen lang; *danach:*

Grindelia D4   3 × tägl.
weitere 4 Wochen; *danach:*

Senega D2   3 × tägl.
ebenso 4 Wochen lang; jährlich wiederholen

Hitze

▶ Herzbeschwerden

Aconitum D30   bei Bedarf
heiße, trockene Haut

Belladonna D30   bei Bedarf
heiße, dampfende Haut

Glonoinum D30   bei Bedarf
heiße Haut, innerlich pulsierendes Gefühl

▶ Kopfschmerz; rot

Aconitum D30   2-stündl.
hochrot; panische Angst, Schädeldecke hebt sich ab

Belladonna D30   2-stündl.
kirschrot, eher rundlich, schwitzt; pulsierend

Glonoinum D30   2-stündl.
blaurot; verwirrt; pochend

Lachesis D30   2-stündl.
tiefrot; benommen; klopfend

▶ Kopfschmerz; blass

Apis D30   2-stündl.
motorische Unruhe

Helleborus D30   2-stündl.
döst vor sich hin oder läuft unmotiviert auf und ab

Zincum valerianicum D12   stündl.
findet keine Ruhe im Bett, muss Beine bewegen

▶ Trockenheit

Natrium muriaticum D200   1 × tägl.
Wasserstau, Ödeme der Beine, der Hände, im Gesicht

Natrium carbonicum D12   2 × tägl.
völlig abgespannt; Kopfweh zum Platzen, angstbetonte Niedergeschlagenheit

Lachesis D30 bei Bedarf
bei tropischer Hitzewelle; Kopfweh, Herzenge, Halsenge, Ödeme der Beine

Bryonia D4 2-stündl.
Erkältung, Bronchitis; stechende Schmerzen bei der geringsten Bewegung

▸ Unterkühlung

Dulcamara D30 1 × tägl.
Stockschnupfen an kühlen Abenden

Carbo vegetabilis D30 1 × tägl.
erkältlich, heiser an kühlen Abenden

Antimonium crudum D30 1 × tägl.
nach Kaltbaden, Kaltessen; Zunge dickweiß belegt; Halsweh, Husten, Durchfall

Kälte; feucht, nasskalt

▸ allgemein

Ferrum phosphoricum D12 2 × tägl.
Mittelohrentzündung; anfallsartig, klopft, sticht; blasse Kinder

Phytolacca D4 3 × tägl.
Erkältung; dunkelroter Hals, harte empfindliche Lymphdrüsen

Arsenicum album D6 3 × tägl.
Kälte; Heuschnupfen

Dulcamara D6 3 × tägl.
feucht; Kälteallergie

Nux moschata D12 2 × tägl.
feucht, Wind, Sturm; Rheuma, Schläfrigkeit, aufgeblähter Bauch

Allium cepa D3 stündl.
Heuschnupfen bei Regen, Grippe, Kopfweh, Husten im Zimmer; draußen alles besser

▸ Asthma

Natrium muriaticum D200 1 × monatl.
Husten beim Übergang ins Warme, berstendes Kopfweh; salziger Schleim

Dulcamara D6 3 × tägl.
trockener, kurzer, bellender Husten mit zähem Schleim; im Wechsel mit Durchfall, Ekzem, Rheuma

▸ Rheuma

Colchicum D4 3 × tägl.
Hand- und Fingergelenke, Knöchel, Zehen, Bindegewebe; abends; Schwäche

Rhus toxicodendron D6 3 × tägl.
Bänder, Sehnenscheiden, Weichteilrheuma, tiefe Rückenmuskeln; Unruhe

Thuja D6 3 × tägl.
große Gelenke, Knie; nachts bis 4 Uhr, tags ab 16 Uhr; sykotisch

Natrium sulfuricum D12 2 × tägl.
alle Glieder; bei Nebel, an Binnenseen; große Frostigkeit

Medorrhinum D200 2 × jährl.
besser im feuchtwarmen Wetter und am Meer

Aranea diadema D12 2 × tägl.
Gelenke, Muskeln, Fersenschmerz; Taubheit im Ulnarisgebiet (3. bis 5. Finger)

Phytolacca D4 3 × tägl.
Bindegewebe, Periost, unterhalb der Ellbogen, unterhalb der Knie; wandernd

Kälte; trocken

▸ allgemein

Natrium muriaticum D200 1 × monatl.
Kälteallergie

Asarum D6   3 × tägl.
Ischias im Sitzen, Kopf, Herz, Darm, Gemüt; geistig erschöpft; Gefühl zu schweben

▸ Asthma

Silicea D12   2 × tägl.
Reizhusten wie von einem Haar, starkes Rasseln, übel riechender Schleim

Psorinum D200   bei Bedarf
äußerst kälteempfindlich, kurzatmig im Freien; legt sich nieder (!); Stechen und Wundheit hinter dem Brustbein

▸ Erkältlichkeit mit Kopfschmerz

Aconitum D30   bei Bedarf
trockene kalte Winde, Sturm, Zugluft

Belladonna D30   bei Bedarf
Entblößen des Kopfes, nach Haarewaschen

Hepar sulfuris D30   2 × tägl.
geringste Zugluft an schönen, trockenen Tagen

Silicea D12   2 × tägl.
geringste Zugluft an nasskalten Tagen

▸ Grippe

Pyrogenium D30   bei Bedarf
den ganzen Winter über; beginnt im Hals, wund, brennend; *zusätzlich:*

Phytolacca D4   3 × tägl.
nasskalter Winter; dunkelroter Rachen, Schmerz in den Ohren, schmerzende Glieder

Silicea D12   2 × tägl.
jeden Winter; fröstelt den ganzen Winter über; trägt warme Wollmützen

Arsenicum album D12   2 × tägl.
immer ab November; trägt viel Wolle, aber nicht am Kopf

▸ Halsschmerzen, Wärme lindert

Belladonna D30   bei Bedarf
Hals in Schals gepackt

Hepar sulfuris D30   2 × tägl.
Hals und ganzer Kopf in Schals gehüllt

Capsicum D30   bei Bedarf
trotz heftigem Brennen

Cistus D6   3 × tägl.
selbst kalter Atem schmerzt

Nebel

▸ Asthma

Natrium sulfuricum D12   2 × tägl.
feuchtes Asthma, viel Rasseln; loses Gefühl im Bauch; blass, fröstelnd

Hypericum D30   bei Bedarf
mit Trockenheit im Rachen

▸ Neuralgie

Aranea diadema D12   2 × tägl.
und bei nasskaltem Wetter, Wetterwechsel; Frost, Kältegefühl, Fersenschmerz

▸ Rheuma

Colchicum D4   3 × tägl.
und bei nasskaltem Wetter; mit Darmentzündung

Natrium sulfuricum D12   2 × tägl.
und in feuchtwarmen Gegenden, in Sumpfgebieten, am Meer

Rhus toxicodendron D6   3 × tägl.
und bei Nässe, Kälte, durch Unterkühlung; Rheuma, Ischias, Erkältung, Fieber

Schnee

Aconitum D30   3-stündl.
Unterkühlung durch kalten, trockenen Nordwind; Schüttelfrost, Zittern, Kopfweh

Camphora D1 alle 5 Min.
Kälteschock, plötzliche Erschöpfung, Kollaps, Muskelstarre; pulslos

Euphrasia D12 2 × tägl.
Schneeblindheit, Brennen, Sandgefühl, Tränen, Lichtscheue, Bindehaut geschwollen

Glonoinum D30 bei Bedarf
Blitze- und Funkensehen; Glaukom, Netzhautblutung

Conium D12 2 × tägl.
bei Schneewetter; Schwindel, matt, zittrig, hypochondrisch

Sepia D12 2 × tägl.
bei Schneewetter; Rheuma, Asthma, trübe Stimmung

Sonne

▶ **Erste Hilfe**

Natrium carbonicum D12 stündl.
dumpfer, schwerer Kopfschmerz; ängstlich verstimmt

Belladonna D30 3-stündl.
Blutandrang zum Kopf hin, pulsierender Stirn- und Schläfenkopfschmerz bis zum Nacken

Cantharis D30 3-stündl.
Sonnenbrand

Glonoinum D30 3-stündl.
Sonnenstich; bewusstlos

Natrium sulfuricum D12 stündl.
mit Schwäche bei hoher Luftfeuchtigkeit

▶ **Augenentzündung im Gebirge**

Aconitum D30 einmalig
durch zugige, kalte, trockene Luft; oder durch Fremdkörper!

Belladonna D30 bei Bedarf
durch grelles Licht, durch von Schnee reflektierter Sonne; Augen rot, heiß, weite Pupillen

Apis D30 bei Bedarf
rote, brennende, stechende Augen

Euphrasia D12 2 × tägl.
Stechen, Brennen, Sandgefühl, Tränen, Lichtscheue, geschwollen; schneeblind!

Sommer

▶ **Durchfall**

Aconitum D30 3-stündl.
plötzlich; heiße Tage, kalte Nächte; Stühle häufig, spärlich, Krämpfe

Belladonna D30 3-stündl.
plötzlich; nach Kopfnässe; rundliche, rote Kinder und Jugendliche

Ferrum phosphoricum D12 2-stündl.
allmählich; Sommerwärme; Fieber, Stühle unverdaut, keine Krämpfe

Antimonium crudum D4 stündl.
allmählich nach Baden und Schwimmen an heißen Tagen; Zunge dick weiß belegt

China D4 stündl.
rasche Entkräftung, Abmagerung

Iris D6 stündl.
mit saurem Erbrechen, Zähne werden davon stumpf

▶ **Durchfall und Erbrechen bei Kindern**

Aethusa D6 stündl.
gleich wieder Hunger

Antimonium crudum D4 stündl.
nach kaltem Essen an heißen Tagen

Pulsatilla D6 stündl.
nach Kaltem, Speiseeis, Fett

Ailanthus D6 stündl.
schleichend; Fieber, Sepsis, bösartiger Verlauf

Temperaturwechsel

Aconitum D30 einmalig
Beschwerden durch plötzlichen Temperaturabfall

Rhododendron D6 3 × tägl.
das menschliche Barometer; reagiert auf alle Schwankungen

trockenes und feuchtes Wetter

▶ Bindehautentzündung

Aconitum D30 3-stündl.
Zugluft; Sandgefühl, lichtscheu

Pulsatilla D6 3 × tägl.
Erkältung; morgens verklebt, abends fließen Tränen und milder Schleim

Calcium carbonicum D12 2 × tägl.
Durchnässen; lichtscheu, Tränen fließen stetig

Rhus toxicodendron D30 3-stündl.
Unterkühlung; lichtscheu, heiße, beißende Tränen; verkrampfter Lidschluss

Mercurius solubilis D30 1 × tägl.
Kälte; unerträglich brennende, beißende Tränen; vor allem nachts

▶ Ohrenschmerzen

Dulcamara D30 2 × tägl.
bei feuchtkalter Witterung

Hepar sulfuris D30 2 × tägl.
bei trocken-kalter Witterung

▶ verschlimmert allgemein

Ammonium carbonicum D4 3 × tägl.
Asthma, Rheuma bei Feuchtigkeit; Herz, Nerven, Gemüt bei Trockenheit

Silicea D12 2 × tägl.
Erkältung bei nasskaltem Wetter; trockene Haut und Schleimhäute bei Trockenheit

Arsenicum album D12 2 × tägl.
trocken-kalt, nasskalt, Feuchtigkeit, Wind; Haut, Schleimhäute, Nerven

Mercurius solubilis D30 1 × tägl.
feuchtes, trockenes, wechselhaftes Wetter; Erkältung, Rheuma

Trübwetter

▶ wolkig, feuchtwarm

Causticum D12 2 × tägl.
der Patient atmet auf (!); alle Beschwerden besser

Sepia D12 2 × tägl.
der Patient seufzt (!); alle Beschwerden schlechter, depressiv

▶ Depression

Ammonium carbonicum D200 bei Bedarf
ruhig, apathisch

Ammonium bromatum D200 bei Bedarf
unruhig, reizbar

Natrium muriaticum D200 bei Bedarf
trübes Wetter belastet genauso wie trübe Gedanken

▶ Venenstau

Aloe D6 3 × tägl.
Bauch gestaut, Hämorrhoiden, trockene Haut; depressiv, reizbar, unlustig

Hamamelis D6 3 × tägl.
passive, dunkle Blutungen, Hämorrhoiden; Angst, Sorge

Wärme; feucht, schwül

▶ Asthma

Ipecacuanha D4 3 × tägl.
Brustangst, Schwere, Übelkeit; droht zu ersticken; bewegt sich nicht!

Natrium sulfuricum D12 2 × tägl.
feuchtes Rasseln

Lachesis D12 2 × tägl.
Erstickungsgefühl gegen Morgen, beim Erwachen; Schweiße erleichtern

▶ Erkrankungen, allgemein

Natrium sulfuricum D12 2 × tägl.
Asthma oder Rheuma oder melancholische Schwäche

Gelsemium D30 1 × tägl.
Heuschnupfen, Sommergrippe, Kopfschmerz; teilnahmslos, müde, matt

Jodum D12 2 × tägl.
Krupp durch lange anhaltendes, feuchtes Wetter; alle Stadien, Kehle wie geschwollen, wie verschlossen

Lachesis D12 2 × tägl.
Stauungen, Kopf, Herz, Kreislauf, Halsenge, Asthma, Rheuma

Carbo vegetabilis D30 1 × tägl.
gestaut, schlapp, schläfrig; Oberbauchvölle drückt zum Herzen, Kreislauf, Atemnot

Luesinum D200 bei Bedarf
Kopfweh an der Schädelbasis, Knochenschmerzen; von früh abends bis morgens

▶ Gemüt

Gelsemium D30 3-stündl.
müde, schlapp, teilnahmslos; relativ frostig, Bandkopfschmerz

Carbo vegetabilis D30 3-stündl.
Stoffwechsel stockt, Oberbauch aufgebläht, drückt aufs Herz, Atemnot; erschöpft

Crotalus D30 3-stündl.
hitzig, aufgeregt oder frostig, kollapsig; Herzdruck, Herzklopfen, Schweiß erlöst

Jodum D30 3-stündl.
hitzig, aufgeregt durch geringste Wärme, warme Räume, Enge; Schilddrüse

Wärme; schön, trocken

▶ allgemein

Sarsaparilla D6 3 × tägl.
Heuschnupfen, Nierenbeschwerden; gichtige Anlage

Hepar sulfuris D30 2 × tägl.
aber auch empfindlich gegen Kälte und Zugluft

Causticum D12 2 × tägl.
erkältlich, heiser, chronisches Sommerrheuma; kaltes Trinken, kalte Auflagen!

Bryonia D4 3 × tägl.
erkältlich, rheumatisch, Ischias; schlimmer bei Wärme, Berührung, Bewegung

Nux vomica D30 1 × tägl.
Kopfweh, Ärger, Magen-Darm-Beschwerden; Schnupfen bei trockener Kälte

Acidum hydrofluoricum D6 3 × tägl.
Empfindlichkeit der Venen, blasige Sonnenallergie, Pilzekzeme

Plumbum metallicum D6 3 × tägl.
Verkalkung, Lähmung, Nierenschrumpfung, Neigung zu Fehlgeburt

▶ Asthma

Hepar sulfuris D30 2 × tägl.
liebt feuchtes Wetter

Causticum D12 2 × tägl.
fühlt sich wohler bei Regenwetter oder bei trübem Himmel

Medorrhinum D200 bei Bedarf
liebt Feuchtigkeit und Meeresluft

▶ **Erkältung**

Aconitum D30 bei Bedarf
und trocken-kalten Nächten

Mercurius solubilis D30 1 × tägl.
und nasskalten Nächten

▶ **Rheuma**

Bryonia D4 3 × tägl.
liebt Regen; möchte sich bewegen, aber heftiger Bewegungsschmerz

Nux vomica D6 3 × tägl.
liebt Regen; bei Bewegung schlimmer, fühlt sich wie verkatert

Causticum D6 3 × tägl.
hasst trockene Kälte, liebt feuchte Wärme; ruhelos nachts

Hepar sulfuris D30 1 × tägl.
äußerst kälteempfindlich, liebt feuchte Wärme; Einhüllen; wie zerschlagen

Sarsaparilla D6 3 × tägl.
hasst feuchte Kälte, liebt feuchte Wärme; wandernde Schmerzen nachts

Wetterwechsel

▶ **allgemein, bei Wechsel zu...**

Dulcamara D6 3 × tägl.
zu feucht; Grippe, Mittelohrentzündung, Nieren-, Blasenentzündung, Durchfall

Acidum nitricum D6 3 × tägl.
zu nasskalt; Katarrhe, Stimmung reizbar

Aranea diadema D12 2 × tägl.
zu feucht, zu nasskalt; Rheuma

Nux moschata D12 2 × tägl.
zu feucht, zu nasskalt; müde, schläfrig, gähnt; Rheuma, Blähungen

Ranunculus bulbosus D4 3 × tägl.
zu kalt, zu warm; Rippennerven, Rheuma der Brustwand; beim Bewegen, beim Atmen

Kalium carbonicum D12 2 × tägl.
zu feucht, zu warm, zu sonnig; trotzdem Frostigkeit; Schwäche, Herzklopfen, Übelkeit

Psorinum D200 1 × monatl.
zu trocken-warm, zu kalt

Manganum aceticum D4 3 × tägl.
zu feucht, zu trüb; chronisch verschleppte Katarrhe, schlimmer nachts, beim Bücken, beim Sprechen; Systemerkrankungen des Rückenmarks, Fallschwindel rückwärts

▶ **Asthma**

Calcium carbonicum D12 2 × tägl.
hustet nachts ohne zu erwachen, tagsüber gelb-schleimiger Auswurf nach Essen, bei Kälte

Thuja D12 2 × tägl.
nach Durchnässen, durch Kälte; ab 16 Uhr bis 4 Uhr mit Schweiß an unbedeckten Körperteilen; verlangt heiße Umschläge

▶ **Durchfall**

Dulcamara D6 3 × tägl.
bei Wechsel zu kalt-feucht; oder wenn auf heiße Tage kalte Nächte folgen (Wüste, Berge); oder beim Übergang vom warmen in kalten Raum (Kühlhaus der Metzger)

▶ **Husten beim Übergang ins Kalte**

Rumex D6 3 × tägl.
quälender Kitzel in der Halsgrube

Phosphorus D12 2 × tägl.
tiefer Kitzel hinter beengtem Brustbein

Dulcamara D6 3 × tägl.
anhaltend krampfig; viel geschmackloser Schleim

▸ Husten beim Übergang ins Warme

Bryonia D4 stündl.
trocken, erschütternd; Kitzel in der Magengrube

Natrium carbonicum D12 2 × tägl.
eitrig-grüner, salziger Auswurf

Bromum D6 3 × tägl.
bellend, anstrengend

▸ Kreuzschmerzen und Ischias

Calcium sulfuratum D6 3 × tägl.
durch kaltes Wasser, feuchte Kälte; ins Kreuz, in Beine ausstrahlend

Dulcamara D6 3 × tägl.
bei Wechsel zu feuchtem Wetter

Thuja D6 3 × tägl.
bei Wechsel von warm zu nasskalt

▸ Rheuma

Rhododendron D30 bei Bedarf
vor Gewitter

Rhus toxicodendron D30 bei Bedarf
bei Wechsel zu feuchtem Wetter

Formica rufa D30 bei Bedarf
bei Wechsel zu nasskaltem Wetter

▸ Schnupfen

Camphora D1 stündl.
Nase sofort verstopft; Augen-, Stirnhöhlendruck, Kopfweh

Calcium carbonicum D12 2 × tägl.
plötzlich läuft klares Wasser aus der Nase

Thuja D6 3 × tägl.
Schleimhäute geschwollen, Polypen

Mercurius solubilis D30 1 × tägl.
Nase verstopft, dünnes Sekret ätzt die Oberlippe

Sanguinaria D6 3 × tägl.
Nase wund, wässrig mit viel Niesen; Nasenwurzel schmerzt

▸ Wechsel von kalt zu warm

Gelsemium D6 3 × tägl.
Einbruch warmer Tage; schlapp, kraftlos, fröstelt, niest, erkältet

Kalium sulfuricum D6 3 × tägl.
erkältet, gestaut

Sulfur D6 3 × tägl.
verträgt keine feuchte Wärme (z. B. Ekzem) und keine Kälte; nur trockene Wärme

Psorinum D200 1 × monatl.
verträgt weder trockene Wärme noch trockene Kälte

Tuberculinum bovinum D200 2 × jährl.
leidet unter nasskaltem, feuchtwarmem Wetter, unter Föhn, Gewitter, Wetterwechsel

▸ Wechsel von warm zu kalt

Dulcamara D6 3 × tägl.
Unterkühlung; Grippe, Durchfall, Blasenbeschwerden, Rheuma, Ekzem

Mercurius solubilis D30 1 × tägl.
Erkältung, Rheuma

Veratrum album D6 3 × tägl.
Fieber, Schüttelfrost, kalte Schweiße, Kolik, Krämpfe, Kollaps

Wind, Sturm

▸ allgemein

Rhododendron D6 3-stündl.
vorher Nervenschmerzen in den Zähnen, Unterarmen und Beinen; taub, kribbeln

Natrium carbonicum D12 3-stündl.
warme, trockene Süd- und Südwestwinde; Kopfschmerz, ängstliche Melancholie

Rhus toxicodendron D30 1 × tägl.
kalte, stürmische Luft; Kopfweh, Erkältung

Dulcamara D30 1 × tägl.
kalte stürmische Luft abends nach einem warmen Tag

Badiaga D12 2 × tägl.
kalte, stürmische oder warme, feuchte Luft; Schleimhäute, Heuasthma

Hepar sulfuris D30 2 × tägl.
trocken-kalter Wind; Augen entzündet, erkältet, Kopfweh

Magnesium carbonicum D12 3-stündl.
trockener Wind; Nervenschmerzen, Kopfweh

Spigelia D4 stündl.
feuchtkalter Wind; linksseitiges Nervenkopfweh, Herz klopft

Kalmia D2 stündl.
stürmisches Wetter; Rheuma, Herz klopft, sticht bis in den Rücken

Calcium phosphoricum D12 3-stündl.
nasskalter Wind; Rheuma der kleinen Gelenke

▶ **Cabriofahrer**

Aconitum D30 bei Bedarf
verachtet trockenen Wind; Erkältung, Fieber, Unruhe, Angst

Rhus toxicodendron D30 bei Bedarf
hasst kalte, stürmische Luft; Kopfweh, Erkältung, Ischias

Argentum nitricum D200 1 × monatl.
liebt frische, kühle Luft um den Kopf

Tuberculinum bovinum D200 2 × jährl.
liebt es, dem Wind entgegenzugehen

▶ **Krupp durch trockenen, kalten Wind**

Aconitum D30 in Wasser
Fieber nach Spaziergang; Krupp um Mitternacht

Hepar sulfuris D30 in Wasser
heiser nach Spaziergang; Krupp gegen Morgen

▶ **Zugluft, empfindlich**

Aconitum D30 bei Bedarf
trockene Winde; Herzklopfen, Kopfschmerz, Erkältung, Fieber

Hepar sulfuris D30 2 × tägl.
erkältet sich; schläft mit Schal um den Hals

Silicea D12 2 × tägl.
muss niesen; schließt die Fenster, schläft mit Wollmütze

Nux vomica D30 bei Bedarf
muss niesen; öffnet die Fenster

Würmer

▶ Bandwurm

Crotalus D12   2 × tägl.
kräftiger Mensch; magert ab

Natrium sulfuricum D12   2 × tägl.
teigiger Mensch; magert ab

▶ Kribbeln und Jucken im After

Cina D6   3 × tägl.
nachts; ungeordnete, clownhafte Ticks, zupft sich überall, schielt, krampft; Fadenwürmer

Spigelia D4   3 × tägl.
Würmer kriechen nachts aus dem After; Nabelkoliken

Marum verum D6   3 × tägl.
Rundwürmer krabbeln nachts aus dem After; nervöse Polypenkinder

Cuprum oxydatum nigrum D4   3 × tägl.
unbeeinflussbar; Bauchkrämpfe, nervöser Tick, grimassiert

Tuberculinum bovinum D200   2 × jährl.
als Zwischengabe

▶ Schwäche durch Verwurmung

Abrotanum D4   3 × tägl.
appetitlos, hohläugig, ruhelos

Caladium D12   2 × tägl.
erschöpft; wollüstiger Juckreiz der Scheide

Calcium carbonicum D12   2 × tägl.
Rundwürmer (Askariden); magert ab

Natrium muriaticum D200   1 × monatl.
blass, blutarm; Herzklopfen

Phosphorus D12   2 × tägl.
blass, durchscheinend, erschöpft

Silicea D12   2 × tägl.
aschfahl, rappeldürr

▶ Übelkeit durch Würmer

Valeriana D12   2 × tägl.
Ekel, Bauchkoliken

Petroleum D12   2 × tägl.
Brechreiz, Schwindel

Ipecacuanha D4   3 × tägl.
anhaltende Übelkeit

Zahnen

▶ **Bronchitis**

Ferrum phosphoricum D12 2 × tägl.
heißer, trockener, harter Husten, rasche Atmung, Unruhe, Durchfall

Chamomilla D30 6-stündl.
lockerer Husten, hitzige schwitzige Schädeldecke, grüner Durchfall

▶ **Durchfall**

Podophyllum D6 3 × tägl.
frühmorgens, schmerzlos, gussweise; tagsüber fester Stuhl

Calcium carbonicum D12 2 × tägl.
sauer, nicht schwächend; runde, pralle Kinder mit offener Fontanelle

Calcium phosphoricum D12 2 × tägl.
stinkt, wegspritzend mit viel Wind; dünne, alt aussehende Kinder

▶ **Fieber, Zahnfleischentzündung**

Aconitum D30 bei Bedarf
plötzlich trockenes Fieber, ruhelos, verlangt Kälte

Belladonna D30 bei Bedarf
plötzlich feuchtes Fieber, ruhelos, aufgeregt, verlangt Wärme

Chamomilla D30 bei Bedarf
Hitze und Schweiß je höher das Fieber, ruhelos, ärgerlich, mag Kälte

Ferrum phosphoricum D12 2 × tägl.
trockenes Fieber ohne Benommenheit, Bronchitis, anhaltender Durchfall

Terebinthina D4 3 × tägl.
Zahnfleisch geschwollen, gereizt, nächtliche Ruhelosigkeit

Kreosotum D4 3 × tägl.
Zahnfleisch schmerzhaft, Unruhe die ganze Nacht, schwarze Zähne erscheinen

▶ **Hirnreizung**

Agaricus D12 2 × tägl.
rot, reizbar, ruhelos; Hautjucken, Muskelzucken

Zincum metallicum D12 2 × tägl.
blass, schläfrig; Muskelzucken, Muskelkrämpfe

Verfassung (Konstitution)

Aussehen, Erscheinung

Kopf

▸ **Kopfhaltung schief**

Pulsatilla D200　　　1 × monatl.
lieb zur Seite

Belladonna D200　　　1 × monatl.
brav zur Seite

▸ **groß, dicker Bauch, magere Glieder**

Calcium carbonicum D200　　　1 × monatl.
unbeholfen

Calcium phosphoricum D200　　　1 × monatl.
neugierig

Silicea D200　　　1 × monatl.
furchtsam

Lycopodium D200　　　1 × monatl.
widerspenstig

Gesicht

▸ **abgehärmt**

Calcium phosphoricum D12　　　2 × tägl.
zart, bedauernswert

Calcium fluoratum D12　　　2 × tägl.
eckig, beklagenswert

Hyoscyamus D30　　　bei Bedarf
verkrampft, dunkelrot, gedunsen; Krämpfe in den Bronchien, im Verdauungstrakt

Natrium muriaticum D200　　　1 × monatl.
blass, anspruchslos, müde, erschöpft

Phosphorus D30　　　bei Bedarf
wenn geistig erschöpft und weil erschöpft

> **Beachte:** Abgehärmt bedeutet destruktiv; schlechtes Omen!

▸ **abgemagert**

Natrium muriaticum D200　　　1 × monatl.
ebenso faltigen Hals

Lycopodium D12　　　2 × tägl.
von oben nach unten

Abrotanum D4　　　3 × tägl.
von unten nach oben

▸ **abgeschafft, geschwächt**

Castoreum D200　　　bei Bedarf
abgearbeitete Arbeiterfrau; es ist alles schlimmer, wenn sie dran denkt

▸ **aufgebläht**

Nux moschata D12　　　2 × tägl.
Hals mit Fett, Bauch mit Luft; rülpst ohne Rücksicht

▸ **erschöpft, apathisch**

Acidum phosphoricum D200　　　bei Bedarf
gleichgültig, schläfrig, hinfällig

Gelsemium D30　　　1 × tägl.
stumpf, dumpf, müde, matt; Schwindel, Kopfweh; verliert Selbstvertrauen

Natrium muriaticum D200　　　1 × monatl.
ablehnend, ausgetrocknet, schwer; schwaches Kreuz morgens, Urinträufeln

▸ erschöpft, müde

Natrium muriaticum D200 einmalig
isst gern Salz; *zusätzlich:*

China D4 3 × tägl.
appetitlos

Calcium carbonicum D12 2 × tägl.
isst gern Süßes

Magnesium muriaticum D6 3 × tägl.
isst gern Saures

Magnesium carbonicum D12 2 × tägl.
nascht gern

Sulfur D12 2 × tägl.
Vielfraß, „Allesfresser"

▸ erschöpft, reizbar

Nux vomica D30 1 × tägl.
die Fliege an der Wand stört, alles läuft schief; Magenweh

Phosphorus D12 2 × tägl.
überempfindlich gegen alle Eindrücke; durchgebrochener Rücken

Silicea D12 2 × tägl.
nach Erregung; fühlt sich nur wohl, solange geistig-seelisch erregt

Lycopodium D12 2 × tägl.
verwirrt, schlaflos, verzweifelt am Seelenheil; Verstopfung

Castoreum D200 bei Bedarf
abgehärmt; grübelt nervös über seinen Problemen

Helonias D12 2 × tägl.
wie bei Silicea; aber fühlt sich nur wohl, solange geistig-körperlich erregt

▸ erschöpft, wächsern

Acidum aceticum D4 3 × tägl.
wie Christus am Kreuz; größte Erschöpfung; Bleichsucht junger Mädchen

Arsenicum album D200 1 × monatl.
erschöpft durch Hingabe an andere, enttäuscht, verzweifelt, Todeswunsch

▸ fett, unrein, schmutzig

Barium carbonicum D6 3 × tägl.
mitleiderregend, jung; tuberkulinisch

Thuja D12 2 × tägl.
ekelerregend; sykotisch

Magnesium carbonicum D12 2 × tägl.
abstoßend; sykotisch

Sulfur D12 2 × tägl.
stinkend, psorisch, hitzig; vor allem in der Pubertät

Psorinum D200 1 × monatl.
übel riechend; ergänzt Sulfur; fröstelnd

Plumbum metallicum D6 3 × tägl.
beklagenswert, destruktiv

▸ pickelig

Acidum nitricum D6 3 × tägl.
kleine, stechende Pickel auf der Stirn

Mercurius corrosivus D30 3 × wöchentl.
kleine, eitrige Pickel auf Stirn und Wangen

Hepar sulfuris D30 2 × wöchentl.
große, eitrige, stechende Pickel überall

Sulfur D12 2 × tägl.
große, schmutzige Pickel überall

Antimonium crudum D4 3 × tägl.
pockennarbige Wangen und Seiten

Graphites D6 3 × tägl.
um Augen, Lippen, hinterm Ohr; Jugendliche

Bromum D6 3 × tägl.
im Gesicht, auf Schultern, Rücken

▶ **runzelig**

Lycopodium D200 1 × monatl.
waagrechte Falten auf der Stirn, Runzeln an der Schläfe, vor und hinter dem Ohr, vom äußeren Augenwinkel zur Wange; sonst mager; *beachte:* Niere!

Sulfur D200 1 × monatl.
waagrechte Falten auf der Stirn, vom äußeren Augenwinkel zur Wange, tiefe Furchen von der Nase zu den Mundwinkeln; sonst rot, fett, schmutzig aussehend

Sepia D200 1 × monatl.
waagrechte Falten auf der Stirn; sonst hübsche, lebendige oder kleine, trübe Augen

Nux vomica D200 1 × monatl.
runzelt die Stirn und verschränkt seine Arme

Calcium carbonicum D200 1 × monatl.
vom äußeren Augenwinkel zur Wange, von der Nase zu den Mundwinkeln; sonst teigig aussehend

Natrium muriaticum D200 1 × monatl.
senkrechte Falten auf der Stirn zwischen den Augen

Silicea D200 1 × monatl.
frühzeitig kleinfaltiges Gesicht

Secale D200 1 × monatl.
verschrumpeltes Gesicht

▶ **verklärt**

Arsenicum album D200 1 × monatl.
blickt durch Sie durch, hat den Durchblick; geistreichster Mensch

▶ **warzig**

Causticum D200 1 × monatl.
auf der Nase

Acidum nitricum D200 1 × monatl.
auf dem Augenlid

Thuja D200 1 × monatl.
überall; weich

Selenium D12 2 × tägl.
überall; hornig, trocken, schuppig

Beryllium D12 2 × tägl.
an den Schläfen; hornig im Alter

Augen

▶ **Ringe**

Stannum metallicum D200 1 × monatl.
blasse Ringe; erschöpft

Staphisagria D200 1 × monatl.
blaue Ringe, eingesunkene Augen; Onanie, Kummer

Acidum nitricum D200 1 × monatl.
gelbe Ringe

Sepia D200 1 × monatl.
braune Ringe

Mercurius solubilis D200 1 × monatl.
schwarze Ringe

Nase

▶ **fettig, schuppig**

Sulfur D6 3 × tägl.
ganze Nase, großschuppig

Selenium D12 2 × tägl.
ganze Nase, kleinschuppig

Natrium muriaticum D200 1 × monatl.
Nase-Mundwinkel-Falte (Nasolabialfalte)

▶ **Knollennase (Rhinophym)**

Abrotanum D4 3 × tägl.
sommers rot, winters blau

Acidum hydrofluoricum D6 3 × tägl.
nur sommers schlimm

Petroleum D12 2 × tägl.
nur winters schlimm

Pulsatilla D6 3 × tägl.
Gefäßzeichnung; große Hemmung

Aurum D6 3 × tägl.
„Säufernase", dunkelrot

▶ „Säufernase"; rote Nasenspitze

Arnica D6 3 × tägl.
kräftig; entzündete Haarbälge

Aurum D6 3 × tägl.
melancholisch; Äderchen brüchig

Carbo animalis D4 3 × tägl.
gestaut; venöser Stau

▶ Sattelnase; flacher, breiter Nasenrücken

Aurum D6 3 × tägl.
regelmäßig und lange nehmen; *zusätzlich:*

Luesinum D200 1 × monatl.
angeborenes syphilitisches Zeichen

Wangen

▶ zu fett

Pulsatilla D200 1 × monatl.
wässrig blass; Doppelkinn

Calcium carbonicum D200 1 × monatl.
teigig rot; Pausbacken, Dreifachkinn

Sulfur D200 1 × monatl.
kräftig rot; zu mager unter dem Kinn

▶ zu mager

Acidum phosphoricum D200 1 × monatl.
zart, rosa

China D200 1 × monatl.
abgehärmt, blass

Arsenicum album D200 1 × monatl.
wächsern, leichenblass

Mund

▶ offen retardiert, große Lymphdrüsen

Calcium carbonicum D12 2 × tägl.
rundlich, lächelt mit offenem Mund

Barium carbonicum D6 3 × tägl.
rundlich, dümmlich

Barium jodatum D4 3 × tägl.
schlank, dümmlich

Teucrium scorodonia D4 3 × tägl.
tuberkulös, reizbar

Lippen

▶ runzelig

Alumina D200 1 × monatl.
überall ausgetrocknet, Runzeln um den Mund; blasse Lippen

Arsenicum album D200 1 × monatl.
Körper kalt, Seele ausgetrocknet; je schmaler und blasser die Lippen, desto kranker

Lachesis D200 1 × monatl.
durch Intrigenplanen und boshaftes Geschwätz; rote oder blasse Lippen

Lycopodium D200 1 × monatl.
ausgemergelt, aber rosafarbene Lippen

Conium D200 1 × monatl.
albern, geckig, geizig, schwindelig; rosafarbene Lippen

▶ blau

Laurocerasus D4 3 × tägl.
Rechtsherzbelastung

**Acidum
hydrocyanicum D4**   alle 10 Min.
Atembelastung, lokal oder zentral

Carbo vegetabilis D30   bei Bedarf
Atembelastung, Gefäßbelastung

▸ **Oberlippenbärtchen bei Frauen; „Damenbart"**

Sepia D200   1 × monatl.
weich, wässrig, kräftig, derb

Thuja D200   1 × monatl.
weich, wässrig, schwach, oval

**Natrium
muriaticum D200**   1 × monatl.
dünn, blass, ernst; stärker behaart als Sepia

Zahnfleisch

▸ **erscheint beim Lachen**

Lycopodium D200   1 × monatl.
das obere und untere

Sulfur D200   1 × monatl.
das obere und untere, nur das obere oder nur das untere

**Calcium
carbonicum D200**   1 × monatl.
das untere

Hals

▸ **zu mager**

**Natrium
muriaticum D200**   1 × monatl.
trocken, vor allem Nacken

**Calcium
phosphoricum D200**   1 × monatl.
schwach; muss seinen Kopf mit der Hand aufstützen

Sulfur D200   1 × monatl.
stark; abgemagert

Sepia D200   1 × monatl.
faltig

Schultern

▸ **Hängeschultern bei Jugendlichen**

Phosphorus D12   2 × tägl.
schlank, zart, errötend, heiter, rasch erschöpft

Sulfur D12   2 × tägl.
schlank, kräftig, blass, schmuddelig, ernst, philosophiert

Brüste

▸ **umfangreich**

Sabal D1   3 × tägl.
sehr bewährt

Calcium carbonicum D12   2 × tägl.
rundweg füllig, aber schlaffes Gewebe

Nux vomica D12   2 × tägl.
hängen auf einem dicken Bauch

▸ **unterentwickelt**

Sabal D1   3 × tägl.
auch bei übermäßigen Busen bewährt

Jodum D12   2 × tägl.
rascher Schwund, während andere Drüsen schmerzlos vergrößert sind

Lac defloratum D12   2 × tägl.
Brüste hängen schlaff über dem Brustkorb

Conium D4   3 × tägl.
Brüste nur noch Hautfalten!

Brustkorb

▸ **fettleibig**

Sulfur D200   1 × monatl.
die Vorderpartie

Calcium
carbonicum D200 1 × monatl.
die Rückenpartie

▶ pickelig

Sulfur D12 2 × tägl.
vorne

Acidum nitricum D6 3 × tägl.
vorne und hinten; klein, stechend

**Mercurius
corrosivus D30** 3 × wöchentl.
vorne und hinten; eitrig, brennend

Taille

▶ Gürtellinie zu umfangreich

Sulfur D200 1 × monatl.
eher bei Männern

**Natrium
muriaticum D200** 1 × monatl.
eher bei Frauen

Bauch

▶ Blähbauch

Carbo vegetabilis D30 bei Bedarf
ganzer Bauch, Grimmen, Aufstoßen

Colchicum D4 3 × tägl.
ganzer Bauch, Kolik, Zusammenkrümmen

Argentum nitricum D12 2 × tägl.
Oberbauch, Trommelbauch, Krämpfe

Aloe D6 3 × tägl.
Oberbauch, Kneifen, Rumpeln

China D4 3 × tägl.
Bauchmitte

Lycopodium D12 2 × tägl.
Unterbauch

▶ Blinddarmgegend auffällig aufgetrieben

Thuja D6 3 × tägl.
Darm chronisch gereizt, verstopft

Rücken

▶ Rückenpartie

**Calcium
carbonicum D200** 1 × monatl.
zu fett; runder Rücken

Lachesis D200 1 × monatl.
zu mager; aufrechter Rücken

Sepia D6 3 × tägl.
dunkelhaarige Behaarung im Kreuz bei Männern

Silicea D12 2 × tägl.
zarte Lanugobehaarung bei Kindern und Jugendlichen

Becken

▶ Pobacken zu fett

**Calcium
carbonicum D200** 1 × monatl.
weich, hängend

**Antimonium
crudum D200** 1 × monatl.
fest

▶ Pobacken zu mager

Silicea D200 1 × monatl.
weich

Lycopodium D200 1 × monatl.
straff

Sulfur D200 1 × monatl.
kräftig

Hände, Finger

▶ dick, aufgedunsen

Sulfur D200   1 × monatl.
Wurstfinger, Venen auf dem Handrücken geschwollen; roter Mensch

Pulsatilla D200   1 × monatl.
Venen auf dem Handrücken gestaut; dunkelroter Mensch

Silicea D200   1 × monatl.
blasser Mensch

▶ zu fett

Calcium carbonicum D200   1 × monatl.
blasse Wurstfinger

Mercurius solubilis D200   1 × monatl.
wässrig gestaut

▶ zu mager

Sulfur D200   1 × monatl.
Stricknadelfinger, grob

Arsenicum album D200   1 × monatl.
Leichenfinger, wächsern, zart

Lycopodium D200   1 × monatl.
schmal, dürr, trocken

Alumina D200   1 × monatl.
ausgetrocknet, faltig

▶ zu rot

Phosphorus D12   2 × tägl.
brennende Handinnenfläche

▶ Zeige- und Mittelfinger aufgetrieben

Causticum D6   3 × tägl.
Sommerrheuma

▶ Gichtknoten

Ammonium phosphoricum D4   3 × tägl.
und Harnsäureablagerungen in den Gelenken; chronische Gicht

Guaiacum D4   3 × tägl.
alle Gelenke betroffen; Sehnen wie zu kurz

▶ Warzen

Calcium carbonicum D12   2 × tägl.
groß, hart, zusammenfließend; um die Fingernägel

Causticum D12   2 × tägl.
flach, rund, hart; Fingerspitzen und Nasenspitze

Thuja D12   2 × tägl.
klein und groß, gefächert wie Blumenkohl, riechen nach altem Käse

Anacardium D12   2 × tägl.
viele kleine, flache; auf dem Handrücken

Antimonium crudum D4   3 × tägl.
viele kleine, harte Hörner; auch am Körper

Natrium sulfuricum D12   2 × tägl.
weich, glatt oder gestielt wie Pilze; auch Achsel, Hals betroffen, „Halskrause"

▶ Schweiß zu übermäßig

Sulfur D12   2 × tägl.
heiß, sauer, übel riechend

Pulsatilla D12   2 × tägl.
warm; voller Hemmungen, Erröten

Jodum D12   2 × tägl.
wässrig tropfend; Schilddrüsenüberfunktion

Ferrum phosphoricum D12   2 × tägl.
flüssig; Erröten, tuberkulinisch

Gelsemium D30   bei Bedarf
flüssig bei Lampenfieber

Coffea D12 2 × tägl.
flüssig bei freudigen Ereignissen

Achsel

▶ **Schweiß zu übermäßig**

Acidum salicylicum D12 2 × tägl.
warm, feucht, reichlich

Acidum phosphoricum D6 3 × tägl.
reichlich, schwächend

Acidum sulfuricum D12 2 × tägl.
stinkt, wäscht sich nicht

Petroleum D12 2 × tägl.
übel riechend

Sepia D12 2 × tägl.
klebrig

Arme

▶ **Schweiß zu übermäßig**

Petroleum D12 2 × tägl.
unter der Achsel, am Genitale, stinkend

Beine

▶ **mager**

Abrotanum D4 3 × tägl.
eingesunken wie sein Gesicht

Argentum nitricum D12 2 × tägl.
Oberschenkel magern zuerst ab

Nux vomica D12 2 × tägl.
Arme und Beine mager bei allgemeiner Fettsucht

▶ **übermäßig behaart bei Frauen**

Thuja D200 1 × monatl.
dunkel; mehr als bei Natrium muriaticum und bei Sepia

Füße

▶ **Schweiß zu übermäßig**

Sulfur D12 2 × tägl.
heiß, sauer, übel riechend; Brennen

Calcium carbonicum D12 2 × tägl.
kalt; Schuhe voller Wasser, Haut schält sich

Silicea D12 2 × tägl.
scharf, wundmachend, schwächend

Lycopodium D12 2 × tägl.
riecht nach Urin und Zwiebeln; linker Fuß warm, rechter Fuß kalt

Barium carbonicum D6 3 × tägl.
übel riechend; bei Kindern und Greisen

Graphites D12 2 × tägl.
stinkt; hormonell bedingt, bei fetten schmierigen Kindern

▶ **Warzen auf den Fußsohlen**

Antimonium crudum D4 3 × tägl.
sehr bewährt

Natrium muriaticum D200 1 × monatl.
eher bei Männern

Sepia D200 1 × monatl.
eher bei Frauen

Haut

▶ **Leberflecke**

Lycopodium D12 2 × tägl.
Würdenträger, baut Würden um sich wie andere einen Jägerzaun; hager

Phosphorus D12 2 × tägl.
Sonnyboy, strahlt immer, weiß Verantwortung nicht einzuschätzen; schön

Arsenicum album D12 2 × tägl.
blasser Perfektionist, verstandesmäßig planend; nervt seine Umwelt

Lachesis D12 2 × tägl.
roter Perfektionist, intuitiv, redet zu viel

Kalium carbonicum D12 2 × tägl.
blasser Schwächling, wässrig; möchte gern handeln, aber ist kopf- und herzschwach

Thuja D12 2 × tägl.
blasser Schwächling, wässrig; möchte gern handeln, aber ist gelenkschwach

Körperform

▶ **allgemein**

Calcium carbonicum D200 1 × monatl.
gebeugter Fettrücken, steckt den Kopf in die Schultern wie eine Schildkröte

Thuja D200 1 × monatl.
oval wie ein Holzfass

Sepia D200 1 × monatl.
schlankes Gesicht, schlanke Beine, dazwischen wie eine Tempelsäule

Lycopodium D200 1 × monatl.
hageres Gesicht, dürrer, eingefallener Brustkorb, ovales Becken, dünne Unterbeine

Graphites D200 1 × monatl.
überall hängendes, träges Fett

Sulfur D200 1 × monatl.
schlank, muskulös, Hängeschultern, oder kräftig, muskulös, Bierbauch

▶ **zu fett (auch bei Kindern)**

Calcium carbonicum D200 1 × monatl.
hellhäutig, weich, träge; sieht erstaunlich gut aus trotz fehlender Spannkraft

Pulsatilla D200 1 × monatl.
rundlich, Kopf zur Seite geneigt, liebevoller Blick; kälte- und hitzeempfindlich

Antimonium crudum D200 1 × monatl.
übergewichtig, bleich, auffallende Rötung um die Augen; reizbar, ängstlich

Bromum D200 1 × monatl.
zu fett, hellhäutig, blond; heiter, freundlich, leicht fassungslos, traurig

Graphites D200 1 × monatl.
schwer, bleich, müde, träge; frostig, verstopft; antwortet nur zögernd

Capsicum D200 1 × monatl.
schwer, lasch, plumpe Bewegungen; zumeist rote Wangen; dümmlich, vergesslich

▶ **Haltung beim Gehen**

Calcium carbonicum D200 1 × monatl.
gebeugt durch Fettrücken, Knie berühren sich oder O-Beine

Sulfur D200 1 × monatl.
gebeugt durch hängende Schultern, kräftig, stampft wie ein Elefant

Silicea D200 1 × monatl.
schwach, schlürfend, Knie berühren sich, X-Beine

Natrium muriaticum D200 1 × monatl.
steifig, Kopf geneigt, schaut nur auf den Weg

Phosphorus D200 1 × monatl.
beschwingt, trödelig, um sich schauend

▶ **Kümmerlinge**

Argentum nitricum D200 1 × monatl.
aschfahl, eingefallen

Lycopodium D200 1 × monatl.
erdfarben, großer Kopf

Luesinum D200 einmalig
leichenblass, dürr

▶ strotzt vor scheinbarer Gesundheit

Ferrum metallicum D12 2 × tägl.
Gefäß- und Herzkrankheiten; tuberkulinisch

Lilium D12 2 × tägl.
Unterleibs- und Herzkrankheiten; sykotisch

Acidum hydrofluoricum D6 3 × tägl.
bösartige, tief greifende Erkrankungen; destruktiv

▶ zurückgeblieben (retardiert)

Calcium carbonicum D12 2 × tägl.
rundlich; angeborene Missbildung

Barium carbonicum D6 3 × tägl.
rundlich; erworbene Missbildung

Barium jodatum D4 3 × tägl.
schlank; erworbene Missbildung

> **Beachte:** **Calciumkinder** sind immer lieb, **Bariumkinder** nie, sie sind eher anhänglich; man kann sie an der Hand führen, sie sind aber klebrig.

Kleidung

▶ wie ein Paradiesvogel

Phosphorus D200 1 × monatl.
lustig

Crocus D200 1 × monatl.
anzüglich

▶ geschmacklos bei Frauen

Calcium carbonicum D200 1 × monatl.
phantasielos

Natrium muriaticum D200 1 × monatl.
gräulich

Helleborus D200 1 × monatl.
unschicklich

Appetit

Appetit

▸ **vermindert bei abgemagerten Kindern**

Natrium muriaticum D200 einmalig
zusätzlich:

Abrotanum D4 3 × tägl.
4 Wochen lang; *danach:*

Calcium phosphoricum D12 2 × tägl.
falls nicht viel besser *und*

Tuberculinum bovinum D200 einmalig
oder:

Magnesium carbonicum D12 2 × tägl.
falls Kind keine Milch verträgt und sie unverdaut mit Koliken erbricht

China D4 3 × tägl.
falls Kind eher schwach und alt aussieht

▸ **vermindert und Kind entwickelt sich nur langsam**

Tuberculinum bovinum D200 einmalig
nach 4 Wochen:

Luesinum D200 einmalig
und zusätzlich:

Calcium phosphoricum D12 2 × tägl.
für dünne, überaktive Kinder; 3 Monate lang; *oder:*

Barium carbonicum D6 3 × tägl.
für rundliche, geistig zurückgebliebene Kinder; *oder:*

Aurum D12 2 × tägl.
für untersetzte, melancholische Kinder; *oder:*

Magnesium carbonicum D12 2 × tägl.
für unruhige, mürrische, ungenießbare, morgenmuffelige Kinder

Fettsucht

▸ **Kinder**

Calcium carbonicum D12 2 × tägl.
Riesenbaby; braucht Wärme und Schutz; Wille versagt, wenn ungeliebt

Aurum D12 2 × tägl.
Keimblatt geschädigt, Hoden versteckt; klein und melancholisch

Graphites D12 2 × tägl.
Keimblatt geschädigt; aber isst unmäßig aus Schwäche, wird faul und dumm

Barium carbonicum D6 3 × tägl.
stumpfsinnig, abstoßend, störrisch; offener Mund; wächst nicht mehr

Antimonium crudum D12 2 × tägl.
isst und rülpst rüpelhaft; dicke, weiß belegte Zunge

Capsicum D6 3 × tägl.
braucht viel Wärme, ein dickes Fell; berstender Bauch

▸ **Erwachsene**

Calcium carbonicum D12 2 × tägl.
braucht Fettpolster gegen die böse Umwelt

Aurum D12 2 × tägl.
geborener Führer, selbstbewusst, aber unbeherrscht in allem

Graphites D12 2 × tägl.
sexuell und intellektuell unterentwickelt; kompensiert Kummer mit Essen

Sulfur D12 2 × tägl.
heißer, schmutziger, schwitziger Kopf; dicker Bier- und Fettbauch

Antimonium crudum D12 2 × tägl.
ungeniertes unmäßiges Essen, schimpft, rülpst und lässt dabei Winde ab

Pulsatilla D12 2 × tägl.
isst gierig in sich hinein, Butter, Süßes, Eis; unbeholfen, gehemmt

> **Beachte:** Fettsucht und Magersucht sind destruktive Prozesse; hungrig = liebebedürftig, aber ein Sich-gehen-Lassen; der Fettsüchtige braucht Schutz, Wärme, Besitz.
> Essen verweigern = Zuneigung, Lust verweigern; ein Sich-Aussetzen, Sich-Auflehnen, ein Aufschrei oder ein Todeswunsch!

Heißhunger

▸ **mit Abmagerung**

Calcium carbonicum D12 2 × tägl.
alles geschrumpft außer Kopf und Bauch; saurer Schweiß, Stuhl; Drüsen

Barium carbonicum D6 3 × tägl.
zwergenhaft, träge, faul, dickbäuchig; lehnt Süßes ab, schnell satt

Sulfur D12 2 × tägl.
alt, blass, verschrumpelt; Finger dünn wie Stricknadeln; stinkt

Natrium muriaticum D200 1 × monatl.
wird immer dünner; dürrer, faltiger Hals; großer Wasserdurst, Salzverlangen

Jodum D12 2 × tägl.
isst unmäßig den ganzen Tag, wird immer weniger; hitziger Kopf, Froschhände; Gesicht gelblich; gestörte Drüsen

▸ **mit Kopfschmerzen, Essen bessert**

Ignatia D12 2 × tägl.
kummervoll, elegisch; weiß nicht, was sie essen soll

Anacardium D12 2 × tägl.
bösartig, schlägt zu, spuckt aufs Trottoir; nachts schlimmer

Mandragora D6 3 × tägl.
stechender Hungerschmerz vom Magen bis zum Schulterblatt; streckt sich

Jodum D12 2 × tägl.
isst sich unmäßig durch den Tag, setzt sich vor den Eisschrank und leert ihn

Hedera D4 3 × tägl.
ähnlich wie bei Jodum, aber weniger dramatisch, weniger hitzig

▸ **mitmenschlich**

Ignatia D30 bei Bedarf
Kummer und Esssucht; „armer Schlucker"

Magersucht (Anorexia nervosa)

▸ **Auslösung**

Magnesium carbonicum D12 2 × tägl.
ideologisch, zeitgenössisch kompetitiv; glaubt, immer noch zu dick zu sein

Arsenicum album D12 2 × tägl.
hypochondrisch; redet sich ein, dass er das oder jenes nicht verträgt

Ignatia D12 2 × tägl.
emotional; seelisch erschüttert (durch Verliebtheiten) oder nach Schreck

Natrium muriaticum D200 1 × monatl.
demonstrativ; protestiert, will etwas beweisen, bestraft sich selbst

Calcium carbonicum D12 2 × tägl.
regressiv; geistig überfordert, angespannt, erschöpft; gibt alles auf, auch Essen

▸ Appetit schwankend

Calcium phosphoricum D12 2 × tägl.
ausgezehrt, großköpfig, dünner Hals; bleibt dürr; erbricht, Durchfall

Phosphorus D12 2 × tägl.
empfindlich, zart; Enge: Brust, Herz, Atem; schwächend: Durchfall, Schweiß

Arsenicum album D12 2 × tägl.
trocken, rau, reizbar, ruhelos; Durchfall, sobald er isst und trinkt

Magnesium carbonicum D12 2 × tägl.
blass, unterernährt, aufgeblähter Kolikbauch; Milcherbrechen, saure Stühle

Hepar sulfuris D30 1 × tägl.
plump, schlaff, geschrumpft, erkältlich; Stuhl, Schweiß und ganzer Mensch sauer

Mercurius solubilis D30 1 × tägl.
gelb, ausgezehrt; geschwollene Drüsen; krampfende, grüne Wasserstühle

▸ Heißhungeranfälle

Sulfur D200 1 × monatl.
schleicht um den Eisschrank, stopft sich voll, erzwingt Erbrechen

Lycopodium D200 1 × monatl.
paranoische Schuldgefühle

▸ verweigert Nahrung

Natrium muriaticum D200 1 × monatl.
protestiert gegen das Erwachsenwerden, toleriert keinen Kummer; *dazu:*

Abrotanum D4 3 × tägl.
das „homöopathische Fressmittel"; 4 Wochen lang; *danach:*

Calcium phosphoricum D12 2 × tägl.
bei ausgezehrten Menschen mit schwachem Hals und schwachem Rücken

China D4 3 × tägl.
bei blassgelben, höchst geschwächten, blutarmen Menschen

Magnesium carbonicum D12 2 × tägl.
bei Milch erbrechenden, kolikgeplagten, mürrischen Mitmenschen

Tuberculinum bovinum D200 1 × monatl.
dazwischen geben

▸ zunehmende Schwäche, Müdigkeit

Acidum phosphoricum D6 3 × tägl.
noch zart

Acidum picrinicum D6 3 × tägl.
schon eckig

Acidum sulfuricum D6 3 × tägl.
„verschlampt"

Acidum aceticum D4 3 × tägl.
ausgezehrt, wächsern, starr

Acidum muriaticum D4 3 × tägl.
ausgezehrt, vertrocknet, starr

Bettnässen, Einkoten

Bettnässen (Enuresis)

Kinder

▶ **kurativ**

Tuberculinum bovinum D200 1 × monatl.
zusätzlich:

Ferrum phosphoricum D12 2 × tägl.
4 Wochen lang; *danach:*

Causticum D12 2 × tägl.
4 Wochen lang; *danach:*

Equisetum D4 3 × tägl.
4 Wochen lang; Kur bedarfsweise wiederholen, *diesmal mit:*

Luesinum D200 einmalig
zusätzlich

▶ **im ersten Schlaf**

Causticum D12 2 × tägl.
fahle, trockene Kinder mit Augenringen; uratreicher Harn

Kreosotum D4 3 × tägl.
Kinder mit bleiernem Schlaf; reichlich blasser Urin

Sepia D12 2 × tägl.
kräftige, derbe Mädchen; meist vor 22 Uhr; Urin stinkt übel; verstopft

▶ **im zweiten Schlaf**

Belladonna D30 bei Bedarf
unruhiger Schlaf, Krämpfe; jammert, deckt sich auf

Chloralum D30 1 × tägl.
schläft tief, erwacht nicht, wenn Harnflut unbemerkt abgeht

▶ **mehrmals in der Nacht**

Plantago major D6 3 × tägl.
trotz Vorsichtsmaßnahmen viel wässriger Harn; tagsüber wenig

Equisetum D4 3 × tägl.
viel wässriger oder scharfer, schleimiger Harn; Druck im Unterbauch

Acidum benzoicum D3 3 × tägl.
scharf wie Pferdeharn, verfärbt die Wäsche; manchmal auch zu Beginn der Nacht

Cina D6 3 × tägl.
bei mürrischen, helläugigen Wurmkindern mit Bauchkrämpfen oder Schielen

▶ **auch tagsüber**

Belladonna D30 bei Bedarf
rundliche, rote Kinder; Urin häufig, wenig, hell

Cina D6 3 × tägl.
zappelige Wurmkinder; Urin reichlich, wird schnell trüb im Stehen

Gelsemium D30 1 × tägl.
rundliche, rote, zittrig aufgeregte Kinder; Urin reichlich, hell

Pulsatilla D12 2 × tägl.
rundliche, blasse, liebe Kinder; plötzlicher Drang, schlimmer im Liegen

Petroselinum D4 3 × tägl.
auf dem Weg zur Toilette

Erwachsene

▶ **bei Blasenentzündung**

Dulcamara D6 3 × tägl.
Erkältung durch nasskalte Füße, durch Sitzen auf kalten Steinen

Petroleum D12 2 × tägl.
akut, heftig

▶ bei Harnsäurebelastung

Sarsaparilla D6 3 × tägl.
fahle, abgemagerte Kinder; Drang, Brennen nach dem Harnen

▶ alte Menschen

Rhus aromatica D6 3 × tägl.
funktionell bedingt

▶ debile Menschen

Barium carbonicum D6 3 × tägl.
rund, gedunsen, dick

Einkoten (Enkopresis)

▶ tags und nachts

Aloe D6 3 × tägl.
viele Blähungen, die mit Stuhl abgehen und gleichzeitig mit Urin

Causticum D12 2 × tägl.
kann nur im Stehen entleeren; Stuhl kleinknollig, geht unbemerkt ab

Magnesium carbonicum D12 2 × tägl.
mürrische „Süßschlecker"; Stuhl nachts, wenig, unbemerkt

Entwicklung

Kleinwuchs

Calcium carbonicum D12 2 × tägl.
rundlich, träge; großköpfig, dickbäuchig; saurer Hinterkopfschweiß

Barium carbonicum D6 3 × tägl.
greisenhaft, dumm, trüb; gedunsen, dicke Oberlippe, offener Mund

Calcium phosphoricum D12 2 × tägl.
dünn; dünner Hals, großköpfig, saurer Haarschweiß, muss Kopf stützen

Natrium muriaticum D200 1 × monatl.
dürrer Nacken, trocken, untergewichtig, frostig, sonnenempfindlich; traurig

Silicea D12 2 × tägl.
dürr, fröstelnd, schreckhaft; Schweiß ganzer Kopf; morgens ängstlich

Erbnosoden D200 2 × jährl.
Tuberculinum GT, Medorrhinum, Luesinum in monatlichen Abständen

▸ **Knochenbrüchigkeit (Osteogenesis imperfecta)**

Calcium fluoratum D12 2 × tägl.
fortlaufend; zusätzlich monatlich die Erbnosoden; *zuerst:*

Tuberculinum GT D200 einmalig
danach:

Medorrhinum D200 einmalig
danach:

Luesinum D200 1 × monatl.
sehr lange geben

Symphytum D4 3 × tägl.
und

Arnica D6 3 × tägl.
bei jedem Bruch zusätzlich verabreichen

Längenwachstum

▸ **vermehrt**

Phosphorus D12 2 × tägl.
hoch aufgeschossen, untergewichtig, dürr, gebeugter Rücken, Hängeschultern; trotzdem heiter und sonnig

Calcium phosphoricum D12 einmalig
wie bei Phosphor, lange Arme und Beine; aber ablehnend und melancholisch

Legasthenie

▸ **erworbene Lese- und Rechtschreibschwäche**

> **Beachte:** Normale oder überhöhte Intelligenz!

Medorrhinum D200 einmalig
zusätzlich:

Agaricus D12 2 × tägl.
blass, schwach, hampelig; *oder:*

Stramonium D12 2 × tägl.
rot, kräftig, zornig

Störung

▸ **bei Kindern infolge hormoneller Störung**

Aristolochia D12 2 × tägl.
eher feine Mädchen

Pulsatilla D12 2 × tägl.
eher rundliche Mädchen

Calcium carbonicum D12 2 × tägl.
eher rundliche Jungen

Barium carbonicum D6 3 × tägl.
eher zurückgebliebene Jungen

Graphites D12 2 × tägl.
Hirnanhangsdrüsenstörung, fette Jungen oder Mädchen

Aurum D12 2 × tägl.
Keimblattstörung, eher kräftige Jungen

Essen, Trinken

Allgemeines

▶ Ekel vor Essen

Silicea D12 2 × tägl.
möchte nur Kaltes, Rohes

▶ Essen verschlimmert

Cocculus D12 2 × tägl.
Schwindel bei Magenstörung; rot, heiß, übel, nach dem Essen

Silicea D12 2 × tägl.
Zahnfistel; Zähne wie gelockert; schlimmer warmes Essen, nachts, kalte Luft

Magnesium carbonicum D12 2 × tägl.
Schwäche, sofort nach dem Essen

Ipecacuanha D4 alle 10 Min.
akutes, anhaltendes Erbrechen, v. a. danach; anhaltende Übelkeit, saubere Zunge!

Ferrum metallicum D12 stündl.
Erbrechen von unverdauten Speisen noch während des Essens ohne Grund

Argentum nitricum D12 2 × tägl.
Magengeschwürsschmerz, nagend, der in alle Richtungen ausstrahlt, Trommelbauch

Taraxacum D3 3 × tägl.
Frösteln bei Leberentzündung; galliger Durchfall, Landkartenzunge

▶ kann nur feste Speisen essen

Lachesis D12 2 × tägl.
flüssige Speisen kommen durch die Nase zurück

▶ „Spontanhypo" bei Diabetikern

Conium D4 3 × tägl.
vor dem Essen mit Heißhunger; Essen bessert

Magnesium carbonicum D12 2 × tägl.
nach dem Essen; müde, übel, erbricht

Tabacum D6 alle 10 Min.
bei Schwindel, Übelkeit; immer mitführen!

▶ trinkt gern und zu viel Cola

Phosphorus D12 2 × tägl.
erregt, Leistungsschwäche; *beachte:* Diabetes!

Appetit

▶ Allesesser

Sulfur D200 1 × monatl.
kann sich an alles rasch gewöhnen

▶ Appetit kommt beim Essen

Lycopodium D12 2 × tägl.
aber schnell wieder satt, müde

▶ fühlt sich nur wohl während des Essens

Jodum D12 2 × tägl.
ständig mit kleinen Happen zugange

▶ kann zum Frühstück nichts essen

Magnesium carbonicum D12 2 × tägl.
mürrisch, müde; kann vor 9 oder 10 Uhr nichts essen

Lycopodium D12 2 × tägl.
ist morgens noch zu müde und schon sauer

Antimonium crudum D12 2 × tägl.
trotz Hunger; dabei unangenehmes Leeregefühl in der Herzgrube und kalter Körper

Conium D12 2 × tägl.
trotz allgemeiner Besserung beim Essen, aber Blähsucht und Kolik hinterher

▶ **isst und trinkt gern nachts**

Nux vomica D12 2 × tägl.
steht auf, isst und raucht

Phosphorus D12 2 × tägl.
steht auf, isst und trinkt

▶ **satt nach wenigen Bissen**

Sepia D12 2 × tägl.
aber Leeregefühl; isst sich unmäßig durch den Tag

Sulfur D12 2 × tägl.
Sodbrennen, Aufstoßen

Lycopodium D12 2 × tägl.
Unterbauch aufgetrieben

Colchicum D4 3 × tägl.
Rumoren mit Übelkeit

China D4 3 × tägl.
der ganze Bauch ist aufgetrieben; müde, schwach

Durchfall

▶ **nach dem Frühstück**

Thuja D6 3 × tägl.
jeden Morgen zur gleichen Zeit, wie aus einem Spundloch mit viel Wind

▶ **nach Essen und Trinken**

Rheum D6 3 × tägl.
durch Bewegung nach dem Essen; friert dabei; Kolik danach hält an

Ferrum metallicum D12 2 × tägl.
auch während der Mahlzeit, erleichternd

Arsenicum album D6 3 × tägl.
von kalten Speisen, kalten Getränken; fortschreitende Schwäche

Aloe D6 3 × tägl.
mit Winden und Harn gleichzeitig; erleichtert danach, aber fühlt sich schwach

Croton D4 3 × tägl.
plötzlich, gussartig, gelb, wässrig; Übelkeit, Erbrechen

Colocynthis D4 3 × tägl.
dünn, wässrig, gussartig; viel Blähungen, Krümmkolik davor

Antimonium crudum D4 stündl.
nach kaltem Essen an heißen Tagen

▶ **Stunden nach dem Essen**

Oleander D12 2 × tägl.
explosive Breistühle, unverdaut, ungewollt mit Blähungen; im Wechsel mit krampfiger Verstopfung

▶ **Unverdautes nach dem Essen**

China D4 3 × tägl.
und nachts; Stühle schleimig, grün, schwarz, schmerzlos, Geruch leichenartig

Arsenicum album D6 3 × tägl.
und nach Mitternacht; Stuhl dunkel, schleimig, blutig, brennt, Geruch wie verwest

Ferrum metallicum D12 2 × tägl.
und nachts; Stühle wässrig, Blähungen, schmerzlos, geruchlos

Podophyllum D6 3 × tägl.
und frühmorgens; Stuhl reichlich, gelb, wässrig, mehlige Auflagerung, stinkt

Erbrechen

▶ **durch Essen**

Croton D4 stündl.
bei Darmentzündung; viel Gelbes oder Wasser gleich nach Essen und Trinken

Kreosotum D4 alle 10 Min.
unverdaute Nahrung lange nach dem Essen

Antimonium crudum D4 stündl.
nach kaltem Essen an heißen Tagen

▶ **mit Ekel vor Speisen**

Colchicum D4 2-stündl.
beim Sehen und Riechen von Speisen; großer Durst, aber Widerwille zu trinken

China D4 2-stündl.
schon beim Denken an Speisen

Arsenicum album D6 2-stündl.
beim Riechen von Speisen; großer Durst, trinkt aber nur wenig Warmes

▶ **besser durch Essen**

Conium D4 stündl.
erbricht schwarze Massen (Kaffeesatzerbrechen) mit Schwindel; Tumor?

Kreosotum D4 stündl.
erbricht unverdaute Speisen noch nach Stunden; Krebs?

Husten

▶ **nach dem Essen**

Phosphorus D12 2 × tägl.
anfallsweise; obere Brust wie geschnürt

Rumex D6 3 × tägl.
unstillbarer Kitzel in der Halsgrube

Nux vomica D6 3 × tägl.
erbricht; untere Brust wie geschnürt

Tartarus stibiatus D6 3 × tägl.
würgt, erbricht

Calcium carbonicum D12 2 × tägl.
Asthmahusten gelb-schleimig; bei Kälte

Kopfschmerz

▶ **mit Anfällen von Heißhunger, Essen bessert**

Ignatia D12 2 × tägl.
kummervoll, elegisch, weiß nicht, was sie essen soll

Anacardium D12 2 × tägl.
bösartig, schlägt zu, spuckt aufs Trottoir; nachts schlimmer

Mandragora D6 3 × tägl.
stechender Hungerschmerz vom Magen bis zum Schulterblatt; streckt sich

Jodum D12 2 × tägl.
isst den ganzen Tag, setzt sich vor den Eisschrank und leert ihn

Hedera D4 3 × tägl.
ähnlich wie bei Jodum, aber weniger dramatisch, weniger hitzig

▶ **besser durch Essen**

Phosphorus D30 bei Bedarf
Schulkopfschmerz, Hinterkopf; geistig erschöpft; hungrig

Psorinum D200 in Wasser
hämmerndes Kopfweh, Empfindung wie bei Natrium; hungrig

Chelidonium D3 stündl.
Kopfschmerzen vom Nacken zum Auge ziehend; Essen und Wärme bessern

Graphites D12 2 × tägl.
Klumpen im Hals; chronisch anhaltend, nachts erstickend

Magen

▶ Aufstoßen, Völle, Blähung nach dem Essen

Argentum nitricum D30 bei Bedarf
Trommelbauch nach wenig Essen; Druck erleichtert, Aufstoßen nicht

Nux vomica D30 bei Bedarf
Magen schwer wie ein Stein; Druck unangenehm, vergebliches Aufstoßen

Carbo vegetabilis D30 bei Bedarf
alle Nahrung gärt, vor allem Fettes; Druck beengt, Aufstoßen erleichtert

Sulfur D30 bei Bedarf
aufgetriebener Magen nach wenig Essen und viel Säure

▶ muss die Kleider öffnen nach dem Essen

Lycopodium D12 2 × tägl.
sofort Beschwerden, Atemnot, müde; Aufstoßen mühsam, erleichtert nicht

Nux vomica D12 2 × tägl.
eine halbe Stunde nach dem Essen; Völle drückt nach unten, saures Aufstoßen

Graphites D12 2 × tägl.
Brennen, Blutandrang zum Kopf; ranziges Aufstoßen erleichtert

China D4 3 × tägl.
schmerzhaft aufgetrieben; Aufstoßen erleichtert nur kurzfristig

Carbo vegetabilis D30 bei Bedarf
alles gärt; fauliges Aufstoßen erleichtert

▶ Leeregefühl, durch Essen schlimmer

Sepia D12 2 × tägl.
saurer Geschmack

Carbo vegetabilis D6 3 × tägl.
fauliger Geschmack; Aufstoßen bessert

Kalium carbonicum D12 2 × tägl.
fauliger Geschmack; Aufstoßen bessert nicht

▶ Schmerzen vor dem Essen

Ignatia D4 3 × tägl.
und gleich danach; Erbrechen und Hunger

Jodum D12 2 × tägl.
und gleich danach; fühlt sich nur wohl während des Essens

China D4 3 × tägl.
und gleich danach; Druck, Völle, Blähsucht

Anacardium D4 3 × tägl.
und 2 Stunden nach dem Essen; heftig, zornig, spuckt; Pflock im Enddarm

Mandragora D6 3 × tägl.
Säure schwulkt in den Mund auf, vor allem beim Bücken; beugt sich rückwärts

Uranium nitricum D12 2 × tägl.
wird immer weniger und schwächer; *beachte:* Diabetes!

▶ Schmerzen besser durch Essen

Anacardium D4 3 × tägl.
nach 2 Stunden kommt Schmerz zurück; muss wieder essen, auch nachts

Petroleum D12 2 × tägl.
aber benebelt und schwindelig

Graphites D12 2 × tägl.
aber Völle, fauliges Aufstoßen

Chelidonium D3 3 × tägl.
Leber- und Gallebeteiligung

Mandragora D6 alle 10 Min.
krampfartig, Rückwärtsbeugen besser; Leber, Galle, Bauchspeicheldrüse beteiligt

▶ Schwächegefühl um 11 Uhr

Phosphorus D12 2 × tägl.
isst ein wenig Kaltes, das aber erbrochen wird, sobald im Magen erwärmt

Sepia D12   2 × tägl.
Essen bessert nicht; übel beim Anblick oder Geruch von Speisen

Sulfur D12   2 × tägl.
isst ein wenig Süßes, was bessert, aber Säure verursacht

Natrium carbonicum D12   2 × tägl.
Essen bessert den Magen, aber verstimmt das Gemüt

▶ Sodbrennen mit saurem Aufstoßen; durch Essen …

Nux vomica D6   3 × tägl.
schlechter; Managerstress; sauer auf sich und die Welt

Bismuthum subnitricum D4   3 × tägl.
schlechter; Krampf zum Rücken, zu den Schulterblättern; Zurückbeugen erleichtert

Natrium carbonicum D12   2 × tägl.
schlechter; ängstlich verstimmt nach dem Essen

Robinia D6   3 × tägl.
schlechter; zum Bersten, Zähne werden stumpf und sauer

Phosphorus D12   2 × tägl.
besser; nächtliche Säure und Brennen; steht auf, isst und trinkt kalt

▶ Übelkeit mit Brechreiz nach dem Essen

Nux vomica D6   3 × tägl.
morgens, nach Alkohol tags zuvor, bei verdorbenem Magen

Ipecacuanha D4   3 × tägl.
anhaltend; saubere Zunge

Tartarus stibiatus D6   3 × tägl.
schon während des Essens, mit Angst; weiß belegte Zunge

Überessen

▶ neigt dazu

Nux vomica D12   2 × tägl.
Schlemmer; Durcheinanderessen; chronische Magenschleimhautentzündung

Antimonium crudum D12   2 × tägl.
chronische Magenschleimhautentzündung durch zu viel Kaltes, durch Überessen

Bryonia D12   2 × tägl.
isst wenig, aber oft; Völle, Übelkeit, Erbrechen von Speisen

Natrium carbonicum D12   2 × tägl.
„Zuckerschlecker"; Völle, Blähsucht, anhaltende Übelkeit

China D4   3 × tägl.
Völle, Blähsucht, Kopfschmerz, hinfällige Schwäche, Appetitverlust

Carbo vegetabilis D30   bei Bedarf
Völle, Blähsucht, drückt zum Herzen, Atemnot

▶ Kopfschmerz danach

Nux moschata D30   bei Bedarf
schon nach geringen Mengen; schnell satt, gebläht

▶ Ohnmacht danach

Veratrum album D30   bei Bedarf
Übelkeit, Brechreiz, Durchfall; nicht warm zudecken!

Tabacum D30   bei Bedarf
stärker als bei Veratrum; leichenblass, todelend; nicht warm zudecken!

Arsenicum album D30   bei Bedarf
v. a. nach Verdorbenem; Übelkeit, Durchfall; warm zudecken!

▶ **Übelkeit und Erbrechen danach**

Ipecacuanha D4　　　　　　stündl.
eher im Sommer; Überessen bei wenig Appetit; Brechreiz, anhaltende Übelkeit, saubere Zunge

Tartarus stibiatus D6　　　　stündl.
wie bei Ipecacuanha, aber dick-weiß belegte Zunge; besser nach Erbrechen

Kalium bichromicum D12　　2 × tägl.
v. a. nach Fleisch (*beachte:* krebsverdächtig!); Übelkeit, Brechreiz

Missempfindungen

▸ Bandgefühl, Reifengefühl

Gelsemium D30 bei Bedarf
bei Kopfweh, bei Lähmung der Beine

Theridion D12 2 × tägl.
krampfartig umklammert

Colocynthis D4 3 × tägl.
wie mit Eisendraht umwickelt

Glonoinum D30 bei Bedarf
über der Stirn bei Blutwallungen

▸ keinen Boden unter den Füßen

Argentum nitricum D30 bei Bedarf
in der Dämmerung, bei Dunkelheit; hebt die Beine zu großen Schritten

Cannabis indica D200 bei Bedarf
Süchtiger; geht wie auf Wolken

Viscum album D12 2 × tägl.
alter Mensch; Schwindel, Übelkeit, Vernichtungsgefühl

▸ Brennen

Acidum phosphoricum D6 3 × tägl.
Rücken und Glieder, wenn erschöpft

Phosphorus D30 bei Bedarf
kleine Stellen, reibt sie; erschöpft, schwach

Sulfur D30 bei Bedarf
alle Körperöffnungen

Carbo vegetabilis D30 1 × tägl.
alle Schleimhäute

Cantharis D30 1 × tägl.
in allen „urologischen Instrumentalien"

Capsicum D30 1 × tägl.
im Gesicht, bei Heimweh mit Verstopfung

▸ Brett vor dem Kopf

Rhus toxicodendron D30 bei Bedarf
Hirn wackelt, wie locker

Gelsemium D30 bei Bedarf
bei Kopfweh, bei Aufregung

Nux vomica D30 bei Bedarf
bei Folgen von lukullischer und sexueller Übertreibung; Katerkopfweh

Cocculus D12 2 × tägl.
bei Folge von Übernächtigung, von zu viel Fernsehen; Stirn wie leer

▸ Einschießen, plötzlich

Aconitum D30 bei Bedarf
akut; irgendwo am oder im Körper

Belladonna D30 bei Bedarf
krampfartig, wellenförmig; Kopf, Bauch, Unterleib

Argentum metallicum D12 2 × tägl.
wie wenn an einem Nerv gerissen würde bei Kopfweh; durch die Brust

Argentum nitricum D12 2 × tägl.
splitterartig; bei Entzündung, Kopfweh, Magenweh, Glieder

Acidum nitricum D6 3 × tägl.
splitterartig; bei Bewegung; Haut-Schleimhaut-Grenzen

Magnesium phosphoricum D4 3 × tägl.
bei Krämpfen, Trigeminusneuralgie; ab 14 Uhr

Magnesium carbonicum D12 2 × tägl.
Leber, rechte Hüfte; nachts

▶ **eisige Kälte an bestimmten Stellen**

Heloderma D12 2 × tägl.
bei Rückenmarkerkrankungen, Stammhirnerkrankungen; z. B. Parkinson

▶ **elektrische Schläge**

Acidum hydrocyanicum D4 alle 10 Min.
blitzartig vom Kopf bis zum Fuß; vor allem Hinterkopf

Kalium carbonicum D12 2 × tägl.
blitzartig durch die Gelenke

Valeriana D12 2 × tägl.
überall; z. B. im Daumen beim Schreiben

▶ **glühendes Eisen in der Wirbelsäule**

Alumina D12 2 × tägl.
schwacher, trockener Mensch

▶ **Graben, Wühlen, Schaben, nachts**

Mercurius solubilis D30 1 × tägl.
bei Rheuma, infolge von Kälte, Nässe; Hüfte, Oberschenkel

Arnica D6 3 × tägl.
bei Rheuma, Gicht, infolge von Überanstrengung; Gelenke

Hyoscyamus D12 2 × tägl.
bei Rheuma; krampfhaft

▶ **Gräte**

Ignatia D12 2 × tägl.
bei Mandelentzündung

Valeriana D12 2 × tägl.
bei Kloß im Hals

Silicea D12 2 × tägl.
bei Halsentzündung

Sabadilla D6 3 × tägl.
bei Allergie, Heuschnupfen

▶ **Kloßgefühl**

Ignatia D30 bei Bedarf
Hals

Abies nigra D4 3 × tägl.
Mageneingang

Sepia D6 3 × tägl.
Gebärmutter, Prostata

▶ **Kloß, vom Magen aufsteigend**

Abies nigra D4 3 × tägl.
wie ein Ei, bleibt in der Luftröhre stecken

Asa foetida D4 3 × tägl.
wie ein Klumpen, bleibt im Hals stecken

Valeriana D12 2 × tägl.
warmer Klumpen bis zum Hals; Atemnot

▶ **wie mit kalter Luft angeblasen**

Camphora D1 alle 10 Min.
bei Kollapsgefühl, Ohnmacht, Krämpfen

Thuja D6 3 × tägl.
das Auge bei Entzündungen

▶ **beim Schneiden von Glas, Papier, Karton**

Lolium D12 2 × tägl.
geht durch Mark und Bein

Theridion D12 2 × tägl.
Schmerzen durch den ganzen Körper, Schwindel

▶ **Spinnweben im Gesicht**

Alumina D12 2 × tägl.
bei allgemeiner Austrocknung

Chelidonium D3 3 × tägl.
bei Galleleiden

Oleander D12   2 × tägl.   ▶ **im Rücken wie zusammen-**
bei Herzleiden   **gebunden**

Theridion D12   2 × tägl.   **Pulsatilla D30**   bei Bedarf
bei Neuralgie   erschöpfte Männer; Unruhe, Schwere im
                                                     Magen, Beine gestaut

Nabelkolik

▶ seelischer Ursprung

Nux vomica D30 in Wasser
Ärger über die Fliege an der Wand; abgehetzt, leicht reizbar

Colocynthis D30 in Wasser
Ärger über Unrecht; tobsüchtig

Chamomilla D30 in Wasser
Ärger über alles; roter, überempfindlicher Mensch, weiß nicht, was er will

Calcium carbonicum D12 2 × tägl.
Kummer über Leistungsdruck in der Schule; Kolik morgens vor dem Zur-Schule-Gehen

Ignatia D30 in Wasser
Kummer; blasser, überempfindlicher Mensch, weiß nicht, was er will

Hyoscyamus D30 in Wasser
unbeeinflussbar; neurotisch

▶ unklarer Ursprung

Belladonna D30 in Wasser
wellenförmig; beugt sich zurück

Colocynthis D30 in Wasser
stechend, einschießend; krümmt sich, drückt Faust in den Leib; *im Wechsel mit:*

Magnesium phosphoricum D4 alle 10 Min.
krampfend; krümmt sich, reibt sich den Bauch; Wärme erleichtert

Magnesium carbonicum D12 alle 10 Min.
messerscharf, beugt sich zurück, reibt sich den Bauch, geht auf und ab

Nervosität

▶ allgemein

Kalium phosphoricum D12 2 × tägl.
alles liegt vor ihm wie ein Berg, schafft es nicht

Agaricus D12 2 × tägl.
albern, Lidzucken, krampfartige Bewegungen der Glieder

Staphisagria D12 2 × tägl.
bei unterdrücktem Zorn, bei sexueller Phantasie

Strophantus D4 alle 10 Min.
Herzklopfen bei Aufregung, bei Ereignissen, bei Prüfungen

Bovista D30 bei Bedarf
Nesselsucht

Argentum nitricum D30 bei Bedarf
krampfhaftes, erschöpfendes Brechwürgen

Veratrum album D30 bei Bedarf
erbricht große Mengen

Stramonium D12 2 × tägl.
tobsüchtig, schlägt zu

Tarantula hispanica D12 2 × tägl.
wie von der Tarantel gestochen

▶ speziell

Kalium bromatum D12 2 × tägl.
Finger

Bromum D6 3 × tägl.
Hände

Zincum metallicum D12 2 × tägl.
Beine

Cina D6 3 × tägl.
zupft an sich herum, grimassiert völlig ungeordnet

▶ unruhige Arme und Beine

Kalium bromatum D12 2 × tägl.
trommelt mit den Fingern auf dem Tisch

Kalium phosphoricum D12 2 × tägl.
zappelig, zittert

Zincum metallicum D12 2 × tägl.
Beine wie auf einem Tretrad

Tarantula hispanica D12 2 × tägl.
gestikuliert unentwegt

Valeriana D12 2 × tägl.
aber jegliche Bewegung verursacht Kopfweh; erregt, zittert

> **Beachte:** An chronische Unterleibserkrankungen denken!

Schlaf

Augen halb offen

▸ **rollt Augäpfel**

**Magnesium
carbonicum D12** 2 × tägl.
geistig erschöpft; zuckt, schreckt auf, steht auf, bewegt sich; ruhelos getrieben, als habe er ein Verbrechen begangen

Einschlafen

▸ **nervös, unruhig**

Gelsemium D30 bei Bedarf
Hirnunruhe; Ärger tagsüber, Ereignisse morgen

**Zincum
valerianicum D12** 1 × tägl. abends
Beinunruhe

**Kalium
bromatum D12** 1 × tägl. abends
Arm- und Beinunruhe

Strophantus D4 stündl.
Herzunruhe, Klopfen

▸ **motorische Unruhe**

Passiflora D2 1 × tägl. abends
und

Avena sativa D2 1 × tägl. abends
und

**Zincum
valerianicum D12** 1 × tägl. abends
zu gleichen Teilen mischen, ab 20 Uhr stündlich 20 Tropfen

▸ **findet keinen ruhigen Platz**

Arnica D30 1 × tägl. abends
geprügelt im Bett wie im Leben

**Rhus
toxicodendron D30** 1 × tägl. abends
zerschlagen nach Überanstrengung, bei Erkältung

**Zincum
metallicum D30** 1 × tägl. abends
unruhige Beine, muss „Rad fahren", sich anders hinlegen

▸ **Sonstiges**

**Cuprum
metallicum D6** 1 × tägl. abends
Magenkrämpfe

Strophantus D4 1 × tägl. abends
Herzklopfen, erregt

Coffea D12 1 × tägl. abends
Euphorie bei Teetrinkern

Thea D12 1 × tägl. abends
Euphorie bei Kaffeetrinkern

Sulfur D12 2 × tägl.
weil es ihm zu heiß ist

Phosphorus D12 2 × tägl.
weil es ihm zu kalt ist; Rückenmassage wirkt Wunder

Kalium phosphoricum D12 2 × tägl.
Kopfschmerzen jede Nacht

▸ **sorgenvoll**

Natrium muriaticum D200 einmalig
Kummer, Demütigung, Gedanken um vergangene Ereignisse drehen Kreise

Ambra D3 1 × tägl. abends
Sorgen um die Tagesgeschäfte, Gedanken verlieren den roten Faden

Erwachen

▶ nachts

Lachesis D12 2 × tägl.
mit Würgegefühl

Kalium carbonicum D12 2 × tägl.
mit Herzklopfen

Nux vomica D12 2 × tägl.
mit Kopfschmerzen

▶ wegen Hunger

Nux vomica D12 2 × tägl.
steht auf, isst und raucht

Phosphorus D12 2 × tägl.
steht auf, isst und trinkt

▶ mit Aufschreien

Belladonna D30 bei Bedarf
hochrot; glänzende Augen, redet, stöhnt, zuckt, Zähneknirschen

Apis D30 bei Bedarf
hellrot; panisch, Zähneknirschen, Hirndruck, Cri encéphalique

▶ um 3 Uhr morgens munter

Sulfur D12 2 × tägl.
bleibt munter, vorher „Katzenschlaf"

Kalium carbonicum D12 2 × tägl.
schläft um 6 Uhr wieder ein

Kinderschlaf

▶ ängstlich

Passiflora D2 1 × tägl. abends
unruhig, schläft spät ein, aber schläft erholsam; nach Eisenpräparaten

Aconitum D30 1 × tägl. abends
will nicht zu Bett, Angst vor Unglück, Angst vor dem Tod

Chamomilla D30 1 × tägl. abends
will herumgetragen werden, reizbar, unleidlich; stöhnt; Schmerzen?

Zincum valerianicum D12 1 × tägl. abends
motorische Unruhe, erschrickt aus dem Schlaf

▶ Angst, Lichtverlangen

Belladonna D30 1 × tägl. abends
vor gespenstischen Träumen und Geräuschen

Stramonium D30 1 × tägl. abends
erwacht gegen 23 Uhr von entsetzlichen Träumen mit Schreien, erkennt niemanden

Silicea D12 1 × tägl. abends
schreckt gegen 2 Uhr auf ohne zu erwachen

Phosphorus D30 1 × tägl. abends
vor grinsenden Geistern und Fratzen, die aus der Wand kommen

Calcium carbonicum D12 2 × tägl.
vor Dieben, Einbrechern und Gespenstern

Causticum D12 2 × tägl.
vor Geräuschen, Alleinsein; höchste Erregung, qualvolle Angst

Arsenicum album D30 1 × tägl. abends
reizbare Panik vor Alleinsein, vor schwarzen Gestalten, vor dem Tod

▶ kommt nachts ins elterliche Schlafzimmer

Ignatia D200 bei Bedarf
Angst vor Einbrechern, Dieben; heult, seufzt, kontrolliert überall, bevor es sich beruhigt

**Natrium muriaticum
D200** bei Bedarf
Angst vor Dunkelheit, vor Einbrechern; schaut sogar unterm Teppich nach

Sulfur D200 bei Bedarf
legt sich laut in die Mitte des Bettes; beansprucht seinen Platz

Phosphor D200 bei Bedarf
Angst vor Alleinsein, sucht Wärme, Nähe; legt sich in die Mitte und ist glücklich

Stramonium D200 bei Bedarf
wahnsinnige Angst vor der Dunkelheit

Staphisagria D200 bei Bedarf
legt sich weinend zur Mutter, nur sie darf es beruhigen

Schläfrigkeit, Müdigkeit

▶ **morgens**

Silicea D12 2 × tägl.
erschöpft; Angst vor dem Tag wegen seines Minderwertigkeitsgefühls

Nux vomica D12 2 × tägl.
wie verkatert; verkrampfte Angst vor dem Tag

**Ammonium
carbonicum D4** 3 × tägl.
matt, niedergeschlagen; lähmende Angst vor dem Tag, bei Trübwetter

▶ **vormittags**

**Natrium
muriaticum D200** bei Bedarf
Leistungsknick um 10 Uhr

**Magnesium
carbonicum D12** 2 × tägl.
zwischen 9 bis 10 Uhr

Sulfur D12 2 × tägl.
gegen 11 Uhr; Unterzuckerung (Hypoglykämie)?

▶ **mittags**

**Magnesium
carbonicum D12** 2 × tägl.
gleich nach dem Essen; Sodbrennen, Übelkeit, Brechreiz

Carbo vegetabilis D30 bei Bedarf
nach dem Essen; Hinterkopfdruck, Oberbauchblähung, Kreislaufschwäche

▶ **nachmittags**

Lycopodium D200 1 × monatl.
von 17 bis 20 Uhr; Kopfschmerz; nicht erholt nach kurzem Schlaf

Phosphorus D200 1 × monatl.
mit Beginn der Dämmerung; erholt nach kurzem Schlaf

▶ **abends**

Sepia D200 1 × monatl.
alles hängt, müde Beine, legt sie auf den Tisch

Causticum D200 1 × monatl.
müdes, erschöpftes Kreuz, streckt und reckt sich

**Acidum
hydrofluoricum D200** 1 × monatl.
von morgens bis abends munter; glaubt abends, er habe alles falsch gemacht

▶ **im Frühjahr**

Aconitum D30 bei Bedarf
durch Wind, Sturm, Gewitter, Föhn, Zugluft, raschen Wetterwechsel

Gelsemium D30 bei Bedarf
durch warmen und schwülen Wettereinbruch, Vorgewitter, Föhn

Lachesis D200 1 × monatl.
durch Aufkeimen der Libido, die den Intellekt beengt

▶ im Sommer

**Acidum
hydrofluoricum D200**   1 × monatl.
äußerst sonnenempfindlich; Lichtdermatose

Lachesis D200   1 × monatl.
Sonne, Hitze, Schwüle beengt

▶ im Herbst

Rhus toxicodendron D30   bei Bedarf
durch nasskaltes Wetter; rheumatische Beschwerden

Colchicum D4   3 × tägl.
chronisch wiederkehrendes Herbstrheuma mit Durchfällen

Veratrum album D30   bei Bedarf
Kreislaufbeschwerden

▶ im Winter

Silicea D12   2 × tägl.
durch nasse Kälte; fröstelt durch und durch

Causticum D12   2 × tägl.
durch trockene Kälte; Gelenkschmerzen, Sehnen wie zu kurz

Petroleum D12   2 × tägl.
chronische Beschwerden kehren wieder; Frostbeule bis Ekzem

▶ Kind schläft im Sitzen ein

Cina D6   3 × tägl.
gereizte, eigensinnige, zittrige, krampfende Wurmkinder

Lycopodium D12   2 × tägl.
den ganzen Tag schläfrig, nicht erholt nach kurzem Schlaf

Sulfur D12   2 × tägl.
schläft bis mittags, erholsame Nickerchen, ausgesprochener Nachtmensch

▶ müde, ständig

Bellis D3   3 × tägl.
in den Wechseljahren ohne besondere Zeichen; ausgemergelter Unterleib

Aletris D4   3 × tägl.
mit Stuhlverstopfung ohne Drang; ständig kranker Unterleib

schlaflos

▶ Angst vor Schlaflosigkeit, durch Übernächtigung

Cocculus D12   2 × tägl.
Tagesereignisse behindern Einschlafen; Aufschrecken

Acidum nitricum D200   bei Bedarf
erwacht halbstündlich aus Halbschlaf, schläft nach 2 oder 4 Uhr nicht mehr ein

▶ nach Ärger

Aconitum D30   bei Bedarf
Herz pocht und stolpert

Nux vomica D30   bei Bedarf
Kopfweh, Magenweh, Regel bleibt aus

Sulfur D30   bei Bedarf
Schwäche

Zincum metallicum D30   bei Bedarf
Unruhe, Zittern

▶ bei Arteriosklerose

**Cuprum
metallicum D30**   1 × tägl. abends
unruhig; Waden-, Fußkrämpfe

**Zincum
metallicum D30**   1 × tägl. abends
unruhig; Beinunruhe

Ambra D3   3 × tägl.
ruhig; Gedanken reißen ab, Gedanken kreisen um Sorgen

Passiflora D2 3 × tägl.
ruhig; Gedanken kreisen um Tagesereignisse

▶ **bei beginnender Herzinsuffizienz**

Digitalis D3 3 × tägl.
schreckhaftes Erwachen mit Angst, Schwindel beim Aufrichten und Stehen

▶ **Nervosität**

Cocculus D12 2 × tägl.
aufgedreht, „schusselig"; Nackenkrampf

▶ **unbeeinflussbar**

Luesinum D200 1 × monatl.
im Winter die ganze Nacht wach

Tuberculinum bovinum D200 1 × monatl.
erwacht sehr früh im Frühling

Schlaflage

▶ **Bauchlage**

Calcium carbonicum D200 1 × monatl.
bedeutet bei einem Kind dieser Konstitution, abgewandt und abgeneigt zu sein

Barium carbonicum D200 1 × monatl.
im Vergleich zu Calcium carbonicum noch schlimmer in seiner Krankheitsprognose

▶ **Linkslage**

Phosphorus D200 1 × monatl.
kann nicht links liegen wegen Herzklopfen

▶ **Rückenlage, gesund**

Calcium carbonicum D200 1 × monatl.
Arme über dem Kopf

▶ **Rückenlage, krankhaft**

Apis D30 bei Bedarf
Entzündung, Schwellung, schrilles Schreien, Hirndruck; verlangt Kälte

Belladonna D30 bei Bedarf
heißer Kopf, kalte Füße, Entzündungen, Hirnkrämpfe; verlangt Wärme

Helleborus D4 3 × tägl.
blass, dösig, gerunzelte Stirn, Kopfrollen

Cicuta D12 2 × tägl.
Hirnkrämpfe, schriller Aufschrei

▶ **Rückenlage, müde**

Phosphorus D30 bei Bedarf
bei geistiger Erschöpfung; leichenblass

Schlafwandel

Phosphorus D12 2 × tägl.
sucht Licht und Berührung

Kalium bromatum D12 2 × tägl.
sucht Ruhe und Nähe

Silicea D12 2 × tägl.
sucht Ruhe und Wärme

Träume

▶ **von Beengung**

Hyoscyamus D200 bei Bedarf
entkleidet sich

▶ **von Drachen und Schwertkämpfern**

Opium D200 bei Bedarf
ist selbst der Held

▶ **vom Fallen**

Belladonna D200 bei Bedarf
Zwang, aus dem Fenster zu springen

Argentum nitricum D200   bei Bedarf
Zwang, der von der Höhe nach unten zieht

▶ **vom Fliegen**

Cannabis indica D200   bei Bedarf
schwerelos

Asarum D200   bei Bedarf
auf Wolken

Lachesis D200   bei Bedarf
wie ein Vogel

▶ **hellseherisch**

Aconitum D30   bei Bedarf
enthalten die Lösung von Tagesproblemen

▶ **vom Krieg**

Magnesium carbonicum D12   2 × tägl.
Streit, Feuer, Diebe

▶ **von Leidenschaft**

Lilium D200   bei Bedarf
alles zu heiß, Gewissensbisse danach

▶ **von Schlangen**

Lac caninum D200   bei Bedarf
unter dem Bett

Lachesis D200   bei Bedarf
erwürgen ihn am Hals, um die Brust

Argentum nitricum D200   bei Bedarf
verfolgen ihn

▶ **vom Tod**

Lachesis D200   bei Bedarf
liegt lebendig in der Leichenhalle und keiner merkt es

▶ **von Toten**

Magnesium carbonicum D12   2 × tägl.
unabhängig davon, ob diese Menschen noch lebendig sind oder nicht; morgens noch damit beschäftigt

▶ **von Verfolgung**

Anacardium D200   bei Bedarf
durch Fremde, Feinde

China D200   bei Bedarf
durch körperliche Schwäche; schafft es nicht

Silicea D200   bei Bedarf
durch geistige Schwäche; schafft es nicht

Hyoscyamus D200   bei Bedarf
durch Geilheit, Feinde

Lachesis D200   bei Bedarf
durch sexuelle Wünsche (eine Schlange kriecht in die Scheide)

Stramonium D200   bei Bedarf
durch erschreckende Gespenster, Feinde

▶ **von Vögeln**

Lachesis D200   bei Bedarf
als ob sie in den offenen Mund flögen

Zähneknirschen

▶ **im Schlaf**

Tuberculinum bovinum D200   einmalig
Therapiebeginn

Apis D30   bei Bedarf
Hirnhautreizung, Hirndruck, Cri encéphalique

Belladonna D30   bei Bedarf
Krämpfe, Zuckungen, Kopfrollen

Cina D6 3 × tägl.
nervöse Wurmkinder, unklares Erbrechen
tagsüber

Zincum metallicum D30 bei Bedarf
Hirnerregung, Beinunruhe

Sprache

Qualität der Sprache

Lachesis D200 1 × monatl.
zu laut, zu viel, zu unsinnig, verspottend, auslachend; spricht mit den Lippen

Jodum D200 1 × monatl.
hastig, lebhaft, ununterbrochen; keiner kommt zu Wort

Hepar sulfuris D200 1 × monatl.
hastig, unbesonnen, unbeherrscht

Hyoscyamus D200 1 × monatl.
hastig, laut, plappernd, schamlos

Natrium muriaticum D200 1 × monatl.
zögernd, zart, leise; spricht aus dem Rachen

Causticum D200 1 × monatl.
zögernd, leise; spricht durch die Nase

Acidum phosphoricum D200 1 × monatl.
leise, ablehnend, einsilbig

Argentum nitricum D200 1 × monatl.
kindisch

▸ **spricht fast nur in Fragestellung**

Aurum D200 1 × monatl.
sehr wortgewandt; baggert den anderen gegen die Wand

Sprachstörungen

▸ **fehlerhafte Aussprache**

Belladonna D200 1 × monatl.
stammelt, stottert, kann „b", „p" und „m" nicht aussprechen

Lachesis D200 1 × monatl.
näselt, lispelt, stammelt; kräftig

Lycopodium D200 1 × monatl.
näselt, lispelt, stammelt, benutzt falsche Silben; mager

Sulfur D200 1 × monatl.
lispelt, rollt das „r", wenn nicht sprachüblich, verwechselt „l" mit „r"

Calcium carbonicum D200 1 × monatl.
rollt das „r", verwechselt „l" mit „r", verwechselt Zischlaute

Silicea D200 1 × monatl.
rollt das „r", verwechselt „l" mit „r"

Natrium muriaticum D200 1 × monatl.
verwechselt Zischlaute, „s" statt „sch"

▸ **Stottern**

Argentum nitricum D12 2 × tägl.
blass; stolpert über Worte, Beine, Stufen, Ereignisse, über sein Leben

Causticum D12 2 × tägl.
blass; weiß, was er sagen will und bringt das Wort nicht raus

Phosphorus D12 2 × tägl.
zart; stolpert über Silben, über seine Nerven

Ignatia D12 2 × tägl.
zart; stammelt nach Anstrengungen mit angespanntem, grimassierendem Gesicht

Lachesis D12 2 × tägl.
rot; stolpert über seine schnelle Zunge, lispelt

Stramonium D12 2 × tägl.
rot; stolpert über Silben, vor allem die erste Silbe, und über seine lahme Zunge

▶ **Wortfindungsstörung**

Thuja D200 1 × monatl.
jagt den Worten nach; „Warum-Kinder"

Causticum D200 1 × monatl.
spricht sie falsch aus, betont sie falsch

Sprachverlust

▶ **nach Schlaganfall**

Hyoscyamus D12 2 × tägl.
bei frischer Lähmung

Causticum D6 3 × tägl.
bei alter Lähmung

Verhalten, Benehmen

Typische Aussagen

▶ „ich bin da"

Calcium carbonicum
D200　　　　　　　　1 × monatl.
wenn er nach Hause kommt; Unsicherheit

▶ „ich bin zu dick"

Magnesium carbonicum
D200　　　　　　　　1 × monatl.
obwohl sie schlank ist, findet sie immer noch ein Fettröllchen zu viel

▶ „ich bin hässlich"

Natrium muriaticum
D200　　　　　　　　1 × monatl.
meint seinen Ausdruck, seine Haltung; nicht die Pickel auf der Stirn

▶ „ich kann nicht"

Ignatia D30　　　　　　1 × tägl.
meint: „ich will nicht, ich kann nicht wollen"

▶ „alles ist zu eng"

Platinum D200　　　　　1 × monatl.
Dinge und Lebenslage sind zu klein für ihre „Größe"

Hyoscyamus D200　　　　1 × monatl.
Kleidung, Geist, Leben

Lachesis D200　　　　　1 × monatl.
Kleidung, Körper, Lebenslage

Causticum D200　　　　1 × monatl.
Haut

▶ „alles ist scheußlich"

Platinum D200　　　　　1 × monatl.
Menschen, Dinge und Gedanken

▶ „das ganze Leben ist ein Fehlschlag"

Sulfur D200　　　　　　bei Bedarf
grübelt chronisch darüber nach

▶ „Haben Sie Kranke wie mich gesehen?"

(**Antwort:** „Nein noch nie, Sie sind einmalig!")

Arsenicum album D200　　1 × monatl.
hat seine Krankheitsakte gesammelt; zweifelt an ärztlicher Fähigkeit

Lachesis D200　　　　　1 × monatl.
argwöhnisch; hat zu viel ärztlichen Unsinn erlebt, redet den Arzt gegen die Wand

Moschus D200　　　　　1 × monatl.
keiner glaubt ihr (!); nach heftigem Zorn fällt sie ohnmächtig nieder

▶ „ich fühle mich schon wohler" (nach der 1. Konsultation)

Calcium carbonicum
D200　　　　　　　　1 × monatl.
dankbar für jedes Verständnis; Beschwerden werden im Alleinsein schlimmer!

Pulsatilla D200　　　　1 × monatl.
glaubt, dass der Arzt jetzt alle Entscheidungen für sie treffen wird

Phosphorus D200　　　　1 × monatl.
glaubt begeistert, dass seine Gesundung bereits vollbracht ist

Arsenicum album D200　　1 × monatl.
wägt kritisch ab; glaubt, die natürliche Ordnung gefunden zu haben

Charakterbilder

▶ **Angeber**

Lachesis D200　　　　1 × monatl.
was er alles kann

Arsenicum album D200　1 × monatl.
was er alles weiß

Nux vomica D200　　　1 × monatl.
was er alles erreicht hat

Sulfur D200　　　　　1 × monatl.
was er alles besitzt

Aurum D200　　　　　1 × monatl.
wie mächtig er ist

▶ **untergeordneter Angestellter**

Staphisagria D200　　1 × monatl.
entrüstet sich, schluckt runter; Magen, Blähsucht; Handlung gelähmt

▶ **untergeordneter Beamter**

Nux vomica D200　　　1 × monatl.
tyrannisiert seinen Antragsteller mit Willkür; reizbar, mürrisch, ekelhaft, herrisch, beleidigend; saurer Magen und „Schreibtisch-Hämorrhoiden"

▶ **Betrüger**

Nux vomica D200　　　1 × monatl.
will schurkig und rücksichtslos zu materiellem Erfolg gelangen

▶ **Herr und Frau Biedermann**

Platinum D200　　　　1 × monatl.
je stolzer, desto dümmer; neidisch, sexuell erregt, pervers

Lycopodium D200　　　1 × monatl.
überspannte Gesundheitsfanatiker; unsicher, gefühllos, rücksichtslos

Arsenicum album D200　1 × monatl.
übertrieben sauber; bespitzeln, „verraten und verleumden Christus noch am Kreuz"

Veratrum album D200　1 × monatl.
sauber, erfolgreich; freche Klatschtante, alberner, flegelhafter Klugschwätzer

▶ **Brandstifter**

Belladonna D200　　　1 × monatl.
spielt mit dem Feuer, sieht alles in rot glänzender Festlichkeit; Entsetzen danach

Hepar sulfuris D200　　1 × monatl.
unbändiger Impuls, alles in Brand zu setzen; sieht im Wahn die ganze Welt brennen

▶ **Casanova**

Acidum hydrofluoricum D200　1 × monatl.
liebenswürdiger Schmetterling, Nachtschwärmer, stets im Begriff, seine Männlichkeit zu demonstrieren

▶ **Charmeur**

Cuprum metallicum D200　1 × monatl.
blond, verwöhnt, redselig; kennt keinen Widerstand, zieht tolle Schau ab, setzt seine Wünsche notfalls mit Krampfanfällen durch

▶ **Chefsekretärin des Herrn Direktors**

Platinum D200　　　　1 × monatl.
rücksichtslose Pflichterfüllung steht über rücksichtsvoller Liebe

▶ **Dandy**

Phosphorus D200　　　1 × monatl.
blond, heiter, phantasiereich; liebt die Welt, die Menschen, den Schöpfer; will gefallen; ist sich seiner Handlungen nicht bewusst

Arsenicum album D200 1 × monatl.
geistreich, ausgezeichnete Kleidung, vollendete Manieren, stets verbindliches Lächeln; ist sich seiner Identität und Interessen bewusst

▶ **Denunziant**

Arsenicum album D200 1 × monatl.
Inquisitor; Rentner bespitzelt Falschparker; Lehrer mit erhobenem Zeigefinger

Natrium muriaticum D200 1 × monatl.
Streber; will sich bei Dritten beliebt machen; z. B. Rechtsanwalt

Lachesis D200 1 × monatl.
Neider; führt unaufhörlich Prozesse; aber auch Staatsanwalt

Nux vomica D200 1 × monatl.
Gewohnheitsdenunziant; z. B. Beamter

Veratrum album D200 1 × monatl.
Schwätzer; erregt sich über die Fehler anderer; Nachbarin

▶ **Duckmäuser**

Nux vomica D200 1 × monatl.
professioneller Charakterzug

Lycopodium D200 1 × monatl.
rücksichtslos ehrgeizig, verzeiht nie, schwört Rache

Silicea D200 1 × monatl.
schwächlich, knickt leicht

Calcium carbonicum D200 1 × monatl.
unbeholfen, gibt leicht auf

▶ **Frühaufsteher**

Acidum hydrofluoricum D200 1 × monatl.
euphorisch, geschwätzig, voller Kraft

Lachesis D200 1 × monatl.
euphorisch, geschwätzig, überschwänglich, voll intellektueller Ideen

Moschus D12 2 × tägl.
euphorisch, geschwätzig, überschwänglich, voll hysterischer Ideen

Ferrum metallicum D12 2 × tägl.
froh, heiter

Hyoscyamus D200 1 × monatl.
boshaft, heiter

Phosphorus D200 1 × monatl.
lustig, singt, deckt jeden Sonntag phantasievoll den Frühstückstisch für die ganze Familie ein

Agaricus D200 1 × monatl.
lustig, tanzt, grimassiert

▶ **Geschäftsmann unserer Zeit**

Bryonia D200 1 × monatl.
starre Angespanntheit durch beständig bohrenden Ärger; denkt in größeren Dimensionen beim Handel, an der Börse, beim Essen; will allein sein, macht sich Dauersorgen, überisst sich

▶ **Krimineller**

Mercurius solubilis D200 1 × monatl.
hässlich, brutal, grausam, Mörder; Selbstmord durch Erschießen

▶ **Nachtarbeiter**

Lachesis D200 1 × monatl.
geistige Arbeit fällt leicht; nicht ins Bett zu kriegen

▶ **Reformer**

Natrium muriaticum D200 1 × monatl.
bedrängt alle mit seiner neuen Lebensweise, wie z. B. „Körnerfutter" oder Sektenglaube

▶ **Revoluzzer**

Mercurius solubilis D200 1 × monatl.
erkennt keine Autorität an, ist mit allem unzufrieden

▶ **Romantiker**

Ignatia D200 1 × monatl.
schwärmt in Elegien

Phosphorus D200 1 × monatl.
kultiviert das Verliebtsein mit allzu begeisterter Phantasie

Tuberculinum bovinum D200 1 × monatl.
leidenschaftlich verträumt

Antimonium crudum D200 1 × monatl.
bei Mondschein; rezitiert Gedichte

▶ **Schattenfrauen fremdgehender Männer**

Magnesium carbonicum D200 1 × monatl.
teilnahmslos, erschöpfte Nerven; plötzlich schwach, drohende Ohnmacht; die „chronische Chamomilla", das „mineralische Opium"; liegt da wie im Koma

▶ **Schwarzseher**

Kalium phosphoricum D200 1 × monatl.
kleinmütiger Seufzer

Cimicifuga D200 1 × monatl.
von schwarzen Wolken umhüllt

Sepia D200 1 × monatl.
wer nur im Dunkel lebt, kann nur schwarzsehen

Jodum D200 1 × monatl.
meint, jedes Ereignis ende schlimm

Calcium carbonicum D200 1 × monatl.
angeboren

▶ **mehr Schein als Sein**

Phosphorus D200 1 × monatl.
glänzt, glitzert und leuchtet gern selbsttäuschend; fühlt sich adlig, Selbstsucht, Größenwahn, baut Luftschlösser

Arsenicum album D200 1 × monatl.
der feine Herr mit dem silbernen Spazierstock, stets verbindlich lächelnd

Natrium muriaticum D200 1 × monatl.
„denen werde ich's beweisen!", vergisst darüber das Sein

Lycopodium D200 1 × monatl.
zu sehr mit der Würde und Wirkung seiner Person beschäftigt; kein Sinn für das Sein

Platinum D200 1 × monatl.
zu edel, zu hochmütig mit seiner Person beschäftigt, die mit letztem Modeschrei aufpoliert wird; keine Zeit mehr übrig für das Sein

Sulfur D200 1 × monatl.
voller Ideen, was zu tun wäre; ständig in Bewegung, sie umzusetzen oder im Nichtstun pseudophilosophierend zurückgelehnt; beides geht am Lebenssinn vorbei

▶ **überzivilisierter Stadtmensch**

Nux vomica D200 1 × monatl.
überintellektuell, überfeinert, überfordert; gibt sich komplizierten Problemen und kulinarischen Erlesenheiten hin, die ihn beide krank machen

▶ **Tierquäler**

Arsenicum album D200 1 × monatl.
und Menschenquäler (inquisitorischer KZ-Wächter)

Belladonna D200 1 × monatl.
der brave Zeitgenosse wird plötzlich gewalttätig

Hyoscyamus D200 1 × monatl.
gefühlsunempfindlich; erwischt die Katze am Schwanz und schleudert sie durch die Gegend, zerquetscht alle Insekten

Charaktereigenschaften

▶ ablehnend (lehnt auch Arzt und Arznei ab)

Arnica D200 einmalig
rot; könne vergiftet werden

Bryonia D200 einmalig
rot; könne erkannt werden; faucht, grunzt, knurrt

Arsenicum album D200 einmalig
blass; könne vergiftet werden

Hyoscyamus D200 einmalig
verkalkt, leerer Blick

Barium carbonicum D200 einmalig
verkalkt, verblödet

Sepia D200 einmalig
„alles hängt", was gibt es da noch zu liften?

▶ abschweifend, Anamnese nicht möglich

Cimicifuga D200 1 × monatl.
hüpft geschwätzig von einem Thema zum anderen

Lachesis D200 1 × monatl.
redet den Arzt gegen die Wand mit Themen außerhalb seiner Person

Sulfur D200 1 × monatl.
schwätzt wie ein Vertreter, der erfolgreich Luft verkauft

▶ angespannt

Ignatia D200 bei Bedarf
anfallsweise; ändert ständig ihre Stimmung

Nux moschata D200 bei Bedarf
andauernd; ändert ständig ihre Meinung

▶ anmaßend

Calcium carbonicum D200 einmalig
unbeholfener Mensch

Alumina D200 einmalig
ausgetrockneter Mensch

Nux vomica D200 einmalig
angeborener Stänkerer

Platinum D200 einmalig
besitzstrebender Mensch

Palladium D200 einmalig
frecher, drohender Mensch

▶ begeisterungsfähig

Sulfur D200 1 × monatl.
selbst über nichtige Dinge

Phosphorus D200 1 × monatl.
Strohfeuer

▶ bespitzelt andere

Lycopodium D200 1 × monatl.
braucht Stoff für seine Gerichtsprozesse; stolzer, unverfrorener Intellektueller

Pulsatilla D200 1 × monatl.
braucht Stoff für den nächsten Kaffeeklatsch; „ich sag' nur, wie es ist!"

Sepia D200 1 × monatl.
erregt sich über sexuelle Unmoral; z. B. Sozialpädagogin, Frauenärztin

Veratrum album D200 1 × monatl.
erregt sich über religiöse Unmoral; z. B. Pfarrer, Pfarrerin

▶ bösartig

Anacardium D200 einmalig
gegen seinen Willen; möchte doch nur Gutes tun

Hyoscyamus D200 einmalig
hinterlistig

Lachesis D200 einmalig
zwieträchtig

Arnica D200 einmalig
verletzend

Aurum D200 einmalig
machtgierig

▶ **dämonisch**

Sulfur D200 1 × monatl.
verwendet seine Intelligenz, um anderen Schlechtes zuzufügen

Anacardium D200 1 × monatl.
möchte nur Gutes tun, weiß dass es nötig ist, aber tut nur Böses

Lachesis D200 1 × monatl.
schmiedet Intrigen

Stramonium D200 1 × monatl.
zerstört ohne Reue

▶ **depressiv**

Natrium muriaticum D200 1 × monatl.
trostlos, aber macht noch ein tapferes Gesicht

Lachesis D200 1 × monatl.
behält noch gewisse Lebendigkeit

Arsenicum album D200 1 × monatl.
hoffnungslos, aber weiß immer noch alles besser

Nux vomica D200 1 × monatl.
kann trotzdem noch reizbar und wütend sein

Sepia D200 1 × monatl.
verzweifelt, aber kann noch klagen und sich beklagen

Phosphorus D200 1 × monatl.
lässt sich gehen, teilnahmslos, menschenscheu; Schattenseite der Medaille!

▶ **eifersüchtig; rot**

Apis D200 1 × monatl.
unbegreifliche, überraschende Stachel; Hirnödem?

Lachesis D200 1 × monatl.
heftig, zornig, blind, geschwätzig, tätlich; droht an seinem Zorn zu ersticken; reißt sich die Haare aus; Reue folgt meist nach

Aurum D200 1 × monatl.
sinnt auf Rache, führt sie aus

▶ **eifersüchtig; blass**

Arsenicum album D200 1 × monatl.
krankhafte, zwanghafte Erregung; fühlt sich verfolgt, angegriffen; Verdacht wird als gerechtfertigt erlebt; Paranoia

Hyoscyamus D200 1 × monatl.
boshaft verletzend, kränkend, demütigend, lächerlich machend

Lycopodium D200 1 × monatl.
lang dauernder Groll, wohlüberlegte, grausame Rache, aggressiv mit Worten

Staphisagria D200 1 × monatl.
Erregung wird unterdrückt, tritt andersartig als Magen- oder Hautkrankheit zutage

Platinum D200 1 × monatl.
hasst alle verächtlich, die seinen Besitzstand streitig machen; verliert bei Misserfolg den Glauben an sich, bricht zusammen

▶ **eifersüchtig in den Wechseljahren**

Hyoscyamus D200 bei Bedarf
blass, anzüglich, ausfallend

Lachesis D200 bei Bedarf
rot, anzüglich, intrigant

▶ empört, entrüstet

Staphisagria D200 1 × monatl.
enttäuscht, bekümmert; Magenkrampf, Hautausschlag

Colocynthis D200 bei Bedarf
verhalten zornig; Bauchkolik

Ipecacuanha D200 bei Bedarf
über mangelnde Gesundheit; Asthma, Übelkeit

▶ errötet

Ferrum phosphoricum D12 2 × tägl.
beim geringsten erregenden Anlass

Ignatia D200 1 × monatl.
bei Ansprechen auf Liebeskummer, bei jeder seelischen Erregung

Pulsatilla D200 1 × monatl.
aus Hemmung; weiß nicht, wie sie sich verhalten soll

▶ exzentrisch, unkonventionell

Calcium carbonicum D200 1 × monatl.
Original, das in liebenswerter (unbewusster) Weise vom Üblichen abweicht

Sulfur D200 1 × monatl.
der zerstreute Professor, außergewöhnlich interessant, aber pedantisch, umständlich, ermüdend; ist sich seiner Wirkung nicht bewusst

Natrium muriaticum D200 1 × monatl.
bewusst eigenartig; kennt die Norm, kann (oder will) sich nicht danach richten

Lachesis D200 1 × monatl.
ausgeprägte, aufdringliche Verschrobenheiten, teils bewusst, teils unbewusst

▶ flucht, schwört, spuckt

Anacardium D200 einmalig
tobsüchtig rot

Acidum nitricum D200 einmalig
krampfend blass

▶ geizig

Silicea D200 1 × monatl.
schafft sich materiellen Halt für seine Hilflosigkeit; findet alles zu teuer

Calcium carbonicum D200 1 × monatl.
aber verschwendet gern für sich selbst

Sulfur D200 1 × monatl.
sammelt für seinen über alles geliebten Besitz

Nux vomica D200 1 × monatl.
aus Furcht, in der Zukunft an Geldmangel zu leiden; freizügig gegen Fremde

Hyoscyamus D200 1 × monatl.
der Familie gegenüber; freizügig gegen sich und Fremde

Lachesis D200 1 × monatl.
bald geizig, bald verschwenderisch

▶ geltungssüchtig

Lachesis D200 1 × monatl.
sehr ehrgeizig, rücksichtslos, unbeherrscht; schafft es

Nux vomica D200 1 × monatl.
sehr ehrgeizig bemüht, betrügerisch; schafft es selten

Lycopodium D200 1 × monatl.
setzt alles ein, auch Arglist, Argwohn und Arbeit, um sich Ansehen zu verschaffen; klappt meist

Veratrum album D200 1 × monatl.
arbeitet sehr ehrgeizig, gleicht damit seine unheimliche Schwäche aus

▶ genial

Phosphorus D200 1 × monatl.
gottgegebene Inspiration

Lachesis D200 1 × monatl.
sublimierte Sexualneurose, die bis zum Wahnsinn reicht

Sulfur D200 1 × monatl.
vollbringt Unmögliches (z. B. verkauft als Händler erfolgreich Luft)

Calcium carbonicum D200 1 × monatl.
durch systematischen Ansporn von außen, mit Anerkennung dosiert

Lycopodium D200 1 × monatl.
emotionale Losgelöstheit; es fällt leicht, was anderen schwer fällt

Natrium muriaticum D200 1 × monatl.
hartnäckige Zähigkeit, Hindernisse zu überwinden

Arsenicum album D200 1 × monatl.
grenzenlose Fähigkeit, Dinge zur perfekten Vollendung zu bringen

▶ heftig gereizt, ärgerlich

Antimonium crudum D200 1 × monatl.
verdrießlich, rüpelhaft

Chamomilla D200 bei Bedarf
unhöflich, unleidlich, kurz angebunden, bissig

Nux vomica D200 bei Bedarf
ekelhaft, „außer sich"

Anacardium D200 1 × monatl.
übellaunig, flucht, schwört

Belladonna D200 bei Bedarf
heftig aggressiv, gewalttätig

Stramonium D200 bei Bedarf
tobsüchtig, alle haben seinen Zorn verdient

▶ geschwätzig

Belladonna D200 1 × monatl.
hastige Sprache; blutrotes Gesicht

Hyoscyamus D200 1 × monatl.
wechselt ständig das Thema; hellrotes Gesicht

Lachesis D200 1 × monatl.
wechselt ständig das Thema; blaurotes Gesicht

Cimicifuga D200 1 × monatl.
wechselt ständig das Thema; blasses Gesicht

Veratrum album D200 1 × monatl.
redet wirres Zeug; kaltschweißiges Gesicht

▶ gleichgültig, interesselos

Acidum phosphoricum D200 bei Bedarf
erschöpft; empfindet nichts mehr nach lang anhaltendem Kummer

Acidum picrinicum D200 bei Bedarf
erschöpft; überarbeiteter Unternehmer; Rücken-, Kopfweh; will Stille

Nux vomica D200 bei Bedarf
gereizt; überarbeiteter Vertreter; weist Besorgnis zurück; Magenweh

Sepia D200 1 × monatl.
apathisch; gleichgültig gegen sich, Haus und Familie; „verschlampt"

Lycopodium D200 1 × monatl.
stumpfsinnig, besorgt um sich; unfähig, für andere etwas zu empfinden

Alumina D200 1 × monatl.
abgespannt, ausgelaugt, vertrocknet; will nur noch liegen

▶ gleichgültig gegen Familie

Sepia D200 bei Bedarf
obwohl sie ihre Familie verantwortungsvoll liebt

Lycopodium D200 bei Bedarf
geht auf und davon, fährt in Ferien

Natrium carbonicum D200 bei Bedarf
gegen die ganze Gesellschaft

Acidum hydrofluoricum D200 bei Bedarf
schickt alle weg, will allein sein; abends voller Zweifel

▶ gottlos

Lachesis D200 1 × monatl.
spöttelt, intellektualisiert; gestörte Beziehung zu seiner Seele

Lycopodium D200 1 × monatl.
lästert, intellektualisiert; keine Beziehung zu seiner Seele; z. B. „Gott in Weiß"

Mercurius solubilis D200 1 × monatl.
seelenlos

Sulfur D200 1 × monatl.
heuchelt Frömmigkeit, wenn sie von Nutzen ist

Veratrum album D200 1 × monatl.
heuchelt ohne Scheu und Scham

Aurum D200 1 × monatl.
ist sich selbst ein mächtiger Gott; vergängliche Macht in goldenem Käfig

Platinum D200 1 × monatl.
ist sich selbst feierliche Majestät; wird auf Gesellschaften angebetet

▶ hinterlistig

Lycopodium D200 1 × monatl.
sinnt über Rache

Acidum nitricum D200 1 × monatl.
schwört Rache

Lachesis D200 1 × monatl.
brütet Rache aus

Hyoscyamus D200 bei Bedarf
rächt sich

▶ klebrig, verlangsamt

Barium carbonicum D200 1 × monatl.
dick, unbeholfen, zurückgeblieben

Graphites D200 1 × monatl.
fett, faul, gefräßig

▶ launisch, rascher Stimmungswechsel

Ignatia D200 1 × monatl.
lacht unbedacht; dann schluckt sie und weint krampfhaft

Valeriana D200 1 × monatl.
lustig, lebendig, gesprächig; dann traurig mit heftigem Bewegungszwang

Nux moschata D200 1 × monatl.
geschwätzig und läppisch heiter; dann bedrückt und weinerlich

Moschus D200 1 × monatl.
noch eben fröhlich, wird sie unbegründbar traurig oder tobsüchtig

Platinum D200 1 × monatl.
noch eben lacht sie demonstrativ, wird dann tobsüchtig oder weint grundlos

Palladium D200 1 × monatl.
bleibt lieber unbeachtet; ist eher frech und dreist als stolz

▶ lustig

Tuberculinum bovinum D200 1 × monatl.
junger begeisterungsfähiger Mensch mit heiterem Humor

Luesinum D200 1 × monatl.
alter zynischer Mensch mit beißendem Humor

▶ **reuevoll zornig**

Lachesis D200 1 × monatl.
winselt um Vergebung

Tarantula hispanica D200 1 × monatl.
winselt um Beistand

▶ **ruhelos, überspannt in den Wechseljahren**

Cimicifuga D3 3 × tägl.
unglücklich, traurig, launisch, kummervoll; morgens

Caulophyllum D4 3 × tägl.
gespannt mit Arbeitsdrang, regt sich leicht auf

▶ **sanft, mild, nachgiebig, nie zornig**

Pulsatilla D200 1 × monatl.
mitfühlend

Silicea D200 1 × monatl.
schwächlich, eigensinnig

Causticum D200 1 × monatl.
mitleidend

Cannabis indica D200 1 × monatl.
heiter

Carcinosinum D200 1 × monatl.
Zuneigung heischend

▶ **schreckhaft**

Ignatia D30 bei Bedarf
durch geringstes Geräusch

Silicea D12 2 × tägl.
wenn erschöpft

Kalium phosphoricum D12 2 × tägl.
ohne Grund

▶ **schrullenhaft**

Sepia D200 1 × monatl.
Gangart

Sulfur D200 1 × monatl.
Kleidung

▶ **selbstsüchtig**

Sulfur D200 1 × monatl.
mürrisch, gleichgültig, rücksichtslos, kämpferisch

Calcium carbonicum D200 1 × monatl.
weigert sich kindisch, seine Position aufzugeben; weniger kämpferisch

Lycopodium D200 1 × monatl.
weigert sich hartnäckig, seine Position aufzugeben; losgelöst, gelassen

Pulsatilla D200 1 × monatl.
möchte ständig gehätschelt und beschützt werden; halsstarrig, keck

Sepia D200 1 × monatl.
verlangt nach immer mehr; beherrschend, befehlend, bewusst missachtend

Lachesis D200 1 × monatl.
missachtet unbewusst die Bedürfnisse anderer, wenn erregt (was oft vorkommt)

Phosphorus D200 1 × monatl.
die ganze Welt dreht sich nur um ihn; unbewusste Überzeugung

Arsenicum album D200 1 × monatl.
berechnend, unerbittlich, vorteilheischend; weiß genau, was er damit will

▶ **spöttisch**

Arsenicum album D200 1 × monatl.
scharfsinnig

Lachesis D200 1 × monatl.
doppelsinnig, beißend

Sepia D200 1 × monatl.
vernichtend

Causticum D200 1 × monatl.
ätzend, brennend, leidenschaftlich

▶ **stolz**

Platinum D200 1 × monatl.
absurd hochmütig, demonstrativ

**Natrium
muriaticum D200** 1 × monatl.
vornehm, edel, unsicher

Lycopodium D200 1 × monatl.
würdig, kontrolliert seine Wirkung auf andere

Staphisagria D200 1 × monatl.
neidisch, ärgerlich

▶ **teilnahmslos**

Thuja D200 1 × monatl.
gegen das andere Geschlecht

Sulfur D200 1 × monatl.
gegen das Wohlergehen anderer, gegen sein Äußeres

Conium D200 1 × monatl.
beim Spazierengehen in frischer Luft

Staphisagria D200 1 × monatl.
nach Onanie

Cina D200 1 × monatl.
bei Zärtlichkeiten

▶ **überempfindlich gegen Schmerz**

Chamomilla D30 bei Bedarf
schreit schrill, schimpft, bissig

Ignatia D30 bei Bedarf
fällt in Ohnmacht

▶ **unempfindlich gegen Schmerz**

Opium D30 bei Bedarf
bei Schreck, Schock, Ohnmacht, Rauschgiftkonsum

Hyoscyamus D30 bei Bedarf
im schamlosen Wahnsinn, beim Sterben, beim Rauschgiftkonsum

Stramonium D30 bei Bedarf
im zerstörerischen Wahn, beim Rauschgiftkonsum

Baptisia D30 bei Bedarf
steht im Widerspruch zur Schwere der körperlichen Erkrankung (z. B. Mandelentzündung)

Helleborus D30 bei Bedarf
leidet ohne Willensäußerung

▶ **ungeduldig; Auslösung, akut**

Aconitum D200 1 × monatl.
Schreck, ungerichtete panische Angst vor einem drohenden Unheil

Arsenicum album D200 1 × monatl.
von reizbarer Schwäche mit ängstlicher Unruhe getrieben

Chamomilla D200 1 × monatl.
überempfindliche, launenhafte, lautstarke, akute Reizbarkeit bei Beschwerden

Nux vomica D200 1 × monatl.
tief sitzende, gewohnheitsmäßige, chronische Reizbarkeit

Colocynthis D200 1 × monatl.
akuter, verborgener Ärger und Zorn

Bryonia D200 1 × monatl.
chronische, tief drinnen nagende, sich langsam aufbauende Reizbarkeit und Zorn

▶ **ungeduldig; Folgen, akut**

Aconitum D200 1 × monatl.
fühlt eine drohende Katastrophe herannahen, fleht die Umwelt an, etwas dagegen zu tun

Arsenicum album D200 1 × monatl.
Angst macht ihn verrückt; treibt sich und die Umwelt gnadenlos zur Aktivität an

Chamomilla D200 1 × monatl.
wechselhaft; kann seine Umwelt nicht ertragen; alles wird verdammt, nichts kann man ihm recht machen

Nux vomica D200 1 × monatl.
überempfindliche Nörgeleien, tyrannische Wutanfälle

Colocynthis D200 1 × monatl.
windet und krümmt sich in Koliken

Bryonia D200 1 × monatl.
starr, angespannt, brummt; fletscht die Zähne, wenn gestört; Geschäftssorgen, Überessen, Gallenkolik, Gelbsucht

▸ **ungeduldig durch Bewegungsdrang**

Aconitum D200 1 × monatl.
chronische Folgen von Schreck

Jodum D200 1 × monatl.
aus Angst vor drohender Katastrophe, die zu ständiger aufgeregter Beschäftigung zwingt

Sulfur D200 1 × monatl.
voller Initiative, brillanter Ideen, Höhenflüge; fördert, beschleunigt, katalysiert; setzt Dinge und Leute in Bewegung ohne systematischen Plan zur Ausführung; ungerecht, unbeherrscht, kritisiert die undankbare Welt, die sein Genie nicht erkennt

Psorinum D200 1 × monatl.
gleicher Antrieb wie bei Sulfur, aber keine Lebensenergie; verharrt trübsinnig in ruheloser Beschäftigung; erwartet das Scheitern seiner Handlungen und die Übernahme seiner Person durch die staatliche Wohlfahrt

▸ **ungeduldig aus Frustration**

Ignatia D200 1 × monatl.
„weibliche Nux vomica"; verfeinert, gebildet, kultiviert, sanft; überreizt, bedrückt, liebeskrank, gefühlsmäßig in einer Sackgasse verwirrt; versucht verzweifelt, eigenartig, leidenschaftlich und hysterisch sich daraus zu befreien

Lachesis D200 1 × monatl.
unterdrückte Leidenschaften quälen das Innere, verwandeln sich in Hass, Neid, Grausamkeit; beherrscht andere dauerhaft und unbarmherzig

Sepia D200 1 × monatl.
Hemmung der weiblichen Qualitäten (auch bei Männern!) verwandelt sich in Trotz, Zorn, Eifersucht, Hass; aber die gefühlsbetonten, sanften, nachgiebigen, weiblichen Anteile wirken weiter, obwohl sie versteckt gehalten und abgelehnt werden

▸ **ungeduldig aus unbewusster Panik**

Argentum nitricum D200 1 × monatl.
von gespannter Nervenunruhe getrieben vor bekannten, zu erwartenden Ereignissen

Medorrhinum D200 1 × monatl.
von gespannter Gemütsunruhe getrieben vor unbekannten Ereignissen, die meist richtig vorausgeahnt werden

▸ **ungeduldig aus Selbstüberschätzung**

Platinum D200 1 × monatl.
missachtet alles, was nicht in sein Muster passt; strebt nach Besitz, opfert dafür Gefühle, Erotik; stolz, dünkelhaft, pervers, reizbar, hysterisch

Staphisagria D200 1 × monatl.
stolz, bequem, genusssüchtig, triebhaft; versteckt sich (meist unbewusst) hinter künstlichem Äußeren, das er gern von anderen bewundern lässt; gespannt, verkrampft, reizbar, hysterisch

▶ ungeduldig durch Trägheit

Calcium carbonicum D200 1 × monatl.
Auster ohne Schale; schutzlos, haltlos, hilflos; Angst und Besorgnis um seine Person machen nervös

Hepar sulfuris D200 1 × monatl.
überempfindlich, reizbar, hilflos; unbesonnen, wütend, gewalttätig; erträgt weder Widerspruch noch Unannehmlichkeiten noch Schmerz

▶ ungeduldig durch Unbeständigkeit

Silicea D200 1 × monatl.
gut strukturiert, ordentlich, wie aus dem Ei gepellt; haltlos, hilflos, scheu; ahnt sein Versagen voraus; reizbar, wenn provoziert oder unter Druck gesetzt

Pulsatilla D200 1 × monatl.
„akute Silicea"; gefühlsmäßig widersprüchlich, unentschlossen; haltlos, hilflos, sympathiebedürftig; selbstzufriedene Lieblichkeit wechselt mit reizbarer Nervosität, wenn Ansprüche nicht erfüllt werden

Kalium carbonicum D200 1 × monatl.
wechselhaftes Gemüt wie bei Pulsatilla; niedriger Pegel an Lebensenergie; widersprüchlich, reizbar, streitsüchtig, wenn die jeweilige Laune unbeachtet bleibt

▶ ungeduldig durch Vereinsamung

Lycopodium D200 1 × monatl.
übergewichtiger Intellekt, verkümmertes Gefühlsleben, geschrumpfte Lebensenergie; zurückgezogen, ungesellig; äußerlich stolz beherrschend, innerlich unsicher, unstet, minderwertig, furchtsam, depressiv

Natrium muriaticum D200 1 × monatl.
umgekehrt wie bei Lycopodium: Mangel an innerem Gleichgewicht durch Betonung der Gefühle; zurückgezogen, depressiv, schwer eindringbar; selbst auferlegt oder ausgelöst durch Kummer, Verlust, Verlassenheit; beherrschend, rücksichtslos, erfolgreich

Aurum D200 1 × monatl.
trägt schwer am Gewicht echter und eingebildeter Verantwortung, sich selbst auferlegt oder gefordert durch die Notwendigkeit widriger Umstände; brütet, macht sich Vorwürfe; hoffnungslos, ruhelos, tief melancholisch

▶ ausgesprochen unhöflich

Hepar sulfuris D200 1 × monatl.
hilflos, unbedacht, reizbar; schlägt Wunden, die, wie seine eigenen, lange eitern; lächelt nie; unbarmherziger Gläubiger

Mercurius solubilis D200 1 × monatl.
immer gedankenabwesend, immer unzufrieden; schlägt tief greifende, brennende Wunden; weder amüsant noch amüsierbar

▶ ausgesprochen unnatürlich

Natrium muriaticum D200 1 × monatl.
geziert

Petroleum D200 1 × monatl.
affig

Carbo vegetabilis D200 1 × monatl.
lügnerisch, dümmlich

Graphites D200 1 × monatl.
albern, dümmlich

Platinum D200 1 × monatl.
überheblich

▶ immer unzufrieden

Hepar sulfuris D200 1 × monatl.
barsch, reizbar, tätlich, unerbittlich

Mercurius solubilis D200 1 × monatl.
ungehorsam, streitsüchtig, klagt über alle und alles

Acidum nitricum D200 1 × monatl.
angriffslustig, flucht über alle und alles

Platinum D200 1 × monatl.
mit der ganzen Welt, fühlt sich in die Enge getrieben

Lachesis D200 1 × monatl.
hat das Gefühl, etwas zu verpassen; vergnügungssüchtig

Sepia D200 1 × monatl.
hat das Gefühl, etwas verpasst zu haben; diskussionssüchtig

▶ **widersprüchlich**

Ignatia D200 1 × monatl.
lacht, wenn es traurig ist; Zahnschmerzen besser beim Kauen; Kopfweh besser beim Bücken; durstloses, frostfreies Fieber besser durch Abdecken, Halsweh besser durch Schlucken; Husten schlimmer durch Abhusten

Pulsatilla D200 1 × monatl.
fröstelt stets, braucht aber kalte, frische Luft

▶ **zerstreut**

Nux moschata D200 1 × monatl.
wie auf Wolken; immer trockener Mund, aber durstlos

Phosphorus D200 1 × monatl.
wie im Traum; immer leicht erregbar

Verhalten, sonderlich

▶ **Abneigung gegen bestimmte Personen**

Natrium muriaticum D200 bei Bedarf
stolz; aus unbestimmten Gründen

Calcium carbonicum D200 bei Bedarf
schüchtern; unerklärlich

▶ **beleidigt und beschimpft andere ständig**

Nux vomica D200 1 × monatl.
gewohnheitsmäßig; nörgelt, tyrannisiert seine Familie willkürlich

Acidum nitricum D200 1 × monatl.
anfallsartig; flucht, greift an

Hepar sulfuris D200 1 × monatl.
überraschend; könnte seine Umwelt umbringen

Lachesis D200 1 × monatl.
aus Hass über sich selbst; spöttelt

▶ **beleidigt Ehepartner in Gegenwart der Kinder (oder Fremder)**

Lachesis D200 1 × monatl.
unbeherrscht

Anacardium D200 1 × monatl.
böser Wille

Arsenicum album D200 1 × monatl.
Denunziant

Veratrum album D200 1 × monatl.
erfolgssüchtig, geschwätzig, lässt niemanden neben sich gelten

Nux vomica D200 1 × monatl.
die Familie hat sich dran gewöhnt

▶ **bemitleidet sich selbst**

Calcium carbonicum D200 1 × monatl.
Freundlichkeit und Opferbereitschaft werden mit Füßen getreten; jammert

Staphisagria D200 1 × monatl.
Sinn für (persönlich empfundene) Gerechtigkeit findet kein Gehör; entrüstet sich

Causticum D200 1 × monatl.
wenn alkoholisiert, weint über sein unglückliches Elend

▶ **beschuldigt jeden, in dessen Schuld er steht**

Phosphorus D200 1 × monatl.
destruktive Seite; kann sich nicht verpflichten

▶ **kann kein Blut sehen**

Alumina D200 bei Bedarf
grässliche Anwandlungen, Zwang zu Mord und Selbstmord beim Anblick von Blut

Nux moschata D30 bei Bedarf
fällt ohne Vorzeichen plötzlich in Ohnmacht

Valeriana D30 bei Bedarf
zittrig, fällt in Ohnmacht

▶ **Brechwürgen bei Aufregung**

Argentum nitricum D30 bei Bedarf
krampfhaft, erschöpfend

Veratrum album D30 bei Bedarf
erbricht große Mengen

▶ **Nesselsucht bei Aufregung**

Bovista D30 bei Bedarf
matt, abgeschlagen

▶ **buckelt nach oben, tritt nach unten**

Magnesium carbonicum D200 1 × monatl.
während er auf seinen Chef wartet, zieht er seine Unterlippe nach vorne, wippt im Stehen auf den Vorderfüßen; „Guten Morgen, Herr Chef(arzt)", buckelt er ihm entgegen; verunsichert, zurückhaltend

Veratrum album D200 1 × monatl.
stolz, dogmatisch; alle sind doof nur er nicht

▶ **diskutiert gewandt**

Sulfur D200 1 × monatl.
provozierend; trainiert seinen Intellekt; Fundament seiner Verständigungsart

Phosphorus D200 1 × monatl.
heiter; nährt seinen Spaß (in jeder Lage)

Lycopodium D200 1 × monatl.
unverwüstlich; verchromt sein Prestige

Natrium muriaticum D200 1 × monatl.
schulmeisterlich; pflegt seine Kränkungen daraus

Arsenicum album D200 1 × monatl.
rechthaberisch; poliert sein Image

▶ **ständig in Eile**

Argentum nitricum D200 1 × monatl.
wie von der Peitsche getrieben; geht immer schneller

Alumina D200 1 × monatl.
kann nichts schnell genug tun; Zeit vergeht zu langsam

Jodum D200 1 × monatl.
besorgniserregend aufgeregt, unstete Augen

Cimicifuga D200 1 × monatl.
„es muss etwas geschehen"

Veratrum album D200 1 × monatl.
geschäftig mit Nichtigkeiten; geschwätzig

Medorrhinum D200 einmalig
sykotische Hast

▶ **lässt Dinge fallen**

Apis D30 bei Bedarf
hysterisch; Periode bleibt aus; Pubertät, Wechseljahre

Bovista D30 bei Bedarf
ungeschickt; Glieder wie vergrößert

Agaricus D30 bei Bedarf
erregt, zittrig, schusselig

▸ **freundlich zu Vorgesetzten, hart zu Untergebenen**

Lycopodium D200 1 × monatl.
Mangel an Selbstvertrauen

Veratrum album D200 1 × monatl.
rücksichtslos, selbstüberzogen, Prinzipienreiter

▸ **freundlich zu Fremden, nicht aber zur Familie**

Lycopodium D200 1 × monatl.
„Gassenengel", „Hausteufel"; sucht die Mücke an der Wand, das Haar in der Suppe

Nux vomica D200 1 × monatl.
verausgabt sich in Gesellschaft, nörgelt zu Hause übel gelaunt an allem rum

Pulsatilla D200 1 × monatl.
schüttet ihre Lieblichkeit über die Nachbarn, zu Hause verlangt sie danach

Veratrum album D200 1 × monatl.
schwatzhafter Streber, geschwätziges Waschweib, scheinheiliger Rentner; redet über die Fehler anderer, verträgt aber keine Kritik an seiner Person

▸ **Handbewegungen**

Arsenicum album D200 1 × monatl.
hebt sie abwehrend hoch, droht mit dem Finger oder weist damit zurecht

Pulsatilla D200 1 × monatl.
faltet die Hände

Kalium bromatum D200 1 × monatl.
windet die Hände

Moschus D200 1 × monatl.
legt die Hände übereinander

Phosphorus D200 1 × monatl.
theatralische Gebärden

▸ **Qualität des Händedrucks**

Lycopodium D200 1 × monatl.
fest und dankbar, wenn ihm geholfen wurde; Tränen stehen in den Augen

Natrium muriaticum D200 1 × monatl.
zieht seine Hand auffallend rasch zurück

Arsenicum album D200 1 × monatl.
kalt, trocken, kräftig

Silicea D200 1 × monatl.
rau, rissig, schwach

Calcium carbonicum D200 1 × monatl.
kalt, klamm, schlaff

Hepar sulfuris D200 1 × monatl.
kalt, klamm, nicht so schlaff wie bei Calcium

Thuja D200 1 × monatl.
schwach, schweißtriefend

▸ **schreitet wie ein Herrscher einher**

Sulfur D200 1 × monatl.
trägt Lumpen, Fetzen, Papierkrone (Kinder, Fasching, Altersheime)

Platinum D200 1 × monatl.
gekleidet wie eine Königin oder mit dem letzten Modeschrei

Phosphorus D200 1 × monatl.
glaubt adlig zu sein

Lycopodium D200 1 × monatl.
würdig, seiner Wirkung bewusst

▸ **schleppt ihre ganze Familie zum Homöopathen**

Arsenicum album D200 1 × monatl.
setzt sich äußerst hartnäckig dafür ein

Natrium muriaticum D200 1 × monatl.
durch ihre lang anhaltende, nachdrückliche Begeisterung

Pulsatilla D200 1 × monatl.
durch ihr inständiges Flehen

▸ **hysterische Anfälle**

Ignatia D30 bei Bedarf
epilepsieartig bei Tadel

Moschus D30 bei Bedarf
tetanische Krämpfe

Tarantula hispanica D30 bei Bedarf
Lachkrämpfe, epilepsieartige Krämpfe, wenn nicht beachtet

Kalium phosphoricum D12 bei Bedarf
weint, lacht, gähnt, krampft, bewusstlos

Gelsemium D30 bei Bedarf
Krämpfe des Kehlkopfdeckels

Belladonna D30 bei Bedarf
Hirnkrämpfe; laute Erregung; krebsrot, weite Pupillen, wilder Blick

▸ **hysterisch nach Blutverlust**

Sticta D30 bei Bedarf
weint, taumelt, schwebt

Cannabis indica D200 bei Bedarf
lacht geschwätzig, fliegt

▸ **hysterisch, fällt leicht in Ohnmacht**

Ignatia D30 bei Bedarf
bei Liebeskummer, nach Tadel; erwacht mit einem tiefen Seufzer

Nux moschata D30 bei Bedarf
bei geringfügiger seelischer Erregung; findet alles lächerlich

Moschus D30 bei Bedarf
bei Zorn und Wut; steigert sich, wird blass, blau; berauscht, verwirrt

Phosphorus D30 bei Bedarf
bei ohnmächtiger Situation wie z. B. schlechten Nachrichten

Valeriana D30 bei Bedarf
beim geringsten Schmerz

Pulsatilla D30 bei Bedarf
in der Pubertät; spärliche Periode; fröstelt ständig

▸ **klagt und beklagt sich laufend**

Sulfur D200 1 × monatl.
über die Welt, die sein Genie verkennt

Nux vomica D200 1 × monatl.
über die Fliege an der Wand

Lachesis D200 1 × monatl.
über die Sensationen in dieser Welt

Calcium carbonicum D200 1 × monatl.
über seine Gesundheit oder Krankheit

Causticum D200 1 × monatl.
über die Grausamkeiten in dieser Welt

▸ **schlägt mit dem Kopf gegen die Wand**

Millefolium D4 stündl.
zum Beispiel bei Kopfschmerz mit Blutandrang; rot, schlaff, atonisch; Gegenteil von Arnica!

Hyoscyamus D30 bei Bedarf
bei Folge von Kummer, bei hirn- oder geistesgestörten Kindern; blass

▸ **spielt mit eigenem Kot**

Mercurius solubilis D200 einmalig
als vernachlässigtes Kind

Hyoscyamus D200 einmalig
im verwirrten Alter

Veratrum album D200 einmalig
… und frisst ihn

▶ **albernes Lachen**

Agaricus D30 bei Bedarf
hektisch; hampelt von einem Thema zum anderen

Calcium carbonicum D30 bei Bedarf
träge, töricht; redet sinnlos, was ihm gerade in den Sinn kommt

▶ **„dummes" Lachen**

Cannabis indica D200 bei Bedarf
berauscht

Hyoscyamus D200 bei Bedarf
enttäuscht

Platinum D200 bei Bedarf
abschätzend

▶ **„geiles" Lachen**

Bufo D30 bei Bedarf
einfältig

Crocus D30 bei Bedarf
albern, läppisch

Veratrum album D30 bei Bedarf
mannstoll

▶ **krampfhaftes Lachen**

Ignatia D30 bei Bedarf
endet meist in Weinen

Moschus D30 bei Bedarf
unkontrollierbar, erstickt fast dabei

Tarantula hispanica D200 bei Bedarf
maßlos; ruhelos, Glieder zittern; Musik beruhigt

Platinum D200 bei Bedarf
laut, ungestüm, demonstrativ; endet meist in Tobsucht

▶ **schallendes Lachen**

Ammonium carbonicum D200 1 × monatl.
über Nichtigkeiten; leer

Barium carbonicum D200 1 × monatl.
lacht wie wahnsinnig über Nichtigkeiten; dumm

Sulfur D200 1 × monatl.
über deftige Witze

▶ **„wieherndes" Lachen**

Tuberculinum bovinum D200 bei Bedarf
ruhelos, verwöhnt; erkältlich, Kopfweh, Magenweh; verlangt nach Obst und Milch

▶ **lacht bei traurigen Anlässen**

Ignatia D30 bei Bedarf
hysterisch verwirrt

Natrium muriaticum D200 bei Bedarf
gefühlsmäßig verwirrt

Anacardium D30 bei Bedarf
lacht, obwohl er weinen wollte

▶ **lacht und weint im Wechsel**

Ignatia D30 bei Bedarf
Weinkrämpfe

Moschus D30 bei Bedarf
Wutanfälle

Nux moschata D30 bei Bedarf
Blähsucht mit beträchtlichem Aufstoßen

Asa foetida D30 bei Bedarf
Blähsucht, die nach oben drückt

▶ **im Umgang mit der Liebe**

Phosphorus D200 1 × monatl.
genießt viele Partner und Beziehungen; aufregend, vergnüglich, zärtlich

Pulsatilla D200 1 × monatl.
geht mit Leichtigkeit zärtliche, liebevolle Beziehungen ein; als natürlich, notwendig empfunden

Sulfur D200 1 × monatl.
tröstet und bindet sich schnell aufs Neue nach gebrochener Beziehung; „das steht jedem Menschen zu"

Lycopodium D200 1 × monatl.
losgelöst, gelassen, distanziert; kann liebevolle Gefühle nicht erwidern

Lachesis D200 1 × monatl.
leidenschaftlich stark, unzuverlässig

Natrium muriaticum D200 1 × monatl.
vielschichtige, sehnsüchtig quälende Gefühle; unerreichbares Ideal

Arsenicum album D200 1 × monatl.
lässt sich auf gefühlsmäßig unvorteilhafte Position nicht ein

Sepia D200 1 × monatl.
alles ist Pflicht, Verantwortung oder Last

▶ **im Umgang mit der Liebe zu ihren Kindern**

Phosphorus D200 1 × monatl.
aufregend zärtlich, heiter; manchmal effektheischend

Pulsatilla D200 1 × monatl.
überschüttet sie mit natürlichen Zärtlichkeiten; manchmal zu anspruchsvoll

Calcium carbonicum D200 1 × monatl.
mühelos einfühlend; verwöhnt sie und erfreut sich an ihnen

Sulfur D200 1 × monatl.
streichelt sie, wie er seinen Besitz liebkost; ist stolz auf sie

Lycopodium D200 1 × monatl.
besorgt, aber losgelöst, gelassen, distanziert; Kinder haben zu gehorchen

Sepia D200 1 × monatl.
distanziert; kann mit Zuneigung schlecht umgehen, verursacht Belastung; aber pflichtbewusst und verantwortungsvoll

Lachesis D200 1 × monatl.
leidenschaftliche Zuneigung, aber nicht immer verlässlich, oft unkritisch

Natrium muriaticum D200 1 × monatl.
gewissenhaft, bedacht, gefühlvoll; leitet sie instinktiv an, manchmal zu schulmeisterlich

Arsenicum album D200 1 × monatl.
zu gewissenhaft; übernimmt die Führung und organisiert ihr Leben; manchmal zu rücksichtslos

▶ **tastet unentwegt seine Lippen ab**

Phosphorus D200 1 × monatl.
träumt und staunt

▶ **droht mit Messer**

Hepar sulfuris D200 1 × monatl.
fähig zu morden

Tarantula hispanica D200 1 × monatl.
es bleibt bei der Drohung

▶ **verletzt sich mit Messer**

Natrium sulfuricum D200 1 × monatl.
muss an sich halten, um sich nicht zu töten

Lyssinum D200 1 × monatl.
ritzt sich die Haut auf

▶ **kann kein Messer sehen**

Mercurius solubilis D200 1 × monatl.
sich selbst und andere zu töten

Platinum D200 1 × monatl.
Zwang, Kind und Ehemann zu töten

Alumina D200 1 × monatl.
Mordsucht beim Anblick von Blut

Silicea D200 1 × monatl.
Angst vor spitzen Messern

▶ zieht sich nackt aus

Hyoscyamus D200 bei Bedarf
gebärdet sich anzüglich und sexuell erregt

▶ kaut an den Nägeln

Cina D200 1 × monatl.
nervös, grimassierend, verwurmt

Arsenicum album D200 1 × monatl.
pedantisch, nichts darf überstehen

Silicea D200 1 × monatl.
offenbar unsicher

Lycopodium D200 1 × monatl.
versteckt unsicher

Natrium muriaticum D200 1 × monatl.
besorgt unsicher

Sulfur D200 1 × monatl.
nervös, juckt und kratzt sich überall

Medorrhinum D200 1 × monatl.
hastig, angespannt; kaut die Nägel runter bis zur Wurzel

▶ bohrt ständig in der Nase

Cina D6 3 × tägl.
nervöse Wurmkinder

Arum triphyllum D6 3 × tägl.
beißt sich die Lippen auf

Sulfur D12 2 × tägl.
bohrt und zupft sich überall

▶ kann schlecht „nein" sagen

Natrium muriaticum D200 1 × monatl.
möchte nicht verletzen, fühlt sich irgendwie schuldig, flüchtet sich in rationale Rechtfertigungen

Phosphorus D200 1 × monatl.
zeigt sich lieber einfühlend, gibt aber unbeschwert seine Zusage auf, wenn die Lust daran verlorengeht

Arsenicum album D200 1 × monatl.
zeigt sich eher gütig, verständig; opfert sich, bis man ihn „ans Kreuz nagelt"

Pulsatilla D200 1 × monatl.
stets unentschlossen, redet drum herum

Carcinosinum D200 1 × monatl.
aus Mangel an eigenen Bedürfnissen

Sulfur D200 1 × monatl.
macht tausend Zusagen ohne Umsetzung oder findet einen zu gutmütigen Mitmenschen, der sie ausführt

▶ im Umgang mit Problemen

Calcium carbonicum D200 1 × monatl.
zieht sich zurück, traurig, stirbt

Calcium phosphoricum D200 1 × monatl.
springt darüber hinweg trotz seiner Schwäche

Calcium fluoratum D200 1 × monatl.
setzt sich ein mit Kraft, gewissenhaft, will alles meistern

▶ putzwütig vor der Periode

Helonias D12 2 × tägl.
bereitet ihr Nest zum Nisten vor

▸ **kann der Rede eines anderen nicht zuhören**

Arsenicum album D200 1 × monatl.
hört nur sich selbst gerne reden

Lycopodium D200 1 × monatl.
steht auf, geht raus

Sulfur D200 1 × monatl.
schläft ein

Agaricus D200 1 × monatl.
schwätzt oder schweigt und antwortet auf keine Frage

▸ **redet über die Fehler anderer**

Veratrum album D200 1 × monatl.
mit großer Geschwätzigkeit; aber Vorsicht bei Kritik (!); wird ausfällig

Staphisagria D200 1 × monatl.
mit großer Entrüstung; grübelt darüber nach

▸ **rülpst laut**

Antimonium crudum D12 2 × tägl.
rüpelhaft

Moschus D12 2 × tägl.
Schluckauf

Asa foetida D4 3 × tägl.
umgekehrte Bewegungen des Verdauungstraktes

▸ **verzweifelt still über seine Schwäche**

Phosphorus D200 1 × monatl.
im Schatten seines ehemaligen Lichtes

Calcium carbonicum D200 1 × monatl.
sorgenvoll, ablehnend, böse

Kalium carbonicum D200 1 × monatl.
reizbar

Silicea D200 1 × monatl.
scheu, schicksalsergeben

Sepia D200 1 × monatl.
menschenscheu, verschlossen

Psorinum D200 1 × monatl.
sorgenvoll, menschenfeindlich, lebensüberdrüssig

▸ **verzweifelt nie über seine Schwäche**

Sulfur D200 1 × monatl.
viel zu beschäftigt, „um solchem Unsinn stattzugeben"

Lycopodium D200 1 × monatl.
versteckt sie geschickt aus Furcht, sie könne eines Tages auffliegen und vergisst sie, weil er ein rechtschaffenes Leben führt

▸ **sucht einen Arzt nach dem anderen auf**

Phosphorus D200 1 × monatl.
schwärmt begeistert von jeder neuen Therapierichtung

Arsenicum album D200 1 × monatl.
probiert alle aus, bleibt aber dem treu, der ihm geholfen hat

▸ **liebt Tiere mehr als Menschen**

Carcinosinum D200 1 × monatl.
gefühlvoll gegenüber Tieren, weniger gegenüber sich selbst und anderen Menschen

Lycopodium D200 1 × monatl.
gefühllos gegenüber Menschen; das Tier entdeckt seine Schwächen nie

Silicea D200 1 × monatl.
Angst, mit seiner Zuneigung bei Menschen zu versagen

Sepia D200 1 × monatl.
Schoßhunddame oder Bulldoggenliebe;

Tiere kann man beherrschen, Menschen dagegen weniger

Arsenicum album D200 1 × monatl.
Katzen; bewundert sie wegen ihrer Unabhängigkeit

▶ **sucht Trost**

Aconitum D30 bei Bedarf
bei Angst, Herzklopfen; will Hand gehalten haben

Pulsatilla D30 bei Bedarf
kehrt ihre Probleme nach außen; will bemitleidet werden

Calcium carbonicum D30 bei Bedarf
unbeholfen, braucht in allem Bestätigung

Carcinosinum D200 bei Bedarf
sucht Trost, Lob, Anerkennung und tut vieles dafür, um zu gefallen

Phosphorus D30 bei Bedarf
bei Angst, Alleinsein; will gestreichelt werden

▶ **lehnt Trost ab**

Ignatia D30 bei Bedarf
weint in der Stille

Natrium muriaticum D200 bei Bedarf
Trost verschlimmert Beschwerden

Cactus D3 3 × tägl.
weint ohne Grund

▶ **fühlt sich vernachlässigt**

Ignatia D200 bei Bedarf
durch ihre Freunde; lehnt aber Zuneigung ab

Hyoscyamus D200 bei Bedarf
ist tatsächlich seelisch vernachlässigt, projiziert dies auf materielle Ebene

Lac caninum D200 bei Bedarf
„keiner liebt mich, alle sind gegen mich"

Carcinosinum D200 bei Bedarf
„keiner mag mich, es wäre besser, ich wäre tot"

▶ **Folge von Vernachlässigung**

Bufo D12 2 × tägl.
jung, weiblich; schwachsinnig, mannstoll

Acidum sulfuricum D12 2 × tägl.
jung, männlicher Partner von Bufo; verwahrlost, Säufer

Crocus D12 2 × tägl.
alt, weiblich; albern, geckig, mannstoll

Conium D12 2 × tägl.
alt, männlicher Partner von Crocus; albern, renommiert, Möchtegern

▶ **vernichtet mit Worten**

Aurum D200 1 × monatl.
wortstark, gewandt; schiebt seine Umwelt wie ein Bulldozer gegen die Wand

▶ **verschweigt oder verdreht Tatsachen**

Natrium muriaticum D200 1 × monatl.
verschweigt bewusst, um sein geheimes Selbstbildnis zu schützen

Lycopodium D200 1 × monatl.
verstellt sich, um ein wirkungsvolles Selbstbildnis abzugeben

Phosphorus D200 1 × monatl.
verdreht, weil verwirrt oder nicht bewusst über sein wirkliches Selbstbildnis

▶ **verwechselt, was er tun könnte …**

Phosphorus D200 1 × monatl.
mit dem, was er getan hat; glaubt daran und überzeugt andere glaubhaft

Sulfur D200 1 × monatl.
mit dem, was er bereits ausgeführt hat; glaubt daran, und treibt alle anderen an, dass es wahr werde

▸ **weint bei Lob**

Lycopodium D200 1 × monatl.
Tränen schießen ihm rührselig in die Augen

▸ **weint bei Musik**

Thuja D200 bei Bedarf
Beine zittern

Sepia D200 bei Bedarf
bei Klaviermusik

Graphites D200 bei Bedarf
berührt und irritiert, stellt Musik ab

Ignatia D200 bei Bedarf
spielt Musik und weint dabei; Melancholie

Natrium muriaticum D200 bei Bedarf
bei sanfter Musik

Natrium carbonicum D200 bei Bedarf
unbestimmtes, banges Angstgefühl

Natrium sulfuricum D200 bei Bedarf
depressiv bei fröhlicher Musik

Lycopodium D200 1 × monatl.
feuchte Augen bei Volksmusik

Lachesis D200 bei Bedarf
bei patriotischer Musik (z. B. Nationalhymne)

▸ **weint beim Stillen**

Pulsatilla D200 bei Bedarf
aus Rührung oder ohne Grund

▸ **kann bei Todesfall nicht weinen**

Calcium fluoratum D200 bei Bedarf
verhärtet

▸ **weiß schon im Voraus, was andere sagen wollen**

Phosphorus D200 1 × monatl.
alle Sinne überempfindlich; siebter Sinn

Lachesis D200 1 × monatl.
alle Antennen ausgefahren; Schlange als Symbol des Überbewusstseins

▸ **widerspricht mit sichtlichem Vergnügen**

Lachesis D200 1 × monatl.
lacht höhnisch und macht die anderen lächerlich

Arsenicum album D200 1 × monatl.
spöttisch, um andere zu ärgern

Mercurius solubilis D200 1 × monatl.
chronisch verbissen, willenlos

Causticum D200 1 × monatl.
starrköpfige Geisteshaltung

Alumina D200 1 × monatl.
ohne logische Gedankenfolge

Lycopodium D200 1 × monatl.
erkennt die Schwächen anderer und teilt sie unverblümt mit

▸ **knirscht mit den Zähnen im Schlaf**

Tuberculinum bovinum D200 einmalig
Therapiebeginn

Apis D30 bei Bedarf
Hirnhautreizung, Hirndruck, Cri encéphalique

Belladonna D30 bei Bedarf
Krämpfe, Zuckungen, Kopfrollen

Cina D6 3 × tägl.
nervöse Wurmkinder, unklares Erbrechen tagsüber

Zincum metallicum D30 bei Bedarf
Hirnerregung, Beinunruhe

▶ **immer in allem zögernd**
Petroleum D200 1 × monatl.
zaudernd, unschlüssig, willenlos

Verhalten des Kindes

(⇨ Teil 2, Verhalten, allgemein; Benehmen und Schule)

Erbnosoden

Tuberculinum bovinum D200 1 × monatl.
schlecht gelaunt, heiter oder zornig, überschätzt sich

Psorinum D200 1 × monatl.
traurig, verzweifelt, minderwertig, ängstlich

Carcinosinum D200 1 × monatl.
eckig, eifersüchtig, hinterlistig, ängstlich, feige

Medorrhinum D200 1 × monatl.
zerstörerisch nach langer Überlegung, griesgrämig, ungeduldig

Luesinum D200 1 × monatl.
bösartig, klaut, lügt; musisch, logisch, analytisch

Charakterbilder

▶ **Blumenliebhaber**

Phosphorus D200 1 × monatl.
liebt alles, was schön ist; verträgt keinen Blumengeruch (Allergie, Asthma)

▶ **„braves" Kind**

Calcium carbonicum D200 bei Bedarf
aber böse, wenn es langzeitig getadelt wird oder unbeachtet bleibt

Belladonna D200 bei Bedarf
aber heftig und unausstehlich, wenn es krank wird oder etwas schief geht

Carcinosinum D200 bei Bedarf
fast immer mild, tut vieles für ein bisschen Lob

▶ **Dauerschreikind**

Magnesium carbonicum D200 bei Bedarf
will abends nicht ins Bett, morgens nicht raus

▶ **Grimassenschneider**

Cuprum metallicum D200 bei Bedarf
krampfartig

Stramonium D200 bei Bedarf
fratzenhaft

Cina D200 bei Bedarf
clownhaft

Agaricus D12 2 × tägl.
tickartig

Ignatia D12 2 × tägl.
angestrengt, beim Sprechen

▶ **Kraftmeier**

Sulfur D200 1 × monatl.
ständig lauthals in Aktion; erschöpft sich nie

Calcium fluoratum D12 2 × tägl.
kasperhaft, angeberisch; erschöpft nur durch überschüssige Aktionen

Acidum hydrofluoricum D200 1 × monatl.
schon beim Erwachen; abends müde, verzweifelt

▸ **„Knallfrosch"**

Phosphorus D200 1 × monatl.
gewaltige Explosion, aber enttäuschendes Qualmen

▸ **„meins ist das Beste"**

Sulfur D200 1 × monatl.
frühzeitig entwickeltes Gefühl für Besitz und Geld; sammelt alles chaotisch

Arsenicum album D200 1 × monatl.
frühzeitig entwickeltes Gefühl für Besitz und Ordnung; sammelt alles genau

▸ **Petzer**

Arsenicum album D200 1 × monatl.
Inquisitor

Natrium muriaticum D200 1 × monatl.
Streber

Lachesis D200 1 × monatl.
Neider

▸ **verwöhnter Prinz**

Cuprum metallicum D200 1 × monatl.
verzogener Bengel, erfuhr nie Widerstand; ruhelos, geschwätzig, lacht, singt, schimpft

▸ **Trotzkopf**

Mercurius solubilis D200 1 × monatl.
schmollt ausgedehnt

▸ **verweichlichtes Wohlstandskind**

Magnesium carbonicum D200 1 × monatl.
erregt, reizbar, unberechenbar; dumm, dreist, schlaff

▸ **Vagabund (ständig außer Haus)**

Belladonna D200 1 × monatl.
Wandertrieb; beliebtes Kind mit rosigen Wangen

Nux vomica D200 1 × monatl.
freundlich zu Nachbarn, sucht seinen Vorteil; mürrisch zu Hause

Bryonia D200 1 × monatl.
macht „Geschäfte" oder überisst sich bei Nachbarn

▸ **Zappelphilipp**

Magnesium carbonicum D200 1 × monatl.
der ewig Ungeliebte; uneheliches Kind, kopfhängerisch, schweigsam; zuckt im Gesicht, blass, hitzige Röte nach heißen Speisen

Charaktereigenschaften

▸ **angriffslustig**

Acidum nitricum D200 bei Bedarf
plötzliche, heftige, hasserfüllte Ausbrüche, flucht und spuckt; spielt gern mit dem Feuer; schlecht in der Schule; isst süß und scharf

▸ **glaubt ausgelacht zu werden**

Calcium carbonicum D200 1 × monatl.
schweigt, steht am Rande, beobachtet

Barium carbonicum D200 1 × monatl.
versteckt sich

▸ **depressiv**

Thuja D200 1 × monatl.
feinfühlend, verletzbar, Trauer ohne Tränen; denkt lange über Kleinigkeiten nach;

empfindlich gegen fremde Menschen; Musik rührt zu Tränen

Aurum D200 1 × monatl.
leblos, furchtsam, schreckhaft, lange betrübt; seufzt und schluchzt im Schlaf

Natrium muriaticum D200 1 × monatl.
protestiert still gegen das spannungsgeladene Familienleben

Cicuta D200 1 × monatl.
durch traurige Geschichten

Calcium carbonicum D200 1 × monatl.
durch Leistungszwang

▸ **depressiv, eher Mädchen**

Arsenicum album D200 1 × monatl.
beim Alleinsein, ist viel allein gelassen worden; terrorisierte Kindheit

Lachesis D200 1 × monatl.
misstrauisch, aggressiv, eifersüchtig, redselig

Sepia D200 1 × monatl.
verneint alles, spielt die Lässige

Helleborus D200 1 × monatl.
gleichgültig, abweisend, abgestumpft, willenlos; schulmüde, wortkarg; ungeliebt

▸ **ehrgeizig und kräftig**

Hepar sulfuris D200 1 × monatl.
verbissen ehrgeizig; kneift Geschwister und Spielkameraden; erkältet bei jedem Luftzug; jede kleine Verletzung eitert

▸ **eifersüchtig auf die Geburt eines Geschwisterchens**

Hyoscyamus D200 bei Bedarf
und spielt selbst Baby

▸ **erregt, anfallsartig**
(zornig, zittert, bereut)

Silicea D200 1 × monatl.
flüchtet nach vorn, wirkt hilflos; untröstlich

Lycopodium D200 1 × monatl.
wirkt kläglich; nicht ablenkbar

Kalium bromatum D200 1 × monatl.
wirkt ängstlich; gut ablenkbar

Phosphorus D200 1 × monatl.
setzt seinen Wert in Szene; tröstbar

▸ **erregt, impulsiv**
(rot, unkontrolliert, gefährlich; zerstört rasch Hindernisse, Widerstände, Einengung)

Chamomilla D200 1 × monatl.
überempfindlich gegen Schmerz, gegen Verbote; tritt mit Füßen, schlägt nach der Mutter mit Fäusten, ist nicht zu beruhigen

Stramonium D200 1 × monatl.
nach schweren seelischen Erlebnissen; glaubt sich verfolgt; grundlos zornig, aggressiv, schlägt zu, verletzt sich ohne Schmerzäußerung; bereut nicht, da Geschehenes vergessen wird

Carboneum sulfuratum D200 1 × monatl.
Kinder von Alkoholikern oder alkoholisierte Kinder; verletzen sich in ihrer Wut

Cina D200 1 × monatl.
Jungen von mäßiger Intelligenz, mürrisch, provozierend; Mädchen kapriziös, grimassierend; Nase und After jucken

Hepar sulfuris D200 1 × monatl.
grob, aber feige; plötzlich angriffslustig; überempfindlich auf Eindrücke, Schmerz; liebt Feuer

Charaktereigenschaften — Teil 2 Verfassung

Mercurius solubilis D200 1 × monatl.
benachteiligt, behindert, unfähig; durch Geburt oder Erziehung

▸ **erregt; hochmütig, bestimmend**

(rot, reizbar auf Widerspruch, kurzzeitiger Zorn, heftige Gebärden, selten tätlich)

Sulfur D200 1 × monatl.
selbstsüchtig; stößt Drohungen aus, setzt sie nicht um

Nux vomica D200 1 × monatl.
ungeduldig; lässt sich an Gegenständen aus

Aurum D200 1 × monatl.
herrisch, gewalttätig, schlägt zu

▸ **erregt; verletzt aus Entrüstung**

(heftig, gewalttätig, blass-bläulich, schuldbewusst)

Lycopodium D200 1 × monatl.
stolz, provozierend, verächtlich; unsicher, ängstlich, nachtragend

Sepia D200 1 × monatl.
lange aufgestauter Zorn, rachsüchtig im Stillen

Staphisagria D200 1 × monatl.
überempfindlich, übertreibt, zittert; versucht sich zu beherrschen, was ihn krank macht

Arsenicum album D200 1 × monatl.
tyrannisiert seine Umwelt mit Kaprizen und Ansprüchen

▸ **frech, appetitlos**

Abrotanum D4 3 × tägl.
abgemagert, hohläugig

▸ **frech, fühlt sich vernachlässigt**

Palladium D200 bei Bedarf
schimpft ständig darüber; verlangt, dass man ihm schmeichelt

▸ **gefräßig, dick**

Sulfur D200 1 × monatl.
isst alles, was ihm in die Quere kommt; träge

Calcium carbonicum D200 1 × monatl.
öffnet seine Schale nur, um Essen aufzunehmen; träge

Capsicum D200 1 × monatl.
immer hungrig, verstopft; lasch, sehr vergesslich

Antimonium crudum D200 1 × monatl.
übergewichtig, bleich, auffallende Rötung um die Augen

Pulsatilla D200 1 × monatl.
isst, wenn nicht beachtet und geliebt

Graphites D200 1 × monatl.
fett, bleich, frostig, müde, traurig

▸ **gefräßig, dünn**

Jodum D200 1 × monatl.
dauernd beschäftigt, Kleinigkeiten in den Mund zu stecken; unerwartet reizbar

Acidum hydrofluoricum D200 1 × monatl.
untergewichtig, zarte Knochen, schlechte Zähne, helle Haut und Haare; lebensfroh

Phosphorus D200 1 × monatl.
hungrig und durstig abends und nachts; schmächtig, zart, aufgeweckt, nervös

Lycopodium D200 1 × monatl.
isst viel; lang, hager, sieht gelblich aus; widerspenstig

Sulfur D200 1 × monatl.
hungrig auf alles; schmalbrüstig, Spinnenbeine, Strickndelfinger, dicker Bauch

Psorinum D200   1 × monatl.
immer hungrig, immer krank; sieht ungesund und schmutzig aus; keine Lebensfreude

▸ gleichgültig

Acidum phosphoricum D200   bei Bedarf
erschöpft und verlangt nach nichts mehr

▸ lügt

Opium D200   einmalig
rot, kräftig; viel unglaubwürdiger Dampf, wenn in Hochstimmung

Lachesis D200   einmalig
rot, kräftig; voller technokratischer Phantasie, glaubt selbst daran

Aurum D200   einmalig
rot, untersetzt; überschätzt sich selbst, wenn in Hochstimmung

Phosphorus D200   einmalig
rosa oder blass, zart; voller poetischer Geschichten, glaubt daran

Veratrum album D200   einmalig
blass, zart; geschwätziges Zeug, wenn in Hochstimmung

▸ lügt aus Angst

Calcium carbonicum D200   einmalig
um nicht bestraft zu werden

Calcium phosphoricum D200   einmalig
seine Feigheit könne auffliegen

▸ menschenscheu

Calcium carbonicum D200   1 × monatl.
lieb, gehemmt, unbeholfen

Pulsatilla D200   1 × monatl.
lieb, weich, weinerlich

Ambra D3   3 × tagl.
lieb, gehemmt, sorgenvoll

Lycopodium D200   1 × monatl.
nicht lieb, widerspenstig, widersprüchlich

Barium carbonicum D200   1 × monatl.
nicht lieb, gehemmt, dümmlich

▸ neugierig

Calcium phosphoricum D200   1 × monatl.
schaut in allen Ecken und Winkeln herum, fasst alles an, stellt es zurück

Agaricus D200   1 × monatl.
zwanghaft; fasst das Kind Gegenstände an, gibt es leicht Scherben

Lachesis D200   1 × monatl.
leidenschaftlich neugierig

▸ reizbar

Chamomilla D30   bei Bedarf
ruhelos, schlägt mit Fäusten

Borax D30   bei Bedarf
schlägt heftig um sich

Bryonia D200   1 × monatl.
fletscht die Zähne, will nicht bewegt werden, will seine Ruhe

Antimonium crudum D200   1 × monatl.
furchtsam; je mehr man sich um ihn bemüht

Barium carbonicum D200   1 × monatl.
widerspenstig, weil leicht ermüdbar

Arsenicum album D200   1 × monatl.
nervös, überspannt, feinfühlend

Jodum D200   1 × monatl.
grundlos, plötzlich, heftig

▸ **spuckt nach anderen**

Belladonna D200 1 × monatl.
zwanghaft; Zorn durch Hirnerregung

Stramonium D200 1 × monatl.
in wilder Wut

**Calcium
carbonicum D200** 1 × monatl.
wenn das Kind ungerecht beleidigt wird

**Cuprum metallicum
D200** 1 × monatl.
verwöhnter Bengel

Veratrum album D200 1 × monatl.
rachsüchtig

▸ **teilnahmslos**

Sulfur D200 1 × monatl.
gegen das Wohlergehen anderer, gegen sein Äußeres

Cina D200 1 × monatl.
gegen Zärtlichkeiten

▸ **unruhig; ängstlich, gehemmt**

**Argentum nitricum
D200** 1 × monatl.
überstürzte, ungerichtete Interessen; beginnt begeistert, verliert den Faden

Kalium bromatum D200 1 × monatl.
Unruhe in den Händen

Zincum metallicum D200 1 × monatl.
Unruhe in den Beinen

**Natrium muriaticum
D200** 1 × monatl.
flieht, zieht sich zurück

Phosphorus D200 1 × monatl.
schwebt in seiner Traumwelt

▸ **unruhig; Arme und Beine**

Kalium bromatum D12 2 × tägl.
trommelt mit den Fingern auf dem Tisch

Kalium phosphoricum D12 2 × tägl.
zappelig, zittert

Zincum metallicum D12 2 × tägl.
Beine wie auf einem Tretrad

Tarantula hispanica D12 2 × tägl.
gestikuliert unentwegt

Valeriana D12 2 × tägl.
aber jegliche Bewegung verursacht Kopfweh; erregt, zittert

▸ **unruhig; ständig in Bewegung, rasch ermüdbar**

Sulfur D200 1 × monatl.
lebhafte Interessen, aber oberflächlich

Medorrhinum D200 1 × monatl.
ständig wechselnde Interessen, oberflächlich

Aurum D200 1 × monatl.
lebhafte Interessen, rascher Verstand; versucht, seine Umgebung in Erstaunen zu versetzen

▸ **unruhig; Gebärden, Grimassen**

Cina D200 1 × monatl.
motorische Unruhe; Würmer, ungerichtete Ticks

Moschus D200 1 × monatl.
theatralische Unruhe; simuliert Wut und Ohnmacht

Palladium D200 1 × monatl.
drängelt sich dreist in den Mittelpunkt

Platinum D200 1 × monatl.
geltungssüchtig, erhaben, stolz

▸ **unruhig; heftige Entladungen**

**Cuprum metallicum
D200** 1 × monatl.
Hirnkrämpfe; blassblau, vorwärts gebeugt

Cicuta D200 1 × monatl.
Absencen; Krämpfe aller Muskeln, rückwärts gebeugt

▶ **unruhig; labil, unreif, überaktiv**

Agaricus D200 1 × monatl.
wildes Gehabe, verletzt sich, verstümmelt sich; Ticks an Augen und Lippen, Krämpfe an Hals, Rücken, Gliedern

Tuberculinum bovinum D200 1 × monatl.
Schreianfälle; tanzt verkrampft, zerreißt Gegenstände und Kleider

Hyoscyamus D200 1 × monatl.
bewusst gerichtete Zuckungen, zerstreut, verminderte Intelligenz

Tarantula hispanica D200 1 × monatl.
immer zur gleichen Tageszeit; wildes Tanzen und Singen zu rhythmischer Musik, sanfte Musik lindert, Rockmusik verschlimmert; Hirnkrämpfe bei normalem EEG

▶ **ungehorsam, will nur anordnen**

Lycopodium D200 1 × monatl.
widerspenstig, unverfroren, kennt weder Scheu noch Scham

Platinum D200 1 × monatl.
herrisch, beleidigt

Veratrum album D200 1 × monatl.
schimpft böse

Cuprum metallicum D200 1 × monatl.
zieht verwöhnte Schau ab

Mercurius solubilis D200 1 × monatl.
revolutionär, erkennt keine Autorität an, immer unzufrieden

▶ **vergesslich**

Barium carbonicum D200 1 × monatl.
extrem schlechte Konzentration, kann sich nicht erinnern

Aurum D200 1 × monatl.
schlechtes Gedächtnis, schlechtes Erinnerungsvermögen, widerspricht wütend

Capsicum D200 1 × monatl.
ausgeprägt; unaufmerksam, vergisst Aufträge, Hausaufgaben

Petroleum D200 1 × monatl.
nachlässig; unaufmerksam, querköpfig, leicht wütend

Verhalten, sonderlich

▶ **lässt sich nicht ansehen noch anfassen**

Antimonium crudum D200 bei Bedarf
verkriecht sich störrisch bei der Mutter

Arsenicum album D200 bei Bedarf
wendet sich ab

Cuprum metallicum D200 bei Bedarf
wehrt ab

Cina D200 bei Bedarf
wehrt lieblos ab oder haut zu

▶ **antwortet auf keine Frage**

Calcium carbonicum D200 1 × monatl.
weil schüchtern, Angst verspottet zu werden, resigniert mit Stummheit

Agaricus D200 1 × monatl.
weil geistig abwesend

▸ **Ausdauer beim Spiel**
Calcium carbonicum
D200 1 × monatl.
mangelt; plumpe, schwerfällige Bewegungen

Sulfur D200 1 × monatl.
wenig beim schlanken Kind; immer in Bewegung für Neues

Magnesium
carbonicum D200 1 × monatl.
fehlt; hektische Unruhe oder lässt still den Kopf hängen

Jodum D200 1 × monatl.
grundlose Ausbrüche mitten im Spiel, niedergeschlagen

▸ **beißt auf Glas**
Arsenicum album D200 1 × monatl.
vergeblicher Versuch, seine Probleme zu lösen

▸ **beschimpft seine Eltern**
Lycopodium D200 1 × monatl.
herrisch bei Widerspruch

Natrium muriaticum
D200 1 × monatl.
anmaßend, alles beschmutzend

Platinum D200 1 × monatl.
hochnäsig, findet sie scheußlich

Palladium D200 1 × monatl.
dreist bei Zurechtweisung

Hyoscyamus D200 1 × monatl.
dämonisch, schamlos

▸ **drängelt sich in den Mittelpunkt**
Palladium D200 bei Bedarf
frech fordernd; kommt wieder aus dem Bett und verlangt Aufmerksamkeit, besonders bei anwesendem Besuch; schimpft dreist, falls zurechtgewiesen

▸ **betätigt sich sexuell an anderen Kindern**
Hyoscyamus D200 1 × monatl.
schamlos ohne Reue

▸ **schlägt sich mit der Faust an den Kopf**
Tuberculinum bovinum
D200 1 × monatl.
Folge von Geburtstrauma? Kopfrollen?

▸ **schreit stets bei freundlicher Zuwendung**
Silicea D200 einmalig
versteckt sich

Magnesium
carbonicum D200 einmalig
schlägt zu

▸ **stampft mit den Füßen auf**
Stramonium D200 1 × monatl.
rot; wild

Veratrum album D200 1 × monatl.
blass; außer sich

▸ **zieht andere an den Haaren**
Belladonna D200 1 × monatl.
und klatscht sich Beifall

▸ **rast durch die Praxisräume**
Sulfur D200 1 × monatl.
stört erheblich den Praxisablauf, jedoch nicht auf unangenehme Weise

▸ **reagiert übermäßig gefühlsbetont**
Acidum phosphoricum D6 3 × tägl.
Liebeskummer durch seine Umwelt

Mephitis D6 3 × tägl.
Asthma bei verweigertem Wunsch

▶ lässt sich nicht untersuchen

Chamomilla D30 bei Bedarf
schreit schrill, tritt hitzig, schwitzt, schlägt

Antimonium crudum D200 1 × monatl.
wird bleich, weint störrisch; Berührung bringt ihn leicht aus der Fassung, kann bis zur Ohnmacht gehen

Capsicum D200 1 × monatl.
höchst überempfindlich; stummes Verweigern, bekommt rote Backen

Arsenicum album D200 1 × monatl.
versteckt sich; vorwiegend ängstlich, kann mit Geduld beruhigt werden

▶ verweigert die angebotenen Dinge

Chamomilla D30 bei Bedarf
verlangt quengelig nach Dingen, wirft sie in die Ecke, wenn angeboten

Cina D200 bei Bedarf
verweigert misslaunig alles, was angeboten wird

Staphisagria D200 bei Bedarf
wirft angebotene Dinge entrüstet zur Seite

▶ wäscht sich ungern

Sulfur D200 bei Bedarf
empfindlich da, wo Wechsel stattfindet; Haut ist der Wechsel von Innen- zur Außenwelt; „Waschen ist was für Leute, die schmutzig sind"

▶ weinerlich

Calcium carbonicum D200 1 × monatl.
aus Unbeholfenheit; fürchtet verspottet oder ausgelacht zu werden

Pulsatilla D200 1 × monatl.
aus Hemmung, wenn gerührt, wenn getadelt, wenn unbeachtet

Antimonium crudum D200 1 × monatl.
wenn er fürchtet, berührt zu werden; leicht beeindruckbar, leicht fassungslos

Causticum D200 1 × monatl.
bei Widerspruch

▶ weint aus Mitgefühl

Causticum D200 1 × monatl.
wenn ein anderes Kind weint oder wenn einem anderen etwas zuleide getan wird

▶ weint bei jeder Unannehmlichkeit

Causticum D200 1 × monatl.
mitleidig mit sich und anderen; flache Warzen überall

▶ weint aus Wut

Chamomilla D30 bei Bedarf
wahnsinnig; aber vorübergehend

Ignatia D30 bei Bedarf
über Geräusche; bei Kleinkindern

Magnesium carbonicum D200 bei Bedarf
über Geräusche; höchst angespannt, höchst empfindlich

Natrium muriaticum D200 1 × monatl.
aus Protest, wenn er sich zu etwas gezwungen fühlt (z.B. Arztbesuch), sucht sich eine Ecke, weint dort still mit ablehnender Haltung

▶ neigt zum Widerspruch

Ignatia D200 1 × monatl.
und zieht beleidigt ab

Lycopodium D200 1 × monatl.
und stößt seine Mutter weg

Petroleum D200 1 × monatl.
und ist schnell beleidigt oder verfällt in widerborstige, querköpfige Wut

Sepia D200 1 × monatl.
und antwortet herrisch, aber nicht uninteressant oder schmollt

Aurum D200 1 × monatl.
schweigt meist neben der Mutter; spricht nur, um sein Missfallen kundzutun

▶ **zeigt seine Genitalien in der Schule**

Hyoscyamus D200 bei Bedarf
zieht die Hose runter, gebärdet sich sexuell erregt und lacht dumm

Verhalten in der Jugend

(⇨ Teil 2, Verhalten, Benehmen und Schule)

Charakterbilder

▶ „ich bin, wie ich bin"

Phosphorus D200　　　1 × monatl.
heiter, verbindlich

Sulfur D200　　　1 × monatl.
laut, betonend

**Natrium
muriaticum D200**　　　1 × monatl.
ernst, bestimmend

▶ junger Nachtschwärmer

**Acidum
hydrofluoricum D200**　　　1 × monatl.
flaniert genüsslich durch die Straßen, liebäugelt mit allen Röcken, sucht Abwechslung

Charaktereigenschaften

▶ eifersüchtig in der Pubertät

**Acidum
phosphoricum D200**　　　bei Bedarf
Liebeskummer, zieht sich zurück

Ignatia D200　　　bei Bedarf
wie bei Acidum phosphoricum; schluchzt, seufzt elegisch, weiß weder „hü noch hott"

Pulsatilla D200　　　bei Bedarf
voller Hemmung und Schwärmerei

**Magnesium
carbonicum D200**　　　bei Bedarf
findet sein Schicksal und die Welt ungerecht!

▶ hasst Unrecht, will die Welt verbessern

Arsenicum album D200　　　1 × monatl.
handelt, mit Güte und Verstehen

**Magnesium
carbonicum D200**　　　1 × monatl.
handelt, haut blindlings drauf

Staphisagria D200　　　1 × monatl.
handelt, mit unterdrücktem Zorn und verbissener Gewalt

Sulfur D200　　　1 × monatl.
lehnt sich zurück und redet darüber

▶ teilnahmslos

Thuja D200　　　1 × monatl.
gegen das andere Geschlecht

Platinum D200　　　1 × monatl.
im Umgang mit anderen

Sulfur D200　　　1 × monatl.
gegen das Wohlergehen anderer, gegen sein Äußeres

Cina D200　　　1 × monatl.
gegen Zärtlichkeiten

Staphisagria D200　　　1 × monatl.
nach Onanie

Gefühle

▶ Auf und Ab der Gefühle

Phosphorus D200　　　1 × monatl.
kurzlebige Begeisterung, keine zielgerichtete Energie, des Lernens unfähig; bedarf der seelischen Erregung, um der Langeweile zu entgehen

▶ **gefühlsbetont, übermäßig**

Acidum phosphoricum D6   3 × tägl.
Liebeskummer mit seiner Umwelt

Ambra D3   3 × tägl.
Nervenzusammenbruch

Acidum salicylicum D12   2 × tägl.
heiter erregt, pessimistisch verzagt

Agnus castus D12   2 × tägl.
empfindet keine Libido mehr

▶ **Liebeskummer, allgemein**

Acidum phosphoricum D6   3 × tägl.
rundlich, zart

Acidum picrinicum D6   3 × tägl.
eckig, eckt an

Hyoscyamus D30   bei Bedarf
hektisch, schamlos

Helleborus D200   bei Bedarf
traurig, gleichgültig, abgestumpft

▶ **Liebeskummer, maulfaul, schwach**

Acidum phosphoricum D6   3 × tägl.
zart, hübsch wie gemalt

Acidum picrinicum D6   3 × tägl.
eckig, voller Pickel

▶ **verliebt, verzweifelt, liebeskrank**

Causticum D200   1 × monatl.
früh erwachte Sinnlichkeit, die nach Ausdruck sucht

Interessenneigung

Pulsatilla D200   1 × monatl.
Menschen

Phosphorus D200   1 × monatl.
Menschen, Bühne

Arsenicum album D200   1 × monatl.
kreative Künste

Sulfur D200   1 × monatl.
Wissenschaft, Handel

Lycopodium D200   1 × monatl.
Politik, Institutionen

Natrium muriaticum D200   1 × monatl.
Lehrer, Berater, Minoritäten

Hyoscyamus D200   1 × monatl.
Banker, Wirtschaft

Rollenkonflikt

▶ **depressiv, hormonell bedingt**

Pulsatilla D200   1 × monatl.
möchte die kindliche Puppenmutter oder der anschmiegsame kleine Junge bleiben

Lachesis D200   1 × monatl.
unterdrücken ihre erotischen Empfindungen zugunsten brillierender Intelligenz

Sepia D200   1 × monatl.
Mädchen lehnen Jungen ab, Jungen lehnen das Weibliche in sich ab

Platinum D200   1 × monatl.
durch besondere Überempfindlichkeit der Genitalien, isoliert sich

Aurum D200   1 × monatl.
brütet über die Sinnlosigkeit des Lebens

▶ **depressiv, magert ab**

Selenium D12   2 × tägl.
im Gesicht

Natrium muriaticum D200   1 × monatl.
am Hals

Abrotanum D4   3 × tägl.
an den Beinen

Sanicula aqua D12   2 × tägl.
von oben nach unten

Argentum nitricum D12   2 × tägl.
von unten nach oben

▶ depressiv, psychotisch

Sulfur M 1 × alle 6–8 Wochen
verkommen, „verschlampt"; fühlt sich trotzdem schön und auserkoren

Staphisagria M 1 × alle 6–8 Wochen
entrüstet über die Fehler anderer; will die Welt von Unrecht erlösen

Hyoscyamus M 1 × alle 6–8 Wochen
geschwätzige Erregung, murmelnde Abkehr, fühlt sich verfolgt, verraten, verkauft

Phosphorus M 1 × alle 6–8 Wochen
geistiges Aufleuchten; weint, lacht; ruhelos, boshaft; erotisch

Hypericum M 1 × alle 6–8 Wochen
jammernde Klagen; singt, lacht, weint, wie aufgezogen, erotisch

Helleborus M 1 × alle 6–8 Wochen
geistig tief verwirrt, das Leben erscheint fade und schal, gleichgültig

▶ vermännlichte Mädchen

Cimicifuga D200 1 × monatl.
weibliches Empfinden wird zum Problem; intersexuell, Fettsucht oder Magersucht

Lycopodium D200 1 × monatl.
Gefühlswelt frühzeitig verdorrt; führt dafür kluge Gespräche, weiß alles besser

Sepia D200 1 × monatl.
abwehrend, maskulin, gibt sich lässig, kumpelhaft, aber voll reizbarer Energie; beherrschende Mutter, chronisch kranker Vater

Aurum D200 1 × monatl.
wie ein Mannweib, Aufschneider, will alle mit ihren Leistungen beeindrucken

Barium carbonicum D200 1 × monatl.
derb, verhärtet, verschlossen

▶ verweiblichte Jungen

Aristolochia D200 1 × monatl.
vornehm, zart, empfindlich; misstrauisch, eifersüchtig, störrisch, menschenscheu

Pulsatilla D200 1 × monatl.
liebevoll, weinerlich, gehemmt, häuslich; halsstarrig, keck, anspruchsvoll

Calcium carbonicum D200 1 × monatl.
Riesenbaby, Milchgesicht, lieb, will kein Mann werden

Phosphorus D200 1 × monatl.
über die Maßen empfindsam, zart, zärtlich, hübsch, stets verliebt in sich

Ignatia D200 1 × monatl.
hoch empfindsam, zart, schnell überfordert, verkrampft, stets unglücklich verliebt

Platinum D200 1 × monatl.
hochnäsig, dünkelhaft, depressiv, kann nicht lieben

▶ veränderte Körperwahrnehmung

Opium D200 1 × monatl.
vergrößerte Körperteile

Staphisagria D200 1 × monatl.
hypochondrisch durch sexualmoralische Konflikte

Conium D200 1 × monatl.
sieht sich kleiner, voller Schuldgefühle, menschenscheu

Platinum D200 1 × monatl.
sieht sich größer, findet sich scheußlich

Lycopodium D200 1 × monatl.
majestätisch, kommt sich schmutzig vor

Sulfur D200 1 × monatl.
findet sich schön und anziehend

▶ **rauschgiftsüchtig**

Sulfur D200 1 × monatl.
verwahrlost, abgemagert, philosophiert über eine weltfremde religiöse Weltschau

Carbo vegetabilis D200 1 × monatl.
Heimweh nach einem Zuhause; lügt, total gleichgültig

Opium D200 1 × monatl.
Flucht aus der Wirklichkeit; lügt berauscht

▶ **fühlt sich sexuell beschmutzt**

Acidum phosphoricum D200 1 × monatl.
enttäuscht, erschöpft, teilnahmslos; nach Onanie, nach Koitus

Lycopodium D200 1 × monatl.
möchte geschlechtslos, rein und würdig werden

Natrium muriaticum D200 1 × monatl.
möchte geschlechtslos, vornehm, edel und barmherzig werden

Pulsatilla D200 1 × monatl.
möchte eine Madonna werden

Veratrum album D200 1 × monatl.
möchte engelhaft werden

Arsenicum album D200 1 × monatl.
möchte Christus gleich werden

▶ **gibt auf**

Arsenicum album D200 1 × monatl.
distanziert, isoliert, einsam, hoffnungslos, verzweifelt

Hyoscyamus D200 1 × monatl.
Abwehr, Abkehr

Acidum muriaticum D200 1 × monatl.
ausgezehrt, vertrocknet, erstarrt

Verhalten, sonderlich

▶ **Umgang mit Erwachsenen**

Phosphorus D200 1 × monatl.
kommt gut mit allen aus

Calcium phosphoricum D200 1 × monatl.
geht den Erwachsenen feige aus dem Weg

Natrium muriaticum D200 1 × monatl.
geht den Erwachsenen protestierend aus dem Weg

Sulfur D200 1 × monatl.
Erwachsene gehen ihm aus dem Weg

Verhalten im Alter

(⇨ *Teil 2, Verhalten, Benehmen* und *Geist*)

▶ **egoistisch, geizig, sexuell erregt**

Conium D12   2 × tägl.
albern, renommiert

Selenium D12   2 × tägl.
ist jünger, aber verhält sich wie ein alter Mann

▶ **will plötzlich nicht mehr leben**

Hyoscyamus D200   bei Bedarf
wendet sich ab, wird apathisch

▶ **schwatzhafte Greise**

Barium carbonicum D200   1 × monatl.
dummes, borniertes, unzusammenhängendes Zeug; Sklerotiker

Opium D200   1 × monatl.
faselt berauschendes Zeug; Schwindler

Conium D200   1 × monatl.
albernes Zeug; Aufschneider

Crocus D200   1 × monatl.
albernes, anzügliches Zeug; das „weibliche Conium"

Plumbum metallicum D200   1 × monatl.
verkrampftes, verwirrtes Zeug; Atrophiker

▶ **Renommiersucht**

Conium D12   2 × tägl.
denkt nur sexuell erregt an junge Frauen; mehr Wollen als Können; albern

Selenium D12   2 × tägl.
denkt sexuell erregt und zart an junge Frauen, ist aber schon erschöpft; baut weiter sexuelle Luftschlösser, möchte aber nur gestreichelt werden

Hyoscyamus D12   2 × tägl.
denkt schamlos an junge Frauen; wird anzüglich, entkleidet sich (Exhibitionismus)

Sexuelles Verhalten

Erotik, Sinnlichkeit

▶ **schamlos; rot, hitzig**

Belladonna D200 1 × monatl.
heiße, trockene Scheide; ständig Erektionen; leidet darunter, verheimlicht es

Cantharis D200 1 × monatl.
brennende, trockene Scheide; schmerzhafte Erektionen; höchst ausgelassen, erregt

Lachesis D200 1 × monatl.
in den Wechseljahren, wenn betrunken; krankhaft eifersüchtig

Phosphorus D200 1 × monatl.
alle Sinne überempfindlich, rasch erregt, verliert Kontrolle

Stramonium D200 1 × monatl.
in der manischen Phase; unbändig sexuell erregt, unbändig eifersüchtig

Crocus D200 1 × monatl.
in den Wechseljahren oder nach Unterleibsoperation; Blutfülle und Krämpfe überall; braucht ihre Schamlosigkeit

Murex D200 1 × monatl.
unersättlich, willenlos, ohne Orgasmus

Moschus D200 1 × monatl.
schimpft wütend; Brustbeklemmung, Blähungen, Aufstoßen; hemmungslos erregt, wird blau im Gesicht, fällt in Ohnmacht

▶ **schamlos; blass**

Nux vomica D200 1 × monatl.
überempfindlicher, überreizter Stadtmensch, braucht Stimulanzien, ausschweifend

Natrium muriaticum D200 1 × monatl.
sexueller Ehrgeiz, Protest, stärkt das Selbstwertgefühl; falls nicht depressiv

Causticum D200 1 × monatl.
brennendes Verlangen, sexuell erregt, obszön; besonders nach Alkohol

Hyoscyamus D200 1 × monatl.
sexuell erregt, lasziv, hemmungslos sich anbiedernd; liebt es, schamlos zu sein

Veratrum album D200 1 × monatl.
gebärdet sich albern verliebt, redet viel schamloses Zeug; chronisch bei erotischen Wahnideen, akut bei akuten Erkrankungen; ist sich darüber nicht bewusst

Secale D200 1 × monatl.
dramatisches Hitzegefühl der Haut durch Gefäßkrämpfe; Krämpfe im Bauch, im Unterleib; ruhelos, seelisch erregt, entblößt sich, gebärdet sich hemmungslos

▶ **fehlt gänzlich**

Lycopodium D200 1 × monatl.
beim Mann

Causticum D200 1 × monatl.
bei der Frau

Impotenz

▶ **allgemein**

Agnus castus D12 2 × tägl.
sexuelles Unvermögen, sexuelle Luftschlösser, Nerven zerrüttet

Caladium D12 2 × tägl.
Onanie, Samenverluste, verlangt nach zärtlichem Zuspruch

Selenium D12 2 × tägl.
exzessive Samenergüsse; exzessive Stimulanzien, erschöpft, kann nicht mehr

> **Beachte:** Alle 3 Arzneien auch aufeinanderfolgend, je 6 Wochen; Kur wiederholen.

Nux vomica D12 2 × tägl.
bei Rauchern und Trinkern

Acidum sulfuricum D12 2 × tägl.
bei Trinkern

▶ **bei Diabetikern**

Acidum phosphoricum D3 3 × tägl.
blass, zart

Strontium carbonicum D12 2 × tägl.
rot, kräftig

▶ **infolge sexueller Exzesse**

Agnus castus D12 2 × tägl.
schwermütig, aber erregbar wie eh und je

Nuphar D12 2 × tägl.
sexuell erregt, gereizt, aber impotent

Conium D12 2 × tägl.
melancholisch gereizt, sexuell erregt, impotent

Zincum metallicum D12 2 × tägl.
gereizt, Hoden krampfhaft hochgezogen

Lycopodium D200 1 × monatl.
verzagt, total impotent

Aurum D200 1 × monatl.
verzweifelt

Koitus

▶ **Erektion mangelhaft**

Acidum phosphoricum D200 1 × monatl.
schwach, erschöpft; Erguss zu früh

Calcium carbonicum D200 1 × monatl.
trotz leichter Erregbarkeit

Sulfur D200 1 × monatl.
Genitalien schlaff, kalt

Lycopodium D200 1 × monatl.
Genitalien kalt, geschrumpft

▶ **Erektion erlischt**

Acidum phosphoricum D200 bei Bedarf
erschöpft, gleichgültig

Nux vomica D30 bei Bedarf
verkrampft, gereizt

▶ **ohne Samenerguss**

Graphites D200 bei Bedarf
mangelhafte Erregung

▶ **Samenerguss zu früh**

Acidum phosphoricum D200 1 × monatl.
zarter Mensch; schon vor Erektion entleert; ängstlich über diesen Zustand

Sepia D200 1 × monatl.
derber Mensch; erregt, aber zu wenig Samen

Sulfur D200 1 × monatl.
kräftiger Mensch; beim geringsten Kontakt

Eryngium D12 2 × tägl.
funktionell; ohne und mit Erektion; Schwäche

▶ **Schwäche danach**

Calcium carbonicum D200 1 × monatl.
geistig und körperlich; reizbar, niedergeschlagen, lange anhaltend; auch bei zu rasch wachsenden Jugendlichen

Selenium D12 2 × tägl.
immer schwächer, verliert Selbstvertrauen; reizbare Genitalien, reizbares Gemüt

Lycopodium D200 1 × monatl.
immer schwächer, reizbarer, gefühlloser, unvermögender

**Natrium
muriaticum D200** 1 × monatl.
niedergeschlagen, teilnahmslos, unerfüllt; sinnt über verlorene Träume

Sepia D200 1 × monatl.
niedergeschlagen, gleichgültig; fühlt sich vergewaltigt, schmiedet Rache

**Kalium
carbonicum D200** 1 × monatl.
schwaches Herz, schwacher Rücken, Übelkeit

Sarsaparilla D6 3 × tägl.
Rückenschmerzen bis in den Samenstrang

Cobaltum nitricum D12 2 × tägl.
Rückenschwäche

▸ **Übelkeit und Schwindel danach**

Acidum phosphoricum D6 3 × tägl.
erschöpft, enttäuscht

Agnus castus D12 2 × tägl.
nervenzerrüttet, hypochondrisch

Selenium D12 2 × tägl.
jung, sexuell erregt, exzessiv, erschöpft, kann nicht mehr

Onanie

▸ **Exzesse bei Kindern und Jugendlichen**

Phosphorus D200 bei Bedarf
bei Knaben

Origanum D200 bei Bedarf
bei Mädchen

▸ **lästig bei Frauen**

Phytolacca D4 3 × tägl.
4 Wochen lang
danach:

Conium D4 3 × tägl.
4 Wochen lang
danach:

Phellandrium D4 3 × tägl.
4 Wochen lang

▸ **lästig bei Männern**

Staphisagria D200 1 × monatl.
nach enttäuschten Liebeswünschen; neurotische Einbildungskraft

Causticum D200 1 × monatl.
bei unerfüllten Liebeswünschen

▸ **mit Kopfrollen (Jactatio capitis)**

**Tuberculinum
bovinum D200** bei Bedarf
Therapiebeginn zur Terrainsäuberung; auch Kissenbohren, sehr gefährdet!

Cina D6 3 × tägl.
bei Wurmkindern

Staphisagria D12 2 × tägl.
mit erotischen Phantasien

Tarantula hispanica D12 2 × tägl.
bei rhythmusstarker Musik

Millefolium D4 3 × tägl.
ganzer Oberkörper beteiligt

▸ **mit epileptischen Krämpfen**

Bufo D12 2 × tägl.
auch nach dem Verkehr

▸ **Spätfolgen**

Staphisagria D200 1 × monatl.
dunkelblaue Ringe unter eingesunkenen Augen; scheu, schwermütig

**Zincum
metallicum D200** 1 × monatl.
schwarze Augenringe in blassem Gesicht; schwach, unruhig, reizbar

Nux vomica D200 1 × monatl.
unfreiwillige Erektionen, nächtliche Ergüsse; Kopf-, Magenweh; reizbar

Gelsemium D30 1 × tägl.
unfreiwillige Samenergüsse ohne Lust; schlaffe Genitalien

▶ **zwanghaft**

**Strychninum
phosphoricum D12** 2 × tägl.
nicht zu unterdrücken, Rückenschwäche folgt

Samenerguss nachts, ungewollt

▶ **mit Erregung**

**Acidum
phosphoricum D200** bei Bedarf
chronisch jede Nacht, Schuldgefühle quälen

China D30 bei Bedarf
akut, einige Nächte nacheinander

Phosphorus D200 bei Bedarf
erst übererregt, dann impotent

Acidum picrinicum D200 bei Bedarf
heftige Erektion, Schwäche danach

Sarsaparilla D6 3 × tägl.
heftige Erektion, Rückenweh, Samenstrang schmerzt danach

Dioscorea D4 3 × tägl.
schwache Knie tagsüber

▶ **ohne Erregung, mit Erektion**

**Calcium
carbonicum D200** 1 × monatl.
leicht gedanklich erregt; gegen 3 Uhr

Lycopodium D200 1 × monatl.
Phantasie ohne Gefühl; erschöpfend gegen Morgen

Conium D200 1 × monatl.
unterdrückte sexuelle Vorstellungen; Hoden schmerzen

Nuphar D12 2 × tägl.
geile Vorstellungen

▶ **ohne Erregung, ohne Erektion**

Sulfur D200 1 × monatl.
kalter Penis; hinfällig, schwermütig

Caladium D12 2 × tägl.
kalte, schlaffe Genitalien, kalter Genitalschweiß; niedergeschlagen

Gelsemium D30 1 × tägl.
schlaffe Genitalien; Ergüsse häufig, bei geringster Berührung

Digitalis D3 3 × tägl.
von Schwäche gefolgt

Vergewaltigung

Opium D200 bei Bedarf
Schock, wie gelähmt

Ignatia D200 bei Bedarf
Schock, weint und lacht gleichzeitig

Anhalonium D200 bei Bedarf
Schock, zittert

**Natrium
muriaticum D200** 1 × monatl.
apathische Trauer

Belladonna D200 bei Bedarf
schweigt, errötet, entwickelt hohes Fieber

Sepia D200 1 × monatl.
plant Rache an allen Männern

Verhalten, allgemein

▶ bei Frauen

Sepia D200 1 × monatl.
redet darüber

Platinum D200 1 × monatl.
zeigt, was sie hat

Hyoscyamus D200 1 × monatl.
handelt schamlos

▶ bei Männern

Conium D200 1 × monatl.
redet darüber

Sulfur D200 1 × monatl.
zeigt, was er hat

Hyoscyamus D200 1 × monatl.
handelt schamlos

Verhalten, speziell

▶ homosexuell, zwanghaft eher bei Frauen

Calcium carbonicum M 1 × alle 6 Wochen
unterentwickelt, unbeholfen, phantasievoll

Pulsatilla M 1 × alle 6 Wochen
unterentwickelt, gehemmt, ängstlich

Bufo M 1 × alle 6 Wochen
küsst und umarmt alle hemmungslos, biedert sich an

Phosphorus M 1 × alle 6 Wochen
voll erotischer, ästhetischer Phantasie

Platinum M 1 × alle 6 Wochen
lehnt Männer und Koitus ab; jungenhaftes Becken

Natrium muriaticum M 1 × alle 6 Wochen
es wird ihr eklig beim Gedanken an den Koitus

▶ homosexuell, zwanghaft eher bei Männern

Causticum M 1 × alle 6 Wochen
liebt Analverkehr

Pulsatilla M 1 × alle 6 Wochen
ständig steifes Glied; verweichlicht, verweiblicht

Sulfur M 1 × alle 6 Wochen
sammelt Erlebnisse, eigenwilliger Pseudointellektueller

Lachesis M 1 × alle 6 Wochen
intellektualisiert sein Bedürfnis; sog. „Schwuchtel" in den Wechseljahren

Platinum M 1 × alle 6 Wochen
dünkelhafte Show, liebt Frauenkleidung oder stellt kleinen Jungen nach

Natrium muriaticum M 1 × alle 6 Wochen
sucht Nähe und Zärtlichkeit; unerfüllte Wunschträume aus der Pubertät

Verlangen

▶ übermäßig, bei Frauen

Apis D200 bei Bedarf
nach langem Versagen; „feurige Witwe"

Lachesis D200 1 × monatl.
zu allen Regelabweichungen bereit; zieht jüngere Männer vor

Platinum D200 1 × monatl.
aber Abneigung gegen Verkehr

Tarantula hispanica D200 bei Bedarf
heißes, wollüstiges Jucken; onaniert bei lateinamerikanischen Rhythmen

Veratrum album D200 bei Bedarf
küsst und umarmt alle, verträgt aber keine Wärme, keine Nähe

▸ übermäßig, bei Männern

**Calcium carbonicum
D200**   1 × monatl.
leicht erregbar, ohne Phantasie

Phosphorus D200   1 × monatl.
leicht entzündbar, voller Phantasie

Staphisagria D200   1 × monatl.
erotisch phantasierend

Cantharis D200   1 × monatl.
leicht feurig brennend

Causticum D200   1 × monatl.
ätzend, sinnlich verliebt

Sulfur D200   1 × monatl.
sportlicher Besitz und Zugewinn

Nux vomica D200   1 × monatl.
krampfhafte Leistung

Conium D200   1 × monatl.
Möchtegern

▸ übermäßig, in den Wechseljahren

Apis D200   1 × monatl.
Folge von unterdrücktem Geschlechtsleben; „hitzige Witwe"

Lilium D200   1 × monatl.
wünscht sich einen Mann und hat Angst, sich ihm hinzugeben

Platinum D200   1 × monatl.
wünscht sich einen Mann, aber weint gerührt, wenn sie daran denkt

Veratrum album D200   1 × monatl.
wünscht sich einen Mann, aber verträgt weder Wärme noch Zuneigung

Caladium D12   2 × tägl.
wollüstig juckende Scham; ist aber kalt und orgasmusunfähig

▸ vermindert, bei Frauen

Pulsatilla D200   1 × monatl.
zu viel Hausarbeit, zu viele Sorgen, zu viele Ängste um die Lieben

Sepia D200   1 × monatl.
ausgebrannte Hausfrau oder stolze Emanze, braucht „das Zeug" nicht mehr

Platinum D200   1 × monatl.
zu stolz, um sich herabzulassen

Natrium muriaticum D200   1 × monatl.
zu viel Kummer, zu ernst, um sich der Lust zu erfreuen

> **Beachte:** Bedenken Sie immer das schlummernde Vorhandensein des Gegenteils, des Teils des Ganzen, das gegenübersteht, hier: die Nymphomanie.

▸ vermindert, bei Frauen mit trockener Scheide

Platinum D200   1 × monatl.
Krämpfe, Scheide zu eng, enges Becken; die Dame mit dem „dernier cri"

Natrium muriaticum D200   1 × monatl.
Koitus schmerzhaft; die ewig Pubertierende

Sepia D200   1 × monatl.
braucht keinen Mann; Karriere-Emanze, „Ökotante" oder ausgebrannte Hausfrau

Ignatia D200   bei Bedarf
Krampf; sehr wechselhafte Erscheinungen; weiß nicht, was sie will

Lycopodium D200   1 × monatl.
Koitus schmerzhaft; hageres, derbes, würdiges Mannweib

Lyssinum D200   bei Bedarf
Krämpfe; nur bei fließendem Wasser sexuell erregt; tollwütiges Weib

▸ **vermindert, bei Männern**

**Natrium muriaticum
D200** 1 × monatl.
depressiv

Lycopodium D200 1 × monatl.
zunehmende Impotenz

Staphisagria D200 1 × monatl.
zunehmende Abneigung vor Frauen

Caladium D12 2 × tägl.
ausgelaugt

Selenium D12 2 × tägl.
erschöpft

▸ **zwanghaft**

Lycopodium D200 1 × monatl.
vergewaltigt seine Ehefrau auf „legale" Weise; gefühllos

Causticum D200 1 × monatl.
wünscht sich Analverkehr oder führt ihn aus

**Calcium
carbonicum D200** 1 × monatl.
wünscht sich Oralverkehr oder führt ihn aus

Platinum D200 1 × monatl.
Männer stellen kleinen Mädchen nach

Lachesis D200 1 × monatl.
Frauen verführen pubertierende Jünglinge

Sepia D200 1 × monatl.
Sexmacho (!); unterdrückt den weiblichen Anteil seiner Seele (Anima)

Anlage

Chronische Krankheiten

▶ **abgemagert**

Lycopodium D6   3 × tägl.
von oben nach unten

Abrotanum D4   3 × tägl.
von unten nach oben

▶ **Abrutschen im Bett bei Kissenhochlage**

Acidum phosphoricum D6   3 × tägl.
Patient schwach

Lachesis D12   2 × tägl.
Patient benommen

Hyoscyamus D12   2 × tägl.
Delirium, liest Flocken in der Luft

Carbo vegetabilis D30   bei Bedarf
wie bewusstlos, aber hört alles!

▶ **Adams-Stokes-Syndrom, akut**

> **Beachte:** Sauerstoffmangel im Gehirn; Schädigung des Atemzentrums durch akute Störungen des Herzrhythmus.

Aconitum D30   in Wasser
langsamer, schneller oder wechselnder Puls; entzündliche Ursache

Cactus D3   alle 10 Min.
langsamer Puls, Herz „wie von einem Eisenring umklammert"

Digitalis D3   alle 10 Min.
langsamer Puls, „als höre das Herz zu schlagen auf bei Bewegung"

Gelsemium D6   alle 10 Min.
langsamer Puls, „als höre das Herz zu schlagen auf, muss mich bewegen"

Kalmia D2   alle 10 Min.
Mischform und Stolpern; Schmerz schießt zur Schulter, Angst aus dem Magen

Spigelia D4   alle 10 Min.
rascher Puls, Schmerz sticht bis zum Rücken; schlimmer bei jeder Armbewegung

▶ **Adams-Stokes-Syndrom, chronisch**

Barium carbonicum D6   3 × tägl.
Durchgangssyndrom; langsamer Puls, AV-Block wegen Herzgefäßverkalkung

Cuprum metallicum D200   1 × monatl.
allgemeine Verkalkung, Gefäßkrampf

Kalium carbonicum D12   2 × tägl.
Mischform, eher langsamer Puls; „als hinge das Herz an einem Faden"

Lycopus D12   2 × tägl.
rascher Puls; hormonelle Steuerung, entzündlich

Naja D12   2 × tägl.
rascher Puls, Entzündung des Herzens; erwacht über dem Herzschlag

Lachesis D12   2 × tägl.
rascher Puls; erwacht mit Schreck und Würgegefühl am Hals gegen Morgen

▶ **Cheyne-Stokes-Syndrom**

> **Beachte:** Aufgrund einer Herzschwäche.

Opium D30   stündl.
tiefrotes Gesicht, bewusstlos

Acidum hydrocyanicum D4 alle 10 Min.
blass-kaltes Gesicht, blaue, schaumumrandete Lippen

Hyoscyamus D30 stündl.
blasses Gesicht, blasse Lippen

▶ **Darandenken verschlimmert alles**

Acidum oxalicum D4 3 × tägl.
Schmerz von einem Punkt ausgehend

Gelsemium D30 bei Bedarf
Aufregung, Ärger, bevorstehende Ereignisse

Helonias D12 2 × tägl.
Rückenschmerzen, Erschöpfung

Staphisagria D30 bei Bedarf
Zorn, schlechte Nachrichten

Castoreum D200 bei Bedarf
Erschöpfung abgeschaffter Arbeiterfrauen, Erschöpfung nach Grippe, Probleme erschöpfter junger Menschen

▶ **Herabfallen des Unterkiefers**

Arnica D30 3-stündl.
kräftig rot, Starre; Hautblutungen, Stuhl und Harn unwillkürlich

Lachesis D30 3-stündl.
blaurot, Starre, geschwätziges Delir; Zunge zittert, bleibt an der Zahnleiste hängen

Acidum muriaticum D4 stündl.
vergehend blass; trockene, braunschwarz belegte Zunge, röchelnde Atmung

Opium D30 3-stündl.
dunkelrot; berauscht, benommen, stöhnend, schwitzend; schreckhaft

Hyoscyamus D30 3-stündl.
blass; geschwätzig murmelndes Delir, zupft an der Bettdecke, liest Flocken in der Luft; bewusstlos, zuckt, schreit auf, deckt sich ab, stöhnt; trockene Kehle, unfreiwilliger Stuhl, unfreiwilliger Harn

Baptisia D30 3-stündl.
typhöses Fieber, Starre, dümmlicher Ausdruck; Delir: „in Stücke zerfallen"

Diathese

Allgemeines

▶ **allgemeine Behandlung**

**Tuberculinum
bovinum D200** einmalig
immer die Erbnosoden in dieser Reihenfolge; 4 Wochen; *danach:*

Medorrhinum D200 einmalig
nach weiteren 4 Wochen:

Luesinum D200 einmalig
nach 1 bis 2 Jahren wiederholen; *oder* die Hahnemann'sche Trias:

Sulfur D200 einmalig
nach 4 Wochen:

Calcium carbonicum D200 einmalig
nach weiteren 4 Wochen:

Lycopodium D200 einmalig
oder: mit einer Pflanze beginnen, dann eine Säure, dann ein Metall

▶ **weitere Nosoden**

Psorinum D200 1 × monatl.
tuberkulinisch, blass; Kälte, Krebsvorstufe (Präkanzerose)

Morbillinum D200 2 × jährl.
tuberkulinisch, rot; Multiple Sklerose

Scarlatinum D200 2 × jährl.
sykotisch, rot, blass; Niere

Diphtherinum D200 2 × jährl.
destruktiv, rot, blass; Rheuma, Lähmungen

Carcinosinum D200 1 × monatl.
destruktiv, blass; Ängste, Krebs, Psoriasis

▶ **Reaktionsarzneien beachten**

Cuprum metallicum D200 einmalig
Folge von Geburtsschaden; Krämpfe überall

Zincum metallicum D200 einmalig
Folge von Unterdrückung; Hirnschaden

Sulfur D200 einmalig
Folge von Unterdrückung; Abwehrsystem mit Giften belastet

▶ **Genesungszeit**

China D4 3 × tägl.
Folge von Säfteverlust; blass, schwach, blutarm

Abrotanum D4 3 × tägl.
hohläugig, kann sich nicht erholen

Castoreum D200 einmalig
erholt sich nach Grippe nicht; schlimmer beim Darandenken

▶ **Vitalkraft steigern**

**Tuberculinum
bovinum D200** 1 × monatl.
sanguinisch, rot, hitzig, schwächlich, ängstlich, schüchtern

Medorrhinum D200 1 × monatl.
produktiv, prahlerisch, überschüssig, aufdringlich

Luesinum D200 1 × monatl.
destruktiv, gereizt, gehässig, feindselig, läppisch, geschwätzig

Psorinum D200 1 × monatl.
fröstelnd, kalt, immer mit Pelz im Sommer; Krebsvorstadien, Krebs

Erkrankungen

▶ **Fehlgeburt, habituell**

Bang D200 einmalig
Brucellose; nach 4 Wochen:

Toxoplasmose M einmalig
dazu:

Umckaloabo D2 3 × tägl.
bewährt bei Toxoplasmose

▶ **Feigwarzen, Feuchtwarzen**

**Calcium carbonicum
D200** 1 × monatl.
tuberkulinisch; trocken oder nach saurem Schweiß riechend

Thuja D200 1 × monatl.
sykotisch; nässend, stinkend wie Fischlake

Sepia D200 1 × monatl.
sykotisch; übel riechend wie eine stinkende Meeresbucht

Acidum nitricum D200 1 × monatl.
destruktiv; durchdringend scharf, streng, übel riechend wie Pferdeharn

▶ **Granulom, ringförmig
(Granuloma anulare)**

Tuberculinum GT D200 1 × monatl.
tuberkulinisch; Tuberkulose, Lymphknoten weich

Medorrhinum D200 1 × monatl.
sykotisch; Tripper, Schleimhauterkrankungen

Luesinum D200 1 × monatl.
destruktiv; Syphilis, harte Lymphknoten

▶ **Herpesbläschen**

Natrium muriaticum D200 einmalig
tuberkulinisch

Medorrhinum D200 einmalig
sykotisch

Thuja D6 3 × tägl.
sykotisch

Dulcamara D6 3 × tägl.
sykotisch

Acidum nitricum D6 3 × tägl.
destruktiv

Petroleum D12 2 × tägl.
destruktiv

▶ **Keloid, verhärtete Narbenbildung**

Tuberculinum GT D200 1 × monatl.
tuberkulinisch; zusätzlich zur gewählten Arznei geben

Luesinum D200 1 × monatl.
destruktiv; sehr lange zur gewählten Arznei geben

▶ **Mittelohrentzündung
(Otitis media)**

Scarlatinum D200 einmalig
oft schlecht ausgeheilter Scharlach in der Vorgeschichte

▶ **Multiple Sklerose, destruktive
Diathese**

Tuberculinum GT D200 einmalig
trotz Degeneration hiermit beginnen

Morbillinum D200 einmalig
Masern-Nosode; tuberkulinisch, rot, saftig

Diphtherinum D200 einmalig
Diphtherie-Nosode; destruktiv, blass, trocken

Luesinum D200 1 × monatl.
bei geistigem Abbau; schlechtes Omen; die Nosoden 1 × jährl. in monatl. Abstand

▶ **akute Nierenentzündung**

Scarlatinum D200 einmalig
oft schlecht ausgeheilter Scharlach, erkältlich, leistungsschwach

Tuberculinum GT D200   einmalig
bei sehr dünnen Menschen, erkältungsempfindlich, erschöpfbar, hilflos

Medorrhinum D200   einmalig
Tripper in der Vorgeschichte

Diphtherinum D200   einmalig
Mandelentzündungen in der Vorgeschichte

▶ **PCP (progrediente chronische Polyarthritis)**

Tuberculinum GT D200   einmalig
immer die Erbnosoden in dieser Reihenfolge im 2-Wochen-Abstand; *dann:*

Medorrhinum D200   einmalig
nach weiteren 2 Wochen:

Luesinum D200   einmalig
nach einem halben Jahr Kur wiederholen

Beachte: Anlage ist destruktiv!

▶ **Rheuma**

tuberkulinisch: wenn Rheuma mit Fieber begann
destruktiv: wenn Rheuma ohne Fieber begann (wie PCP)

Tuberculinum GT D200   einmalig
immer die Erbnosoden in dieser Reihenfolge im 2-Wochen-Abstand; *dann:*

Medorrhinum D200   einmalig
nach weiteren 2 Wochen:

Luesinum D200   einmalig
nach einem halben Jahr Kur wiederholen

Silicea D12   2 × tägl.
wenn die Eltern Rheuma haben

▶ **Rheuma mit Entzündung der Prostata**

Thuja D6   3 × tägl.
und zusätzlich:

Medorrhinum D200   1 × monatl.
sykotische Diathese

▶ **Wassersucht (Ödeme)**

Apis D6   3 × tägl.
nach seröser Entzündung; durstlos; als ob der Tod nahe wäre, aber ohne Angst

Apocynum D2   3 × tägl.
viel Durst, Schwächegefühl in der Magen-grube

Acidum aceticum D4   3 × tägl.
alabasterfarbene Haut, saures Wasserauf-stoßen, viel Durst

Arsenicum album D6   3 × tägl.
wächserne Haut, Durchfall, viel Durst, trinkt nur wenig; Todesangst

Digitalis D3   3 × tägl.
Herzwasser überall, als ob das Herz ste-hen bliebe, Genitalien geschwollen

Helleborus D4   3 × tägl.
plötzlich mit großer Schwäche, gallert-artiger Durchfall

Allergische Diathese

▶ **Kälteallergie**

Natrium muriaticum D200   bei Bedarf
trockene Kälte; trockenes Ekzem

Sanicula aqua D12   2 × tägl.
trockene Kälte; rissige Flechte über den Fingergrundgelenken

Dulcamara D30   bei Bedarf
feuchte Kälte; quaddelartige Nesselsucht

▶ **Katzenallergie**

Pulsatilla D12   2 × tägl.
aber liebt Katzen über alles

▶ **auf Konservierungsmittel**

Sabadilla D6   3 × tägl.
Haut, Schleimhäute, Gehirn

▶ **Nesselsucht, Nesselfieber**

Apis D30 bei Bedarf
sticht, brennt, trockenes Fieber, kein Durst, verlangt kühl

Histaminum hydrochloricum D30 bei Bedarf
juckt wechselhaft, erscheint an den Kratzstellen

Urtica urens D2 stündl.
brennt, juckt; nach Seefischen, nach Insektenstichen; Wärme lindert

Arsenicum album D30 bei Bedarf
brennt; nach Eiweiß; Wärme lindert

Okoubaka D2 stündl.
Nahrungsmittelallergie; vor allem auf Reisen

Dulcamara D30 bei Bedarf
Kälteallergie; Quaddeln

▶ **Quaddeln**

Aconitum D30 bei Bedarf
akut, plötzlich, heftig; Kühle bessert

Apis D30 bei Bedarf
allmählich, sticht, brennt, Schwellung (Phlegmasia alba); Kühle lindert

Histaminum hydrochloricum D30 bei Bedarf
wechselhaft, erscheint an den Kratzstellen; bestes Antihistaminikum

Bellis D30 bei Bedarf
juckt, brennt, beißt; nach warmem Bad schlimmer

Urtica urens D2 stündl.
brennt, juckt; vor allem nach Seefischgenuss, Insektenstichen; Wärme lindert

Dulcamara D30 bei Bedarf
juckt wie Flohstiche, ganzer Körper; durch Kälte verursacht

▶ **Sonnenallergie**

Natrium muriaticum D200 einmalig
vorbeugend bei bekannter Neigung; eine Gabe bei Sonnenbeginn wiederholen

Acidum hydrofluoricum D6 2-stündl.
wenn die unbedeckten Teile sich röten und brennen; Friesel oder Blasen

Cantharis D200 einmalig
winzige, heftig brennende Bläschen beim ersten Sonnenstrahl

Allergisch-ekzematöse Diathese

▶ **Asthma im Wechsel mit Ekzem**

tuberkulinisch: wenn zuerst Asthma auftrat und danach das Ekzem erschien
sykotisch: wenn zuerst Ekzem erschien und danach das Asthma auftrat

Sulfur D200 1 × monatl.
auch gleichzeitig im Sommer und/oder in der Bettwärme; Ekzem alle Formen

Pulsatilla D200 1 × monatl.
Schleimhäute sind eher kälteempfindlich, Haut eher wärmeempfindlich; Ekzem feucht

Lachesis D200 1 × monatl.
erst Ekzem, dann Asthma, ab Frühjahr bis Herbst, Erwachen; Ekzem alle Formen

Dulcamara D200 1 × monatl.
Asthma in feuchtem Wetter, durch Unterkühlung, Durchnässen; Ekzem mit Krusten

Natrium muriaticum D200 1 × monatl.
im Winter eher Asthma, im Sommer eher Ekzem schlimmer; Reibeisenhaut

Arsenicum album D200 1 × monatl.
nur im Winter schlimmer; friert wie bei Psorinum; Ekzem sehr trocken, rissig

Hämorrhagische Diathese
▶ **helle, aktive Blutungen**

Ipecacuanha D4 alle 10 Min.
reichlich, mit hartnäckiger Übelkeit; aus allen Körperöffnungen, Bluterbrechen

Sabina D4 alle 10 Min.
klumpig, bei Bewegung; Unterleib

Phosphorus D30 alle 10 Min.
reichlich; aus allen Organen, Wunden, Gefäße

Sanguinaria D6 alle 10 Min.
klumpig, übel riechend; Nase, Unterleib

Millefolium D4 alle 10 Min.
reichlich; Nase, Lunge, Darm, Unterleib

Ustilago D2 alle 10 Min.
flüssig und klumpig; geringer Anlass, mechanische Untersuchung, Unterleib

▶ **dunkle, passive Blutungen**

Hamamelis D4 alle 10 Min.
befallenen Teile wie zerschlagen; Nase, Lunge, Blase, Unterleib, Venen

Secale D4 alle 10 Min.
sickert, anhaltend, dünn, schmerzlos, bei Bewegen; ausgezehrter Mensch

China D4 alle 10 Min.
reichlich, klumpig; große Schwäche, Klingen in den Ohren

Crocus D12 alle 10 Min.
reichlich, zäh, teerartig, perlschnurartig, bei Bewegen; Hysterie

Crotalus D12 alle 10 Min.
sickert, Gerinnsel; aus allen Körperöffnungen; Leber, Gefäße

Bovista D6 alle 10 Min.
schwache Gefäße; nachts, frühmorgens; Nase, Unterleib, Zwischenbluten

▶ **helle oder dunkle Blutungen**

Erigeron D6 alle 10 Min.
anfallsweise mit Pausen, stoßweise, gussweise

Trillium D6 alle 10 Min.
klumpig, Kälte des Körpers, schwacher Puls

Harnsaure (sykotische) Diathese
▶ **Gichtanfall (akute Arthritis)**

Aconitum D30 in Wasser
Brennen oder Eiseskälte, Taubheit, einschießend, krampfig

Belladonna D30 in Wasser
nach Durchnässen; Wärme lindert

Arnica D30 in Wasser
überanstrengte Gelenke, rechte Großzehe; Kälte lindert

Acidum benzoicum D3 3 × tägl.
reißend, stechend; Kälte lindert

Bryonia D30 in Wasser
scharf, stechend, schneidend bei der geringsten Bewegung

▶ **Gichtanfall besser durch Kälte**

Acidum benzoicum D3 3 × tägl.
Urin stinkt scharf

Berberis D3 3 × tägl.
Schmerz am Beginn des Harnlassens

Ledum D4 3 × tägl.
Schmerzen ziehen in den Gliedern nach oben

Beachte: Alle 3 Arzneien zu gleichen Teilen mischen, 20 Tropfen je Gabe.

▶ **Gichtanfall besser durch Wärme**

Acidum benzoicum D3 3 × tägl.
Urin stinkt scharf

Berberis D3 3 × tägl.
Schmerz am Beginn des Harnlassens

Lithium carbonicum D4 3 × tägl.
rheumatische Schmerzen in der Herzgegend

> **Beachte:** Alle 3 Arzneien zu gleichen Teilen mischen, 20 Tropfen je Gabe.

▶ **Gicht (chronische Arthritis)**

Acidum benzoicum D3 3 × tägl.
kleine Gelenke, Knötchen, Sehnenreißen, Gelenkkrachen; Urin scharf

Berberis D3 3 × tägl.
alle Glieder, lahme Lenden, wunde Ballen und Fersen

Lithium carbonicum D4 3 × tägl.
Fingergelenke; rheumatische Schmerzen in der Herzgegend

Ledum D4 3 × tägl.
kleine Gelenke, Knötchen, Schmerzrichtung von unten nach oben

Bryonia D4 3 × tägl.
Gelenke und Muskeln, scharf, stechend, schneidend bei jeder Bewegung

Colchicum D4 3 × tägl.
Sehnen, Sehnenplatten, Bänder, Knochenhaut; große Schwäche

▶ **Gichtknoten an den Fingergelenken**

Ammonium phosphoricum D4 3 × tägl.
und Harnsäureablagerungen in den deformierten Gelenken

Guaiacum D4 3 × tägl.
alle Gelenke wie verkürzt; blass, destruktiv

▶ **Gicht, personenbezogen**

Lycopodium D12 2 × tägl.
Harnsymptome mit rotbraunem Ziegelmehl im Urin

Bryonia D4 3 × tägl.
Lebersymptome mit stechenden Schmerzen

Antimonium crudum D12 2 × tägl.
Magensymptome mit kräftigem Aufstoßen

Staphisagria D12 2 × tägl.
Gemütssymptome mit unterdrücktem Zorn

▶ **Nierengrieß**

Sarsaparilla D6 3 × tägl.
brennt, drängt nach dem Harnen; Satz weißlich, lehmfarben, flockig

Lycopodium D6 3 × tägl.
brennt vorher; Harn dunkel, konzentriert; Satz rot, rotgelber Sand

Berberis D3 3 × tägl.
brennt vorher; Harn heiß, dunkel; Satz wie hellrotes Mehl bis Kristalle

Cantharis D6 3 × tägl.
brennt beim Harnen; Harn wenig, dunkel; Satz wie alter Mörtel, Ziegelmehl

Sepia D6 3 × tägl.
brennt während des Harnens; Harn trüb, schleimig, stinkt (!); Satz rötlich haftend

Lymphatische Diathese

▶ **Infektneigung**

Galinsoga D4 3 × tägl.
in der infektfreien Zeit *und zusätzlich:*

Psorinum D200 1 × monatl.
jährlich; friert selbst im schönsten Sommer, liebt Pelze

▶ **torpider Lymphatismus**

Calcium carbonicum D12 ererbt	2 × tägl.	Calcium phosphoricum D12 überbeweglich, neurotisch	2 × tägl.
Barium carbonicum D6 später erworben	3 × tägl.	Calcium fluoratum D12 überbeweglich, destruktiv	2 × tägl.

Krebs

Begleitbeschwerden

▶ **Chemotherapie, Folgen**

Pyrogenium D30 1 × tägl.
auch vorbeugend; vor jeder „Chemo" eine Gabe

▶ **Erbrechen**

Cuprum aceticum D4 stündl.
quälend

▶ **erschöpft, abgemagert**

Natrium muriaticum D200 einmalig
Krebs durch Kränkung; *dazu:*

Acidum aceticum D4 3 × tägl.
aufgeopfert, enttäuscht; großer Durst, kleine Schlucke; verlangt Saures, Essig; kalte, stinkende, wunde, zersetzende Schweiße nachts; droht zu ersticken

▶ **Narben brechen auf nach Operation**

Aranea diadema D12 2 × tägl.
werden blaurot

▶ **Nervenschmerz, Missempfindungen, Taubheit**

Passiflora D2 stündl.
beruhigend

▶ **höchst schmerzempfindlich**

Acidum hydrofluoricum D6 3 × tägl.
aber Person sieht nicht krank aus

▶ **Röntgenkater**

Radium bromatum D30 1 × tägl.
auch vorbeugend; vor jeder Bestrahlung eine Gabe

▶ **Wasserbauch (Aszites)**

Helleborus D4 3 × tägl.
Bauchfellmetastasen

Krebsart

▶ **Afterkrebs, Plattenepithel**

Luesinum D200 1 × monatl.
zusätzlich:

Acidum hydrofluoricum D6 3 × tägl.
bei noch kräftigen, hitzigen Menschen mit genügender Abwehr

Acidum nitricum D6 3 × tägl.
bei blassen, erschöpften, abgehärmten Menschen

Hydrastis D4 3 × tägl.
bei matten, müden, appetitlosen Menschen

Arsenicum album D6 3 × tägl.
bei Menschen, die wie wandelnde Leichen aussehen

Kreosotum D4 3 × tägl.
bei „verglühenden" Menschen

▶ **Bauchfellkrebs**

Abrotanum D4 3 × tägl.
tastbar

Helleborus D4 3 × tägl.
mit Bauchwasser

Vespa crabro D4 3 × tägl.
stechend, mit Bauchwasser

▶ **Blasenkrebs**

Thuja D6 3 × tägl.
entartete Polypen

Causticum D6 3 × tägl.
nach der Polypenverätzung

▸ **Brustkrebs, knotig**

Phytolacca D4 3 × tägl.
zystisch, purpurrot; Schießen durch den ganzen Körper; nachts, vor der Periode

Conium D4 3 × tägl.
fibrös; messerscharfe Stiche, schlaffe Brüste; fröstelnde Frauen

Phellandrium D4 3 × tägl.
eingezogene, schrundige Brustwarzen; heftige Stiche bis zum Rücken

Barium jodatum D4 3 × tägl.
hart, schmerzlos

Plumbum jodatum D4 3 × tägl.
harte Massen, entzünden sich wiederholt; langsamer Prozess

▸ **Brustkrebs, geschwürig**

Acidum nitricum D6 3 × tägl.
schmierige, stinkende Beläge, blutige Einrisse; Schwäche

Hydrastis D4 3 × tägl.
wie bei Acidum nitricum, nur appetitlos, abgemagert

Kreosotum D4 3 × tägl.
wie bei Acidum nitricum, aber blutet schwächlich, tropfenweise, stinkt aashaft

▸ **Brustkrebs, Szirrhus (Faserkrebs)**

Lapis D6 3 × tägl.
Brustwarzen nach innen gezogen

Conium D4 3 × tägl.
hart; sticht nachts

▸ **Brustkrebs, wächserner Lymphstau nach Operation**

Apis D6 3 × tägl.
warm, Kälte lindert; durstlos

Arsenicum album D6 3 × tägl.
kalt, Wärme lindert; viel Durst, trinkt wenig

Natrium muriaticum D200 1 × wöchentl.
fröstelt, Wärme lindert; viel Durst, trinkt viel

Serum anguillae D12 1 × tägl.
unter die Haut der gesunden Seite spritzen

▸ **Brustkrebs, venöser Lymphstau nach Operation**

Hamamelis D4 3 × tägl.
wie zerschlagen

Pulsatilla D6 3 × tägl.
schwer wie Blei

▸ **Brustkrebs, narbiger Lymphstau nach Operation**

Calcium fluoratum D12 2 × tägl.
wuchernde Narben

Strontium carbonicum D12 2 × tägl.
harte Schwellung

▸ **Brustkrebs, zur Schmerzlinderung**

Murex D6 3 × tägl.
besonders wenn Schmerzen bei Periode schlimmer

▸ **Brustkrebs, frühzeitig operiert**

Phytolacca D4 3 × tägl.
4 Wochen lang; *danach:*

Conium D4 3 × tägl.
4 Wochen lang; *danach:*

Phellandrium D4 3 × tägl.
4 Wochen lang

▶ Brustkrebs, Verbrennung durch Bestrahlung

Abrotanum D4   3 × tägl.
Kapillarstärkung

Radium bromatum D30   1 × tägl.
Röntgenkater; verfällt gangränös, wuchernde Narben

Acidum nitricum D6   3 × tägl.
dünne Absonderung, übel riechend

Kreosotum D4   3 × tägl.
verfällt eitrig, aashaft stinkend

Petroleum D12   2 × tägl.
eiternd, fressend, übel riechend

Bufo D6   3 × tägl.
eitrig, nach Jauche stinkend; blaurote Tumore

▶ Dickdarmkrebs

Mercurius corrosivus D30   1 × tägl.
zusätzlich:

Medorrhinum D200   einmalig
nach 4 Wochen:

Luesinum D200   1 × monatl.
lange geben

▶ Eierstockkrebs

Apis D6   3 × tägl.
eher rechts, Stechen

Conium D4   3 × tägl.
fibrös; messerscharfes Stechen

Kreosotum D4   3 × tägl.
Brennen

Barium jodatum D4   3 × tägl.
schmerzlos, sehr hart

▶ Enddarmkrebs

Medorrhinum D200   1 × monatl.
2 × insgesamt; nach 4 Wochen:

Luesinum D200   1 × monatl.
fortlaufend; *dazu:*

Acidum nitricum D6   3 × tägl.
bei blassen, erschöpften, abgehärmten Menschen; *oder:*

Acidum hydrofluoricum D6   3 × tägl.
bei noch kräftigen, hitzigen Menschen mit genügender Reserve; *oder:*

Mercurius corrosivus D30   1 × tägl.
bei noch kräftigen, aber fröstelnden Menschen mit nächtlichem Brennen

▶ Enddarmkrebs, Durchfall nach Operation

Hydrastis D4   3 × tägl.
schneidend, wundmachend

Podophyllum D6   3 × tägl.
schmerzlos, morgens aus dem Bett treibend, Epitheliom (Plattenepithel)

Conium D4   3 × tägl.
Brust, Hoden, Gebärmutter, Eierstock evtl. mit betroffen

Condurango D4   3 × tägl.
offen, geschwürig

Hydrastis D4   3 × tägl.
Brust, Gebärmutter evtl. mit betroffen

Thuja D6   3 × tägl.
Blase, Eierstock evtl. mit betroffen

▶ Gebärmutterkrebs, Plattenepithel

Conium D4   3 × tägl.
klein, hart

Hydrastis D4   3 × tägl.
blutend; schleimige, zähe, dicke Absonderung

Kreosotum D4   3 × tägl.
verbrennend; schwarze, aashaft stinkende Absonderung

▶ **Gebärmutterkrebs, Szirrhus (Faserkrebs)**

Lapis D6 3 × tägl.
heftig brennende, schwarze Absonderung

▶ **Gebärmutterkrebs, mit starker Blutung**

Jodum D12 2 × tägl.
Verschlimmerung bei Wärme; abgemagert, Heißhunger

Hydrastis D4 3 × tägl.
müde, matt; appetitlos, verstopft

▶ **Hautkrebs (Melanom)**

Calcium fluoratum D4 3 × tägl.
Angeber; kräftig, strähnig

Silicea D12 2 × tägl.
Kümmerling; blass, geknickt

Arsenicum album D6 3 × tägl.
Pedant; leichenblass, ängstlich

Aurum D6 3 × tägl.
Melancholiker; rot, untersetzt, besitzstrebend

Lachesis D12 2 × tägl.
Vielschwätzer; rot, Perfektionist

Luesinum D200 1 × monatl.
zusätzlich; destruktive, degenerative Diathese

▶ **Hautkrebs am Auge**

Crotalus D12 2 × tägl.
im Augenweiß

▶ **Hodenkrebs**

Spongia D4 3 × tägl.
erst schwammig, später hart, schmerzlos

Conium D4 3 × tägl.
hart, geschrumpft, empfindlich; nach Stoß, Schlag, Quetschung

Phytolacca D4 3 × tägl.
hart, ausstrahlendes Stechen bei Berührung

Aurum D6 3 × tägl.
hart, geschrumpft, eher rechts; Druck und Spannung wie gequetscht

▶ **Knochenkrebs (Sarkom)**

Thallium metallicum D6 3 × tägl.
für tief greifende, degenerative Knochenprozesse; erregt, teilnahmslos

Kresolum D12 2 × tägl.
ist eher in Hochstimmung im Vergleich zur Schwere des Krankheitsbildes

Silicea D12 2 × tägl.
dicke, gelbe, stinkende Absonderung

▶ **Krebsvorstufe (Präkanzerose)**

Radium bromatum D30 3 × wöchentl.
Schmerzen wie Rheuma, Jucken ganzer Körper, brennende Hautbläschen; Hitze und Völle im Magen, Verstopfung; ruhelos, ängstlich, besorgt

Barium carbonicum D6 3 × tägl.
kein krankhafter Befund; klebt und haftet am Arzt; dümmlich, nervraubend; plötzlicher, unvermuteter Ausbruch des Krebses; *beachten!*

▶ **Lungenkrebs, Lungentumore**

Aurum D6 3 × tägl.
rot; wie ein Gewicht auf der Brust, Atemnot, atmet schwer, heiser

Carbo animalis D4 3 × tägl.
blass, Marmorhaut; steinharte Knoten, kleine steinharte Lymphknoten

Niccolum metallicum D12 2 × tägl.
bei blechernem Hustenreiz

▶ **Lungenkrebs, Bluthusten**

Arnica D6 stündl.
kleine Arterien verletzt

▶ **Lungenkrebs, Rechtsherzbelastung**

Laurocerasus D4 3 × tägl.
blaue Lippen

▶ **Magenkrebs, geschwürig zerfallend**

Hydrastis D4 3 × tägl.
schmierig stinkend, erbricht Speisen und frisches Blut

Kreosotum D4 3 × tägl.
erbricht unverdaute Speisen mit schwarzem Blut noch nach vielen Stunden

▶ **Magenkrebs, drohender Durchbruch**

Cadmium sulfuricum D6 3 × tägl.
Übelkeit besser durch Essen, krampfhafter Durchfall; Druck und Krümmen

Condurango D4 3 × tägl.
Mundwinkel eingerissen, Brennen hinter dem Brustbein, Dauerschmerz im Magen

Conium D4 3 × tägl.
heftiges Stechen zum Rücken; drückt Faust in die Magengrube

Arsenicum album D6 3 × tägl.
brennt wie Feuer

▶ **Magenkrebs, Schwäche**

Acidum muriaticum D4 3 × tägl.
erschöpft, abgemagert, liegt im Todeskampf

Hydrastis D4 3 × tägl.
matt; sieht blass-gelb, kränklich aus

▶ **Muttermundkrebs, geschwürig zerfallend**

Acidum nitricum D6 3 × tägl.
schmierige, stinkende Beläge, blutige Einrisse; Schwäche

Hydrastis D4 3 × tägl.
schon appetitlos, abgemagert

Kreosotum D4 3 × tägl.
blutet schwächlich, tropfenweise; stinkt aashaft

Carbo animalis D4 3 × tägl.
hart, brennend; dünner stinkender Ausfluss

▶ **Prostatakrebs: 1. Pflanzen, 2. Mineralien, 3. Metalle**

Conium D4 3 × tägl.
rot, kräftig; fibröse Knoten mit messerscharfen Stichen

Phytolacca D4 3 × tägl.
blass, gezeichnet; zystische Knoten mit Stichen durch den ganzen Körper

Calcium fluoratum D4 3 × tägl.
schlank, derb, hitzig; harte, knotige Klumpen, steinharte Lymphknoten

Silicea D12 2 × tägl.
dürr, blass, frostig; steinharter Knoten

Aurum D6 3 × tägl.
kräftige und untersetzte Geschäftsleute; Schmerzen wie gequetscht

Erbnosoden D200 1 × monatl.
in der Reihenfolge: Tuberculinum bovinum D200, Medorrhinum D200, Luesinum D200

▶ **Scheidenkrebs**

Acidum carbolicum D6 3 × tägl.
heftiges Brennen; scharfe, ätzende, übel riechende Absonderungen

▶ Schilddrüsenkrebs

**Acidum
hydrofluoricum D6** 3 × tägl.
harte Knoten; sieht noch gesund aus

Calcium fluoratum D4 3 × tägl.
viele kleine Knoten

Lapis D6 3 × tägl.
weiche Knoten

▶ Szirrhus (Faserkrebs)

Lapis D6 3 × tägl.
Brust, Schilddrüse, Gebärmutter

Conium D4 3 × tägl.
Brust, alle Drüsen

Thuja D6 3 × tägl.
Blase, Eierstock

Hydrastis D4 3 × tägl.
Brust (!); kann heilen

Carbo animalis D4 3 × tägl.
Brust, Lunge, Hoden; steinhart, Marmorhaut, Lymphdrüsen steinhart

Metastasen

▶ Bauchfell

Abrotanum D4 3 × tägl.
tastbar

Helleborus D4 3 × tägl.
mit Bauchwasser

▶ Hirn

Thallium metallicum D6 3 × tägl.
tiefer Schmerz oder schmerzlos, je nach Lokalisation

▶ Knochen

Thallium aceticum D4 3 × tägl.
im Röntgenbild diffus, nicht abgrenzbar; 4 Wochen lang; *danach:*

Strontium carbonicum D12 2 × tägl.
4 Wochen lang; *danach:*

Radium bromatum D30 1 × tägl.
4 Wochen lang; Kur bedarfsweise wiederholen; *oder:*

Tellurium metallicum D6 3 × tägl.
Elfenbeintumore

Hekla lava D6 3 × tägl.
schwammige Struktur, gut abgrenzbar

▶ Leber, mit Wasserbauch (Aszites)

Laurocerasus D4 3 × tägl.
Rechtsherzbelastung

▶ Lunge

Quebracho D2 3 × tägl.
Beinödeme, Hochdruck

Beryllium D12 2 × tägl.
Brust wie umschnürt; Husten trocken, schneidend; süßlicher Auswurf

Laurocerasus D4 3 × tägl.
rechtes Herz belastet, Pulmonalishochdruck; blaue Lippen

Carbo animalis D4 3 × tägl.
blaue Lippen, marmorierte Haut, steinharte Lymphknoten

▶ Lungenwasser (Pleuraerguss)

Abrotanum D4 3 × tägl.
schmerzlos

Apis D6 3 × tägl.
stechend

Cantharis D6 3 × tägl.
brennend

Causticum D6 3 × tägl.
ätzend

▶ Schmerzen

Avena sativa D2 3 × tägl.
schlaflos, appetitlos

Passiflora D2 3 × tägl.
Nervenschmerzen, Taubheit

Cedron D4 3 × tägl.
stechend; täglich zur gleichen Zeit

Arsenicum album D6 3 × tägl.
scharf, stechend, brennend; hinfällige Ruhelosigkeit

▶ **Weichteile**

Thallium metallicum D6 3 × tägl.
3 Monate lang unter die Haut spritzen

Porphyrie, Schweiß, Zysten

Porphyrie

Zincum metallicum D12 2 × tägl.
akute hepatische Form; nervös, schwache Glieder, Bauchkoliken, hoher Blutdruck, Herzrasen, Leukozyten erhöht (Appendizitis?)

Beryllium D12 2 × tägl.
erythropoetische Form; Nesselsucht, Blasen und Ödeme in der Sonne, Urin im Licht rot oder dunkel (Porphyrinurie), Splenomegalie (durch Hämolyse) und rote Zähne später

Schweiß

▶ **übermäßig; Diathese**

Tuberculinum bovinum D200 1 × monatl.
im Allgemeinen immer tuberkulinisch, ebenso wie die zu trockene Haut; *zusätzlich:*

Acidum salicylicum D12 2 × tägl.
rot, warm, feucht, hitzig, erregt; reichlich schwächende Schweiße

Zysten

▶ **allgemein**

Apis D6 3 × tägl.
Eierstock, Niere; stechender Schmerz

Cantharis D6 3 × tägl.
Eierstock, Niere; brennender Schmerz

Medorrhinum D200 1 × monatl.
Unterleib, Niere; sykotische Diathese; *zusammen mit:*

Thuja D6 3 × tägl.
alte, „verschlampte" Zysten; Folge von Tripper

Geist

Gedächtnis

Auffassung

▶ **kann Entfernungen nicht einschätzen**

Platinum D12   2 × tägl.
alles erscheint kleiner

Sulfur D12   2 × tägl.
alles erscheint größer

Aurum D12   2 × tägl.
alles erscheint größer

▶ **kann seinen Namen nicht mehr schreiben**

Lycopodium D12   2 × tägl.
kann Gedanken nicht festhalten, gebraucht falsche Worte

Mercurius solubilis D30   bei Bedarf
geistige Stumpfheit nach vorausgegangener Erregung

Sulfur D12   2 × tägl.
muss lange nachdenken, bis er ein Wort buchstabieren kann

▶ **schwer**

Oleander D12   2 × tägl.
abgestumpft bei Anstrengung; leicht, intuitiv, wenn er sich nicht anstrengt

Denkvermögen

▶ **allgemein**

Phosphorus D12   2 × tägl.
intuitiv, künstlerisch, chaotisch, ohne geistige Festigkeit; verschwendet seine Energie; zündet seine Lebenskerze an beiden Enden an

Sulfur D12   2 × tägl.
geistiger Tiefgang; chaotisch, beharrlich, unermüdlich, unverwüstlich; zündet seine Lebenskerze nur an einem Ende an

Lachesis D12   2 × tägl.
scharfsinniger Verstand; chaotisch, perfektionistisch

Lycopodium D12   2 × tägl.
tiefgründiger Verstand; diszipliniert

Natrium muriaticum D200   1 × monatl.
hartnäckiger Verstand; pingelig

Arsenicum album D12   2 × tägl.
kritischer Verstand; pedantisch

▶ **verweigert intellektuelles Entwickeln und Erfahren**

Phosphorus D12   2 × tägl.
keine Lust, den Glanz seines Selbstbildes zu trüben; nimmt weder sich selbst noch Standpunkte anderer wahr

Lycopodium D12   2 × tägl.
große Furcht, die Würde und Wirkung seines Selbstbildes zu beflecken; nimmt nur seine eigenen Standpunkte wahr

Gedächtnis

▶ **hoffnungslos**

Luesinum D200   1 × monatl.
Hirnerweichung

▶ **mit Intelligenzschwäche**

Natrium carbonicum D12   2 × tägl.
bei jungen Menschen im Laufe ihrer Studien

▶ schwach bei allgemeiner
Schwäche; rot

Acidum salicylicum D12   2 × tägl.
schwach

Acidum sulfuricum D6   3 × tägl.
schwächer

Acidum hydrofluoricum D6   3 × tägl.
am schwächsten

▶ schwach bei allgemeiner
Schwäche; blass

Acidum picrinicum D6   3 × tägl.
schwach

Acidum phosphoricum D6   3 × tägl.
schwächer

Acidum aceticum D4   3 × tägl.
am schwächsten

▶ Verlust

Anacardium D200   1 × monatl.
völlig verwirrt

Vergessen

▶ Namen

Anacardium D12   2 × tägl.
nicht alle, aber einzelne

Crotalus D12   2 × tägl.
ängstlich, depressiv

Lycopodium D12   2 × tägl.
vergisst Worte, Silben und Gedanken

Medorrhinum D200   1 × monatl.
beginnt richtig, weiß dann nicht mehr weiter, verliert den Faden

Rhus toxicodendron D6   3 × tägl.
Kopf wie betrunken, betäubt, verwirrte Gedanken

Sulfur D12   2 × tägl.
verlegen, schwachsinnig

▶ seinen Namen, seine Herkunft

Glonoinum D30   bei Bedarf
seine Straße, sein Haus; verirrt sich; will nach Hause, obwohl er zu Hause ist

▶ was er sagen wollte

Ambra D3   3 × tägl.
es reißt ihm der rote Faden

Argentum nitricum D12   2 × tägl.
kann nicht mehr zusammenhängend denken und verspricht sich

Medorrhinum D200   1 × monatl.
beginnt richtig zu reden und weiß dann plötzlich nicht mehr weiter

▶ was er tun wollte

Nux moschata D12   2 × tägl.
kann sich nicht besinnen

Barium carbonicum D6   3 × tägl.
stumpfsinnig

Sulfur D12   2 × tägl.
schwachsinnig

▶ Zahlen

Phosphorus D12   2 × tägl.
oder zählt sie zwanghaft

Sulfur D12   2 × tägl.
kann sich nicht besinnen, wird verlegen und meidet Gesellschaft

Schule

Auffassung

▶ **begriffsstutzig**

Belladonna D200 1 × monatl.
für vorstellungshaftes Denken

Sulfur D200 1 × monatl.
für Ideen; kennt nur seine eigenen

Pulsatilla D200 1 × monatl.
für Worte und Wortbedeutungen

Staphisagria D200 1 × monatl.
für räumliche Vorstellung

Calcium carbonicum D200 1 × monatl.
für Weltgeschehen; weiß nicht mal, was mit ihm geschieht

▶ **lernt schnell, vergisst schnell**

Calcium carbonicum D200 1 × monatl.
kaum dass er das Buch weglegt, hat er das Gelesene vergessen

Sulfur D200 1 × monatl.
nimmt mühelos auf, nichts bleibt haften

Staphisagria D200 1 × monatl.
aufnahmebereit, aber gedanklich abgetreten

Silicea D200 1 × monatl.
mangelnde Festigkeit der Gedanken

▶ **unfähig**

Capsicum D200 1 × monatl.
höchst vergesslich

Barium carbonicum D200 1 × monatl.
dümmlich, kann sich auf nichts konzentrieren, endet immer mit Tränen

Legasthenie

▶ **erworbene Lese- und Rechtschreibschwäche**

Medorrhinum D200 einmalig
(bei normaler oder überhöhter Intelligenz)
zusätzlich:

Agaricus D12 2 × tägl.
blass, schwach, hampelig; *oder:*

Stramonium D12 2 × tägl.
rot, kräftig, zornig

Leistungsschwäche

▶ **akademisch schwach – anlagebedingt**

Tuberculinum bovinum D200 1 × monatl.
im Sprechen

Carcinosinum D200 1 × monatl.
im Lesen; gleichgültiges Verhalten

Psorinum D200 1 × monatl.
im Lesen; verzweifeltes Verhalten

Luesinum D200 1 × monatl.
im Rechnen, in der Logik

Medorrhinum D200 1 × monatl.
im Schreiben

▶ **akademisch verspätet**

Natrium muriaticum D200 1 × monatl.
lernt spät rechnen

Lycopodium D200 1 × monatl.
lernt spät schreiben

Calcium carbonicum D200 1 × monatl.
in allem zu langsam, bemüht sich sehr

Sulfur D200 1 × monatl.
in allem zu langsam, bemüht sich nicht

▶ **weil überfordert**

Natrium carbonicum D12 2 × tägl.
Gedächtnis- und Intelligenzschwäche im Laufe des Studierens

▶ **weil unterfordert**

Arsenicum album D200 1 × monatl.
alles oder nichts (!); hängt teilnahmslos in der Bank

Lachesis D200 1 × monatl.
weiß zuviel, gibt seine Wachsamkeit auf, aber nicht seine Kommentare

Sulfur D200 1 × monatl.
weiß zuviel, wird lauthals arbeitsscheu, „wozu der ganze Sch...?"

Müdigkeit

▶ **Konzentrationsschwäche, hirnmüde**

Agaricus D12 2 × tägl.
albern, trödelt, grimassiert; „homöopathisches Studentenfutter"

Phosphorus D30 1 × tägl.
geistig überfordert, allgemein schwach

Helleborus D4 3 × tägl.
dösig, dümmlich, abweisend, wortkarg

Cocculus D12 2 × tägl.
hampelt, dusselig, kopfleer; „Fernsehkinder"

Silicea D12 2 × tägl.
versagt aus Minderwertigkeit

Zincum metallicum D12 2 × tägl.
versagt wegen „zu langer Leitung"; „verzinkt sich" und wird undurchlässig

▶ **mit Kopfschmerz gegen Schulende**

Calcium phosphoricum D12 2 × tägl.
durch geistige Anstrengung; Knochennahtschmerzen; stützt Kopf auf, appetitlos

Phosphorus D12 2 × tägl.
geistig erschöpft; Hinterkopfweh; hungrig, Essen bessert; liebenswert

Petroleum D12 2 × tägl.
geistig erschöpft; Hinterkopfweh; hungrig, Essen bessert; reizbar, zornig

Cocculus D12 2 × tägl.
übernächtigt, zu viel Fernsehen; Kopfweh mit Leere im Hirn

Pulsatilla D12 2 × tägl.
wegen muffiger Luft im Klassenzimmer, braucht Frischluft

Natrium muriaticum D200 1 × monatl.
schwüle Hitze, geistig erschöpft; zu viel Kummer zu Hause

Gemüt

Depression

Auslösung

▶ **Enttäuschung**

Ignatia D200 1 × monatl.
eifersüchtig, seufzt, schluchzt, lehnt Zuspruch ab

Natrium muriaticum D200 1 × monatl.
hoffnungslos, spricht wiederholt von alten unangenehmen Ereignissen

Hyoscyamus D200 1 × monatl.
durch unglückliche Liebe; hastig, magert ab

Calcium carbonicum D200 1 × monatl.
hilflos; erholt sich nach einer Verletzung nur langsam (Wunden heilen schlecht!)

Sepia D200 1 × monatl.
hilflos; alle haben sie verlassen, gleichgültig gegen alle und alles

Aurum D200 1 × monatl.
keiner achtet ihn mehr, nachdem er sie alle für seine Macht benutzte

Pulsatilla D200 1 × monatl.
tränenreicher stiller Kummer und Ärger; jetzt kehrt sie sich nach außen

▶ **Erschöpfung**

Arsenicum album D200 bei Bedarf
ruhelos, vor allem nachts, hinfällige Todesangst, verstümmelt sich selbst

Lycopodium D200 bei Bedarf
döst gleichgültig dahin, denkt nur noch an sein eigenes Heil

Acidum phosphoricum D200 bei Bedarf
erschöpft, gleichgültig, interesselos, verlangsamt

▶ **Periode, vorher**

Pulsatilla D200 1 × monatl.
niedergeschlagen; die „gehemmte Puppenmutter"

Natrium muriaticum D200 1 × monatl.
depressiv; die ewige Adoleszente

Platinum D200 1 × monatl.
überheblich, besitzstrebend; alle Menschen sind klein und unwürdig

Lycopodium D200 1 × monatl.
stolz, würdig, pedantisch; alle Menschen sind nichtig und gefühllos

Causticum D200 1 × monatl.
trocken, unsicher; abnorme sexuelle Gelüste

Stannum metallicum D200 1 × monatl.
erschöpft, unsicher; mit Angst

Aurum D200 1 × monatl.
rot, machtstrebend; tiefe Melancholie

▶ **Periode, vorher und während; leicht reizbar**

Sepia D200 1 × monatl.
vorher Angst, schwanger zu sein; danach erhoffte sie es

Natrium muriaticum
D200 1 × monatl.
gleichgültig gegenüber den Rhythmen ihrer Natur

▶ **Periode, während**

Pulsatilla D200 1 × monatl.
möchte so gerne schwanger sein

Cimicifuga D200 1 × monatl.
hysterisch, neuralgisch, verkrampft und geschwätzig

Graphites D200 1 × monatl.
kann nicht schwanger werden

▶ **Schwangerschaft**

Platinum D200 1 × monatl.
sexuell übererregt, leidet um ihre schöne Figur und weint schweigsam

Sepia D200 1 × monatl.
schwerfällig, gleichgültig gegen ihre Lieben, will ihre Ruhe

Aurum D200 1 × monatl.
tiefe Melancholie, will nicht mehr leben, plant schweigend ihren Tod

Cimicifuga D200 bei Bedarf
schlafraubende Sorgen, es könne nicht gut gehen; ruhelos

Pulsatilla D200 bei Bedarf
unbegründete Sorgen um ein bevorstehendes Unheil, weint schweigsam

Veratrum album D200 bei Bedarf
geschwätzig, manisch, ruhelos, hochmütig

▶ **Trübwetter**

Ammonium carbonicum
D200 bei Bedarf
ruhig, apathisch

Ammonium bromatum
D200 bei Bedarf
unruhig, reizbar

Natrium muriaticum
D200 1 × monatl.
trübes Wetter belastet genauso wie trübe Gedanken

▶ **Wechseljahre, mit Hitzewallungen**

Lachesis D200 1 × monatl.
rot, kräftig, hitzig; fühlt sich seit den Wechseljahren nicht mehr wohl

Aurum D200 1 × monatl.
blaurot, untersetzt; Atemnot, Herzdruck, Hochdruck, Selbstmordgefahr!

Sepia D200 1 × monatl.
gelb, dunkelhaarig, dunkle Augenringe; lehnt ihre Familie ab

Cimicifuga D200 1 × monatl.
blass, fett oder mager oder Mannweib; nervös, ruhelos, schlaflos

Verhalten

▶ **allgemein**

Natrium muriaticum
D200 1 × monatl.
trostlos, aber macht noch ein tapferes Gesicht

Lachesis D200 1 × monatl.
behält noch gewisse Lebendigkeit

Arsenicum album D200 1 × monatl.
hoffnungslos, aber weiß immer noch alles besser

Nux vomica D200 1 × monatl.
kann trotzdem noch reizbar und wütend sein

Sepia D200 1 × monatl.
verzweifelt, aber kann noch klagen und sich beklagen

Phosphorus D200 1 × monatl.
lässt sich gehen, teilnahmslos, menschenscheu; Schattenseite der Medaille!

▶ gleichgültig

Acidum phosphoricum
D200 bei Bedarf
erschöpft; empfindet nichts mehr nach lang anhaltendem Kummer

Natrium muriaticum
D200 bei Bedarf
hoffnungslos besorgt um sich, alte unangenehme Ereignisse haften

Phosphorus D200 bei Bedarf
teilnahmslos, menschenscheu, träge, verdrossen

Lycopodium D200 1 × monatl.
stumpfsinnig, nur noch besorgt um sich, um sein Seelenheil

Sepia D200 1 × monatl.
apathisch, gleichgültig gegen sich, Haus und Familie, „verschlampt"

▶ hypochondrisch, in der Schwangerschaft

Natrium muriaticum
D200 1 × monatl.
besorgt um sich selbst, seufzt in der Menge, weint in der Stille

▶ lebensüberdrüssig

Arsenicum album D200 bei Bedarf
hoffnungslos, nichtswürdig, denkt, die familiäre Zuneigung verloren zu haben

Aurum D200 bei Bedarf
tief enttäuscht von sich, von Gott und der Welt

Cimicifuga D200 bei Bedarf
trübe Wolken hängen über ihr; es muss etwas geschehen

▶ kein Mensch versteht ihn

Tuberculinum bovinum
D200 1 × monatl.
melancholisch; der oberflächliche Genießer

▶ manisch

Belladonna D200 1 × monatl.
voller Furcht, weint anfallsweise sehr heftig

Stramonium D200 1 × monatl.
voller Freude, voller Wut; dann stolz und trübsinnig

Veratrum album D200 1 × monatl.
brütet vor sich hin, misstraut jedem

Hyoscyamus D200 1 × monatl.
murmelt sinnlos vor sich hin, zupft am Bettzeug, hascht nach Visionen

Lachesis D200 1 × monatl.
murmelt vor sich hin, lehnt Arzt und Nahrung ab, denkt, sie könnten ihn vergiften

▶ religiös

Sulfur D200 1 × monatl.
fürchtet um sein Heil, während ihm das der anderen völlig egal ist

Lycopodium D200 1 × monatl.
verwirrte, traurige Gedanken um sein Seelenheil; erschöpft

Arsenicum album D200 1 × monatl.
glaubt, auf ewig verdammt zu sein; sei der Gnade Gottes nicht würdig

Kalium bromatum
D200 1 × monatl.
glaubt, das Opfer der Strafe Gottes zu sein

Veratrum album D200 1 × monatl.
betet inbrünstig

Pulsatilla D200 1 × monatl.
betet wie eine erstarrte Madonna

▶ **sexuell**

Platinum D200 1 × monatl.
absurd eingebildet; mannstoll, schlaflos, weint

Staphisagria D200 1 × monatl.
nach geistigen und körperlichen Exzessen; abgehärmt, besorgt um sich

Zincum metallicum D200 1 × monatl.
nach langer sexueller Gereiztheit; abgehärmt, dunkle Augenringe, bleich

Lachesis D200 1 × monatl.
nach langer Unterdrückung erotischer Impulse; erwacht mit Angst

Conium D200 1 × monatl.
nach langer Enthaltsamkeit

Acidum phosphoricum D200 bei Bedarf
durch Onanie

Einbildungen, Halluzinationen

geistig

▶ **Geist sei vom Körper getrennt**

Acidum nitricum M bei Bedarf
neigt dazu, sich zu erschießen

▶ **von Macht, von persönlicher Wichtigkeit**

Agaricus M 1 × alle 6–8 Wochen
quälende Zittrigkeit, verwirrte Reden, angriffslustige Raserei

Cannabis indica M 1 × alle 6–8 Wochen
sein Körper schwillt entsprechend an

Platinum M 1 × alle 6–8 Wochen
schaut mit mitleidiger Verachtung auf alles und jeden herab

Sulfur M 1 × alle 6–8 Wochen
Einbildung, der Retter dieser Welt zu sein

Veratrum album M 1 × alle 6–8 Wochen
spricht über die Fehler anderer; wird ausfällig, sobald er angegriffen wird

▶ **höhere Macht habe Einfluss auf ihn**

Lachesis M 1 × alle 6–8 Wochen
Engel

Stramonium M 1 × alle 6–8 Wochen
Dämon

Aurum M 1 × alle 6–8 Wochen
Mammon

▶ **hält sich für etwas anderes**

Argentum nitricum M bei Bedarf
sei eine Sprudelflasche

Cicuta M bei Bedarf
sei wieder ein Kind

▶ **habe zwei Willen**

Anacardium M 1 × alle 6–8 Wochen
mit entgegengesetzten Ansprüchen, die sich ständig widersprechen

Lachesis M 1 × alle 6–8 Wochen
einen zum Guten, einen zum Bösen

Acidum nitricum M 1 × alle 6–8 Wochen
einen geistigen, einen körperlichen

körperlich

▶ **Arme seien an den Körper gefesselt**

Cimicifuga M 1 × monatl.
mit Drähten umwunden; eingehüllt von schweren, schwarzen Wolken

▶ **Beine seien aus Glas, aus Holz**

Thuja M bei Bedarf
fürchtet durchzubrechen; bewegt sich vorsichtig, niemand darf sich nähern

▶ **Fremdkörper unter der Haut**

Coca M bei Bedarf
Insekten, Käfer krabbeln unter der Haut

▶ **Glieder gehörten ihm nicht**

Stramonium M bei Bedarf
sind vom Körper abgefallen

▶ **hört Dinge**

Stramonium M bei Bedarf
Musik; Menschen, die in fremder Sprache sprechen

Coca M bei Bedarf
Hirtenklänge

Cannabis indica M bei Bedarf
zahllose Glocken läuten; Musik und Stimmen von weither verzaubern ihn

Kresolum D12 2 × tägl.
Glocken läuten; Rückenmarkerkrankung

Elaps M bei Bedarf
Glocken läuten zu seinem Begräbnis

Thea D12 2 × tägl.
die Türglocke

Anacardium M bei Bedarf
Stimmen, die von weither mit ihm reden, ihn rufen

Chamomilla M bei Bedarf
unbekannte, seltsame Stimmen

Thuja M bei Bedarf
Stimmen in seinem Unterleib

Sulfur M bei Bedarf
hört sich nachts rufen

Calcium carbonicum M bei Bedarf
hört Klappern über dem Bett und Klopfen unter dem Bett

▸ **besäße zwei Köpfe**

Nux moschata M bei Bedarf
lacht dumm, aufgeblasen, Blähsucht

▸ **Körper sei in Stücke zerfallen**

Stramonium M bei Bedarf
Glieder sind abgefallen, gehören nicht zu ihm

Baptisia D30 bei Bedarf
Glieder sind im Bett zerstreut, sucht sie zusammen; im Fieberdelir

Petroleum M bei Bedarf
sei doppelt oder geteilt, ätherisch gestaltet

Sabadilla M bei Bedarf
geschrumpft wie ein Toter, der Magen angefressen, der Hoden angeschwollen; Bewusstsein über Einbildung ist erhalten!

personenbezogen

▸ **sei doppelt**

Stramonium M bei Bedarf
und läge neben sich im Bett

Anacardium M bei Bedarf
durch zwei sich widersprechende Willen

Petroleum M bei Bedarf
Person neben sich, die Luft von eigentümlicher Gestalt erfüllt, ein Glied doppelt

Baptisia D30 bei Bedarf
im Fieberdelir; oder sei in Stücke zerteilt, die er zusammensucht

▸ **sei von Feinden umgeben**

Anacardium M 1 × alle 6–8 Wochen
geht nicht mehr ins Freie

Hyoscyamus M 1 × alle 6–8 Wochen
hält wild nach ihnen Ausschau; flieht, versteckt sich

Stramonium M 1 × alle 6–8 Wochen
kommen aus der Ecke auf ihn zu; redet, verhandelt, tobt, flieht

▸ **jemand läge neben ihm im Bett**

Stramonium M bei Bedarf
über Kreuz; gehöre nicht zu ihm

Petroleum M bei Bedarf
vergeistigte Gestalt

Pulsatilla M bei Bedarf
nackter Mann im Bett

Baptisia D30 bei Bedarf
im Fieberdelir

▸ **jemand versuche, ihn zu ermorden**

Hyoscyamus M bei Bedarf
wird von einem Dämon verfolgt

Kalium bromatum M bei Bedarf
vor allem bei Kindern; *oder:* jemand möchte ihn schlagen

seelisch Teil 2 Gemüt

▸ **behauptet, ihr Kind sei nicht das ihre**

Anacardium M bei Bedarf
handelt aus Zwang, nicht aus Unmoral

Acidum nitricum M bei Bedarf
kann Körperliches in ihrem Geist nicht annehmen

▸ **alle Menschen um ihn seien …**

Platinum M bei Bedarf
Teufel

Plumbum metallicum M bei Bedarf
Mörder

▸ **sei eine andere Person**

Cannabis indica M 1 × alle 6–8 Wochen
in Form und Größe; Christus, ein Kaiser

Phosphorus M 1 × alle 6–8 Wochen
ein Adliger

Arsenicum album M 1 × alle 6–8 Wochen
Christus am Kreuz

Agaricus M 1 × alle 6–8 Wochen
ein Mächtiger

Sulfur M 1 × alle 6–8 Wochen
ein berühmter Entdecker

Platinum M 1 × alle 6–8 Wochen
eine Königin

Veratrum album M bei Bedarf
ein Prinz

Cuprum metallicum M bei Bedarf
ein General

Belladonna M bei Bedarf
ein Magier

▸ **Soldaten …**

Natrium carbonicum M bei Bedarf
umringen ihn

Belladonna M bei Bedarf
nehmen ihn fest

Bryonia M bei Bedarf
stechen ihn nieder

▸ **unterhält sich mit längst Verstorbenen**

Cantharis M 1 × alle 6–8 Wochen
heftiger, zorniger Wahn

seelisch

▸ **hat Ahnungen**

Phosphorus M 1 × alle 6–8 Wochen
Schwärmer

Lachesis M 1 × alle 6–8 Wochen
Mephisto

Sepia M 1 × alle 6–8 Wochen
Hexe

Sulfur M 1 × alle 6–8 Wochen
„Hausteufel", „Gassenengel"

Medorrhinum D200 1 × monatl.
Krisenmacher aus unbewusster Panik

▸ **beschuldigt sich …**

Phosphorus M bei Bedarf
unzüchtiger Handlungen (die er nie begangen hat)

Aurum M bei Bedarf
seine Pflicht versäumt zu haben; habe die Achtung seiner Freunde verloren

Mercurius solubilis D200 1 × monatl.
ein Verbrecher zu sein

▸ **fühlt sich beobachtet**

Arsenicum album M 1 × alle 6–8 Wochen
seine Fehler werden entdeckt

533

Barium carbonicum M 1 × alle 6–8 Wochen
wird ausgelacht

Hyoscyamus M 1 × alle 6–8 Wochen
soll aufgefressen werden; blickt wild um sich

Cimicifuga M 1 × alle 6–8 Wochen
ängstlich, wird verrückt

▶ **Dinge erscheinen fremd**

Platinum M bei Bedarf
„alles so scheußlich"; Dinge wie zu klein

Nux moschata M bei Bedarf
„alles so aufgebläht"; Dinge wie zu groß

Cimicifuga M bei Bedarf
„alles so unnatürlich"; Gehirn wie zu groß

Glonoinum M bei Bedarf
„alles so fremd"; bekannte Straßen, das eigene Zuhause; verirrt sich

Petroleum M bei Bedarf
„alles ist verloren"; verliert sich in sonst bekannter Umgebung

▶ **sei krank**

Veratrum album M bei Bedarf
leide an Krebs, sei taubstumm

Argentum nitricum M bei Bedarf
unheilbar

▶ **läge lebendig in der Leichenhalle**

Lachesis M bei Bedarf
und würde bald begraben

Hyoscyamus M bei Bedarf
und würde bald seziert

▶ **sei magnetisiert, spiritisiert**

Thuja M bei Bedarf
Seele ist selbstständig, entkörperlich

▶ **sei reich**

Sulfur D200 1 × monatl.
und schön, obwohl schmutzig und „verschlampt"

▶ **sei schwanger**

Crocus D200 einmalig
ältere, rote, alberne Frauen; Gefühl, als sei etwas Lebendiges im Leib

Thuja D200 einmalig
jüngere, blasse, melancholische Frauen; auch bei Tieren bewährt

Veratrum album D200 einmalig
blasse, fröstelnde, kaltschweißige Frauen; möchten endlich ausgefüllt sein

Sabadilla D200 einmalig
blasse, fröstelnde Frauen; wissen aber, dass es nur eine Einbildung ist

▶ **Seele sei vom Körper getrennt**

Thuja M einmalig
Körper sei aus Glas

▶ **sei verarmt**

Sepia M bei Bedarf
und müsse verhungern

▶ **habe Verbrechen begangen**

Ignatia M bei Bedarf
Gewissensangst

Alumina M bei Bedarf
lebt ständig in hektischer Furcht und Angst

Hyoscyamus M bei Bedarf
habe Unzucht verübt

Mercurius solubilis M bei Bedarf
habe mit Messer gemordet

visuell   Teil 2   Gemüt

▶ **will ein Verbrechen verüben**

Kalium bromatum D200   1 × monatl.
ihren Ehemann und ihr Kind töten; Einbildung, sie sei für Gottes Rache auserkoren

▶ **sei verdammt**

Arsenicum album M   1 × alle 6–8 Wochen
sei keiner menschlichen Regung würdig

Veratrum album M   1 × alle 6–8 Wochen
betet inbrünstig; flucht ausfällig, wenn man sie dabei stört

Pulsatilla M   1 × alle 6–8 Wochen
betet wie eine Madonna mit starr gefalteten Händen

visuell

▶ **beim Augenschließen**

Calcium carbonicum M   bei Bedarf
verschwinden wieder, sobald er die Augen öffnet

▶ **„Déjà-vu" (neue Begegnungen sind bereits vertraut)**

Phosphorus D200   bei Bedarf
hellsichtig mit überhöhter Empfindsamkeit; sieht auch Aura des Menschen

Kalium bromatum D200   bei Bedarf
glaubt, alles schon mal erlebt zu haben

▶ **sieht Fratzen, Gespenster**

Stramonium M   bei Bedarf
kommen aus der Ecke, erschrecken ihn

Phosphorus M   bei Bedarf
kommen aus der Ecke, grinsen ihn an

Opium M   bei Bedarf
Drachen und Dämonen; er ergreift sein Schwert und kämpft

▶ **sieht sich größer**

Cannabis indica M   bei Bedarf
Körper schwillt und wächst

▶ **sieht alles kleiner**

Platinum M   bei Bedarf
alles steht unter ihr, geistig und körperlich, besonders wenn sie nach einem Spaziergang, der sie immer erfrischt, wieder ins Haus kommt

▶ **sieht Personen**

Stramonium M   1 × alle 6–8 Wochen
fremde Personen, mit denen er spricht, auch in einer fremden Sprache

Hyoscyamus M   1 × alle 6–8 Wochen
Personen, die weder da sind, noch je anwesend waren

Arsenicum album M   1 × alle 6–8 Wochen
Personen neben sich, die alles nachahmen, was er macht

▶ **sieht sich um**

Staphisagria M   bei Bedarf
glaubt, jemand verfolge ihn

Anacardium M   bei Bedarf
glaubt, jemand rufe ihn

▶ **sieht Tiere**

Stramonium M   bei Bedarf
Kaninchen, Ratten, Mäuse, Schlangen, Hühner, Hunde gehen auf ihn los

Belladonna M   bei Bedarf
leuchtendes Ungeziefer auf der Bettdecke, schwarze Hunde

Arsenicum album M   bei Bedarf
Würmer und Ungeziefer krabbeln im Bett herum

Plumbum metallicum M   bei Bedarf
Ameisen krabbeln im Bett herum

Kresolum M bei Bedarf
Küchenschaben

Hyoscyamus M bei Bedarf
Gänse, Schlangen; hält die Menschen für Schweine

Lac caninum M bei Bedarf
Schlangen unter dem Bett, Spinnen, Vögel

Pulsatilla M bei Bedarf
Bienen

Opium M bei Bedarf
Katzen, Ratten, Skorpione

Cimicifuga M bei Bedarf
Ratten, Mäuse, Schafe; bei Unterleibserkrankung

Kummer

Auslösung

▶ **Kränkung, Demütigung**

Natrium muriaticum D200 1 × monatl.
distanziert in sich und zu sich selbst; Lebensunlust, Depression

Acidum phosphoricum D200 bei Bedarf
schwach, blass, elegisch, immer wieder verliebt

Ignatia D30 bei Bedarf
verwaltet und verschweigt Kränkung wie Natrium ohne Depression; akuter

Ambra D3 3 × tägl.
Tagessorgen, Geschäftssorgen; verliert den roten Faden; Schlaf gestört

Hyoscyamus D30 bei Bedarf
sehr bewährt nach Liebesenttäuschung; Unruhe, Eifersucht, Abmagerung

Acidum picrinicum D200 bei Bedarf
schwach, blass, eckig, apathisch; glaubt, es lohne sich nicht mehr

▶ **Lebenskrise, existenzielle Selbstzweifel**

Lachesis D200 bei Bedarf
zweifelt an allem, was sein Leben bisher war; hormonelle Umstellung

Sulfur D200 bei Bedarf
zweifelt an seiner Lebensweisheit; Wechsel der Altersstufen

Natrium muriaticum D200 bei Bedarf
zweifelt an seinen Idealen; Austrocknungsprozess

Arsenicum album D200 bei Bedarf
zweifelt an seinem ungelebten Leben; „wandelnder Leichnam"

Ambra D30 bei Bedarf
weiß danach nicht mehr, welche Gefühle er sich erlauben darf

> **Beachte:** Erst Zweifel, dann Verzweiflung!

▶ **Liebeskummer, Jugendliche und Junggebliebene**

Acidum phosphoricum D6 3 × tägl.
rundlich, zart

Acidum picrinicum D6 3 × tägl.
eckig, eckt an

Hyoscyamus D30 bei Bedarf
hektisch, schamlos

Helleborus D30 bei Bedarf
traurig, gleichgültig, abgestumpft

▶ **Tagessorgen**

Ambra D3 3 × tägl.
Alltagssorgen; schlaflos

Acidum succinicum D12 2 × tägl,
wie bei Ambra; folgt gut danach

Bryonia D30 bei Bedarf
Geschäftssorgen; träumt davon

Begleitbeschwerden

▶ **azetonämisches Erbrechen bei Kindern**

Ignatia D4 3 × tägl.
Kümmerling mit Kummer; Nabelkoliken, spuckt und schluckt

Iris D6   3 × tägl.
sauer, morgens; 14 bis 15 Uhr, die Säure macht die Zähne stumpf

Veratrum album D6   3 × tägl.
heftig, viel, anhaltend, grün; kalt-feucht, verträgt keine Zudecke

Acidum sarcolacticum D4   3 × tägl.
übel, Druckschmerz, Säure; erschöpft, frostig, saure Stühle; möchte zugedeckt sein

Chamomilla D30   bei Bedarf
nach Zorn, Ärger, Widerwille; hitzig, rot

▶ **Nabelkoliken**

Calcium carbonicum D30   in Wasser
Kummer über Leistungsdruck in der Schule; Kolik morgens vor dem Schulegehen

Ignatia D30   in Wasser
Kummer, blass, überempfindlich, weiß nicht, was er will

Hyoscyamus D30   in Wasser
Kummer, Enttäuschung; neurotisch

Empfindungen

▶ **Aggressionen**

Sepia D200   1 × monatl.
geradeaus und unverhohlen aggressiv

Lachesis D200   1 × monatl.
windet sich und schmiedet aggressive Intrigen

▶ **Entrüstung**

Staphisagria D200   1 × monatl.
„entrüsteter Schlucker"; Magen, Blähsucht; Handlung gelähmt

▶ **unterdrückter Hass**

Aurum D200   1 × monatl.
Lebensunlust, Verzweiflung, Selbstmord

Staphisagria D200   1 × monatl.
Zorn, sexuell erregte Entartung

Stannum metallicum D200   1 × monatl.
Kopfschmerz im Sonnenverlauf

Colocynthis D200   1 × wöchentl.
Gallenkolik, Bauchkrämpfe

Psychose

Besessenheit

▶ **blass**

Hyoscyamus M 1 × alle 6–8 Wochen
beobachtet, verfolgt, vergiftet zu sein; wird eingesperrt und aufgefressen

Veratrum album M 1 × alle 6–8 Wochen
verhext, versext, verteufelt zu sein; leises Delirium mit kaltem Körper, geöffneten Augen und lächelndem Gesicht

Platinum M 1 × alle 6–8 Wochen
besetzt von Besitz und Größe

▶ **rot**

Belladonna M 1 × alle 6–8 Wochen
heftige Ausbrüche

Anacardium M 1 × alle 6–8 Wochen
gespaltene Seele, gespaltener Geist

Opium M 1 × alle 6–8 Wochen
wilde Ausbrüche mit verzerrtem Mund

Stramonium M 1 × alle 6–8 Wochen
tobsüchtige Ausbrüche

Sulfur M 1 × alle 6–8 Wochen
teuflische Ausbrüche

Psychose

▶ **junger Menschen**

Sulfur M 1 × alle 6–8 Wochen
verkommen, „verschlampt"; fühlt sich trotzdem schön und auserkoren

Staphisagria M 1 × alle 6–8 Wochen
entrüstet über die Fehler anderer; will die Welt von Unrecht erlösen

Hyoscyamus M 1 × alle 6–8 Wochen
geschwätzige Erregung, murmelnde Abkehr; schamlos

Phosphorus M 1 × alle 6–8 Wochen
geistiges Aufleuchten; weint, lacht; ruhelos, boshaft, erotisch

Hypericum M 1 × alle 6–8 Wochen
jammernde Klagen; singt, lacht, weint, wie aufgezogen, erotisch

Helleborus M 1 × alle 6–8 Wochen
geistig tief verwirrt, das Leben erscheint fade und schal; gleichgültig

▶ **Mordsucht**

Arsenicum album M bei Bedarf
will sich selbst und andere erschießen

Hyoscyamus M bei Bedarf
bei tropfendem Wasserhahn; will alle ermorden, die ihm begegnen

Mercurius solubilis M bei Bedarf
beim Anblick von Messern

Opium M bei Bedarf
in manischer Raserei andere zu ermorden; in der gelähmten Phase sich selbst

Platinum M bei Bedarf
unwiderstehlicher Zwang, Kind oder Ehemann mit einem Messer zu töten

Alumina M bei Bedarf
beim Anblick von Blut

Psychose im Wochenbett

▶ **apathisch**

Phosphorus M einmalig
stumpfsinnig, will nicht reden, antwortet nur langsam; Gesichter grinsen sie an; ihr Körper sei in Stücke zerfallen

▶ geschwätzig

Stramonium M einmalig
sitzt im Bett, lacht, singt, flucht, betet und macht Reime

Lachesis M einmalig
Angst vergiftet zu werden; steht unter Kontrolle einer Übermacht

Cimicifuga M einmalig
ständig wechselnde Themen; sieht Ratten und Mäuse

Hyoscyamus M einmalig
sitzt im Bett, blickt wild um sich, murmelt, wimmert, weint, zuckt

Secale M einmalig
sitzt im Bett, redet wirr von Angst und Tod; schlaflos bei Euphorie

Veratrum album M einmalig
sitzt im Bett und zerschneidet ihre Kleider

▶ Mordlust

Platinum M einmalig
unwiderstehlicher Zwang, ihr Kind mit einem Messer zu töten

▶ sexuelle Überreizung

Platinum M einmalig
Wollust ohne Anlass; könnte ihren Ehemann töten

Lilium M einmalig
verzweifelt, Einbildung, schwerkrank zu sein, Herzanfälle, führt sexuelle Reden, Schuldgefühle

Hyoscyamus M einmalig
sitzt im Bett, zieht sich nackt aus, macht anzügliche Gebärden

Veratrum album M einmalig
der Teufel kämpft mit ihrer Leidenschaft, windet ihre betenden Hände

Cantharis M einmalig
hitzige Erregung, heftige Onanie, verzweifelt darüber in Tobsucht

▶ Stillpsychose

Platinum M bei Bedarf
stolz, depressiv; will Kind nicht sehen

Hyoscyamus M bei Bedarf
erregt, manisch, schamlos; lehnt Kind ab

▶ tobsüchtig

Stramonium M einmalig
wildester Zorn (!); hellrotes, erschrockenes Gesicht; tobt mit Gespenstern

Belladonna M einmalig
nie aus Stumpfsinn aufwecken (!); bellt, beißt wie ein tobsüchtiger Hund

Hyoscyamus M einmalig
tobt mit eingebildeten Feinden, flieht unter das Bett; Vergiftungsangst

Schizophrenie

Halluzinationen sind ein Schutz, ein notwendiger Führer. Ein Schizophrener erzählt und vertraut. Halluziniert er nicht mehr, so ist er gefährdet, da er der äußeren Wirklichkeit nackt ausgesetzt ist.

▶ tuberkulinisch

Sulfur M 1 × alle 6–8 Wochen
blass, schwach; nörgelnd, weltverbesserisch, arbeitsscheu

Calcium carbonicum M 1 × alle 6–8 Wochen
blass, kalt, feucht; ungeschickt, unbeholfen, hilflos

Pulsatilla M 1 × alle 6–8 Wochen
blass, kalt, feucht; sanft, nachgiebig, träumerisch

Natrium muriaticum M   1 × alle 6–8 Wochen
blass, kalt, trocken; reizbar, hoffnungslos, verzweifelt

▶ **sykotisch**

Sepia M   1 × alle 6–8 Wochen
blass, gelb, schlaff; gleichgültig, lustlos, hoffnungslos

Lachesis M   1 × alle 6–8 Wochen
rot, heiß, feucht; schwatzhaft, misstrauisch, eifersüchtig

Staphisagria M   1 × alle 6–8 Wochen
blass, kalt, feucht; launisch, aufbrausend, beleidigt

Anacardium M   1 × alle 6–8 Wochen
blass, kalt, trocken; streitsüchtig, flucht, schwört, spuckt

▶ **destruktiv, rot**

Stramonium M   1 × alle 6–8 Wochen
warm, feucht, gedunsen; schwatzhaft, wild tobend, verzweifelt

Aurum M   1 × alle 6–8 Wochen
warm, feucht, kräftig; machthungrig, rücksichtslos, depressiv, Abkehr

Bufo M   1 × alle 6–8 Wochen
warm, feucht, blöd; aufdringlich, schamlos, mannstoll

Platinum M   1 × alle 6–8 Wochen
rot oder blass, warm oder kalt, trocken; stolz, groß, abwertend

Tarantula hispanica M   1 × alle 6–8 Wochen
kalt, feucht, verzerrt; rasend, tanzend, verzweifelt, verblödet

▶ **destruktiv, blass**

Hyoscyamus M   1 × alle 6–8 Wochen
kalt, trocken, erregt; schwatzhaft, eifersüchtig, sexuell erregt

Veratrum album M   1 × alle 6–8 Wochen
kalt, frostig, feucht; rasend, fluchend, beißend, betend

Anhalonium M   1 × alle 6–8 Wochen
kalt, trocken, alt; erregt, beflügelt, antriebslos, willenlos

Lycopodium M   1 × alle 6–8 Wochen
fahl, gelb, alt; herrisch, rührselig, menschenscheu

Silicea M   1 × alle 6–8 Wochen
frostig, trocken, erschöpft; sanft, misslaunig, empfindlich, schreckhaft

Verhalten

▶ **wilder Blick**

Belladonna M   bei Bedarf
heftiger Wahn, Blutandrang, Hitze

Hyoscyamus M   bei Bedarf
sieht eingebildete Feinde

Stramonium M   bei Bedarf
sieht schreckliche Erscheinungen

Veratrum album M   bei Bedarf
fühlt sich verfolgt; das Blut verlässt ihn, Kälte

▶ **versucht zu fliehen**

Belladonna M   bei Bedarf
lacht, kreischt, knirscht mit den Zähnen, versteckt sich

Hyoscyamus M   bei Bedarf
entblößt sich und will aus dem Bett

Stramonium M   bei Bedarf
entflieht mit dämonischer Gewalt

Phosphorus M   bei Bedarf
rast nackt auf die Straße

> **Beachte:** Alle Psychosen fliehen und verstecken sich!

▶ greift in die Luft

Belladonna M bei Bedarf
Gefühl zu fallen, will sich festhalten

Hyoscyamus M bei Bedarf
hascht nach eingebildeten Dingen

▶ plötzlich, mit erregender Unruhe

Aconitum D200 in Wasser
manisch, depressiv, eher abends; hinfällige Unruhe und Todesangst

▶ Starre

Belladonna M bei Bedarf
nicht aufwecken (!); schlägt sonst gewalttätig um sich, bellt, beißt

Phosphorus M bei Bedarf
will nicht reden, antwortet nur langsam

Hyoscyamus M bei Bedarf
sitzt in einer Ecke gegen die Wand, murmelt oder liegt wie eine Statue darnieder

Lachesis M bei Bedarf
murmelt Unverständliches von einer höheren Macht; Kiefer fällt herunter

Pulsatilla M bei Bedarf
mit gefalteten Händen wie eine Madonna

▶ Verlust von Zeit und Raum

Cannabis indica M bei Bedarf
eine Minute wie 1000 Jahre; Nahes scheint kilometerweit entfernt

Anhalonium M bei Bedarf
Visionen in prachtvollen Farben; sprunghaft, geschwätzig, gespalten

Lachesis M bei Bedarf
glaubt, es sei immer Nachmittag

Anacardium M bei Bedarf
verwechselt Gegenwart mit Zukunft

Cicuta M bei Bedarf
verwechselt Gegenwart mit Vergangenheit

▶ zerschneidet oder zerreißt seine Kleider

Belladonna M bei Bedarf
rote, hitzige Person

Veratrum album M bei Bedarf
blasse, kalte Person

▶ unbändige Zornesausbrüche

Belladonna M bei Bedarf
bellt, schreit, flucht, besonders wenn er gestört wird

Cantharis M bei Bedarf
bellt und beißt die Umstehenden

Stramonium M bei Bedarf
wilder, schrecklicher und erschreckender Wahn

Camphora M bei Bedarf
will sich umbringen; erschöpft

Veratrum album M bei Bedarf
wird ausfallend, sobald er sich angegriffen fühlt

Wahn

▶ akut

Belladonna M bei Bedarf
hastig, heftig; singt, schreit, flucht, bellt; streckt die Zunge raus, schnalzt mit der Zunge und verzerrt sein Gesicht

Hyoscyamus M bei Bedarf
singt schreiend, fröhlich; geil, schamlos; sieht alles in glänzendem Rot

Stramonium M bei Bedarf
wild, sexuell erregt, erschrickt; weicht vor schrecklichen Dingen zurück; zerfleischt sich die Haut mit den Fingernägeln

Lachesis M bei Bedarf
weniger heftig, vielmehr geschwätzig

Cantharis M bei Bedarf
tobsüchtig, beißt, bellt, zerfleischt sich die Haut mit den Fingernägeln; verzweifelte Onanie

Camphora M bei Bedarf
bei hinfälliger Erschöpfung; tobsüchtig, möchte sich ermorden

▶ **chronisch**

Anacardium M 1 × alle 6 Wochen
flucht und schwört unwiderstehlich und gegen seinen Willen

▶ **Erschöpfungswahn**

Camphora M in Wasser
tobsüchtig, will sich umbringen; Lebenskräfte verfallen

▶ **Feuerwahn**

Anacardium M 1 × alle 6–8 Wochen
sieht Blut und Streit

Belladonna M 1 × alle 6–8 Wochen
sieht alles in roter Festlichkeit, dann heftiges Entsetzen

Stramonium M 1 × alle 6–8 Wochen
sieht rot übersäten Lichterglanz, dann erschreckendes Blut

Hepar sulfuris M 1 × alle 6–8 Wochen
sieht die ganze Welt brennen

> **Beachte:** Alle Nachtschattengewächse haben Bezug zum Feuer!

▶ **Größenwahn**

Hyoscyamus M 1 × alle 6–8 Wochen
das „Schwein" verwandelt sich in den alles erlösenden Prinzen

Lachesis M 1 × alle 6–8 Wochen
die Schlange beißt sich in den Schwanz und wird die Welt erneuern

Platinum M 1 × alle 6–8 Wochen
hochgestellte Persönlichkeit, die mit Nichtigkeit herabblickt

Sulfur M 1 × alle 6–8 Wochen
für große Taten und Entdeckungen geboren; rettet die Welt; sei reich

Phosphorus M 1 × alle 6–8 Wochen
alles Schöne ist nur für ihn erschaffen

Lycopodium M 1 × alle 6–8 Wochen
hat Würde und Wirkung alleine gepachtet; hält wütende, neidvolle Reden im Befehlston voll von Vorwürfen und Anmaßung

▶ **hypochondrischer Wahn**

Calcium carbonicum M 1 × alle 6–8 Wochen
meint krank zu werden, sterben zu müssen; sieht alles schwarz

Alumina M 1 × alle 6–8 Wochen
meint nicht mehr gesund zu werden

Cimicifuga M 1 × alle 6–8 Wochen
glaubt verrückt zu werden

Lilium M 1 × alle 6–8 Wochen
meint schwer herzkrank zu sein, verzweifelt darüber

Arsenicum album M 1 × alle 6–8 Wochen
glaubt krebskrank zu sein

▶ **religiöser Wahn**

Stramonium M 1 × alle 6–8 Wochen
singt, lacht, reimt, betet mit frommen Gebärden

Veratrum album M 1 × alle 6–8 Wochen
betet mit Inbrunst; wird ausfällig, wenn gestört

Pulsatilla M 1 × alle 6–8 Wochen
betet ununterbrochen wie eine heilige Statue

Sulfur M 1 × alle 6–8 Wochen
verzweifelt an seinem Heil, aber das Heil anderer ist ihm gleichgültig

Anacardium M 1 × alle 6–8 Wochen
möchte nur Gutes tun in dieser Welt; zwanghaft siegt das Böse

Agaricus M 1 × alle 6–8 Wochen
fällt auf seine Knie, bekennt seine Sünden und versucht, sich mit einem Pilz den Bauch aufzuschlitzen

Kalium bromatum M 1 × alle 6–8 Wochen
Gottes Rache sei gewiss, weil er ein Räuber und Verbrecher sei

▶ **Säuferwahn**

Acidum sulfuricum M bei Bedarf
fühlt sich angegriffen, ausgelacht, verhöhnt, verfolgt

Anacardium M bei Bedarf
folgt zwei Willen mit entgegengesetzten Aufträgen, hört Stimmen

Lachesis M bei Bedarf
geschwätzige Eifersucht

Kalium bichromicum M bei Bedarf
gereizt, gedrückt, ängstlich, menschenscheu

Arsenicum album M bei Bedarf
sieht Tiere, hört Stimmen; nach häufigem, geringem Alkoholgenuss

Luesinum D200 bei Bedarf
lacht und weint ohne Grund, verzweifelt, gedrückt, hirnschwach

▶ **Teufelswahn**

Hyoscyamus M 1 × alle 6–8 Wochen
flucht, schwört mit dem Teufel; betet und singt um sein Heil

Veratrum album M 1 × alle 6–8 Wochen
dem Teufel die Seele verkauft zu haben; betet inbrünstig, schimpft ausfällig

Anacardium M 1 × alle 6–8 Wochen
der böse Wille in ihm; tobsüchtig quellen die Augen hervor

Stramonium M 1 × alle 6–8 Wochen
fürchtet das Feuer des Teufels; betet herzzerreißend

Sulfur M 1 × alle 6–8 Wochen
sieht ihn und verhandelt über sein Seelenheil

Lachesis M 1 × alle 6–8 Wochen
der Übermensch in ihm, der ihn mit Hass und Verachtung lenkt

▶ **Verfolgungswahn, Vergiftungswahn**

Aconitum M bei Bedarf
voller Angst und Unruhe

Belladonna M bei Bedarf
voller Heftigkeit

Hyoscyamus M 1 × alle 6–8 Wochen
voller geschwätziger Beschimpfungen

Stramonium M 1 × alle 6–8 Wochen
voller Schrecken

Lachesis M 1 × alle 6–8 Wochen
voller geschwätzigem Hass; meint die Medizin ist vergiftet

Veratrum album M 1 × alle 6–8 Wochen
voller Raserei, zerfleischt sich die Haut mit den Fingernägeln

Selbstmord, Neigung

▶ **bittet, getötet zu werden**

Belladonna D200 bei Bedarf
schlanker Mensch

▶ **sich zu erhängen**

Aurum D200 bei Bedarf
roter Mensch

Arsenicum album D200 bei Bedarf
blasser Mensch

▶ **sich zu erschießen**

Sulfur D200 bei Bedarf
roter Mensch

Antimonium crudum D200 bei Bedarf
blasser Mensch

▶ **aus dem Fenster zu springen**

Belladonna D200 bei Bedarf
roter Mensch

Argentum nitricum D200 bei Bedarf
blasser Mensch

▶ **sich durch Medikamente, Tabletten zu töten**

Hyoscyamus D200 bei Bedarf
Schlaftabletten

Belladonna D200 bei Bedarf
Gift

▶ **sich überfahren zu lassen**

Lachesis D200 bei Bedarf
roter Mensch

Arsenicum album D200 bei Bedarf
blasser Mensch

▶ **ins Wasser zu springen**

Phosphorus D200 bei Bedarf
schlanker Mensch

Pulsatilla D200 bei Bedarf
runder Mensch

Zwangsneurose

▶ Bewegungszwang

Tarantula hispanica D12 2 × tägl.
maßlos, Glieder zittern

Valeriana D30 bei Bedarf
nervös; aber Bewegung macht Kopfweh; Wärme steigt vom Magen auf

Absinthium D12 2 × tägl.
nervös; Tick, Hysterie, Epilepsie; fällt rückwärts

▶ Lachzwang

Ignatia D30 bei Bedarf
endet meist in Weinen

Moschus D30 bei Bedarf
unkontrollierbar; erstickt fast dabei

Cannabis indica D200 bei Bedarf
ungestüm albern; keiner Beruhigung zugänglich

Tarantula hispanica D200 bei Bedarf
maßlos; ruhelos, Glieder zittern; rhythmische Musik beruhigt

Platinum D200 bei Bedarf
laut, ungestüm, demonstrativ; endet meist in Tobsucht

▶ Onaniezwang

Hyoscyamus D200 bei Bedarf
nach enttäuschter Liebe

Cantharis D200 bei Bedarf
schmerzhaft; leidet darunter

Strychninum phosphoricum D12 2 × tägl.
ununterdrückbar gereizt

▶ Ordnungszwang

Natrium muriaticum D200 1 × monatl.
pingelig im Wesentlichen; sehr unordentliches Zimmer, aber saubere Schultasche

Lycopodium D200 1 × monatl.
sucht Kleinigkeiten, steigert sich despotisch hinein

Magnesium carbonicum D200 1 × monatl.
zieht Tischdecken gerade; streitet unberechenbar um Kleinigkeiten

Arsenicum album D200 1 × monatl.
skrupellos pedantisch, richtet stets Dinge aus; glaubt, nicht genügend getan zu haben

▶ Putzzwang

Luesinum D200 1 × monatl.
befleckte Empfängnis muss gesäubert werden

Sulfur D200 1 × monatl.
glaubt, alles sei schmutzig, alles stinke

Veratrum album D200 1 × monatl.
überträgt die verschmutzte, verteufelte Seele auf ihre Umgebung

Helonias D12 2 × tägl.
säubert ständig ihr Nest für die nächste Periode

▶ Waschzwang

Luesinum D200 1 × monatl.
wäscht sich ständig die Hände

Sulfur D200 1 × monatl.
glaubt, schmutzig zu sein, duscht den ganzen Tag

Stramonium D200 1 × monatl.
duscht mehrmals täglich seine verschmutzte Seele

Hyoscyamus D200 1 × monatl.
blasse Schwester der roten Stramonium

Arsenicum album D200 1 × monatl.
hat noch nicht genug gesäubert, wäscht dauernd die Hände

▶ **Zählzwang**

Phosphorus D200 1 × monatl.
selbst im Gespräch zählt er die Bücherrücken nebenbei

Teil 3

Listen

Arzneinamen

Rufname	Handelsname
Acidum benzoicum	Acidum benzoicum e resina
Acidum muriaticum	**Acidum hydrochloricum**
Adonis	Adonis vernalis
Ailanthus	Ailanthus glandulosa
Aletris	Aletris farinosa
Ammonium muriaticum	**Ammonium chloratum**
Apis	Apis mellifica
Apomorphinum	Apomorphinum hydrochloricum
Aralia	Aralia racemosa
Aranea	Aranea diadema
Argentum	Argentum metallicum
Aristolochia	Aristolochia clematitis
Asarum	Asarum europaeum
Aurum	Aurum metallicum
Aurum muriaticum	**Aurum chloratum**
Bellis	Bellis perennis
Beryllium	Beryllium metallicum
Blatta	Blatta orientalis
Bothrops	Bothrops lanceolatus
Cadmium	Cadmium metallicum
Calabar	**Physostigminum**
Caladium	Caladium seguinum
Calcium carbonicum	Calcium carbonicum Hahnemanni
Carduus	Carduus marianus
Causticum	Causticum Hahnemanni
Ceanothus	Ceanothus americanus
Cepa	**Allium cepa**
Cerium	Cerium oxalicum
Chimaphila	Chimaphila umbellata
Chionanthus	Chionanthus virginicus
Chloralum	Chloralum hydratum
Cicuta	Cicuta virosa
Cineraria	Cineraria maritima
Cistus	Cistus canadensis
Cobaltum	Cobaltum metallicum
Collinsonia	Collinsonia canadensis
Convallaria	Convallaria majalis
Copaiva	**Balsamum copaivae**
Croton	Croton tiglium

Rufname	Handelsname
Cuprum	Cuprum metallicum
Cypripedium	Cypripedium pubescens
Datisca	Datisca cannabina
Dioscorea	Dioscorea villosa
Dolichos	Dolichos pruriens
Elaps	Elaps corallinus
Equisetum	Equisetum hiemale
Erigeron	Erigeron canadensis
Ferrum	Ferrum metallicum
Fraxinus	Fraxinus americana
Galega	Galega officinalis
Gambogia	**Gutti**
Gnaphalium	Gnaphalium polycephalum
Grindelia	Grindelia robusta
Guajacum	Guaiacum
Harpagophytum	Harpagophytum procumbens
Hedera	Hedera helix
Heloderma	Heloderma horridus
Helonias	Helonias dioica
Iberis	Iberis amara
Juglans regia	Juglans
Lachnanthes	Lachnanthes tinctoria
Lactuca virosa	Lactuca
Lilium	Lilium tigrinum
Lolium	Lolium temulentum
Luffa	Luffa operculata
Lycopus	Lycopus virginicus
Lyssinum	**Hydrophobinum**
Magnesium muriaticum	**Magnesium chloratum**
Manganum	Manganum metallicum
Melilotus	Melilotus officinalis
Mercurius corrosivus	Mercurius sublimatus corrosiv.
Murex	Murex purpureus
Mygale	**Aranea avicularis**
Myristica	Myristica sebifera
Naja	Naja tripudians
Natrium muriaticum	**Natrium chloratum**
Niccolum	Niccolum metallicum
Nuphar	Nuphar luteum

Rufname	Handelsname
Oenanthe	Oenanthe crocata
Onosmodium	Onosmodium virginicum
Origanum	Origanum vulgare
Paeonia	Paeonia officinalis
Passiflora	Passiflora incarnata
Phellandrium	Phellandrium aquaticum
Plantago	Plantago major
Platinum	Platinum metallicum
Platinum muriaticum	**Platinum chloratum**
Plumbum	Plumbum metallicum
Populus	Populus tremuloides
Prunus	Prunus spinosa
Ptelea	Ptelea trifoliata
Quercus	Quercus e glandibus
Raphanus	Raphanus sativus
Rhus tox	Rhus toxicodendron
Robinia	Robinia pseudacacia
Sabal	Sabal serrulatum
Sanguisorba	Sanguisorba officinalis
Sanicula	Sanicula acqua
Secale	Secale cornutum
Senecio	Senecio aureus
Solidago	Solidago virgaurea
Syzygium	Syzygium jambolanum
Tarantula hispanica	Tarantula
Tartarus emeticus	**Tartarus stibiatus**
Tellurium	Tellurium metallicum
Terebinthina	**Oleum terebinthinae**
Teucrium	**Marum verum**
Thallium	Thallium metallicum
Thea	Thea chinensis
Theridion	Theridion curassavicum
Trillium	Trillium pendulum
Tuberculinum (Koch)	Tuberculinum GT
Tuberculinum aviaire	Aviaria
Tuberculinum Denys	Denys bouillon filtré
Urtica urens	Urtica
Ustilago	Ustilago maydis
Vaccinuum myrtillus	**Myrtillus**
Vanadium	Vanadium metallicum

Rufname	Handelsname
Viburnum	Viburnum opulus
Vipera	Vipera berus
Wyethia	Wyethia helenoides
Xanthoxylum	Xanthoxylum fraxineum
Yucca	Yucca filamentosa
Zincum	Zincum metallicum

Glossar

Adams-Stokes-Syndrom	Sauerstoffmangel im Gehirn bei Herzschwäche
Adoleszenter	Heranwachsender
Akkomodation	Anpassungsfähigkeit der Linse beim Sehen
alabasterfarben	grauweiß wie Alabaster
Anomalie	Fehlverhalten, Abweichung vom Üblichen, Entwicklungsstörung
Anschoppung	seröse Ausschwitzung in Lungenbläschen
Antihistaminikum	allergielinderndes Mittel
apathisch	schlapp, matt, müde, kraftlos, benommen
Arthritis	Gelenkentzündung
asthenisch	schlanker, kraftloser Körperbau
Aszites	Wasseransammlung im Bauch
Ataxie	unkoordinierte Bewegungsabläufe
Atrophie	Verkümmerung, Schwund
azetonämisch	das Blut ist übersäuert
BCG-Impfung	Tuberkulose-Impfung
Brucellose	durch Haustiere übertragene Infektion
Bubonen	Beulen
Cheyne-Stokes-Atmung	sinusartiger Atemrhythmus mit Pausen
cholerisch	aufbrausendes jähzorniges Temperament
Cholesterinsteine	glatte Gallensteine aus Cholesterin
Cri encéphalique	schrilles durchdringendes Kindergeschrei
Degeneration	Verkümmerung
Delir, Delirium	lateinisch für: irre sein
delirant	irr, wirr
Delirium	lateinisch für: irre sein
Delirium tremens	lateinisch für: zittriges Irresein durch Alkohol
Dernier cri	der letzte Schrei (in der Mode)
destruktiv	zerstörend, bösartig, gereizt, gehässig, feindselig, läppisch, geschwätzig
Diathese	angeborene Krankheitsbereitschaft, Organschwäche, Systemminderwertigkeit
Diphtherie	Infektionskrankheit des Rachenraums
DTP-Impfung	Diphtherie-Tetanus-Keuchhusten-Impfung
Dumping-Syndrom	nach Magen-OP, Essen rutscht in den Darm
Dupuytren	Verkürzung der Sehnen in der Handfläche
Eklampsie	Hirnkrämpfe während der Geburt
elegisch	wehmütig
Elfenbeintumore	verhärtete Metastase im Knochengerüst
Embolie	Arterienverschluss durch Blutgerinnsel

Emphysem	Aufblähung des Lungengewebes
Eosinophilie	Vermehrung der weißen Blutkörperchen im Blut
Erektion	steifes Glied
Erythem	entzündliche Rötung der Haut
erythrozytär	betrifft rote Blutkörperchen
Euphorie	Hochstimmung
euphorisch	in Hochstimmung
Exsudat	Ausscheidung von Blutplasma in Umgebung
exzentrisch	überspannt, verschroben
Fazialis	Gesichtsnerv
Femurkopfepiphyse	am oberen Ende des Oberschenkelknochens
fibrinös	Ausscheidung von Fibrin bei Entzündungen
Fibrom	aus Bindegewebe bestehender Tumor
Fistel	röhrenförmige Verbindung zwischen Organen
Fokalherd	im Körper streuender Eiterherd
Fokaltoxikose	Blutvergiftung durch chronischen Eiterherd
Fontanelle	Schädelnaht
funktionell	Störung ohne krankhaften Befund
Gallertzyste	Verkapselung mit dickflüssigem Inhalt
Gangrän	Gewebsbrand, geschwürig zerfallend
Grünholzfraktur	Knochenbruch wie der Anbruch eines noch grünen Astes
Gummen	gummiartige Geschwulst bei Syphilis
habituell	gewohnheitsmäßig
Halogene	Fluor, Chlor, Brom, Jod
hämorrhagisch	zu Blutungen neigend
Hauterytheme	intensive Hautrötung
Hepatisation, gelb	Ausschwitzung verflüssigt sich
Hepatisation, grau	leukozytäre Einwanderung ins Gewebe
Hepatisation, rot	fibröse Ausschwitzung, Erythrozyten-Auswanderung
Herpes	große Bläschen auf Haut und Schleimhaut
Hyperämie	Mehrdurchblutung
Hypochondrie	eingebildete Krankheit, Trübsinnigkeit
hypochondrisch	ständig um seine Gesundheit besorgt
Hypophyse	Hirnanhangdrüse
hysterisch	lateinisch: hysteron = Gebärmutter, abnorme seelisch-körperliche Reaktion
Impetigo	eitriger gelb-krustiger Hautausschlag
Insektizide	chemische Insektenvertilgungsmittel
interstitiell	im Zwischengewebe eines Organs liegend
Ischias	Beinnerv
Kallusbildung	Neubildung von Knochen an Bruchstellen
Kapillare	kleinste Blutgefäße
Karbunkel	Haarbalgabszesse, in Gruppen angeordnet

Katarrh	Entzündung der Luftröhrenschleimhäute
Kavernenbildung	Hohlraumbildung in der Lunge bei Tuberkulose
Kleieschuppen	kleine weiße Schuppen wie Kleie
Klimakterium	Wechseljahre
Koitus	Geschlechtsverkehr
Kolik	krampfartige Schmerzen im Bauchbereich
Kompositen	korbförmige Blütenpflanzen (Asterazeen)
Konstitution	geistig-seelisch-körperliche Verfassung, erworbene Anpassungsfähigkeit
kontrahiert	zusammengezogen
konvulsiv	schwere Krämpfe, krampfartig
Lanugo	Wollhaar; Säuglingsbehaarung
Laparotomie	„Mal-gucken-was-drin-ist"-Operation
Latenz	Brütezeit bis zum Krankheitsausbruch
Leukämie	bösartige Lymphdrüsenerkrankung
Leukoplakie	weiße, fleckige Schleimhautschrumpfung
leukozytär	betrifft weiße Blutkörperchen
libidinös	sexuelle Lust betreffend
Lichtdermatose	Hautausschlag infolge Lichteinwirkung
sykotisch	überschüssig, übertrieben, wuchernd, prahlerisch, aufdringlich, euphorisch
Lösung	Resorption der Ausschwitzung
tuberkulinisch	schwächlich, spärlich, unzulänglich, ängstlich, schüchtern, gehemmt
manisch	Gegenphase von depressiv
Metastasen	verstreute Krebs-Tochtergeschwülste
Mitralinsuffizienz	unzureichende Herzklappentätigkeit
Morbus	lateinische Bezeichnung für Krankheit
Mouches volantes	„fliegende Mücken", Fliegensehen
Mukoviszidose	rezessiv vererbte Stoffwechselerkrankung, zystische Gewebsveränderung
Myom	gutartige muskuläre Geschwulst
nervös	aufgeregter Geist
Nervus pudendus	Genitalnerv
neuralgisch	Schmerz im Gebiet eines Nerven
Neurofibromatose	Nervengeschwülste in der Haut (Fibrome)
neuropathisch	nervenkrank
Nosode	aus Krankheitsprodukten gewonnene Arznei
Ödem	Wassersucht, wässrige Schwellung
Onanie	sexuelle Selbstbefriedigung
Pankreas	Bauchspeicheldrüse
PCE-Syndrom	Beschwerden nach einer Gallenoperation
Periduralanästhesie	Schmerzhemmung im Wirbelsäulenkanal

Petechien	kleine Haut- oder Schleimhautblutungen
Pfortader	große, zur Leber führende Blutader
Pfortaderstau	Stau in der zur Leber führenden Blutader
Pförtner	Magenausgang
Phase	bestimmter Zeitabschnitt
phlegmatisch	träge, schwerfällig, gleichgültig
Polio	spinale Kinderlähmung, Poliomyelitis
Präurämie	Vorstufe der Harnvergiftung im Blut
Psora	die vorgegebene Daseins-Minderwertigkeit
Psychopharmaka	Medikamente zur Beeinflussung der Seele
Pulmonalishochdruck	Bluthochdruck in der Lungenarterie
pyknisch	untersetzter gedrungener Körperbau
Quaddeln	allergische juckende Hauterhebungen
Querschnittsläsion	durch Unfall oder Operation bedingte Querschnittslähmung
rachitisch	mangelhafter Knochenaufbau, Vitamin-D-Mangel
Recklinghausen	siehe Neurofibromatose
Resorption	Auflösung von Eiter, Erguss usw.
Rest-N	Rest-Stickstoff im Blut
Risus sardonicus	Lächeln mit nach unten gezogenen Mundwinkeln
RR	Blutdruck
sanguinisch	heiteres, oberflächliches Temperament
Sarkom	bösartige Bindegewebsgeschwulst
Schizophrenie	seelisch-geistig gespaltetes Irresein
Sepsis	Blutvergiftung
septisch	blutvergiftend
serös	Flüssigkeit ausschwitzend
Serosa	Organhäute, die Flüssigkeit ausschwitzen
Serosaschmerz	Schmerzen in den Organhäuten
Sexualneurose	abnorme sexuelle Erlebnisreaktionen
Simile	dem kranken Menschen ähnlichste Arznei
Sklerose	krankhafte Verhärtung eines Organs
solitär	einzeln auftretend
spastisch	krampfartig, mit Erhöhung des Muskeltonus einhergehend
Stenose	Verengung
Stupor	seelisch-geistig-körperliche Starre
stuporös	seelisch-geistig-körperlich erstarrt
subakut	schleichend, weniger heftig
Subsepsis	schleichende Blutvergiftung
Symphyse	Schambeinfuge
Syphilis	destruktive Geschlechtserkrankung
Tabes	syphilitische Rückenmarkschwindsucht
Tetanie	seelisch oder hormonell bedingte Krämpfe

tetanoid	krampfartig wie bei Tetanie
Thrombo	geläufige Abkürzung für Blutplättchen
Thrombose	Gefäßverstopfung durch Blutgerinnsel
Thrombozyten	Blutplättchen
Tic nerveux	nervöses Muskelzucken, vor allem im Gesicht
Toxine	Gifte (durch Erkrankung oder Behandlung)
Toxoplasmose	Infektion; „Katzen-Kratz-Krankheit"
Tranquilizer	Beruhigungsmittel
traumatisch	durch äußere Gewalteinwirkung bedingt
Trigeminus	5. Hirnnerv mit 3 Ästen (Auge, beide Kiefer)
Überdigitalisierung	Überdosierung von Digitalis (Herzmittel)
Ulnarisparese	Lähmung des Ellennervs
Urämie	Harnvergiftung des Blutes
urämisch	von Harnvergiftung im Blut herrührend
uratreich	reich an harnsauren Salzen
Werlhof	Bluterkrankheit mit Rheuma
zerebral	das Gehirn betreffend
zerebrospinal	im Hirn und Rückenmark
Zirrhose	Leberschrumpfung

Diagnose

latein oder deutsch:	zu finden unter:
Abortus	Fehlgeburt
Abrasio	Ausschabung
Abszess	Abszess
Adams-Stokes-Syndrom	Adams-Stokes-Syndrom
Adnexitis	Eierstockentzündung
Aerophagie	Luftschlucker
Afterkrampf	Afterkrampf
Afterprolaps	Aftervorfall
Agranulozytose	Agranulozytose
Acne rosacea	Gesichtsrose
Acne vulgaris	Akne
Allergie	Allergie
Allergie, Sonne	Sonnenallergie
Alopezie	Haarausfall
Alveolarpyorrhoe	Zahntaschenabszess
Amaurosis	Blindheit
Amaurosis pars fugax	Augenflimmern
Amenorrhoe	Periode, ausbleibend
amyotrophe Lateralsklerose	Lateralsklerose, amyotrophe
Anämie	Blutarmut
Aneurysma	Aneurysma
Angiektasien	Äderchenerweiterung
Angina pectoris	Herzenge
Anosmie	Geruchsverlust
Anurie	Harnverhaltung, akut
Aorteninsuffizienz	Aortaschwäche
Apoplexie	Schlaganfall
Appendix-Reiz	Blinddarmreiz
Appendizitis	Blinddarmentzündung
Arcus palatoglossus	spitz zulaufender, hoher Gaumenbogen
Arteriitis	Arterienentzündung
Arteriosklerose	Verkalkung
Arthritis acuta	Gelenkentzündung, akut
Arthritis chronica	Gelenkentzündung, chronisch; Gichtknoten
Arthritis urica	Gicht
Asthma, allergisch	Heuasthma
Asthma, im Wechsel mit Ekzem	Asthma im Wechsel mit Ekzem
Astigmatismus	Astigmatismus
Aszites	Aszites
Ataxie	Gangunsicherheit
Atherom	Grützbeutel

Diagnose

Teil 3 Listen

latein oder deutsch:	zu finden unter:
Basedow	Basedow
Bartholinitis	Bartholinitis
Bechterew	Bechterew
Blasenpapillom	Blasenpolypen
Blepharitis chronica	Lidentzündung
Blepharitis	Lidrandentzündung
Blepharospasmus	Lidkrampf
Boeck'sches Sarkoid	Boeck
Bradykardie	Herzrhythmusstörungen
Bronchialasthma	Asthma
Bronchitis	Bronchitis
Bronzehautkrankheit	Addison
Bruxismus	Zähneknirschen
Bursitis	Schleimbeutelentzündung
Brustwirbelsäulen-Syndrom	Rückenschmerzen
Candidiose	Pilzbefall
Cephalgia	Kopfschmerz
Chalazion	Hagelkorn
Cholelithiasis	Gallensteine
Cholespasmus	Gallenkolik
Cholestase	Gallestau
Chorea major	Veitstanz, groß
Chorea minor	Veitstanz, klein
Chorioiditis	Aderhautentzündung
Claudicatio intermittens	Hinken
Colitis mucosa	Dickdarmentzündung, schleimig
Colitis ulcerosa	Dickdarmentzündung, geschwürig
Colon irritabile	Colon irritabile
Commotio cerebri	Gehirnerschütterung
Corynebakterien-Infektion	Erythrasma
Crush-Niere	Crush-Niere
Crusta lactea	Milchschorf
Cystolithiasis	Blasensteine
Dakryozystis fistula	Tränensackfistel
Dakryozystitis	Tränensackentzündung
Dekubitus	Wundliegen
Delirium tremens	Säuferdelir
Dentition	Zahnung
Depression	Depression
Dermatose auf Licht	Lichtdermatose
Diabetes insipidus	Diabetes insipidus
Diabetes mellitus	Diabetes
Dialyse	bei Nephrose Dialyse-Patient

latein oder deutsch:	zu finden unter:
Diarrhoe	Durchfall
Diplopie	Doppeltsehen
Distorsion	Verstauchung, Umknicken
Dupuytren	Dupuytren
Durchblutungsstörungen, arteriell	Durchblutungsstörungen der Arterien
Durchblutungsstörungen, peripher	Durchblutungsstörungen der Glieder
Durchblutungsstörungen, zerebral	Durchblutungsstörungen des Gehirns
Dyskardie	Herzbeschwerden
Dyspnoe	Atemnot
Ekzem	Ekzem
Ekzem, bläschenförmig am Stamm	Bläschenekzem am Stamm
Ekzem, bläschenförmig der Finger	Bäckerekzem
Ekzem im Wechsel mit Asthma	Ekzem im Wechsel mit Asthma
Elephantiasis	Elephantiasis
Embolie	Embolie
Emphysem	Lungenemphysem
Endokarditis	Herzentzündung
Endometriose	Endometriose
Endometritis	Endometritis
Enteritis regionalis Crohn	Dünndarmentzündung, Morbus Crohn
Enterokolitis	Darmentzündung
Entropium	Lideinstülpung
Enzephalitis	Hirnentzündung
Epicondylitis	Tennisarm
Epididymitis	Nebenhodenentzündung
Epilepsie	Epilepsie
Erbrechen, azetonämisch	azetonämisches Erbrechen
Erysipel	Wundrose
Erythema nodosum	Knotenrose
Erythrasma	Erythrasma
Exanthem	Ausschlag
Exostose	Überbein
Fazialisparese	Fazialisparese
Femurkopfnekrose	Perthes
Fibrillieren, Muskeln	Muskelfibrillieren
Fissura ani	Afterfissur
Fistula	Fisteln
Flatulenz	Blähbauch
Fluor vaginalis	Ausfluss
Foetor ex ore	Mundgeruch
Follikulitis	Haarbalgentzündung
Fraktur	Knochenbruch
Furunkel	Furunkel

latein oder deutsch:	zu finden unter:
Ganglion	Ganglion
Gangrän	Brand
Gastritis	Magenschleimhautentzündung
Gastroenteritis acuta	Brechdurchfall
gastrokardialer Symptomenkomplex	Oberbauchsyndrom Roemheld
Gastropathie	Magenbeschwerden
Gehörgangekzem	Gehörgangekzem
Gingivitis	Zahnfleischentzündung
Glaukom	Grüner Star
Gonarthritis	Kniegelenkentzündung
Gonarthrose	Kniegelenkarthrose
Granuloma anulare	Granulom, ringförmig
Graviditas	Schwangerschaft
Hämangiom	Blutschwamm
Hämatemesis	Bluterbrechen
Hämatom	Bluterguss
Hämaturie	Blutharnen
Hämophilie	Bluter-Krankheit
hämorrhagische Diathese	Diathese, hämorrhagisch
Hämorrhoiden	Hämorrhoiden
Harninkontinenz	Harnträufeln
Harnleiterkolik	Harnleiterkolik
harnsaure Diathese	Diathese, harnsaure
Hemeralopie	Sehschwäche
Hemianopsie	Halbsichtigkeit
Hepatitis	Leberentzündung
Hepatitis, chronisch-aggressiv	Leberentzündung, chronisch-aggressiv
Hepatomegalie	Leberschwellung
Hepatopathie	Leberbeschwerden
Hepatose	Leberschrumpfung
Hernia diaphragmatica	Zwerchfellbruch
Herpes circinatus	Herpes circinatus
Herpes corneae	Hornhautherpes
Herpes genitalis	Herpes genitalis
Herpes labialis	Herpes labialis
Herpes zoster	Gürtelrose
Herzinsuffizienz	Herzschwäche
Herzklappenfehler	Herzklappenfehler
Hirntrauma	Hirnschaden
Hodentumor	Hodentumor
Hordeolum	Gerstenkorn
Hörsturz	Hörsturz
Halswirbel-Syndrom	Nackenschmerzen
Hydrozele	Wasserbruch

latein oder deutsch:	zu finden unter:
Hydrozephalus	Wasserkopf
Hyperbilirubinämie	Hyperbilirubinämie
Hyperhidrosis	Schweiß, übermäßig
Hyperkeratosis senilis	Alterswarzen
Hyperthyreose	Schilddrüsenüberfunktion
Hypertonie	Blutdruck, hoch
Hyperventilation	Hyperventilation
Hypogonadismus	Hodenunterentwicklung, Hypogonadismus
Hypothyreose	Schilddrüsenunterfunktion
Hypotonie	Blutdruck, niedrig
Ichthyosis	Fischschuppenkrankheit
Ikterus	Gelbsucht
Ileosakralarthrose	Kreuzarthrose
Ileus	Darmlähmung
Impetigo vulgaris	Impetigo (Grindflechte)
Induratio penis plastica	Penisvorhautverhärtung
Infarkt, Herz	Herzinfarkt
Infektionen	Infektionen
Inkontinenz, Stuhl	Stuhlinkontinenz
Interkostalneuralgie	Rippen-Nervenschmerz
Iridozyklitis	Regenbogenhaut-Ziliarkörper-Entzündung
Iritis	Regenbogenhautentzündung
Ischialgie	Ischias
Jactatio capitis	Kopfrollen
Juckreiz, im behaarten Kopf	Kopfjucken
Karbunkel	Karbunkel
Karies	Zahnkaries
Karzinom	Krebsgeschwulst
Katarakt	Grauer Star
Katarrh	Grippe
Katheterismus	Katheterismus
Keloid	Keloid
Keratitis	Hornhautentzündung
Keratokonus	Hornhautkrümmung
Kiefergelenkarthrose	Kiefergelenkarthrose
Klimakterium	Wechseljahre
Kokzygodynie	Steißbeinschmerz
Kolon-Divertikulose	Dickdarmdivertikel
Konjunktivitis	Bindehautentzündung
Korneatrübung	Hornhauttrübung
Koxalgie	Hüftgelenkschmerzen
Koxarthrose	Hüftgelenkarthrose
Krupp	Krupp-Husten

latein oder deutsch:	zu finden unter:
Kryptorchismus	Hodenhochstand
Kyphoskoliose	Skoliose
Laryngitis	Kehlkopfentzündung
Larynxparese	Kehlkopflähmung
Leberzirrhose	Leberzirrhose
Leukämie	Leukämie
Lichen ruber planus	Ausschlag, kleinpapulös
Lidödem	Lidschwellung
Lidptose	Lidlähmung
Lidzucken	Lidzucken
Lipome	Fettgeschwülste
Lumbago	Hexenschuss
Lungenembolie	Lungenembolie
Lupus vulgaris	Tuberkulose der Haut
Luxation	Gelenkauskugelung
Lendenwirbelsäulen-Syndrom	Kreuzschmerzen
Lymphadenitis	Lymphdrüsenentzündung
Lymphadenome	Lymphdrüsenschwellung
Magenkrampf	Magenkolik
Makuladegeneration	Netzhautentartung
Mammaatrophie	Brustdrüsenschwund
Mammaknoten	Brustknoten
Mastitis	Brustentzündung
Mastodynie	Brustschmerzen
Mastoiditis	Warzenfortsatzentzündung
Melanom	Hautkrebs
Menarche	Periode, erste Blutung
Menière	Innenohrschwindel
Meningeom	Hirnhauttumor
Meningismus	Hirnhautreizung
Meningitis	Hirnhautentzündung
Menopause	Wechseljahre, danach
Menstruation	Periode
Metastasen	Metastasen
Meteorismus	Oberbauchsyndrom
Migräne	Kopfschmerz
Miktionsstörung	Harnentleerungsstörung
Milchintoleranz des Säuglings	Milchunverträglichkeit
MS	Multiple Sklerose
Mukoviszidose	Mukoviszidose
Mykose	Fußpilz
Myodegeneratio cordis	Herzmuskelschwäche

latein oder deutsch:	zu finden unter:
Myokarditis	Herzentzündungen
Myopie	Sehschwäche
Nachwehen	Geburt, Nachwehen
Nägel, eingewachsen	Niednägel
Nausea	Übelkeit
Nephritis acuta	Nierenentzündung, akut
Nephritis chronica	Nierenentzündung, chronisch
Nephrolithiasis	Nierensteine
Nephropathie	Nierenbeschwerden
Nephrose	Nierenschrumpfung
Nephrosklerose	Nierenverkalkung
Neuralgie	Nervenschmerz
Neuralgie, Samenstrang	Samenstrangneuralgie
Neuritis	Nervenentzündung
Neurodermitis	Ekzem
Neurofibromatose	Recklinghausen
Nierenblutung	Nierenbluten
Nierengrieß	Nierengrieß
Nierenkolik	Nierenkolik
Nierenzyste	Nierenzyste
Nystagmus	Linsenschlottern
Obstipation	Verstopfung
Obstipationsdiarrhoe	Verstopfungsdurchfall
Ödeme	Wassersucht
Onychophagie	Nägelkauen
Optikusatrophie	Sehnervdegeneration
Orchitis	Hodenentzündung
Ösophagospasmus	Speiseröhrenkrampf
Ösophagusblutung	Speiseröhrenblutung
Ösophagusstenose	Speiseröhrenverengung
Ösophagusvarizen	Speiseröhrenkrampfadern
Osteogenesis imperfecta	Knochenwachstumsstörung
Osteomyelitis chronica	Knocheneiterung, chronisch
Osteoporose	Osteoporose
Otitis externa	Außenohrentzündung
Otitis media	Mittelohrentzündung
Ovarialgie	Eierstockschmerzen
Ovarialtumor	Eierstocktumor
Ovarialzyste	Eierstockzyste
Pankarditis	Herzentzündungen
Pankreatitis	Pankreatitis
Papillome, Stimmbänder	Stimmbandpapillome
Paralysis agitans	Parkinson

latein oder deutsch:	zu finden unter:
Parästhesien	Missempfindungen der Haut
Parese	Lähmung, unvollständig
Parese, Blase	Blasenlähmung
Parkinson	Parkinson
Parodontose	Zahnfleischschwund
Paronychie	Umlauf
Parotitis	Ohrspeicheldrüsenentzündung
Partus	Geburt
PCE-Syndrom	Gallenblasen-OP-Folge
Pemphigus	Blasensucht
Perikarditis	Herzentzündung
perinatales Trauma	Geburtsschaden
Periostitis	Knochenhautentzündung
Periosttrauma	Knochenhautverletzung
Perniones	Frostbeulen
Perniciosa	Perniciosa
Perthes	Perthes
Petechien	Hautblutungen
Phantomschmerz	Amputationsneuralgie
Pharyngitis	Halsschmerzen
Phlegmone	Phlegmone
Pleuritis	Rippenfellentzündung
Pleurodynie	Lungenschwäche
Pneumonie	Lungenentzündung
Polypen, im Darmtrakt	Darmpolypen
Polypen, Nase	Nasenpolypen
Polyzythämie	Polyzythämie
Porphyrie	Porphyrie
Priapismus	Penisversteifungsschmerz
Prostataadenom	Prostata-Adenom
Prostatitis	Prostataentzündung
progredient chronische Polyarthritis	PCP
progressive Muskelatrophie	Muskelschwund, progressiv
progressive Muskeldystrophie	Muskelschwund, progressiv
Protrusio disci	Bandscheiben-Teilprolaps
Pruritus ani	Afterjucken
Pruritus mammae	Brustjucken
Pruritus sine materia	Juckreiz
Pseudogelenkbildung	Sudeck
Pseudogravidität	Scheinschwangerschaft
Pseudokrupp	Pseudokrupp
Psoriasis	Schuppenflechte
Pterygium	Flügelfell
Pyelitis	Nierenbeckenentzündung

latein oder deutsch:	zu finden unter:
Pylorospasmus	Pförtnerkrampf
Pyrosis	Sodbrennen
Querschnittsläsion	Querschnittsverletzung
Radikulitis	Wurzelneuritis
Reflux-Ösophagitis	Reflux-Ösophagitis
Reiter	Reiter
Retinaablösung	Netzhautablösung
Retinablutung	Netzhautblutung
Retinadegeneration	Netzhautdegeneration
Retinitis	Netzhautentzündung
Retrobulbärneuritis	Sehnerventzündung
Rhagaden	Schrunden, Einrisse
rheumatischer Formenkreis	Rheuma
Rhinitis	Schnupfen
Rhinitis allergica	Heuschnupfen
Rhinophym	Knollennase
Ringelflechte	Schuppenflechte, girlandenartig
Sarkom	Knochenkrebs
Scabies	Krätze
Scheuermann	Scheuermann
Seborrhoe, Kopf	Kopfschuppen
Seborrhoe, Nase	Nasenschuppen
Sepsis	Blutvergiftung
Singultus	Schluckauf
Sinusitis	Nebenhöhlenentzündung
Sklerodermie	Sklerodermie
Skoliose	Skoliose
Spasmophilie	Krampfneigung
Spasmus umbilicalis	Nabelkoliken
spastische Spinalparese	Lähmung, krampfartig
Splenomegalie	Milzschwellung
Spondylitis ankylopoetica	Bechterew
Sterilität	Sterilität, Unfruchtbarkeit
Stomatitis aphthosa	Mundfäule
Strabismus	Schielen
Struma	Kropf
Subsepsis	Blutvergiftung, schleichend
Sudeck	Sudeck
Syringomyelie	Syringomyelie
Tachyarrhythmie	Herzrhythmusstörungen
tachykarder Anfall	Herzrasen
Tachykardie	Herzklopfen

latein oder deutsch:	zu finden unter:
Tarsalgie	Fersenschmerz
Tendovaginitis	Sehnenscheidenentzündung
tetanische Krämpfe	Tetanie
Thrombopenie	Thrombopenie
Thrombozytopenie, essenzielle	Werlhof
Tic convulsif	Tick, konvulsiv
Tic nerveux	Tick, nervös
Tinnitus	Ohrgeräusche
Tonsillenabszess	Mandelabszess
Tonsillitis	Mandelentzündung
Torticollis	Schiefhals
Tremor	Zittern
Trigeminusneuralgie	Trigeminusneuralgie
Trismus	Kiefersperre
Tubenkatarrh	Ohrtrompetenkatarrh
Ulcus corneae	Hornhautgeschwüre
Ulcus cruris	Beingeschwür
Ulcus duodeni	Zwölffingerdarmgeschwür
Ulcus ventriculi	Magengeschwür
Urethritis	Harnröhrenentzündung
Uterusblutung	Gebärmutterblutung
Uterusdescensus	Gebärmuttersenkung
Uterushypoplasie	Gebärmutterunterentwicklung
Uterusmyom	Gebärmuttermyom
Uterusmyomblutung	Gebärmuttermyomblutung
Uterusverlagerung	Gebärmutterverlagerung
Uveitis	Aderinnenhautentzündung
Vaginalblutung	Scheidenblutung
Vaginalzyste	Scheidenzyste
Vaginismus	Vaginismus
Varikozele	Krampfaderbruch
Varizen	Krampfadern
Verrucae	Warzen
Verschlucken	Schluckbeschwerden
Vertigo	Schwindel
Vitiligo	Vitiligo
Vomitus	Erbrechen
Vulvitis	Schamlippenentzündung
Werlhof	Werlhof
Zahnfistel	Zahnfistel
Zahngranulom	Zahnwurzelvereiterung
Zerumen	Ohrenschmalz

latein oder deutsch:	zu finden unter:
Zervixerosion	Gebärmutterhalsentzündung
Zöliakie	Sprue
Zyanose, Lippen	Lippenzyanose
Zysten	Zysten
Zystitis	Blasenentzündung
Zystopyelitis acuta	Blasen-Nierenbecken-Entzündung
Zystopyelonephritis	Nierenbecken-Blasen-Entzündung

Literatur

Allen HC: Leitsymptome wichtiger Arzneimittel. Übers. und hrsg. von M. Freiherr von Ungern-Sternberg. Göttingen: Burgdorf Verlag; 1987.
Allen HC: Nosoden. 1. Aufl. Berg am See: Barthel & Barthel Verlag; 1987.
Allen HJ: Die chronischen Krankheiten. Die Miasmen. Übers. und hrsg. von Renée von Schlick. Aachen: R. v. Schlick Verlag; 1987.
Allen HJ: Homöopathische Therapie der Hautkrankheiten. 1. Aufl. Stuttgart: Karl F. Haug Verlag in MVS Medizinverlage; 1998.
Aubin M, Picard P: Homöopathie im Alltag. Landsberg am Lech: mvg-Verlag; 1986.

Bailey PM: Psychologische Homöopathie. 1. Aufl. München: Delphi bei Droemer Verlag; 1998.
Barbancey J: Pratique homéopathique en psycho-pathologie, 2 Bände. 2. Aufl. Paris: Similia Verlag; 1987.
Barthel H (Hrsg.): Synthetisches Repertorium, 3 Bände. 3. Aufl. Heidelberg: Karl F. Haug Verlag; 1987.
Blackie MG: The Patient, Not the Cure. 1. Aufl. London: McDonald and Jane's; 1976.
Blackie MG: Lebendige Homöopathie. 1. Aufl. München: Johannes Sonntag Verlag; 1990.
Boericke W: Homöopathische Mittel und ihre Wirkungen. Übers. v. M. Harms. 3. Aufl. Leer: Verlag Grundlagen und Praxis; 1986.
Boericke W: Handbuch der homöopathischen Materia medica. 3. Aufl. Stuttgart: Karl F. Haug Verlag in MVS Medizinverlage; 1996.
Bomhardt M: Symbolische Materia Medica. 3. Aufl. Berlin: Verlag Homöopathie + Symbol; 1999.
Bomhardt M: Symbolisches Repertorium. 3. Aufl. Berlin: Verlag Homöopathie + Symbol; 2000.
Borland DM: Kindertypen. 1. Aufl. Heidelberg: Arkana Verlag; 1986.
Borland DM: Kinderkonstitutionstypen in der Homöopathie. 4. Aufl. Stuttgart: Karl F. Haug Verlag in MVS Medizinverlage; 2000.

Candegabe EF: Vergleichende Arzneimittellehre. 1. Aufl. Göttingen: Burgdorf Verlag; 1990.
Charette G: Homöopathische Arzneimittellehre für die Praxis. 7. Aufl. Stuttgart: Hippokrates Verlag in MVS Medizinverlage; 1997.
Clarke JH: Taschenbuch homöopathischer Verordnungen. Verlag Volkskunde; 1981.
Coulter CR: Zur Psychosomatik ausgewählter Konstitutionstypen, Band 1. 5. Aufl. Stuttgart: Karl F. Haug Verlag in MVS Medizinverlage; 1998.
Coulter CR: Zur Psychosomatik ausgewählter Konstitutionstypen, Band 2. 3. Aufl. Stuttgart: Karl F. Haug Verlag in MVS Medizinverlage; 1998.
Coulter CR: Eine erweiterte Betrachtung der Materia medica. 1. Aufl. Stuttgart: Karl F. Haug Verlag in MVS Medizinverlage; 2002.
Creasy S: Anmerkungen zu den Nosoden. 1. Aufl. Homöopathie Seminare und Vertrieb. Seehausen: Verlag Peter Irl; 1998.
Cummings S, Ullman D: Das Hausbuch der Homöopathie. 2. Aufl. München: Heyne Verlag; 1989.

Dewey WA: Homöopathie in der täglichen Praxis. 1. Aufl. Berg am See: Barthel & Barthel Verlag; 1985.
Dewey WA: Homöopathische Grundlagen in Frage und Antwort. 6. Aufl. Heidelberg: Karl F. Haug Verlag; 1987.
Dewey WA: Katechismus der reinen Arzneiwirkungslehre. 2. Aufl. Leipzig: Dr. Willmar Schwabe Verlag; 1921.
Dorcsi M: Handbuch der Homöopathie. 1. Aufl. Wien: Orac Verlag; 1986.
Dorcsi M: Homöopathie (Gesamtwerk), 6 Bände. Heidelberg: Karl F. Haug Verlag; 1982.

Dorcsi M (Hrsg.): Documenta Homoeopathica, 9 Bände. Heidelberg: Karl F. Haug Verlag; 1979-1988.
Dorcsi M: Bewährte Indikationen in der Homöopathie. 1. Aufl. Karlsruhe: DHU.

Enders N: Homöopathische Hausapotheke. 8. Aufl. Stuttgart: Karl F. Haug Verlag in MVS Medizinverlage; 2004.
Enders N: Handbuch Homöopathie. 3. Aufl. Stuttgart: Karl F. Haug Verlag in MVS Medizinverlage; 2002.
Enders N: Homöopathie für Kinder. 1. Aufl. Stuttgart: Karl F. Haug Verlag in MVS Medizinverlage; 2002.
Enders N: Praktische Homöopathie in der Kinderheilkunde. 1. Aufl. Stuttgart: Karl F. Haug Verlag in MVS Medizinverlage; 2002.
Enders N: Homöopathie für unterwegs. 1. Aufl. Stuttgart: Karl F. Haug Verlag in MVS Medizinverlage; 2003.
Enders N: Homöopathie für Atemwegserkrankungen. 1. Aufl. Stuttgart: Karl F. Haug Verlag in MVS Medizinverlage; 2003.
Enders N: Bewährte Anwendung der homöopathischen Arznei, Band 2. 2. Aufl. Stuttgart: Karl F. Haug Verlag in MVS Medizinverlage; 2004.
Enders N: Gesund durchs Jahr mit Homöopathie. 1. Aufl. Stuttgart: Karl F. Haug Verlag in MVS Medizinverlage; 2004.
Enders N: Homöopathie für Atemwegserkrankungen. 1. Aufl. Stuttgart: Karl F. Haug Verlag in MVS Medizinverlage; 2003.
Enders N: Homöopathie – eine Einführung in Bildern. 1. Aufl. Stuttgart: Karl F. Haug Verlag in MVS Medizinverlage; 1996.

Farrington EA: Klinische Arzneimittellehre. 1. Aufl. Göttingen: Burgdorf Verlag; 1979.
Foerster G, Heé H: Vergleichende Arzneimittellehre. 1. Aufl. Stuttgart: Karl F. Haug Verlag; 2002
Fricke P, Smith T: Homöotherapie gynäkologischer Erkrankungen. 1. Aufl. Regensburg: Johannes Sonntag Verlag; 1984.

Furlenmeier M: Mysterien der Heilkunde. 1. Aufl. Stäfa/Schweiz: Gut & Co. Verlag; 1981.

Gaisbauer M: Homöotherapie psychiatrischer und psychosomatischer Erkrankungen. 1. Aufl. Regensburg: Johannes Sonntag Verlag; 1984.
Gaisbauer M: Homöotherapie neurologischer Erkrankungen. 1. Aufl. Regensburg: Johannes Sonntag Verlag; 1984.
Gallavardin J-P: Psychismus und Homöopathie. 1. Aufl. Heidelberg: Karl F. Haug Verlag; 1987.
Gawlik W: Homöopathie und konventionelle Therapie. 1. Aufl. Stuttgart: Hippokrates Verlag; 1988.
Gawlik W: Arzneimittelbild und Persönlichkeitsportrait. 1. Aufl. Stuttgart: Hippokrates Verlag; 1990.
Gutman W: Grundlage der Homöopathie und das Wesen der Arznei. 1. Aufl. Heidelberg: Karl F. Haug Verlag; 1979.

Hackl M: Als-ob-Symptome in der Homöopathie. 1. Aufl. Regensburg: Johannes Sonntag Verlag; 1986.
Hauptmann H: Homöopathie in der kinderärztlichen Praxis. 1. Aufl. Karl F. Haug Verlag; 1991.
Herscu P: Die homöopathische Behandlung der Kinder. 1. Aufl. Groß Wittensee: Kai Kröger Verlag; 1993.
Horvilleur A: Enzyklopädie der homöopathischen Therapie. 1. Aufl. Karl F. Haug Verlag; 1987.

Imhäuser H: Homöopathie in der Kinderheilkunde. 2. Aufl. Heidelberg: Karl F. Haug Verlag; 1970.

Jahr GHG: Homöopathische Therapie der Geisteskrankheiten. 1. Aufl. Berg am See: Barthel & Barthel Verlag; 1986.
Julian O-A: Materia medica der Nosoden. 3. Aufl. Heidelberg: Karl F. Haug Verlag; 1977.
Jus MS: Praktische Materia Medica. 1. Aufl. Zug/Schweiz: Homöosana Verlag; 2003.

Jus MS: Die Reise einer Krankheit. 1. Aufl. Zug/Schweiz: Homöosana Verlag; 1998.
Jus MS: Kindertypen. 1. Aufl. Zug/Schweiz: Homöosana Verlag; 1995.
Kent JT: Arzneimittelbilder. 3. Aufl. Heidelberg: Karl F. Haug Verlag; 1977.
Kent JT, Erbe W: Repertorium der homöopathischen Arzneimittellehre. 4. Aufl. Stuttgart: Hippokrates Verlag; 1986.
Lathoud J-A: Materia Medica. 2. Aufl. Schäftlarn: Barthel & Barthel Verlag; 1994.
Lewin L: Phantastica. 2. Aufl. Linden: Volksverlag; 1980.

Mateu i Ratera M: Erste Hilfe durch Homöopathie. 1. Aufl. Greifenberg: Hahnemann Institut; 1997.
Maury EA: Homöopathische Reiseapotheke. 1. Aufl. Stuttgart: TRIAS Verlag; 1988.
Maury EA: Homöopathie von A bis Z für die Familie. 1. Aufl. Stuttgart: Hippokrates Verlag; 1982.
Maury EA: Heilen Sie Ihre Kinder mit Homöopathie. 1. Aufl. Stuttgart: Paracelsus Verlag; 1980.
Meuris J: Homöopathie in der zahnärztlichen Praxis. 1. Aufl. Heidelberg: Karl F. Haug Verlag; 1983.
Mezger J: Gesichtete Homöopathische Arzneimittellehre, 2 Bände. 8. Aufl. Heidelberg: Karl F. Haug Verlag; 1988.
Morrison R: Handbuch der homöopathischen Leitsymptome und Bestätigungssymptome. 2. Aufl. Groß Wittensee: Kai Kröger Verlag; 1995.
Müller HV: Die Psychoanamnese. 1. Aufl. Heidelberg: Karl F. Haug Verlag; 1981.

Nash EB: Lokale Leitsymptome. Regensburg: Johannes Sonntag Verlag; 1983.
Nash EB: Leitsymptome in der Homöopathischen Therapie. 15. Aufl. Heidelberg: Karl F. Haug Verlag; 1988.

Panos M, Heimlich J: Homöopathische Hausapotheke. München: Heyne Verlag; 1986.
Pschyrembel W: Klinisches Wörterbuch. 256. Aufl. Berlin: de Gruyter Verlag; 1990.

Quilisch W: Die Homöopathische Praxis. 2. Aufl. Stuttgart: Hippokrates Verlag; 1982.
Quilisch W: Homöopathische Differentialtherapie. 2. Aufl. Heidelberg: Karl F. Haug Verlag; 1980.

Rätsch C: Enzyklopädie der psychoaktiven Pflanzen. 3. Aufl. Aarau/Schweiz: AT Verlag; 1998.
Rätsch C: Pflanzen der Liebe. 4. Aufl. Aarau/Schweiz; AT Verlag; 1998.
Rehm E: Bewährte homöopathische Rezepte. 1. Aufl. Bietigheim: Turm Verlag; 1974.
Rehman A: Handbuch der homöopathischen Arzneibeziehungen. 2. Aufl. Stuttgart: Karl F. Haug Verlag in MVS Medizinverlage; 2002.
Roberts HA: Repertorium der Empfindungssymptome. 1. Aufl. Murnau: Lage und Roy Verlag; 1998.
Roy R und C: Selbstheilung durch Homöopathie. München: Droemer Knauer Verlag; 1988.
Royal G: Abriss der homöopathischen Arzneimittellehre. Regensburg: Johannes Sonntag Verlag; 1970.

Sananès R: Homöopathie und die Sprache des Körpers. 1. Aufl. Stuttgart: Sonntag Verlag in MVS Medizinverlage; 1998.
Sankaran R: Das geistige Prinzip der Homöopathie. 3. Aufl. Mumbai: Homoeopathic Medical Publishers; 2000.
Sankaran R: Die Substanz der Homöopathie. 2. Aufl. Mumbai: Homoeopathic Medical Publishers; 1999.
Sankaran R: Einblicke ins Pflanzenreich, 2 Bände. 1. Aufl. Mumbai: Homoeopathic Medical Publishers; 2003.
Schlüren E: Homöopathie in der Frauenheilkunde. 1. Aufl. Heidelberg: Karl F. Haug Verlag; 1977.
Scholten J: Homöopathie und die Elemente. 1. Aufl. Utrecht: Selbstverlag; 1997.
Scholten J: Homöopathie und Minerale. 1. Aufl. Utrecht: Selbstverlag; 1997.
Schroyens F (Hrsg.): Synthesis, Repertorium homoeopathicum syntheticum. 1. Aufl. Greifenberg: Hahnemann Institut; 1998.

Schroyens F (Hrsg.): 1001 kleine Arzneimittel. 1. Aufl. Greifenberg: Hahnemann Institut; 1995.

Schultes R, Hofmann A: Pflanzen der Götter. 2. Aufl. Bern, Stuttgart: Hallwag Verlag; 1987.

Shore J: Kinder in der homöopathischen Praxis. 1. Aufl. Groß Wittensee: Kai Kröger Verlag; 1994.

Stauffer K: Homöopathisches Taschenbuch. Radeburg bei Dresden: Verlag Dr. Madaus & Co.; 1926.

Stauffer K: Klinische Homöopathische Arzneimittellehre. 8. Aufl. Regensburg: Johannes Sonntag Verlag; 1981.

Stübler M: Homöopathische Arzneien. 1. Aufl. Stuttgart: TRIAS Verlag; 1989.

Stübler M, Krug E (Hrsg.): Leesers Lehrbuch der Homöopathie, 6 Bände. Heidelberg: Karl F. Haug Verlag; 1983-1987.

Tyler ML: Arzneimittelbilder. 1. Aufl. Göttingen: Burgdorf Verlag; 1987.

Tyler ML: Wichtige Krankheitszustände und ihre homöopathische Behandlung. 1. Aufl. Bielefeld: Silvia Stefanovic Verlag; 1991.

Vermeulen F: Kindertypen in der Homöopathie. Regensburg: Johannes Sonntag Verlag; 1988.

Voegeli A: Leit- und wahlanzeigende Symptome der Homöopathie. 3. Aufl. Heidelberg: Karl F. Haug Verlag; 1990.

Voegeli A: Die rheumatischen Erkrankungen. 2. Aufl. Heidelberg: Karl F. Haug Verlag; 1990.

Voegeli A: Die Kreislauferkrankungen. 2. Aufl. Heidelberg: Karl F. Haug Verlag; 1990.

Voisin H: Materia medica des homöopathischen Praktikers. 1. Aufl. Heidelberg: Karl F. Haug Verlag; 1969.

Whitmont EC: Psyche und Substanz, Essays zur Homöopathie im Lichte der Psychologie C.G. Jungs. 1. Aufl. Göttingen: Burgdorf Verlag; 1987.

Whitmont EC: Konflikt – Krankheit, Homöopathische Kursbücher, Band I. 1. Aufl. Göttingen: Burgdorf Verlag; 1989.

Wienrich H: Homöopathie in der Zahnheilkunde. 1. Aufl. Regensburg: Johannes Sonntag Verlag; 1982.

Wright-Hubbard E: Das Studium der klassischen Homöopathie. 1. Aufl. Heidelberg: Karl F. Haug Verlag; 1990.

Wright-Hubbard E: Kurzlehrgang der Homöopathie. 1. Aufl. Berg am See: Barthel & Barthel Verlag; 1983.

Yingling WA: Handbuch der Geburtshilfe. 1. Aufl. Berg am See: Barthel & Barthel Verlag; 1985.

Zaren A: Materia medica, 2 Bände. 1. Aufl. Göppingen: Burgdorf Verlag; 1994.

Stichwortverzeichnis

Hauptfundstellen sind in **fett** gedruckt

A

Abführmittel, Folge von 143
Abführmittel-Missbrauch 146, 325
Ablehnungshaltung 464
Abmagerung 145, 149, 150, 151, 154, 241, 250, 282, 342, 356, 374, 415, 434, 506, 538
Abneigung gegen bestimmte Nahrungsmittel 365
Abneigung gegen bestimmte Personen 473
Abneigung, sexuelle der Frau 203
Abrasio, Wundschmerz nach 189
Abrutschen im Bett 506
Abschweifung 464
Absonderungen bei Entzündungen 329
Abszess 61, 83, 85, 90, 189, **219**, 244, 245, 330, 353, 410
Adams-Stokes-Syndrom 110, 113, **506**
Addison 285
Äderchenerweiterung 219, 287
Aderhautentzündung 41
Aderinnenhautentzündung 41
After, Einrisse, Schrunden 142, 237
Afterekzem 142
Afterfissur 142
Afterfistel 142
Afterjucken 143, 219
Afterkrampf bei Verstopfung 143, 157
Afterkrebs 515
Afterverschluss, plötzlicher 157
Aftervorfall 143, 152
Agranulozytose 281
Akne 156, 196, **219**, 326
Akne als Pillenfolge 326
Akne rosacea 229
Alkoholentwöhnung 311
Alkoholismus der Frau 311
Alkoholmissbrauch 311
Alkoholneuritis 301, 313
Alkoholrausch, Verhalten im 312
Allergien 206, **221**, 243, 323, 365, 382, 399, 404, 413, 417, 447, 484, 510, 511
Allergische Diathese 510
Alter, Verhalten im 498
Altersdiabetes 165
Altersherz 110, 288
Alveolarpyorrhoe 85

Amaurosis, toxisch 43
Amblyopie 54
Ameisenlaufen der Haut 192, 212, 234, 235, 294, 299
Amöbenruhr 388
Amputationsneuralgie 276, 302
Anämie 281
Aneurysma der großen Arterien 287
Anfassen lassen, will sich nicht 490
Angeber 230, 461, 484, 518
Angiektasien 219, 287
Angina 90, 91
Angina mit Abszess 90
Angina pectoris 106
Angriffslust, Kind 485
Angst 22, 23, 29, 38, 94, 95, 99, 103–112, 114–118, 121, 127, 129, 141, 148, 155, 169, 174, 176, 177, 182, 188, 192, 194–196, 204, 206, 210, 211, 213, 218, 223, 241, 244, 282, 288, 289, 294, 302, 304, 306, 313, **314–319**, 312, 322, 328, 332, 333, 339, 341, 347, 369, 370, 374, 381, 382, 384–386, 388, 390, 393, 396, 399, 401, 403, 404, 407, 411, 412, 416, 417, 420, 444, 452, 453, 454, 455, 470–472, 480, 481, 488, 490, 504, 506, 510, 527, 530, 534, 540, 542, 544
Angst der Kinder 317, 318
Anmaßung 543
Ansehen lassen, will sich nicht 490
Anspannung 464
Antibiotika-Missbrauch 24, 225, 325, 326
Antwortet nicht, Kind 490
Anurie 176, 372
Aortaschwäche 103
Aorteninsuffizienz 103
Appendizitis **144**, 177, 283, 522
Appetit 26, 148, 150, 159, 163, 165, 210, 281, 285, 286, 311, 323, 327, 333, 378, 396, 421, 424, **433, 435**, 440, 444, 445, 487, 515, 518, 519
Appetit vermindert 433, 520, 526
Ärger 22, 28, 32, 72, 85, 103, 122, 132, 133, 135, 136, 138, 139, 159, 163, 176, 195, 211, 217, 246, 270, 271, 288, 303, 307, 308, 319,

575

322, **323**, 383, 385, 393, 417, 422, 449, 451,
454, 462, 467, 470, 481, 507, 527, 538
Ärger, Beschwerden nach 323
Arme, Nervenschmerz 302
Arterienentzündung 287
Arteriitis 287
Arthritis urica 256
Arthrose, Kiefergelenk 258
Arzneimissbrauch 143, 325
Arzt, sucht einen nach dem anderen auf 480
Asthma 62, 65, 66, 110, 113–117, 120, 126,
131, 195, 204, 225, 227, 243, 273, 369, 381,
384, 387, 388, 409, **411–418**, 420, 442,
466, 484, 491, 511
Asthma-Ekzem, Wechsel 116, 127, 227
Asthma-Wetter 114
Asthma mit Ekzem 116
Asthma nach Verletzung 115
Asthma nach Wirbelsäulenverletzung 115
Asthma wechselnd mit Ekzem 116, 227
Astigmatismus 41
Aszites 159, 169, 515, 520
Ataxie 228, 294
Atemnot 93, 103–105, 107–111, 116, **117**,
119, 120, 122, 124, 127–129, 131, 134,
168–171, 203, 206, 209, 215, 282, 288,
326, 339, 348, 351, 378, 381, 404, 417, 443,
444, 447, 518, 528
Atherom 230
Auffassungsvermögen 523, 525
Aufgeben, Jugend 497
Aufregung: Brechwürgen 474
Aufstoßen nach dem Essen 443
Aufstoßen, Völle, Blähung 443
Auge, Nervenschmerz über dem 303
Auge, Verletzung 44
Augen, Überanstrengung 55
Augenbrauen, Ekzem um die 43, 226
Augenbrauen, Haarausfall 249
Augenentzündung beim Bergsteigen 385, 415
Augenentzündungen **43**, 385, 415
Augenentzündungen mit Tränenfluss 43
Augenflimmern 41, 68
Augenhöhle, Phlegmone 52
Augenlider: Schrunden, Einrisse,
(Rhagaden) 53, 237
Augenlinse, Verletzung 409
Augenoperation 371
Augenoperation, Störungen nach 371
Augenrollen im Schlaf 451
Ausdauer beim Spiel 491

Ausgelacht zu werden, Kind glaubt 485
Ausschabung, Wundschmerz nach 189
Ausschlag 21, 115, 142, 143, 179, 191, 219,
221, 222, 225, 226, 231, 232, 234, 239,
244, 325, 326, 343, **347–350**, 389, 403,
404, 466
Ausschlag, kleinpapulös 222
Aussehen 108, 127, 165, 209, 290, 396, **423**
Aussehen: Gesicht 423
Aussehen: Erscheinung 423
Aussehen: Haltung 431, 460
Aussehen: Körperform 431
Außenohrentzündung 56
Aussprache fehlerhaft 458
Autofahrer: Übermüdung 384

B
Bäckerekzem, Bläschen an den Händen 223
Bakterienruhr 388
Bandgefühl 446
Bandscheiben-Teilvorfall 269
Bandwurm 421
Bang-Krankheit 342, 378
Bartflechte 231
Bartholinitis 188
Basedow 98
Bauch, Nervenschmerzen, Neuralgie 303
Bauchfellkrebs 514
Bauchfellmetastasen 514
Bauchspeicheldrüse 24, 151, 153, 159, **165–
167**, 443
Bechterew-Wirbelsäulenschrumpfung 269
Begeisterungsfähigkeit 464, 468, 475, 494
Begriffsstutzigkeit: Schule 525
Behaarung 249, 428
Beingeschwüre 222, 276
Beleidigt 37, 136, 220, 225, 311, 383, 461,
473, 489, 490, 492, 493, 541
Beleidigung 473
Benehmen 460, 484, 494, 498
Bergsteigen: Angst, hinunterzuschauen 385
Bergsteigen, Beschwerden bei 385
Beschimpfen der Eltern, Kind 491
Beschimpfung 544
Beschuldigung 474, 533
Besessenheit 539
Bespitzelung 461, 462, 464
Bettnässen 336, 436
Beugekontraktur der Finger 252
Bewegungszwang 468, 546
Bienenstich 191, 219, 232, 355, 379, 380, 390

Billroth II, Magenoperation 371
Bindegewebsschwäche 223
Bindehautentzündung **41**, 44, 47, 256, 259, 347, 348, 416
Bisse 232, 255, 380, 384, 387, 390, 391
Blähbauch **132**, 141, 190, 210, 349, 354, 370, 388, 428
Blähungen nach dem Essen 443
Blähung, Völle, Aufstoßen 443
Bläschen an den Händen, Bäckerekzem 223
Bläschen, Nesseln, Quaddeln, Petechien 223
Blasen bei Wanderung 387
Blasen-Nierenbecken-Entzündung 175
Blasenbeschwerden mit Rheuma 263, 419
Blasenentzündung **174**, 340, 418, 436
Blasenkrebs 515
Blasenlähmung nach Geburt 214
Blasenpolypen 177
Blasensteine 178
Blasensucht 223
Bleistiftstuhl 156
Blepharitis, akut 48
Blepharitis, chronisch 48
Blepharospasmus 47
Blinddarmentzündung 144
Blinddarmreiz 144
Blindheit, toxisch 43
Blut sehen, kann kein 474
Blutarmut 29, 36, 38, 39, 81, 108, 184, 195, 207, 238, 249, 250, **281**, 282, 284–286, 303
Blutdruck, hoch 99, 106, 177, 283, **287, 288**, 393, 522
Blutdruck, niedrig 35, 107, 108, 208, **288**, 373, 393
Blutdruckkrise 22, 35, **288**, 393
Bluterkrankheit 281
Bluterbrechen 512
Bluterguss 245, 380, **407**, 409
Blutharnen 174
Blutkörperchen im Knochenmark vergrößert 282
Blutplättchen vermindert, Gelenkschmerzen 284
Blutplättchen, vermindert 283
Blutschwamm 224
Blutungen 52, 73, 81, 146, 161, 162, 211, 213, 281, 282, 287, 312, 343, 345, 354, 372, 379, 389, 416, **512**
Blutvergiftung 51, 90, 91, 148, 224, 232, 245, 247, **281**, 355, 379, 380, 391, 407
Blutvergiftung, Sepsis 330

Blutvergiftung, schleichend 331
Blutverlust 27, 195, 327, 476
Boden, kein, unter den Füßen, Gefühl 446
Boeck'sches Sarkoid 285
Bösartigkeit 464
Boxerauge 43, 408
Brand 224, 277, 461
Bravheit, Kind 484
Brechdurchfall 35, 139, **144, 145**, 149, 288, 362, 375, 404
Brechreiz nach Essen 140, 378, 385, **444**, 445, 453
Brennen, Gefühl von 446
Brett vor dem Kopf, Gefühl 446
Brillenhämatom 43
Bronchitis 85, 113, **117**, 119, 125, 127, 129, 339, 387, 388, 413, 422
Bronzehautkrankheit 285
Brucella abortus 342
Brucella melitensis 347
Brucellose 212, 342, **347**, 378, 379, 509
Brugia 389
Brust, Juckreiz 232
Brust, Schwächegefühl 100
Brustdrüse, Verletzung 102
Brüste unterentwickelt 101
Brustentzündung 101
Brustentzündung, Fistelbildung 102
Brustgrippe 335
Brustknoten 101
Brustkorbmuskeln, Rheuma der 100
Brustkrebs 516, 517
Brustraumtumor 285
Brustschmerzen vor der Periode 101, 196
Brustwarzen, Neuralgie 102
Buckeln nach oben, Treten nach unten 474
Bursitis 237, 254

C

Camping bei Feuchtigkeit, Regenwetter 384
Candida albicans 81, 154
Chalazion 45
Cheyne-Stokes-Syndrom 111, 166, 215, 354, 373, 506
Cholelithiasis 163
Cholera 342, 343, 388
Cholera infantum 342, 343
Cholestase 164
Chorea major 307
Chorea minor 307
Chorea, kleine 307

Chorioiditis 41
Chronische Krankheiten 186, 506
Claudicatio intermittens 278, 290
Colitis mucosa 147
Colon irritabile 154
Computer, Überanstrengung 332
Corynebakterien-Infektion
 (Erythrasma) 228
Crohn 147
Crush-Niere: Versagen nach Unfall 169
Crush-Syndrom: Nierenversagen 401

D

Dakryozystitis 54
Damenbart 249, 427
Dämonisch 465, 491, 541
Darandenken verschlimmert 507, 508
Darmentzündung 145, 414, 442
Darmgrippe 335
Darmlähmung 146, 156, **373**
Darmpolypen 146
Darmverschlingung 156
Dekubitus 247
Delirium tremens 305, 311, 354
Demütigung 27, 29, 356, 451, 537
Dengue-Fieber 343, 389
Denkvermögen 523
Denunziantentum 462, 473
Depression 159, 196, 203, 207, 354, 356, 406, 416, **527–530**, 537
Depression vor der Periode 196
Depression, Jugend 495
Depression, Kind 485
Depressiv 98, 210, 217, 225, 282, 288, 318, 321, 416, 465, 472, 485, 486, 495, 496, 499, 505, 524, **527**, 540, 541, 542
Diabetes mellitus 148, 165
Diabetes: Spontanhypo 440
Diathese 22, 34, 41, 57, 76, 77, 116, 143, 160, 170–172, 179, 180, 182, 191, 212, 219, 222, 229, 230, 231, 236, 241, 246, 252, 259, 260, 264, 283, 296, 300, 380, 411, **508–514**, 518, 522
Dick, Kind 487
Dickdarmdivertikel 147
Dickdarmentzündung 147
Dickdarmkrebs 517
Diphtherie 48, 53, 253, 298, 300, 301, 339, 343, 509
Diskutiert gewandt 474
Distorsion 265

Doppeltsehen bei Schwindel 37, 38, 43
Drogensucht 328
Duckmäuser 462
Dumping-Syndrom 132, 137, 371
Dünndarmentzündung 147
Dupuytren 181, 252
Durchblutungsstörungen der Adern 222
Durchblutungsstörungen der Beine 276
Durchblutungsstörungen der Arterien 277, 289
Durchblutungsstörungen der Glieder 274
Durchblutungsstörungen der Glieder, Froschhände 274
Durchblutungsstörungen des Gehirns 289, 290
Durchblutungsstörungen der Venen 222
Durchfall 25, 39, 51, 75, 85, 98, 109, 114, 119, 130, 136, 137, 139, 142–144, 147, **148–153**, 154, 155, 159, 161, 164, 166, 170, 173, 197, 198, 207, 210, 213, 263, 283, 308, 323, 325, 339, 345, 348, 349, 358, 359, 362, 363, 365, 366, 371, 374, 375–377, 378, 381, 383, 387, 388, 413, 415, 418, 419, 422, 435, 440, 441, 444, 510, 517, 519
Durchfall, Essen 151, 441
Durchfall, Auslösung 148
Dyskardie 103

E

Egoismus, Alter 498
Ehrgeiz, Kind 486
Eierstockentzündung 188, 190
Eierstockkrebs 517
Eierstockschmerzen 103, 190
Eierstocktumor 22, 191
Eierstockzyste 191
Eierstöcke, Verwachsungen nach Entzündung der 181
Eifersucht 313, 356, 471, 537, 544
Eifersucht, Jugend 494
Eile, ständige 474
Einbildungen 209, **531–536**, 540
Einkoten 436, 437
Einrisse an Augenlidern 53
Einrisse, Schrunden am Ohransatz 60, 238
Einrisse, Schrunden der Haut 237
Einschießen, plötzlich 446
Einschlafen im Sitzen, Kind 454
Einschlafen gestört 451
Eisen, glühendes, Gefühl 447
Eisenbahn, Platzangst 384

Stichwortverzeichnis   Teil 3   Listen

Eisenbahn, fahrkrank 384
Eitergrind 21, 231
Eiterung, lebensbedrohlich 330
Eklampsie, urämische 173
Ekzem 17, 43, 45, 92, 113, 114, 116, 117,
   142, 154, 179, 183, 191, 201, 217, **224**–
   227, 237, 239, 249, 326, 330, 381, 387, 388,
   413, 419, 454, 510, 511
Ekzem im behaarten Kopf 226
Ekzem, im Gehörgang 226
Ekzem im weiblichen Genitalbereich 191
Ekzem mit Asthma 116
Ekzem um die Augenbrauen 43, 226
Ekzem wechselnd mit Asthma 116, 227
Elektrische Schläge, Gefühl 447
Elektrischer Schlag **401**, 407
Elephantiasis 228, 389
Embolie der Lunge 121, **126**, 290
Embolie im Hirn **17**, 290
Empörung 466
Enddarmkrebs 517
Endokarditis 106
Endometriose 191
Endometritis 191
Enkopresis 437
Enteritis 147
Enterokolitis mit Brechdurchfall 145
Entfernungen schätzen, kann nicht 523
Entropium 47, 53
Entrüstung 356, 479, 487, 538
Entwicklungsstörungen, Kinder 438
Entwöhnung von Drogen 328
Entzündung, ödematös 330
Entzündung, hyperämisch, gerötet 329
Entzündungen, Absonderungen 329
Entzündungen, Ausheilung 330
Enuresis 436
Enzephalitis, akut 17
Epicondylitis 264
Epididymitis 181
Epilepsie 21, 252, **293**, 297, 475, 546
Epitheliom 517
Erbrechen 17, 18, 24, 25, 27, 31, 37, 38, 51,
   83, 97, 105, 121, 124, 129, **135–137**, 138,
   140, 144, 145, 149, 150–152, 154, 158,
   173, 196, 198, 207, 210, 211, 213, 215, 312,
   323, 342–344, 358, 360, 362, 365, 368,
   369, 371, 372, 374–378, 387–389, 404,
   406, 415, 435, 442, 457, 482, 515, 537
Erbrechen, Essen 442
Erektion 71, 297, 500, 502

Erfrierung, Schmerzen 402
Erfrierungen, Frostbeulen **228**, 278, 386, 411
Erkältlichkeit 23, 206, 334, 339, 381, 414
Erkältung, Wetter 414, 418
Erkältungsfieber 336
Erotisch 495, 496, 499, 501, 503, 504, 530,
   539
Erregung, Kind 486
Erröten 71, 242, 269, 275, 281, 320, 427, 429
Erschöpfung beim Bergsteigen 385
Erschöpfung durch überschäumende Liebesspiele 375
Erschöpfungswahn 543
Erstickungshusten 118, 121, 122
Ertrinken, Erste Hilfe 387
Erwachen, nächtliches 452
Erwachsene, Umgang mit Jugend 477
Erysipel 247
Erythema nodosum 233
Erythrasma, Corynebakterieninfektion
   (Intertrigo) 228
Essen 22, 23, 26, 29, 33, 36, 83, 84, 89, 99,
   114, 123, 125, 130, 134–140, 144, 145,
   147, 148, 150–152, 158, 160, 161, 163,
   166, 167, 207, 209, 210, 213, 338, 343, 345,
   367, 370, 375–380, 386, 389, 398, 408,
   417, 420, 435, 436, **442–445**
Essen, Kleider öffnen 443
Eugenische Kur, Schwangerschaft 206
Exanthem, Ausschlag 221
Exophthalmus 98
Exostose 268
Exzentrisch 241, 468

F

Fallenlassen von Dingen 312, 476
Faserkrebs 518, 520, 522
Faulheit, Schule 399
Faust an den Kopf schlagen, Kind 491
Fazialisparese 294
Fehler anderer, Reden über 464, 477, 480,
   482, 498, 531, 541
Fehlgeburt **211, 212**, 419
Fehlgeburt, habituell 212, 342, 379, 511
Feigwarzen 142, 154, 176, 179, 180, 183,
   185, 200, 201, 237–239, **246**, 353, 509
Fernsehen, Überanstrengung 402
Fersenrisse 238
Fersenschmerz 165, 259, 260, 277, 415, 416
Fettgeschwülste 228
Fettsucht 194, **433**, 435, 436, 498

579

Feuchtwarzen 246, 509
Feuerwahn 543
Fibrome der Haut 236
Fieber 17–19, 39, 59, 66–68, 71, 73, 74, 76,
 85, 87, 93, 95, 117, 118, 127–129, 131, 144,
 145, 149, 152, 169, 171, 188, 189, 211, 218,
 221, 241, 243, 258–260, 262, 264, 283,
 285, 286, 295, 296, 308, 330, 331, 333, 336,
 339, **341–344**, 347–351, 364, 375, 376,
 383, 388–390, 399, 414–416, 419, 420,
 422, 473, 502, 507, 510, 511
Fieberdelirium 341
Fieberkrämpfe 341
Filariose 389
Fischschuppenkrankheit 228
Flammenmal 224
Flechte, rissige 221
Fließschnupfen 73, **76–78**, 115, 118, 336,
 337
Flimmerskotom 41
Fluchen 541
Flügelfell am inneren Augenwinkel 44
Flugzeug: Angst vor Fliegen 384
Flugzeug: Bewegungskrankheit 385
Flugzeug: Landen und Starten 385
Fluor vaginalis 184
Foetor ex ore 81
Föhn 22, 28, 34, 37, 43, 66, 75, 103, 272, 380,
 411, 419, 453, 454
Fokalherd 85, 182, 268, 331
Follikulitis 62
Follikulitis auf der Nase 230
Fragen, Sprechen fast nur in
Frechheit, Kind 487
Freundlich zu Fremden, nicht zur Familie 475
Froschhände 274, 290, 434
Frostbeulen an Ohrmuscheln 56
Frostbeulen, Erfrierungen **228**, 386, 411
Frostbeulen, Erfrierungen der Zehen 278
Frühaufsteher 462
Frühjahrsschnupfen 62, 66, **74–76**
Furunkel 229
Furunkel im Gehörgang 56
Fußpilz zwischen den Zehen 229, 278

G

Gallenblasenentfernung 148
Gallenkolik 159, **163**, 323, 356, 383, 471,
 538
Gallensteine 159, 160, **163**, 164
Gallestau 159, 160, 163, **164**

Ganglion 232
Gangrän 166, **224**, 247, 277, 330, 392, 517
Gangrän, diabetische 166
Gangunsicherheit 228, 294
Gastritis **139, 140**, 349
Gastroenteritis acuta 144
Gaumenbogen, hoher; Zäpfchen fehlt oder
 verkümmert 81
Gaumenzäpfchen fehlt oder verkümmert 81
Gebärmutter unterentwickelt 193, 212
Gebärmutterblutung 192, 205
Gebärmuttermyom 192
Gebärmuttermyomblutung 192
Gebärmuttersenkung 193
Gebärmutterverlagerung 193, 212
Gebärmutterhalsentzündung 194
Gebärmutterkrebs 517, 518
Gebärmutteroperation 177, 371
Geburt 27, 160, 176, 177, 211, **213–215**, 217,
 333, 453, 486
Geburtsfolgen 214, 333
Geburtsschaden 21, **216**, 333, 508
Geburtsvorbereitung 213
Gedächtnis 368, 371, 490, **523**
Gedächtnisschwäche 319, 397, 398, **524**
Gefräßig, Kind 487
Gefühle auf und ab, Jugend 494
Gefühlsbetont, übermäßig, Jugend 495
Gefühlsbetont, übermäßige Reaktion,
 Kind 491
Gehirn, Embolie 17
Gehirnerschütterung 22, 35, 408
Gehirnerschütterung, frisch 17, **22**, 401
Gehörgang: Furunkel 56
Gehörgang: Ekzem 56, 226
Geiz 426, 462, **466**, 486, 498
Gelbfieber 343, 389
Gelbsucht 97, 159, 160, 163, 207, 232, 323,
 345, 471
Gelenk-, Harnröhren- und Bindehautenzün-
 dung (Reiter-Syndrom) 256, 259
Gelenkauskugelung, Luxation 256
Gelenkknacken 256, 315
Gelenkrheuma 262
Geltungssucht 466, 489
Genesungszeit 23, 29, 108, 152, 158, 236,
 279, 300, 372, 508
Genialität 467
Genitalbereich männlich: Herpes-
 bläschen 179, 231
Genitalbereich, männlich: Ekzem 179, 226

580

Genitalbereich, weiblich: Ekzem 226
Genitale männlich: übermäßiger
  Schweiß 183, 430
Genitale, weiblich: übermäßiger
  Schweiß 202, 430
Genitalnerv 302
Genitalien, Kind zeigt 491, 493
Gereiztheit 369, 530
Gerstenkorn, akut 44
Geruchsverlust bei Erkältung 62
Geschäftsmann 462
Geschlechtsdrüsen unterentwickelt **181**,
  285
Geschlechtsdrüsen, weibliche: unterentwickelt 194
Geschwätzigkeit 480
Gesichtslähmung (Fazialisparese) 235, 253,
  294, 298, 300
Gesichtsrose 229
Gesichtszucken 307
Gewissensangst 294, 317, 534
Gewitter 103, 261, 262, 317, 381, **411**, 419,
  453, 454
Gicht 42, 46, 179, 206, 239, **256**, 259, 261,
  263, 266, 274, 429, 447, 513
Gichtanfall 512
Gichtknoten **262**, 429, 513
Gichtknoten, deformierte Fingergelenke 274
Glas, Kind beißt auf 491
Glaukom 45, 415
Gleichgültigkeit 353, 391
Gleichgültigkeit, Kind 488
Glottisödem 92
Gottlosigkeit 468
Graben, Wühlen, Schaben, Gefühl 261, 447
Granuloma anulare 229, 509
Gräte, Gefühl 89, 447
Grauer Star 41, 44, 55, 400
Grimassenschneider, Kind 484
Grippe 80, 126, 129, 160, 195, 253, **334–337**,
  340, 349, 378, 381, 390, 412, 413, 414,
  417–419, 507, 508
Grippe, anhaltende Schwäche nach 337
Grippe, Auslösung 334
Grippe bei Periodenbeginn 335
Grippe mit Schnupfen 336
Grippe mit Stirnkopfschmerz 337
Grippe, tropische 336, 390
Größenwahn 328, 463, 543
Grüner Star 41, 45

Grützbeutel 230
Gürtelrose **230**, 303

H

Haarausfall 21, 234, **249**, 351
Haarausfall der Augenbrauen 45, 249
Haarbalgentzündung auf der Nase
  (Follikulitis) 62, 230
Haare, Kind zieht an den 491
Hagelkorn, Chalazion 45
Halbsichtigkeit 46
Halluzinationen 243, **531**, 540
Halsempfindungen 89
Halsgrippe 335
Halsschmerzen 87, 197, 414
Hämangiom 224
Hämatemesis 135
Hämaturie 174
Hämophilie 281
Hämorrhagische Diathese 512
Hämorrhoiden 103, 142, 149, **153**, 208, 217,
  222, 226, 276, 291, 416, 461
Handbewegungen 475
Händedruck: Beschaffenheit 475
Hängeschultern 269, 427, 431, 438
Harnentleerungsstörung 175
Harninkontinenz 176
Harnleiterkolik 171
Harnröhrenentzündung 175, 179
Harnsaure Diathese 143, 171, 219, 222, 252,
  512
Harnträufeln 174, **176**, 182, 263
Harnverhaltung 19, 40, 174, **176**, 214, 217,
  295, 308, 324, 372, 383
Harnverhaltung nach Operation 372
Harnwegsinfekte, chronisch 171
Hautablösungen 223
Hautfistel 228
Hautkrebs 230, 518
Hautstellen, entfärbte 245
Hautverhärtung, wachsartig, derb 243
Hautverletzungen 245
Heimweh 206, 319, 328, **338**, 446, 497
Heiserkeit 79, **92**, **93**, 197
Heißhunger 23, 98, 147, 151, 165–167, 197,
  210, 359, 434, **435**, 440, 442, 518
Hemianopsie 46
Hepatitis 97, 379
Hepatitis: Zirrhoseumwandlung 161, 345
Hepatitis, Vorbeugung 378
Hepatopathie 160

581

Hepatose 162
Herbstgrippe 334
Herbstkrankheiten 412
Herbstschnupfen 75
Herpes circinatus 231
Herpes corneae 47
Herpes genitalis 231
Herpes labialis 231
Herpes zoster 230
Herpesbläschen 69, 509
Herpesbläschen an den Schamlippen 200
Herz: Empfindungen 104
Herzbeschwerden 66, 69, **103–105**, 163, 355, 379, 384, 390, 406, 407, 412
Herzenge 104, **106**, 203, 315, 330, 358
Herzentzündung 106
Herzhusten 122
Herzinfarkt 41, 107, 319
Herzklappenfehler 107
Herzklopfen 23, 98, 104, 105, **107**, 110, 129, 164, 170, 172, 188, 203, 208, 273, 314, 319, 320, 312, 323, 327, 330, 341, 381, 396, 417, 418, 420, 421, 450–452, 455, 480
Herzlähmung, drohende 109
Herzmuskelentzündung 109
Herzmuskelschwäche 109, 112
Herzrasen bei Kindern 109
Herzrhythmusstörungen 107, 109, **110**, 111, 113, 117, 288, 342
Herzschwäche 104, 105, **110**, 130, 282, 288, 354, 506
Herzwassersucht 106
Heuasthma bei Heuschnupfen 62, 120
Heuschnupfen 29, **62**, 64, 65, 67, 68, 70, 120, 413, 417, 447
Hexenschuss 269, 384
Hinken bei Gefäßverschlusskrankheit 278, 290
Hinken bei Perthes 267
Hinterlist 465, 468, 484
Hirndurchblutungsstörung 17
Hirnentzündung 20, 21, 297, 340, 348
Hirnentzündung (Enzephalitis), akut 17, 344
Hirnentzündung, Folge von 17
Hirnhautentzündung 20, 297, 344, 348
Hirnhautentzündung (Meningitis), akut 18
Hirnhautentzündung, Folge von 294
Hirnhautreizung 83, 129, 296, 339, 457, 482
Hirnhautreizung (Meningismus), akut 19, 295

Hirnhautreizung, Folge von 295
Hirnhauttumor (Meningeom) 19, 295
Hirnmetastasen 520
Hirnschaden 221, 296, 297, 339, 508
Hirnschaden durch Geburtsschaden 333
Hirnschaden, entzündlich oder traumatisch, Folge von 19, 296
Hirnverletzung 401
Hoden unterentwickelt 181
Hodenhochstand 180
Hodentumor 181
Hodenentzündung 180, 353
Hodenkrebs 518
Höhenwechsel, rascher 386
Homosexualität 503
Hordeolum, akut 44
Hornhautentzündung 46
Hornhautgeschwüre 44, 46
Hornhautherpes 47
Hornhautkrümmung 47
Hornhauttrübung 43, 47
Hörsturz 56
Hüfte: Bewegungseinschränkung, allmähliche 259
Hüftgelenkarthrose 257
Hüftgelenkschmerzen 257
Hühneraugen 231, 278
Hundebiss 245, 409
Hüsteln und Räuspern 122
Husten 65, 66, 70, 75, 76, 79, 85, 87, 92, 93, 95, 100, **114–131**, 151, 170, 175, 176, 197, 198, 204, 208, 334–337, 339, 346, 348, 349, 350, 353, 354, 413, 418, 419, 422, 442, 473, 520
Hydrozele 179
Hydrozephalus 308
Hypazidität 139
Hyperazidität 139
Hyperbilirubinämie 160
Hyperthyreose 98
Hypertonie 287
Hyperventilation 126
Hypochondrischer Wahn 543
Hypogonadismus 181, 194, **285**
Hypothyreose 99
Hypotonie 288
Hysterische Anfälle 476
Hysterisches In-Ohnmacht-Fallen 108, 476

I

Ichthyosis 228
Ikterus 159
Ileosakralarthrose 258, 271
Ileus 146, 372
Ileus nach Operation 372
Impetigo 21, **231**, 234
Impfreaktion 375
Impfschaden **339–340**
Impfungen, Angst vor 339
Impotenz 166, **499**, 505
Induratio penis 181
Infektneigung 513
Injektionen, Verletzung durch 407
Innenohrschwindel 36, 57
Insektenstich 221, **232**, 245, 355, 410, 511
Intelligenzschwäche 397, 523, 526
Interesselosigkeit 467, 527
Interessenneigung, Jugend 495
Interkostalneuralgie 305
Intertrigo 179, 227, 228
Intertrigo in der Leiste 179, 227
Iridozyklitis 53
Ischias 208, **269–272**, 291, 303, 335, 383, 414, 417, 419, 420
Ischias, Kreuzschmerz 271

J

Jactatio capitis 20, 297, 501
Jetlag 385
Juckreiz 17, 20, 102, 160, 166, 197, 201, 208, **223**, 226, 230, 232, 348, 350, 354, 421
Juckreiz am Scheideneingang 201
Juckreiz im behaarten Kopf 232
Jugend, Verhalten in der 494–497
Jungen verweiblicht 496, 503

K

Kälte, eisige an bestimmten Stellen 447
Kältegefühle der Haut 235, 299
Kälteschock 381, 386, 415
Karbunkel 219, 233
Katarakt 44
Katarrh der Ohrtrompete 60
Kathetern, Folge von 177
Katheterismus 371
Katzenallergie 221, 510
Katzenbiss 245
Kehlkopfdeckel-Schwellung 92
Kehlkopfentzündung 93
Kehlkopflähmung 94

Keloid **236**, 392, 509
Keratitis 46
Keratokonus 47
Keuchhusten 120, **122**, 123, 126, 346
Kiefergelenkarthrose 20, 257
Kiefersperre 20, 257
Kiefersperre durch Muskelverkrampfung 20, 258
Kind: Erbnosoden 484
Kinderkrankheit, Schulschwierigkeiten nach 346, 398
Kinderliebe, Umgang mit 478
Kinderschlaf 452
Kindheit, Verhalten in der 484–493
Kissenbohren **17–20**, 39, 295–297, 308, 344, 501
Kissenbohren bei Kindern **20**, 296
Klagen, sich beklagen 476
Kleider, öffnet, nach Essen 443
Kleinwuchs, Kinder 439
Klima, kälter, Reise 381
Klimawechsel 377
Kloßgefühl 115, 412, 447
Knarren, Schaben 20, 257
Kniegelenkentzündung 258
Kniegelenkarthrose, Geschwulst 258
Knöchelgelenke, Umknicken 264, 279
Knochenbruch 268, 408
Knochenbrüchigkeit, Minderwuchs 268
Knocheneiterung 330
Knochenfistel 266
Knochenhautentzündung 264, 268
Knochenhautverletzung 273
Knochenkrebs 330, 518
Knochenmarksubstanz-Mangel 281
Knochenmetastasen 330, 520
Knochenrheuma 267
Knochenwachstumsstörung 268
Knollennase 71, 425
Knotenrose 233
Koitus 23, 36, 37, 141, 201, 203, 205, 233, 497, **500**, 503, 504
Kolik 323
Kolitis 145
Kollaps mit Übelkeit 141
Kollaps, Ohnmacht 370
Kolondivertikulose 146
Koma, diabetisches 166
Konservierungsmittel-Allergie 221, 510
Konzentrationsschwäche, Schule 397
Kopf gegen Wand schlagen 476

583

Kopfgrippe 253, 340, 349
Kopfrollen **17–20**, 39, 83, 294–297, 308, 344, 455, 457, 482, 491, 501
Kopfschmerz bei Kälte 381
Kopfschmerz durch Sonne, Hitze **23**, 65, 335, 381–383, 399, 412, 415
Kopfschmerz mit Magenbeschwerden 138, 377
Kopfschmerz, Auslösungen 21
Kopfschmerz, Empfindungen 27
Kopfschmerz, Modalitäten 30
Kopfschmerz, Sitz 33
Kopfschmerzen, Schule 26
Körperwahrnehmung verändert, Jugend 496
Kortison-Missbrauch 325
Kostumstellung 377
Kot, spielt mit eigenem 476
Kraftmeier, Kind 484
Krampfaderbruch 179
Krampfadern 97, 208, 210, 270, **290**, 291, 372
Krampfadern in der Schwangerschaft 208, 210, 291
Krampfanfälle, tetanische 252
Krämpfe, urämische 173
Krampfhusten 116, 119, 123
Krampfneigung, allgemein 99, 252, 297, 306
Krampfneigung der Muskeln 252
Kränkung, Demütigung 537
Krätze 233
Krebs 47, 97, 135–137, 192, 205, 267, 281, 359, 378, 442, 445, **508–521**, 534
Krebs, Augen 47
Krebsvorstufe 508, 518
Kreuzarthrose 258
Kreuzarthrose, Gelenkversteifung 258
Kreuzschmerz, Ischias 269, 383, 419
Kreuzschmerzen 176, 193, 196, 198, 207, 214, 222, 260, 267, **270–271**, 276, 383, 419
Krimineller 462
Kropf **98**, 164, 277, 289
Krupp-Husten **94–95**, 123, 126, 417, 420
Kryptorchismus 180
Kummer 26, 29, 98, 132, 135, 139, 163, 165, 250, 281, 338, **356**, 396, 400, 425, 433–435, 449, 451, 467, 472, 476, 504, 526, 527, 529, 540, 538
Kurzsichtigkeit 54

L
Lachen 125, 198, 427, **477**
Lachen und Weinen 477, 546
Lachzwang 546
Lähmung, krampfartig, kleiner Kinder 297
Lähmung, unvollständig (Parese) 298
Längenwachstum vermehrt 438
Lanugo 249, 428
Lärmbelastung beim Schlafen 380
Laryngitis 93
Larynxparese 94
Lateralsklerose, amyotrophe 298
Launisch 204, 468, 469, 541
Lebenskrise 321, 537
Lebenswille, nicht mehr, Alter 498
Leberbeschwerden 120, **160**, 323, 406
Leberentzündung 24, 97, 136, **161**, 440
Leberflecke 234, 430
Lebermetastasen 159
Leberschrumpfung **162**, 312, 346
Leberschwellung bei rachitischen Kindern 162
Leberzirrhose 159, **162**, 312
Leberzirrhose bei Alkoholikern 312
Leeregefühl im Magen 25, 134, 198, 373
Legasthenie 438, 525
Leistungsschwäche in der Schule 525
Leistungsschwäche nach Fernsehen, Computer 332
Lernen schnell, vergessen schnell 400, 527
Lese- und Rechtschreibschwäche 438
Leukämie 160, 244, 281, **284**
Lichen ruber planus 222
Lichtdermatose **234**, 399, 454
Lideinstülpung 47
Lidentzündung 53
Lidkrampf 47, 48
Lidlähmung 18, **48**, 340, 345, 409
Lidrandentzündung **48**, 53, 237
Lidschwellung, Lidödem 49
Lidzucken, nervös 49
Liebe, Umgang mit 477, 478
Liebeskummer 26, 184, 249, **356**, 466, 476, 491, 494, 495, 537
Liebeskummer, Jugend **356**, 494, 495, 537
Liegen, links: Herzbeschwerden 105
Lift, reisekrank im 386
Linsenschlottern, Nystagmus 49
Lipome 228
Lippen betastend 478

Lippen blau 81, 99, 109–111, 115, 116, 123, 124, 126, 130, 141, 190, 252, 306, 311, 328, 342, 351, 370, 387, 404, **426**, 519, 520
Lippen, Schrunden, Einrisse 81, 237
Loa-Loa 389
Luft, kalte, angeblasen, Gefühl **447**
Luftschlucken 137
Lügen 313
Lügen, Kind 488
Lungenembolie 121, **126**
Lungenemphysem 127
Lungenentzündung 121, **127–130**, 160, 330
Lungenkrebs 121, **518**, 519
Lungenmetastasen 520
Lungentumor 518
Lungenwasser **130**, 169, 520
Lustigkeit 432, 462, 468
Luxation 20, 256, 257
Lymphadenome 286
Lymphadenitis 285
tuberkulinische Diathese 22, 34, 41, 231, 380, 411, **513**
Lymphatismus, torpid 514
Lymphdrüsenentzündung 285
Lymphdrüsenschwellung 286
Lymphstau der Beine 280
Lymphstau nach Röntgen 392

M

Mädchen, vermännlicht 496
Magen schlaff, gesenkt, atonisch 137
Magen: Schleimhautpolypen 140
Magen-Darm-Störungen durch Arzneimittelmissbrauch 143
Magen-Darmgrippe 336
Magenbeschwerden bei Alkoholikern 219
Magenbeschwerden: Begleitsymptome 116, 365
Magenbeschwerden mit Kopfschmerz 377
Magengeschwür 97, 136, **138**, 139
Magengrippe 335
Magenkolik **138**, 199, 323
Magenkrebs 82, 238, **519**
Magenoperation, Dumping-Syndrom 132
Magenoperation, Folgen von 371
Magenpförtnerkrampf 140
Magenschleimhautentzündung **139**, 377, 444
Magenschmerzen 357, 362, 363
Magenschmerzen, besser durch Essen 137, **138**, 443

Magersucht 194, **434**, 496
Makuladegeneration 51
Malaria 160, 168, 304, 325, **346, 347**, 390
Malarianeuralgien 347
Maltafieber **347**, 379
Mandelabszess 90
Mandelentzündung **90**, 170, 286, 447, 470, 510
Mandelpfröpfe 91
Masern 43, 76, 107, 120, 300, 340, **347**, 509
Masernausschlag 222, 343, 348, 389
Mastitis 101
Maulfaul aus Liebeskummer, Jugend 495
Medikamentenfolgen 325–326
Meeresluft, Unverträglichkeit von 387
Meibom-Drüsen, verstopft 48
Melanom 47, 230, **518**
Melanom, Augen 518
Menarche 194
Menière-Schwindel 36, 57
Meningismus, Hirnhautreizung, akut 19, 295
Meningitis 294, 348
Meningitis, Hirnhautentzündung, akut 18
Meniskusverletzung 258
Menschenscheu, Kind 488
Metastasen, Krebs 520
Metrorrhagie 200
Migräne, Wochenend- 27
Milchschorf 60, 238
Milchschorf der Säuglinge, Kleinkinder 21, 234
Milchunverträglichkeit der Säuglinge 139
Milde 469
Milzschwellung 97, **168**, 177, 282, 283, 325, 347
Milzversagen bei Subsepsis 168
Minderwuchs, Knochenbrüchigkeit 268
Missempfindungen 446
Missempfindungen der Haut 234, 299
Mittelohrentzündung **57**, 61, 413, 418, 509
Mittelpunkt sein wollen, Kind 489, 491
Mittelschmerz 199
Mordlust 540
Mord 539
Mückenstich 355, 379
Müdigkeit 204, 336, 435, **453**
Müdigkeit in der Schule 397, 526
Mukoviszidose 130
Multiple Sklerose **300**, 509
Mumps 348
Mundfäule 81, 82, 238

585

Mundgeruch **81**, 87, 97, 137, 159, 164, 286, 336
Muskelbeschwerden beim Wandern 387
Muskelfibrillieren, Muskelhüpfen 253
Muskelkater **253**, 384, 387, 407
Muskelkrampf beim Schwimmen 387
Muskelkrämpfe, diabetische 166
Muskelschwund 19, 112, **253**, 270, 296, 301, 313
Muskelschwund, progressiv **253**, 301
Muttermundkrebs 519
Myokarditis 109

N

Nabelkolik 132, 135, 158, 323, 421, **449**, 537, 538
Nachgiebigkeit **469**, 471, 540
Nachtarbeiter 462
Nachtschwärmer, Jugend 494
Nachwehen **214**, 230
Nackenkrampf 25, 190, 197, **272**, 334, 455
Nackenschmerzen 88, **272**
Nackensteife 383
Nackt ausziehen 218, 312, 479, 540
Nadeln, wie tausend Nadeln auf der Haut 56, 229, **235**, 278, 294, 300, 386, 411
Nägelkauen 251, 479
Nahrungsmittel, Vergiftung 404
Namen schreiben, kann nicht 523
Namen vergessen 524
Narben, Veränderungen an alten 236
Narbenbildung, verhärtet 236
Narkosefolgen 368
Nasenbluten 22, 30, 32, 36, 57, **71**, 195, 198, 393
Nasenbohren 72, 479
Nasenflügel, Schrunden, Einrisse am 80, 238
Nasengeschwüre 72
Nasenhaut fett, schuppig 425
Nasenpolypen 72, 74
Nasenschuppen, äußerlich 73
Nasentuberkulose 244
Nebel: Krankheiten 414
Nebenhodenentzündung 180, 181, 352
Nebenhöhlenentzündung 34, **73**
Nebennierenrindenschrumpfung 285
Neinsagen, kann nicht 479
Nephritis 169, 170
Nephrose 171, 172
Nephrosklerose 173
Nerven: Missempfindungen 299

Nervenentzündung 166, 228, 236, 279, 300, 301, 313
Nervenentzündung, diabetische 166
Nervengeschwülste der Haut 236
Nervenschmerz 49, 101, 102, 107, 166, 208, 230, 261, 267, 269, 274, 284, 300, **302**, 325, 334, 351, 352, 369, 383, 419, 420, 515, 521
Nervenschmerz der Zunge 81
Nervenschmerz im Bauch 133
Nervenschmerz über/unter dem Auge 49, 303
Nervenverletzung 85, 217, 273, 302, **304**, 368, 372, 407
Nervosität 37, 103, 328, **450**, 455, 472
Nervus pudendus 302
Nesselfieber 221, 511
Nesseln 223, 384, 387
Nesselsucht 176, 177, 221, 283, 352, 377, 450, 474, **510**, 511, 522
Nesseln durch Nesseln oder Gras 384
Nesselverletzung 387
Netzhautablösung 50
Netzhautblutung 41, **50**, 53, 415
Netzhautdegeneration 50
Netzhautentartung 51
Netzhautentzündung 51, 228
Netzhautstörungen, diabetische 166
Neugeborenes 215, 395
Neugierde, Kind 488
Neuralgie 49, 102, 133, 274, 281, **302**, 347, 414, 448
Neuralgie der Arme 274
Neuralgie der Wimpern 49, 304
Neuritis 301
Neuritis, retrobulbäre 54, **302**
Neurofibromatose Recklinghausen 236, 305
Niednagel 251
Nierenbeckenentzündung **170**, 175, 209
Nierenbeschwerden 417
Nierenbluten 169
Nierenentzündung **169–171**, 174, 209, 340, 509
Nierengrieß 169, 170, **171**, 174, 175, 209, 513
Nierenkolik 171
Nierenschrumpfung **171**, 172, 174, 209, 288, 417
Nierensteine 169, 171, **172**, 174
Nierenverkalkung 173
Nierenversagen nach Unfall 169
Nierenversagen, akutes **173**, 401
Nierenzyste **173**, 522

Stichwortverzeichnis

Nikotin 369
Nosoden 50, 73, 87, 300, 339, 375, 508, 509
Nüchternschmerz 158
Null Bock auf Schule 398
Nystagmus 49

O

Oberbauchsyndrom 133, 134
Oberlid, Verletzung 408
Oberschenkelhaut überempfindlich 279
Obstipationsdiarrhoe 158
Ödem der Augenlider 49, 107, 169
Ödematöse Entzündung 330
Ödeme 49, 112, 159, 170, 174, 175, 177, 189, 280, 283, 330, 381, 412, 413, 510, 522
Ohnmacht, Kollaps 370
Ohnmacht, häufig, hysterisch 476
Ohnmacht nach Sport 370
Ohr: Außenohrentzündung 56
Ohransatz: Schrunden, Einrisse 60, 238
Ohrenschmalz, Beschaffenheit 59
Ohrgeräusche 59, 60, 203
Ohrmuscheln: Frostbeulen 56
Ohrspeicheldrüsenentzündung 59
Ohrtrompetenkatarrh 60
Onanie 21, 108, 162, 168, 183, 218, 220, 286, 293, 297, 347, 425, 470, 494, 497, 499, 501, 503, 530, 540, 543
Onaniezwang 546
Operation der Augen 51, 372
Operation: Ileus 372
Operation, Magen-, Folgen von 371
Operation: verzögerte Genesungszeit 372
Operationsfolgen 372
Operationsschock 373
Operationsvorbereitung 372
Optikusatrophie 53
Orchitis 180, 348
Ordnungszwang 546
Osteogenesis imperfecta 268, 438
Osteomyelitis 266
Osteoporose 267
Otitis externa 56
Otitis media 57, 509
Ovarialgie 190
Ovartumor 191
Ozäna 76

P

PCP 259, 510
Pankarditis 106, 107

Pankreasatrophie 167
Pankreatitis 167
Parästhesien der Haut 234, 299
Parese 94, 253, 294, 298
Parkinson 35, 288, 305, 447
Paronychie 244
Parotitis 59
Pedanterie 146, 196, 230, 251, 466, 478, 518, 523, 527, 546
Pemphigus 223
Penis: Schunden, Einrisse 183
Penisversteifungsschmerz 181
Penisvorhautverhärtung 181
Periduralanästhesie, Schwäche nach 368
Perikarditis 106
Periode 25, 101, 140, 149, 184, 185, 187–189, 191, 194–200, 209, 220, 311, 326, 335, 371, 474, 476, 479, 516, 527, 528, 546
Periode, Kopfschmerz 25, 26
Periode, Krämpfe 194
Periode, Zwischenblutungen 200, 204
Periodenblutung, erste 194
Periodenschmerz 198–200
Periostitis 266
Perniciosa 282
Perthes 259, 267
Petechien 223, 244, 284, 287
Petzer, Kind 485
Pförtnerkrampf 140
Phantomschmerz 276, 302
Pharyngitis 87
Phlegmone der Hohlhand 236, 275
Pilzbefall, Soor in der Scheide 202
Pilzvergiftung 405
Plattenepithel 515, 517
Platzangst 316, 318, 384, 385
Pleuritis 131
Pocken 340, 348
Poliomyelitis 253, 340, 349
Polyarthritis, progredient 259, 510
Polyzythämie 282
Porphyrie 283, 522
Porphyrinurie 177, 283, 522
Präkanzerose 508, 518
Präurämie 172
Priapismus 181
Prickeln der Haut 235
Problemen, Umgang mit 479
Progrediente chronische Polyarthritis, PCP 259, 510
Prostataadenom 181

587

Prostataentzündung 182
Prostataentzündung mit Rheuma 182
Prostatakrebs 519
Prüfungsangst 319, 396
Prüfungsstress 396
Pruritus ani 143, 219
Pruritus sine materia 232
Pruritus vulvae 201
Pseudogelenk nach Knochenbruch 268
Pseudokrupp 95
Psoriasis 239, 508
Psychopharmaka-Missbrauch 24, 325
Psychose 218, **539**, 541
Psychose: Begleiterscheinungen 540
Pterygium 44
Ptose 48, 340
Putzwut 479
Putzzwang 546
Pyelitis 170, 175
Pylorospasmus 140

Q

Quaddeln **221**, 223, 230, 264, 282, 510, 511
Quallen, Verletzung durch 387
Querschnittsläsion 373
Querschnittsverletzung 272
Quetschung 245, **304**, 407, 409, 410, 518
Quincke-Ödem 49

R

Radikulitis 273, 302
Radtouren, Beschwerden bei 384
Rasen durch fremde Räume 491
Rauchen 84, 116, 140, **369**, 405
Raucherentwöhnung 369
Raucherhusten 116, 119, 122, **123**, 125, 346
Rauschgiftsucht, Jugend 497
Räuspern und Hüsteln 122
Räuspern, Räusperzwang 88, 95
Recklinghausen 236, 305
Reformer 462
Regenbogenhautentzündung 52
Regenbogenhaut-Ziliarkörper-Entzündung 53
Reifengefühl 446
Reiseangst 318, 374
Reisekrankheit 383, 386
Reiter-Syndrom 256, 259
Reizbarkeit, Kind 488
Reizblase 24, 169, **177**, 194, 199, 325, 352, 371

Reizdarm 154
Reizhusten 113-115, 120, 122, **123**, 225, 346, 414
Rektumvorfall 158
Religiöser Wahn 543
Renommiersucht im Alter 498
Retinitis 51
Retrobulbärneuritis 302
Rhagaden an Augenlidern 53
Rheuma 41, 46, 100, 103, 105, 106, 109, 149, 172, 174, 182, 206, 209, 217, 236, 254, **259-262**, 270, 278, 300, 340, 381, 383, 384, 388, 413-420, 447, 508, 510, 518
Rheuma, Wetter 114, **260, 261**, 411
Rheuma der Fußrücken 262, 279
Rheuma der Knochen 267
Rheuma mit Blasenbeschwerden 263
Rheuma, Zeige- und Mittelfinger 204, **264**, 275
Rhinophym 71
Rippenfellentzündung 130, 131
Rippenneuralgie 100, **102**, 303, 305
Rippenprellung 100
Risswunden 380, 407
Roemheld-Syndrom 134
Rollenkonflikt, Jugend 495
Romantiker 463
Röntgenbestrahlung, Folgen von: Lymphstau 392
Röntgenkater 392, **515**, 517
Röteln 222, 349
Rötelnausschlag 222, 349
Rotzkinder 76
Rückenmarkpunktion, Folge von 368
Rückenschmerz nach Wirbelsäulen-Verletzung 409
Rückenschmerzen 186, 212, 267, **272, 273**, 349, 501, 507
Ruhr 349
Rülpsen 116, 119, 480

S

Samenerguss 500, 502
Samenstrangneuralgie 180, **182**, 353, 374
Sanftheit **469**, 471, 490, 540, 541
Sarkom 267, 330, **518**
Sattelnase 74, 426
Sattheit nach wenigen Bissen 134, 441
Säuferbeschwerden 138
Säuferdelirium 305, 311, **313**
Säuferwahn **313**, 544

Stichwortverzeichnis

Säuglingsschnupfen 76
Scabies 233
Schamlippen: Herpesbläschen 200
Schamlippenentzündung 200, 201
Schamlosigkeit 499
Scharlach 57, 58, 107, 170, 340, 343, **350**, 509
Scharlachausschlag 222, 350, 389
Scheidenausfluss **184–188**, 190, 194, 201, 202, 205, 212, 233, 250
Scheidenblutung 201
Scheideneingang: Juckreiz 201
Scheidenfistel 201
Scheidenkrebs 519
Scheidenpilz, Soor 81, 184, **202**
Scheidenzyste 202
Schein, nicht Sein 463
Scheinschwangerschaft 22, 209
Scheuermann 273
Schiefhals 273
Schielen 20, 28, 30, 50, 51, **53**, 166, 296, 436
Schiffsreise: seekrank 387
Schilddrüsenüberfunktion **98**, 109, 164, 242, 274, 275, 277, 289, 290, 429
Schilddrüsenunterfunktion 99
Schilddrüsenkrebs 520
Schizophrenie 540
Schlafen: Lärmbelastung 380
Schlafkrankheit 350, 390
Schlaflage 455
Schlaflosigkeit 318, 323, **454**
Schlaflosigkeit nach Fernsehen, Computer 332
Schläfrigkeit 413, **453**
Schlafstörungen 112, 209, 290
Schlafwandeln 455
Schlaganfall 22, 241, 253, 288, 298, 306, 319, 324, 330, **393**, 459
Schlangenbiss 219, 245, 390
Schlatter 264
Schleimbeutelentzündung 237, **254**
Schleimhaut, geschrumpft 77
Schleimstraße im Nasen-Rachen-Raum 80, 119
Schleudertrauma 272, 409
Schleudertrauma: Nackenschmerzen 408
Schluckauf 99, **133**, 209, 210, 297, 373, 479
Schnee 381, 385, **414**, 415
Schnee, Beschwerden bei 381, 414
Schneeblindheit 381, 385, 415

Schneuzen erfolglos 62, 64, 78
Schniefen der Säuglinge 76
Schnittwunden 245, 380
Schnupfen 62, **74–80**, 114, 197, 340, 347, 350, 417, 419, 447
Schnupfen, absteigend 334
Schnupfen mit Stirnkopfschmerz 68, 79, **80**
Schnupfen mit Tubenkatarrh 80
Schnupfen, epidemisch 74
Schock des Neugeborenen nach der Geburt 395
Schock mit Übelkeit 373
Schockerlebnis 453
Schreckerlebnis 453
Schreckhaftigkeit 24, 51, 112, 172, 173, 189, 311, 316, 328, 330, 338, 370, 400, 438, 455, 456, **469**, 486, 507, 541
Schreien bei Zuwendung 491
Schreien, dauernd bei Kind 484
Schreiten wie Herrscher 475
Schrullenhaftigkeit 469
Schrunden an Augenlidern 53, 237
Schrunden durch Kälte 386
Schrunden, Einrisse am After 154, 237
Schrunden, Einrisse am Nasenflügel 80, 238
Schrunden, Einrisse am Penis 183, 238
Schrunden, Einrisse an den Händen 275
Schrunden, Einrisse an den Lippen 81, 238
Schrunden, Einrisse an der Ferse 238, 279
Schrunden, Einrisse an der Vulva 201, 239
Schrunden, Einrisse der Haut 237
Schule 319, 340, **396**, 449, 484, 485, 493, 494, 525, 526, 538
Schulschwierigkeit nach Kinderkrankheit 346, 398
Schulterblätter, Brennen zwischen 272
Schultergelenkentzündung 274
Schuppen im behaarten Kopf 21, 239
Schuppenflechte 239, 240
Schürfwunden 245, 380
Schüttelfrost 93, 127, 131, 144, 171, 189, 218, 247, 283, 331, 339, 341, **342**, 381, 386, 414, 419
Schwach aus Liebeskummer, Jugend 356, 494, **495**, 537
Schwächegefühl im Magen **134**, 198, 443
Schwangerschaftsbeschwerden 163
Schwangerschaftserbrechen 208
Schwarzseher 322, 463
Schwatzhaftigkeit, Alter 498

589

Schweiß 22, 36, 37, 56, 85, 114, 121, 126,
135, 137, 141, 144, 145, 150, 155, 165, 167,
179, 183, 190, 193, 197, 201, 202, 204, 207,
210, 211, 221, 222, 224, 227, **241–243**,
246, 275, 279, 283, 331, 341, 342, 349, 350,
370, 371, 373, 376, 381, 388, 417, 418, 422,
429, 430, 434, 435, 438, 509, 522
Schweiß, Fußsohlen 242
Schweiß, Handflächen 242
Schweiß, übermäßig im männlichen Genitale 183, 242
Schweiß, übermäßig am weiblichen Genitale 202, 242
Schweiß, übermäßig: Diathese 241
Schwerhörigkeit 60, 228
Schwindel bei Reisekrankheit 383, 384, 387
Schwindel: Auslösungen 34
Schwindel: Empfindungen 37
Schwindel: Modalitäten 38
Schwören 462, **466**, 467, 468, 541, 543, 544
Schwüle, feuchte Hitze 381, 417
Seekrank 387
Sehnenprobleme beim Wandern 387
Sehnenriss 254, 409
Sehnenscheidenentzündung 254
Sehnervdegeneration 53
Sehnerventzündung 54
Sehschwäche 21, 22, 41, 51, **54**, 55, 400
Seitenstrangangina 91
Selbstmitleid 473
Selbstmord 203, 356, 462, 474, 528, 538, **545**
Selbstmordneigung 545
Selbstsucht 463
Selbzweifel, existenzielle 537
Sepsis 144, 152, 174, 189, 218, 233, **283**, 330, 342, 344, 375, 389, 416
Sexuell beschmutzt, fühlt sich, Jugend 497
Sexuelle Betätigung an anderen Kindern, Kind 491
Sexuelles Verhalten 499
Sexuelles Verlangen, übermäßig 503
Sexuelles Verlangen, vermindert 504
Sexuelles Verlangen, zwanghaft 503
Siebentagefieber 343, 389
Singultus 133
Sinnlichkeit 495, 499
Sinusitis 73
Skifahren, Beschwerden bei 385
Sklerodermie 243
Skoliose 273
Skorpionstich 390

Sodbrennen 77, 134, 139, **140**, 209–211, 358, 360–362, 364, 366, 369, 377, 441, 444, 453
Sommerdurchfall 415
Sommerschnupfen 75
Sonnenallergie 243, 399, 417, 511
Sonnenbestrahlung: Erste Hilfe 382, 415
Sonnenbrand 243, 382, 399, 415
Sonnenstich 382, 399, 415
Soor 81, 184, 202
Soor des Darmes mit Durchfall von Unverdautem 154
Spasmophilie 297
Spasmophilie der Muskeln 252
Spastische Spinalparese 297
Speiseröhrenblutung 97
Speiseröhrenkrampf 99, 139
Speiseröhrenkrampfadern 97
Speiseröhrenverengung 97
Spinnenbiss 390
Spinnweben im Gesicht, Gefühl 294, 447
Splenomegalie 168, 522
Sportlerherz 112
Spott 458, 490, 492
Sprachqualität 458
Sprachstörungen 458
Sprachverlust nach Schlaganfall 306, **394**, 459
Spritzenabszess bei Chemotherapeutika 244
Sprue 154
Spucken 23, 122, 135, 158, 220, 229, 395, 434, 442, 443, 466, 485, 537, 541
Spucken nach anderen, Kind 489
Stampfen mit Füßen, Kind 491
Star, Grauer 41, **44**, 55, 400, 409
Star, Grüner 41, **45**
Steißbeinschmerz 214, 217, **273**
Stichwunden 245, 352, 380
Stillen 216, 217, 225, 481
Stillpsychose 217, 540
Stimmbandpapillome 96
Stimmungswechsel, rasch 468
Stimmverlust 94, 96
Stinknase 76
Stockschnupfen 75, **77**, 335, 412, 413
Stolz 22, 27, 157, 191, 196, 217, 257, 269, 272, 461, 464, 468, **470–473**, 478, 487, 489, 504, 527, 529, 540, 541
Stomatitis aphthosa 81
Stottern 301, 458
Streuherd 331

Stuhl: Gefühl des Zurückbleibens 156
Stuhl, bleistiftförmig 156
Stuhl, ziegenkotartig 157
Stuhlabgang, unfreiwillig 155
Stuhlinkontinenz 155
Sturm, Wind 84, 93, 103, 176, 303, 383, 413, **419**, 453
Subsepsis 168, 189, 331
Sudeck-Syndrom 268
Syphilis 230, 351, 509
Syringomyelie 306
Szirrhus 516, 518, 520

T

Tabakvergiftung 369
Tachykardie 107
Taubheitsgefühle der Haut 236
Teilnahmslosigkeit 267, 327, 338, 380, 381, 397, 417, 463, 465, **470**, 501, 518, 526, 528, 529
Teilnahmslosigkeit, Jugend 494, 495
Teilnahmslosigkeit, Kind 489
Temperaturwechsel 416
Tendovaginitis 254
Tennisarm 264
Tetanie 99, 126, 146, 209, 252, **306**, 342, 373
Tetanie, allgemein 306
Tetanus 340, **351**
Tetanus-Vorbeugung 352, 380
Teufelswahn 544
Thrombozytopenie 283
Tick, konvulsiv (Gesichtszucken) 307
Tick, nervös 157, **307**, 313, 421, 546
Tierliebe mehr als Menschenliebe 480
Tierquäler 463
Tinnitus aurium 59
Torkeln 294
Torticollis 273
Toxoplasmose 41, 209, 212, **352**, 379, 509
Tränensackentzündung 54
Tränensackfistel 55
Träume 176, 243, 332, 352, 452, **455**, 501, 503, 540
Trauminhalte 455–456
Tremor der Glieder 308
Trigeminusneuralgie 307, 446
Trinken 99, 112, 135, 145, 150, 151, 153, 161, 171, 216, 312, 343–345, 347, 367, 376, 377, 388–390, 405, 406, 417, **440**, 441, 442

Tripper 170, 180, 190, 191, 230, **352**, 509, 510, 522
Tripperrheuma 261
Trommelfell 57, 58, 60
Trostablehnung 481
Trostsuche 481, 338
Trotzkopf, Kind 485
Trypanosomiasis 350
Tubenkatarrh 60, 80
Tuberkulose 41, 109, 131, 229, 339, **353**, 509
Tuberkulose der Nase 244
Typhus 353, 391

U

Übelkeit bei Reisekrankheit 378, 383
Übelkeit mit Brechreiz 135, **140**, 444, 445
Übelkeit mit Kollaps, Schock, Blässe 141
Übelkeit nach Essen 134, 151, 376, 378, **444**, 445
Übelkeit nach Koitus 141, 501
Übelkeit, ausgefallene 140
Überanstrengung der Augen 55, 400
Überanstrengung, geistig 400
Überanstrengung, körperlich 400
Überanstrengung durch Fernsehen, Computer 332
Überanstrengung: wie zerschlagen 400
Überbein 252, 255, 268
Überempfindlichkeit gegen Schmerz 470
Überessen 377, 378, **444**, **445**, 471
Übermüdung des Autofahrers 384
Uhrbandekzem 227
Ulcus corneae 46
Ulcus duodeni 158
Ulcus ventriculi 138
Umknicken der Knöchelgelenke 264, 279
Umlauf um den Nagel 244
Unausgeschlafensein, Jugend 494
Unempfindlichkeit gegen Schmerz 470
Unfähigkeit: Schule 398
Unfruchtbar, primär 202
Unfruchtbarkeit bei der Frau 202, 286
Unfruchtbarkeit beim Mann 183, 286
Unfruchtbarkeit, sekundär 202
Ungeduld 246, **470–472**, 484, 487
Ungehorsam, Kind 490
Unhöflichkeit 467, 472
Unnatürlichkeit 472, 534
Unrecht hassen, Jugend 494
Unruhe von Armen und Beinen 450
Unruhe, Kind **489–490**

591

Unruhig, Arme und Beine, Kind 489
Unterhautblutungen 165, **244**, 281, 282, 284, 325
Unterkiefer, Herabfallen des 507
Unterkühlung beim Schwimmen 387
Untersuchen lassen, will sich nicht, Kind 492
Unzufriedenheit 463, 472, 490
Urämie 172, 173, 342
Urbangnis 321
Urethritis 175, 179
Uterusdescensus 193
Uterushypoplasie 193
Uveitis 41

V

Vagabund, Kind 485
Vaginismus 203
Varikozele, Krampfaderbruch 179
Varizen 290
Veitstanz 18, 295, **307**, 344
Verbrennung, I.–III. Grades 244, 245, 382, 399, **403**
Verbrennung nach Röntgen 392
Verbrennungen 42, 52, 244, 245, 382, **403**, 517
Verbrühung von Lippe, Zunge, Mund 408
Verdrehen von Tatsachen 481
Verfolgungswahn 544
Vergessen: Schule 398
Vergesslichkeit 398, 431, **490**, 525
Vergesslichkeit, Kind 487
Vergewaltigung 502
Vergiftung 45, 249, **404**
Vergiftungswahn 544
Verhalten 127, 294, 311, 317, **460**, 466, 473, 484, 490, 494, 497–499, 503, 525, 528, 541
Verkalkung des Gehirns **39**, 249, 289
Verlangen nach bestimmten Nahrungsmitteln 137, 145, 146, 149, 343, **357–366**, 377, 434
Verlangen nach süß, aber unverträglich 137
Verletzung durch Glassplitter 245, 407
Verletzungen 71, 169, 174, 192, **380**
Verletzungen: Erste Hilfe 380
Verletzungen: Zweite Hilfe 380
Verletzungen der Haut 246, 409
Verliebtheit junger Damen 375
Verliebtheit, Jugend 495
Vernachlässigt, fühlt sich 481
Vernachlässigung, Folge von 481

Vernichtung, verbal 481
Verschweigen von Tatsachen 481
Verstauchung 265, **408**
Verstauchung, Verrenkung 386
Verstopfung 97, 115, 142, 143, 146, 149, 151, **155–158**, 161, 188, 194, 204, 207, 208, 210, 212, 215, 217, 226, 270, 291, 324, 325, 326, 328, 345, 372, 373, 376, 377, 405, 424, 441, 446, 454, 518
Verstopfungsdurchfall 142, 158
Verwechselt: tun können, getan haben 481
Verweichlichung, Kind 485
Verweigerung angebotener Dinge 492
Verweigerung, intellektuelle 524
Verwöhnt, Kind 485
Verzweiflung nie über Schwäche 480
Verzweiflung über Schwäche 480
Vipernbiss 384
Vitalkraft steigern 508
Vitiligo 245
Völle nach dem Essen 378, **443**, 444
Völle, Blähung, Aufstoßen 135, 378, **443**
Vorhautverhärtung 181
Vulva: Schrunden, Einrisse 239
Vulvitis 200

W

Wadenkrämpfe nachts 255
Wahn 294, 321, 461, 470, 533, 541, 542, **543**
Warzen 17, **246**, 280, 429, 492
Warzen, Alters-, hornig 17, 246
Warzen, Fußsohle 246, 280, 430
Warzenfortsatzentzündung 61
Waschen ungern, Kind 492
Waschzwang 546
Wasserbruch: Hoden, Samenstrang 179
Wasserkopf 20, **39**, 296, 308, 333
Wassersucht 24, 105–107, 110, **112**, 119, 169, 175, 510
Wassersucht nach Becken- oder Oberschenkelthrombose 292
Wassersucht, Lymphstau der Beine 280
Wassertiere: Stiche, Bisse durch 387
Wechseljahre 27, 28, 58, 192, 201, **203–205**, 233, 262, 454, 465, 474, 499, 503, 504, 528
Wechseljahre: Ruhelosigkeit 469
Wehen: Schwangerschaft 213
Weichteilmetastasen 521
Weinen 482

Weinen aus Wut, Kind 492
Weinen und Lachen 477, 546
Weinen, Umstände, Kind 492
Weinerlichkeit, Kind 492
Weitsichtigkeit 54
Weltverbesserer, Jugend 494
Werlhof 244, 281, 284
Wespenstich 379
Wetter 22, 28, 31, 57, 65–67, 74, 75, 95, 96, 100, 114, 115, 117, 122, 129, 188, 223, 227, 231, 236, 243, 260–262, 269, 272, 273, 279, 300, 380, 409, **411–414**, 416, 417, 419, 420, 511, 528
Wetter: Föhn 380, 411
Wetter: Hitze trocken 381, 412
Wetter: Hitze, Wärme 412, 417
Wetter: Kälte 381, 413–414
Wetter: Nebel 414
Wetter: Regenwetter, feuchte Wärme 381
Wetter: Schwüle, feuchte Hitze 381, 417
Wetter: Wind, Sturm 383, 419
Wetter: bei Gewitter 381, 411
Wetter: empfindlich auf Donner und Blitz 411
Wetter: kalt 413
Wetter: nasskalt 413
Wetter: trüb, wolkig, feuchtwarm 416
Wetter: vor Gewitter 441
Wetterwechsel 28, 57, 66, 75, 87, 103, 114, 115, 149, 176, 257, 260, 261, 262, 269, 272, 302, 383, 412, 414, **418**, 419, 453
Wetterwechsel: Durchfall 150, 383, 418
Widersprüchlichkeit 65, 323, 472, 473, 488
Widerspruchsgeist 328, 470, 472, 482, 492
Widerspruchsgeist, Kind 487, 491
Wimpern-Neuralgie 49, 304
Wind, Sturm 383, 419
Windelausschlag 179, 191, 226, 227
Windpocken 354
Windpockenbläschen 223, 354
Wintergrippe 335, 414
Winterschnupfen 74–76, 80
Wirbelsäule verdreht 273
Wochenbettbeschwerden 27, **217**, 225
Wochenbettpsychose 218, 539
Wochenfluss 213, 218
Wortfindungsstörungen 459
Wuchereria 389
Wulstnarben 228
Wunden 42, 52, 224, **246**, 266, 281, 330, 390, 407–409, 472, 512, 527

Wunden, Blutung 246
Wunden, vereitert 246
Wundliegen 247
Wundrose 247
Wundstarrkrampf 351
Würge-, Brechhusten 123
Würmer 122, 143, **158**, 219, 306, 313, 389, 421, 489, 535
Würmer, Kribbeln und Jucken im After 143, **158**, 219, 421
Wurzelneuritis 273

Z

Zahlen vergessen 524
Zählzwang 547
Zähneknirschen 39, 83, 308, 452, 482
Zähneknirschen im Schlaf 456
Zahnen 150, 422
Zahnfistel 83, 440
Zahnfleischentzündung **83**, 85, 210, 422
Zahnfleischschwund **83**, 84, 210
Zahngranulom 85
Zahnkaries bei Kindern 83
Zahnschmerzen 84, 210, 473
Zahntaschenabszess 85
Zahnungsbeschwerden 85
Zahnwurzelvereiterung 85
Zahnziehen **85**, 407
Zappelphilipp, Kind 485
Zeckenstich 232, 355, 380, 390
Zehenkrämpfe 49, 166, 308
Zeitverschiebung bei Fernflügen 385
Zerebralsklerose 289
Zerstreutheit 466, 473, 490, 532
Zervixerosion 194
Ziegenkotstuhl 130, **155–157**
Zittern der Glieder **308**, 324, 450, 477, 489, 546
Zögerlich 431, 458, 482
Zöliakie 154
Zorn mit Reue 469
Zuhören, kann nicht 480
Zunge: Nervenschmerz 304
Zusammengebunden im Rücken, Gefühl 448
Zwangsneurosen 546
Zwerchfellbruch 133
Zwischenblutungen 200, 204
Zwischenrippenneuralgie 305
Zwölffingerdarmgeschwür 158
Zysten, allgemein 522
Zystopyelitis 175

Band 2 – die ideale Ergänzung!

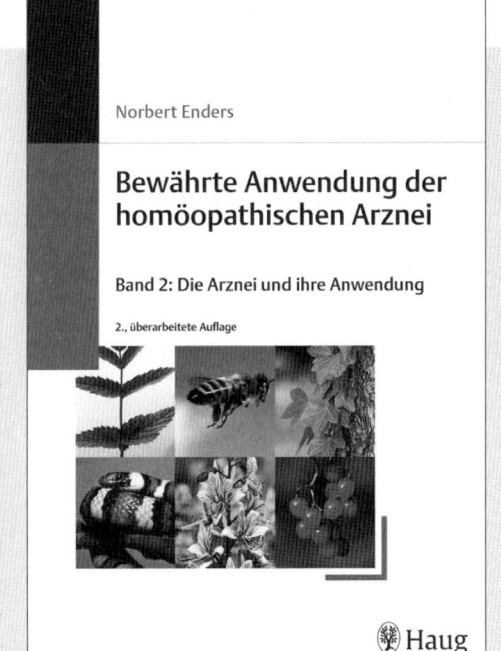

Die „Bewährte Anwendung der homöopathischen Arznei" ist das praktische Handbuch für Anfänger und Fortgeschrittene in der Homöopathie.

Der zweite Band umfasst 429 Arzneimittel, denen die besonders bewährten klinischen Indikationen zugeordnet sind. Sie erhalten eine sichere Grundlage für einen raschen Arzneiabgleich, wenn mehrere Arzneien bei der Behandlung in die engere Wahl zu ziehen sind.

Profitieren Sie von dem gewohnt klaren indikationsbezogenen Aufbau und der transparenten Struktur und Anordnung der Symptome!

N. Enders
Bewährte Anwendung der homöopathischen Arznei, Band 2
Die Arznei und ihre Anwendung
2., überarbeitete Auflage 2005
402 S., geb.
ISBN 978-3-8304-7214-8
49,95 € [D]

Tel. (0711) 8931-900 kundenservice@thieme.de
Fax (0711) 8931-901 www.haug-verlag.de
MVS Medizinverlage Stuttgart GmbH & Co. KG
Oswald-Hesse-Straße 50, 70469 Stuttgart

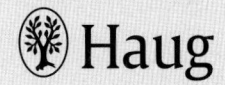

Haug

Prägnant und aufschlussreich illustriert

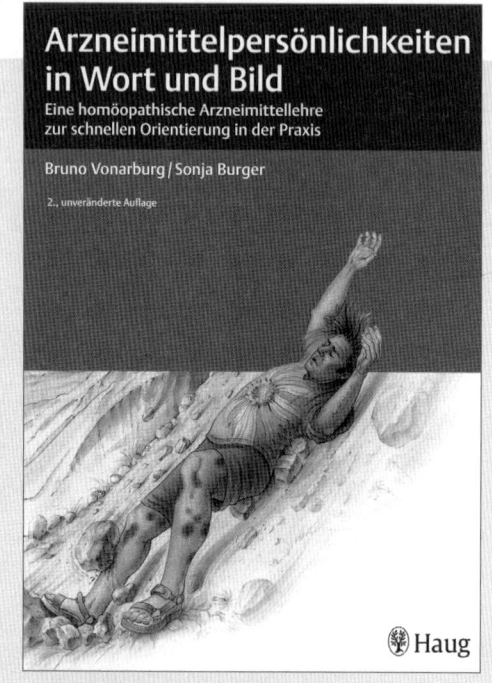

Arzneimittelpersönlichkeiten in Wort und Bild
Eine homöopathische Arzneimittellehre zur schnellen Orientierung in der Praxis
Bruno Vonarburg / Sonja Burger
2., unveränderte Auflage

Dieses Praxishandbuch bietet Ihnen einen übersichtlichen Zugang zur homöopathischen Materia medica. Es liefert Ihnen einen roten Faden durch die oft verwirrende Vielfalt homöopathischer Arzneimittel.

Im Mittelpunkt stehen 50 Polychreste, deren Charakteristik und Symptomatik. Die Arzneimittelbilder prägen sich mit Hilfe kunstvoller Illustrationen der arzneitypischen Persönlichkeitsmuster nachhaltig ein. So vertiefen Sie systematisch die Materia medica!

B. Vonarburg, S. Burger
Arzneimittelpersönlichkeiten in Wort und Bild
Eine homöopathische Arzneimittellehre zur schnellen Orientierung in der Praxis
2., unveränderte Auflage 2010
386 S., 106 Abb., geb.
ISBN 978-3-8304-7322-0
64,95 € [D]

Tel. (0711) 8931-900
Fax (0711) 8931-901
kundenservice@thieme.de
www.haug-verlag.de
MVS Medizinverlage Stuttgart GmbH & Co. KG
Oswald-Hesse-Straße 30, 70469 Stuttgart

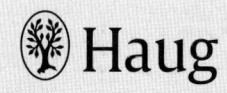

Haug